# 气管支气管疾病介入放射学内支架治疗

# Tracheobronchial Disease
## Stent Implantation under Fluoroscopy

主编 韩新巍

中国科学技术出版社
·北京·

图书在版编目（CIP）数据

气管支气管疾病介入放射学内支架治疗 / 韩新巍主编 . -- 北京 : 中国科学技术出版社, 2025.1.
ISBN 978-7-5236-0999-6

Ⅰ . R653；R655.3

中国国家版本馆 CIP 数据核字第 2024QR8409 号

| 策划编辑 | 方金林　孙　超 |
| --- | --- |
| 责任编辑 | 方金林　孙　超 |
| 装帧设计 | 佳木水轩 |
| 责任印制 | 徐　飞 |

| 出　　版 | 中国科学技术出版社 |
| --- | --- |
| 发　　行 | 中国科学技术出版社有限公司 |
| 地　　址 | 北京市海淀区中关村南大街 16 号 |
| 邮　　编 | 100081 |
| 发行电话 | 010-62173865 |
| 传　　真 | 010-62179148 |
| 网　　址 | http://www.cspbooks.com.cn |

| 开　　本 | 889mm×1194mm 1/16 |
| --- | --- |
| 字　　数 | 424 千字 |
| 印　　张 | 17 |
| 版　　次 | 2025 年 1 月第 1 版 |
| 印　　次 | 2025 年 1 月第 1 次印刷 |
| 印　　刷 | 北京盛通印刷股份有限公司 |
| 书　　号 | ISBN 978-7-5236-0999-6/R·3336 |
| 定　　价 | 138.00 元 |

（凡购买本社图书，如有缺页、倒页、脱页者，本社销售中心负责调换）

# 编著者名单

主　编　韩新巍

副主编　任克伟　闵旭红　江　森　许玉华

编　者　（以姓氏笔画为序）

| | | | | |
|---|---|---|---|---|
| 王小峰 | 郑州大学 | | 李腾飞 | 郑州大学第一附属医院 |
| 方　毅 | 郑州大学第一附属医院 | | 肖慧娟 | 郑州大学第一附属医院 |
| 田　川 | 青岛大学附属医院 | | 闵旭红 | 安徽省胸科医院 |
| 任克伟 | 郑州大学第一附属医院 | | 宋　彪 | 安徽省胸科医院 |
| 任建庄 | 郑州大学第一附属医院 | | 张申众 | 沈阳市胸科医院 |
| 刘　红 | 郑州大学第一附属医院 | | 张全会 | 郑州大学第一附属医院 |
| 江　森 | 上海市肺科医院 | | 周子鹤 | 郑州大学第一附属医院 |
| 江　强 | 江西省胸科医院 | | 周学良 | 郑州大学第一附属医院 |
| 许玉华 | 江西省胸科医院 | | 赵　纯 | 云南省第二人民医院 |
| 许琳慧 | 郑州大学第一附属医院 | | 赵亚楠 | 郑州大学第一附属医院 |
| 苏云杉 | 云南省第二人民医院 | | 段若望 | 上海市肺科医院 |
| 李　磊 | 郑州大学第一附属医院 | | 韩新巍 | 郑州大学第一附属医院 |
| 李亚华 | 郑州大学第一附属医院 | | 焦德超 | 郑州大学第一附属医院 |
| 李宗明 | 郑州大学第一附属医院 | | 路慧彬 | 郑州大学第一附属医院 |

学术秘书　李亚华

# 主编简介

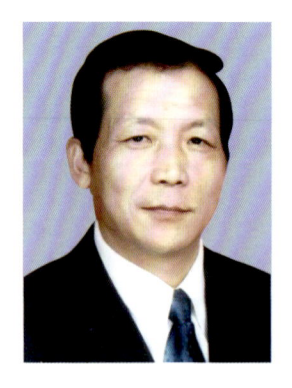

韩新巍

郑州大学第一附属医院首席科学家，中原学者，二级教授、博士研究生导师。河南省优秀专家、河南省创新争先奖章获得者。国家863项目首席科学家，国家重大研发计划评审专家，河南省临床医学特聘学科带头人，郑州大学特聘学科带头人。国家放射与治疗临床医学研究中心分中心主任；河南省介入治疗与临床研究中心主任；河南省介入放射学重点实验室主任；郑州大学介入治疗研究所所长，郑州大学医学院介入医学教研室主任。

先后兼任国际静脉联盟中国理事、中国静脉学会执行副会长，国际血管联盟中国血管分会副会长，中国白求恩精神研究会介入医学分会主任委员，中国抗癌协会肿瘤介入学专委会副主任委员，中国研究性医院协会介入医学专委会副主任委员，中国医学教育促进会介入治疗分会副主任委员，中国科学促进会数字健康专业委员会副主任委员，中国医师协会介入医师分会常委，中国医院协会介入医学中心分会常委等。兼任河南省研究型医院学会副会长兼法人代表，河南省医师协会介入医师分会主任委员，河南省抗癌协会肿瘤介入治疗专委会主任委员，河南省医院协会介入管理分会主任委员，河南省医学科普学会介入医学分会主任委员，河南省呼吸与危重症学会介入医学分会主任委员。

连续入围国际前10万顶尖科学家榜单。获得国家专利90余项，10余项转化成系列韩新巍式内支架等介入产品；获得省部级科技进步奖一等奖2项、二等奖5项、三等奖4项。创建了中国规模庞大、亚专业齐全、科研能力强大的郑州大学第一附属医院介入科。主编出版专著18部，其中英文专著1部；在国内外期刊发表研究论文700余篇，其中SCI收录300余篇。影像医学专业国际学术论文影响力在中国排名前10位。

# 内容提要

  影像引导下气管支气管内支架治疗定位准确、操作简便且安全有效，与纤维支气管镜、硬质气管镜下气管内支架治疗相比，具有微创和全程全景影像监控的优势。本书系统总结了介入放射学气道内支架置入与取出技术体系，详细介绍了近 10 余年多种自主知识产权气道内支架的临床应用经验，还特别对气道良性及恶性狭窄和气道瘘等疾病诊疗方面进行了深入阐释。全书共 16 章，不仅介绍了气管支气管内支架治疗的相关基础理论知识，如气管支气管解剖、生理学，以及相关疾病的症状、体征、影像学表现和诊断等，还阐述了气管支气管疾病介入放射学内支架治疗的临床应用，如气管支气管内支架类型与规格的选择、置入与取出技术，以及气管支气管良性及恶性狭窄、气管支气管破裂与纵隔瘘、支气管胸膜瘘、胸腔胃气管支气管瘘、胆道支气管瘘的介入放射学内支架治疗方法与技巧等。本书有助于推广气道介入治疗技术，提高医生介入操作水平，适合广大介入医学、呼吸病学及相关专业医生、医学生参考阅读。

# 前　言

血管相关疾病的介入治疗被人们所熟知，如冠状动脉狭窄内支架介入治疗、颈脑血管狭窄内支架介入治疗等。非血管生理腔道（尤其是气管支气管）内支架介入治疗尚未被广泛了解，临床应用也相对滞后。我国每年新发气管及支气管病变患者约 100 万例，但临床上对气道病变缺乏足够的认识，也缺乏有效的微创治疗手段，气道内支架的临床应用正是就此开辟了新思路。

近年来，我国人群肺癌发生率节节攀升，中晚期肺癌导致中央大气道狭窄者的比例高达 37%。每年新发食管癌患者 25 万例左右，中晚期食管癌直接压迫气管或纵隔转移淋巴结压迫气管危及生命者超过 30%。气管周围结构，如甲状腺、胸腺、淋巴结等部位，发生良、恶性肿瘤时很可能形成巨大肿块压迫气管。此外，颈、胸、腹、腹膜后和盆腔各个脏器的恶性肿瘤都有可能转移至纵隔淋巴结，引起淋巴结肿大，压迫气管支气管使之狭窄。每年临床发生恶性中央大气道狭窄者达 50 万～60 万例，气管主支气管置入内支架解除恶性狭窄是挽救患者生命的有效措施。

我国每年新发肺结核患者达 150 万例，其中约有 15% 的患者病变累及气管和支气管，导致阻塞性肺不张或形成气管瘘。车祸、胸外伤、肺移植患者气管支气管可能发生破裂或断裂。气管切开、气管插管等治疗手段，以及自缢行为均会损伤气管软骨，可能继发瘢痕组织过度增生、气管挛缩狭窄。接受放射治疗的患者，可能因放射损伤而发生软骨变性；多发性骨软骨炎、淀粉样变等，引起环状软骨塌陷失去支撑而使气管支气管狭窄。气管支气管内支架置入技术能解除良性狭窄，促使瘢痕组织改建塑形，具有广阔的临床应用前景。

肺癌、肺部其他病变患者，行开胸肺叶切除、胸腔镜肺亚段切除，支气管残端缝合不佳、缺血愈合差、局部感染，或肺部肿瘤消融治疗（如微波消融、射频消融、氩氦刀、纳米刀等）消融坏死区波及支气管，出现支气管胸膜瘘时，治疗棘手，并发症多，死亡率高，采用覆膜内支架封堵瘘口的疗效确切。

食管癌病灶侵犯周围结构，如心房、气管或降主动脉，手术未能彻底切除肿瘤，不得已在术后对残余肿瘤组织追加局部放射治疗，胸腔、胃遭受大剂量的放射损伤而致溃疡、穿孔，进而破坏气管支气管，形成胸腔胃气管支气管瘘，胃液经瘘口溢入气管支气管，引发一系列严重化学刺激和腐蚀性消化反应，支气管和肺泡遭受破坏，炎症反应渗出可形成难以控制的顽固性肺炎。此时采用内支架置入封堵瘘口，阻断胃液进入气管支气管的治疗效果立竿见影。

颈段气管受压导致气管狭窄，经鼻腔或口腔气管插管难以通过狭窄的气管，颈部气管切开无法跨越狭窄段，采用介入放射学的导丝导管交换技术通过狭窄区，以导丝引入粗大鞘管，再将鞘管送入气管进行同轴扩张，可恢复气管通气功能，挽救患者生命。

对于气管支气管狭窄和气管支气管瘘的治疗，纤维内镜引导操作受限于气管严重狭窄与扭曲的程度，硬质气管镜的应用受限于复杂的操作和必须全身麻醉配合。X线影像引导下介入放射学内支架置入技术具有众多优势，几乎适用于各种气管支气管狭窄的解除及瘘口的封堵。

本书全面总结了笔者团队多年来气管支气管内支架的研发经验和临床体会，期盼本书能为有效治疗气管支气管狭窄和气管支气管瘘等疾病以挽救更多患者的生命发挥积极作用。

郑州大学第一附属医院　韩新巍

# 目 录

第 1 章　呼吸系统相关解剖学 ································· 001

第 2 章　气管支气管组织学与生理学 ······················ 014

第 3 章　气管支气管疾病症状与体征 ······················ 020

第 4 章　气管支气管疾病影像学 ······························ 037

第 5 章　气管支气管内支架类型与规格 ··················· 056

第 6 章　气管支气管内支架递送器结构与功能 ········ 074

第 7 章　介入放射学气管支气管内支架置入与取出技术 ································· 085

第 8 章　气管支气管良性狭窄介入放射学内支架治疗 ································· 118

第 9 章　气管支气管恶性狭窄介入放射学内支架治疗 ································· 142

第 10 章　气管（支气管）食管瘘介入放射学内支架治疗 ······························ 166

第 11 章　气管支气管破裂与纵隔瘘介入放射学内支架治疗 ·························· 180

第 12 章　支气管胸膜瘘介入放射学内支架治疗 ······································· 193

第 13 章　胸腔胃气管支气管瘘介入放射学内支架治疗 ································ 215

第 14 章　胆道支气管瘘介入放射学内支架治疗 ······································· 235

第 15 章　困难性气管插管的介入放射学插管治疗 ······································ 242

第 16 章　内镜困难的气管主支气管狭窄介入放射学活检与内支架置入治疗 ········ 251

# 第1章 呼吸系统相关解剖学

呼吸系统由呼吸道和肺两大部分组成，呼吸道的主要功能为呼吸气体，也就是吸入人体需要的氧气和呼出人体的代谢废物二氧化碳，维持人体组织细胞的新陈代谢，使人体能在自然环境中得以发育生长、休养生息、健康生存。呼吸道也称气道，顾名思义是气体的通道，包括鼻、咽、喉、气管和各级支气管。临床工作中常以第一个环状软骨下缘为界，将呼吸道分为上呼吸道和下呼吸道。体表开口的鼻孔到环状软骨下缘之间的鼻、咽和喉被称为上呼吸道，具有加温、加湿和过滤空气等作用。环状软骨下缘到肺组织的气管和各级支气管（一共24级）被称为下呼吸道，气管和各级支气管组成倒置的树形结构，称为支气管树。此外，由于功能不同，通常将鼻、咽、气管、支气管、段支气管、细支气管至终末支气管统称为传导气道，这是气体进出的通路；而将呼吸性支气管、肺泡管和肺泡囊称为呼吸区，这属于氧气进入血液、二氧化碳排出血液的气血交换场合。

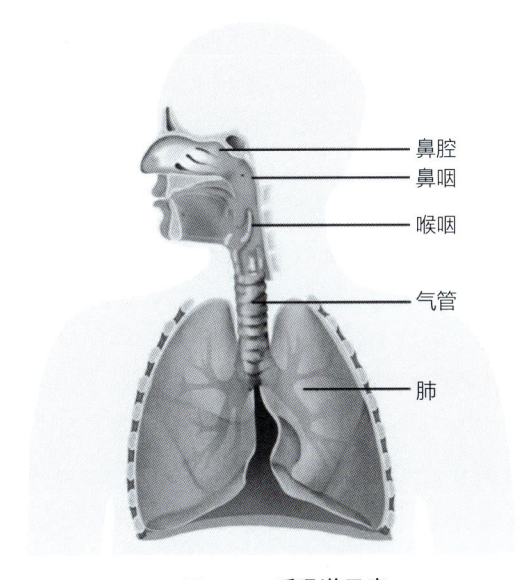

▲ 图1-1 呼吸道示意

## 一、呼吸道解剖学

### （一）上呼吸道

鼻、咽与喉组成上呼吸道（upper respiratory tract）（图1-1）。

**1. 鼻** 鼻（nose）由外鼻、鼻腔和鼻旁窦共同组成。鼻腔两侧各有上、中、下三个鼻甲。鼻腔中间被骨性结构鼻中隔一分为二，鼻中隔由筛骨垂直板、犁骨和鼻中隔软骨构成，被覆血管丰富的黏膜组织。鼻既是呼吸道的起始部，也是敏感的嗅觉器官。鼻腔内曲折的黏膜使其表面积达到160cm²，由于鼻甲呈不规则形状，气体吸入后在鼻腔内产生涡流，大大增加气体与黏膜表面接触机会，黏膜丰富的毛细血管网和血液供应发挥为气体加温、加湿的作用，气体经鼻腔到达咽部后相对湿度可提升到80%以上。鼻腔还能截留吸入气体内的异物颗粒与尘埃，增加其沉落机会，95%～98%的直径在15μm以上微粒沉落在鼻腔黏膜上，在鼻腔内随分泌物（即鼻涕或痰液）被清除体外。

鼻中隔位居正中矢状位的不多，大多数偏于一侧，故而尽管两侧鼻孔大小一致，但两侧鼻腔大小多严重不对称甚至差别巨大。若经鼻腔行气管或食管插管，要选择鼻腔相对宽大的一侧作为插管入路。鼻中隔前下部血管丰富而位置表浅，受外伤或干燥空气刺激时，血管易于破裂出血，此为易出血区，几乎 90% 的鼻出血都源于此区，介入操作或插管操作要尽量避开此区或减少导管等介入器械对此区的触碰和刺激。

2. 咽　咽（pharynx）是呼吸道与消化道的共同通道，根据其前方相邻部位的不同，由上而下依次分为鼻咽部、口咽部和喉咽部（图 1-2）。鼻咽部后上方与颅底相邻接，前下方是宽大的后鼻腔；口咽部和喉咽部的后方与颈椎相邻接，咽后壁与椎前筋膜间存在大量疏松结缔组织，两者连接不紧密，头部转动时，咽与喉会一同在椎体前移动，咽与喉转动的幅度远远大于颈椎椎体。患者仰卧位进行气管插管时，适当向左旋转数字减影血管造影（digital subtraction angiography，DSA）的 C 臂 15°～25°，配合患者头部右侧旋转 20°～30°，就可以使咽、喉口和气管处于理想的 DSA 透视投照位置（相当于人体或颈部左前斜 45°～50°），咽、喉和气管得以清晰显影，便于影像监测下导丝与导管操作（图 1-3）。

(1) 咽旁间隙（parapharyngeal space）：指咽肌与咀嚼肌之间的三角形纤维脂肪间隙（图 1-4）。咽旁间隙上达颅底，下止于舌骨上角，双侧对称，呈倒置的锥形。咽旁间隙犹如电梯通道一样，可把邻近间隙的感染尤其是化脓感染，与恶性肿瘤从舌骨平面带到颅底区域。咽旁间隙下前方与颌下间隙之间无筋膜相隔，两者间相互畅通无阻，因此，咽旁间隙病变，如炎症可首先表现为颌下区域的红、肿、热、痛。咽旁间隙内主

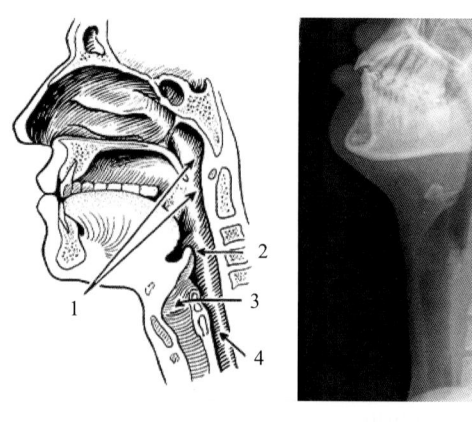

▲ 图 1-3　咽腔与喉口 X 线斜位投影显示负性阴影

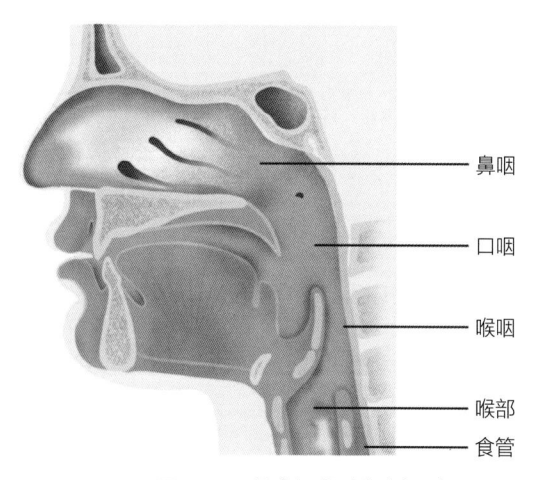

▲ 图 1-2　咽腔与喉腔解剖示意

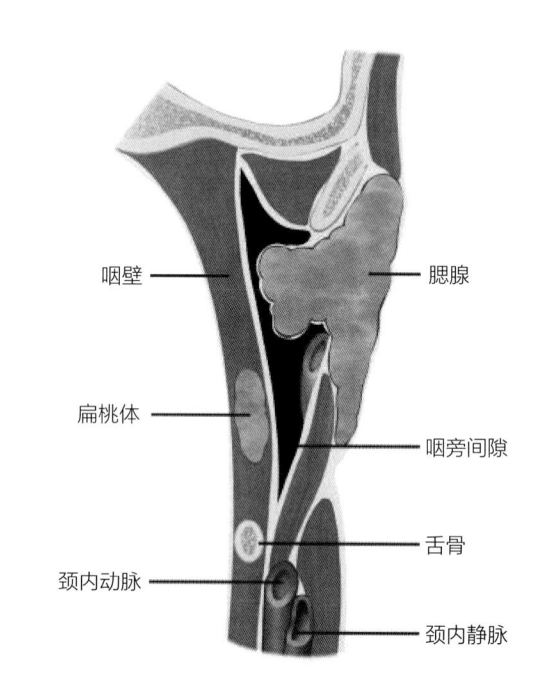

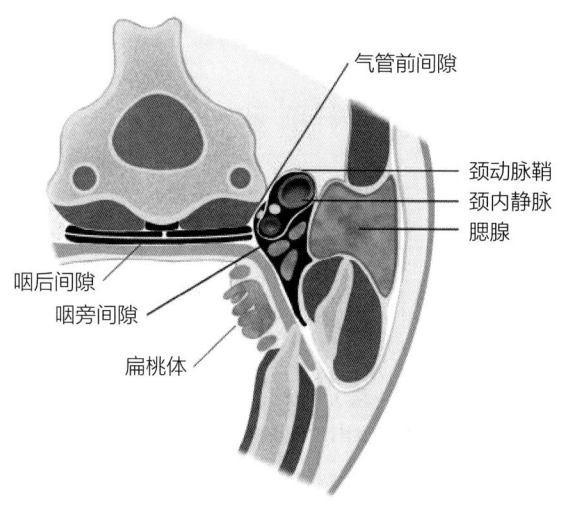

▲ 图 1-4　咽旁间隙示意

要为脂肪，包含有颌内动脉、咽升动脉和咽静脉丛。咽旁间隙移位或受压常为异常情况，有助于定位病变来源。咽旁间隙范围广、形态多样，间隙化脓感染时以介入技术穿刺置管引流具有优势。

(2) 咽后间隙（retropharyngeal space）：也是一个潜在的筋膜间隙，主要成分是脂肪和咽后淋巴结。咽后间隙上至颅底，下达第3、4胸椎椎体水平（图1-5），位于咽和食管的后方、脊柱的前方，在计算机断层扫描（computer tomography，CT）或磁共振成像（magnetic resonance imaging，MRI）上显示为一层脂肪组织。当感染、异物刺激或手术后水肿时，病变在咽后间隙扩大蔓延，可蔓延至纵隔区域。咽后壁异物如鱼刺刺破，继发感染、炎症，在咽后间隙广泛蔓延，可导致纵隔乃至整个胸部受累，病变严重时危及生命。以介入技术经鼻腔、咽腔向咽旁间隙或纵隔置管引流，或者直接经胸壁穿刺纵隔置管引流，影像学监测下可将引流管置于脓腔的最底部，引流彻底，疗效好、创伤小，可避免开胸手术的巨大二次创伤，疗效优于外科切开引流。

(3) 会厌谷（epiglottic vallecula）：为口咽部的一部分，是咽部突向前上方的隐窝；构成口咽部的前半部，是舌根背面与会厌软骨之间的一对隐窝。会厌软骨处于直立喉口开放状态时隐窝最深，会厌软骨下折喉口闭合状态时隐窝最浅。上消化道造影对比剂进入食管后，这个隐窝内几乎都会残留一些对比剂而显影，正位表现为左右对称的2个尖端向下的三角形，侧位呈尖端向后的横置三角形。

在进行经口腔食管或气管插管操作时，若导管与导丝沿着舌面与舌根前行，其头端极易于进入这个呈盲端的隐窝内，被阻挡在此不能前进。若过度用力推进导管与导丝，会引起疼痛和隐窝损伤乃至出血，注意经口腔插管时避开这一隐窝样结构。

(4) 梨状隐窝（梨状窝）：属于喉咽部的一部分，是喉咽部后侧壁的组成部分，为喉咽部突出至前外方的两个对称性的隐窝状结构。环状软骨板上方是成对的杓状软骨，两软骨之间是环杓关节；杓状软骨和会厌软骨的侧缘间连以杓状会厌襞，在杓状会厌襞和杓状软骨的外侧、甲状软骨板的内侧，形成两个向前外侧突出的左、右梨状隐窝。梨状隐窝下角的位置与环状软骨上缘处于同一平面。梨状隐窝与喉咽、气管入口、食管入口的相对位置和距离恒定不变，并随颈部屈伸运动与抬头和低头活动、吞咽活动保持一致的上下活动度，而头部做大幅度屈伸活动时，食管入口和气管入口与颈椎体的相对位置发生巨大的相对位置变化，可达到1~3个椎体（2~6cm）的距离。在吞咽对比剂进行食管造影时，梨状隐窝有对比剂潴留，较长时间呈现显影状态，梨状隐窝可作为食管或气管入口的间接定位标志，尤其头部屈伸、过度屈伸时，是食管与气管入口部的定位标志，在进行高位食管内支架或气管内支架置入时发挥着至关重要的作用（图1-6）。

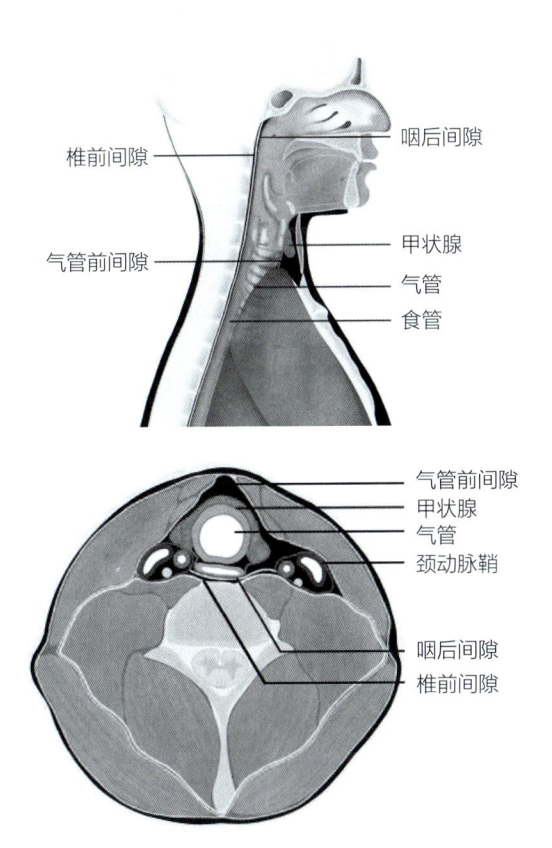

▲ 图 1-5 咽后间隙解剖示意

若经鼻腔行气管或食管插管，导丝与导管通过鼻腔后会依次经过鼻咽部、口咽部和喉咽部，再进入气管或食管。若经口腔行气管或食管插管，通过口腔的导丝与导管只经过口咽部和喉咽部，而后进入气管或食管。

3. 喉　喉是人体中最精密的神奇器官之一，是呼吸通道，也是发声器官，还是呼吸道中最狭窄，最易于被外环境致病因素累及，且一旦受累，反应最强烈、最致命的器官。喉位于颈前正中部舌骨下方，上借喉口与喉咽部相通，下借环气管韧带与气管相连。其上界为会厌上缘，下界为环状软骨下缘。婴幼儿喉的位置最高，位于第1、2颈椎交界处至第4颈椎下缘之间，随着年龄增长喉的位置逐渐下移，成人位于第3~6颈椎平面之间，女性略高于男性。

喉以软骨为基础，借肌肉和韧带连接，形成复杂的声音器官。由喉壁围成的不规则管形空腔称为喉腔，喉壁由喉软骨、韧带、纤维膜、喉肌和喉黏膜等构成。喉壁内面均衬以黏膜，喉黏膜对异物物理刺激和化学刺激均极为敏感，异物引起咳嗽，咳嗽将异物咳出。喉腔（laryneal cavity）由喉口、喉前庭、中间腔、喉室和声门下腔组成（图1-7）。

(1) 喉口（aditus of larynx）：由会厌、杓状会厌襞和杓间切迹围合而成，为前高后低、朝向后上方的宽大三角形开口。喉口主要组织部分是会厌软骨，会厌软骨就像一扇门，门扇可围绕着门轴打开与关闭门口，会厌软骨也是围绕着轴心关闭与打开喉口。正常呼吸时喉口朝向后上方，呈开放状态，以使气体通畅地进出气管；当吞咽活动、咽下食物与液体时，会厌软骨立即下移严密关闭喉口以阻挡食物和液体进入气管。

喉口上部开口朝向后上方与喉咽部延续，下部延续为喉前庭。侧位或斜位DSA下显示与咽部相连、向前下方走行的透亮负影，气管插管时

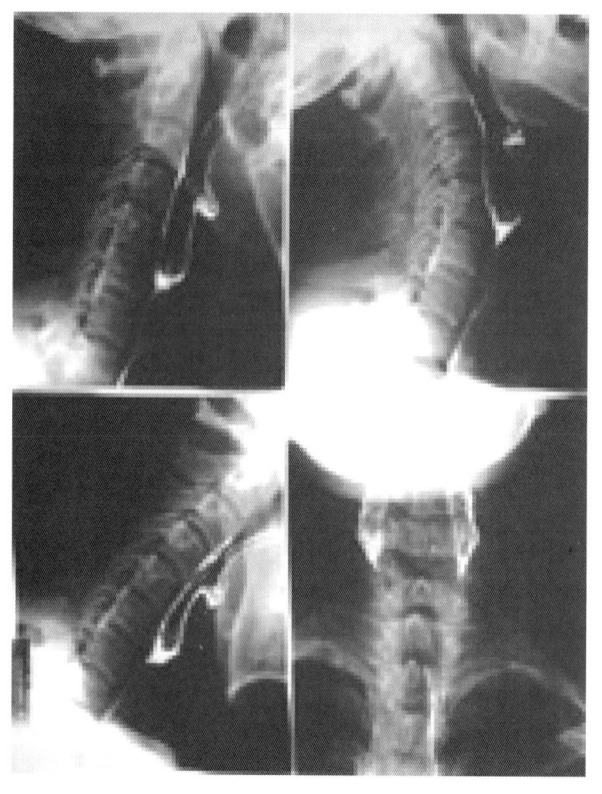

▲ 图1-6　咽腔与喉口和梨状隐窝的正侧位X线片、颈部过伸过屈投影

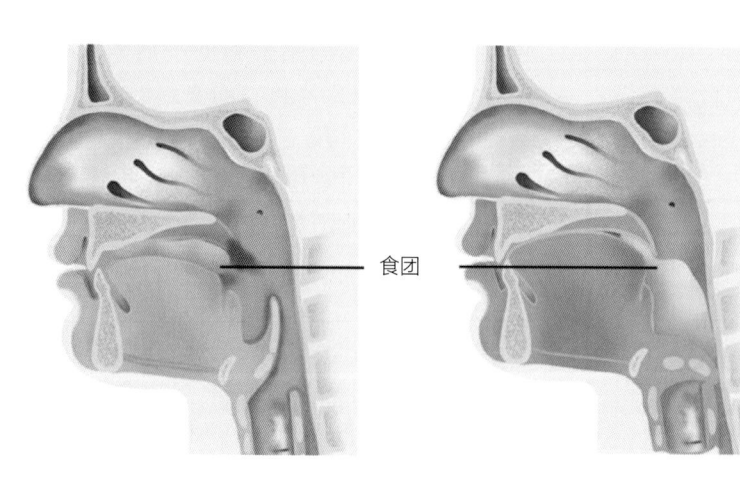

▲ 图1-7　喉口解剖示意

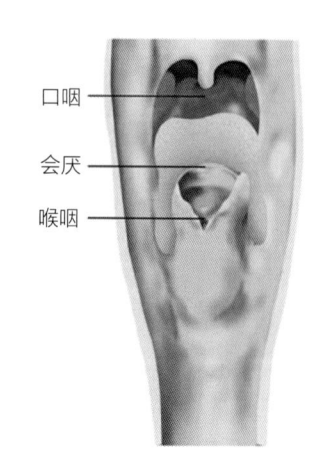

导丝与导管沿此喉口负影前下行可达喉前庭和声门（图 1-8）。

（2）喉前庭（vestibule of larynx）：位于喉口与前庭裂平面之间，上宽下窄呈漏斗形。喉前庭的前壁由会厌喉面组成，前壁较后壁长。喉前庭向下延续于喉中间腔。

（3）前庭襞（vestibular fold）：也称室襞或假声带。为喉侧壁上呈矢状位的黏膜皱襞，内含前庭韧带、肌纤维和喉腺体，两侧前庭壁之间的裂隙为前庭裂（vestibular fissure）或室襞裂。前庭裂较声门裂宽，前庭襞黏膜松弛，发声时其边缘凸面向上呈弧形，喉室口开大，其可分泌并排出黏液样物质润滑声带，以保证声带湿润能持续发音；呼吸时边缘伸直，喉室入口变小呈裂隙状。

（4）喉中间腔（intermedial cavity of larynx）：即喉腔中部前庭裂平面至声门裂平面之间的部分，是喉腔中最窄、容积最小的一个腔隙。其结构精密，功能重要，组织复杂，既是呼吸通道也是发音器官，是人与人对话交流不可缺少、无可替代的重要器官。向上经前庭裂与喉前庭相通，向两侧经前庭壁与声壁之间的裂隙至喉室，向下经声门裂达声门下腔与气管相通。

（5）声门（glottis）：是声带和声门裂的总称。声襞（vocal fold）是喉镜下看到的那部分，为声带的一部分。声襞位于前庭襞下方，与其平行，较前庭襞更接近中线，声襞缺乏黏膜下层，血供少，活体为一对薄锐的白色黏膜襞。声襞虽不能与声带同义而语，但临床上习惯称其为声带。声带由声韧带、声带肌和黏膜组成。声带厚约 9mm，螺旋 CT（常规成像的图像厚度为 0.625mm）扫描下几个层面都可看到声带影，两侧对称，外观呈尖端指向背侧的 V 形条带状突起（图 1-9）。

声门区域是整个呼吸道中对异物刺激，无论物理性刺激或是化学性刺激反应最敏感的结构，一经刺激即引起分泌物增多和剧烈的呛咳，试图通过咳嗽将异物随痰液排出体外。持续性刺激将引起反应性水肿，严重的声带水肿有可能阻塞声门裂，闭塞气道，导致呼吸困难乃至窒息死亡。此时，有效的抢救措施只有紧急切开气管或环甲膜穿刺方可救命。

（6）声门裂（fissure of glottis）：是位于两侧声襞与杓状软骨底部和声带突间的裂隙，是喉腔最狭窄的部位，前窄后宽呈三角形或 V 形，成人男性长 23mm，女性长 17mm。轴位 CT 成像难以区分声带和室带，也不易于分辨喉室；但冠状位螺旋 CT 成像可显示室带、喉室和声带等各种细致结构。

（7）喉室（ventricle of larynx）：喉中间腔分别向两侧延伸至前庭襞与声襞之间的菱形隐窝。

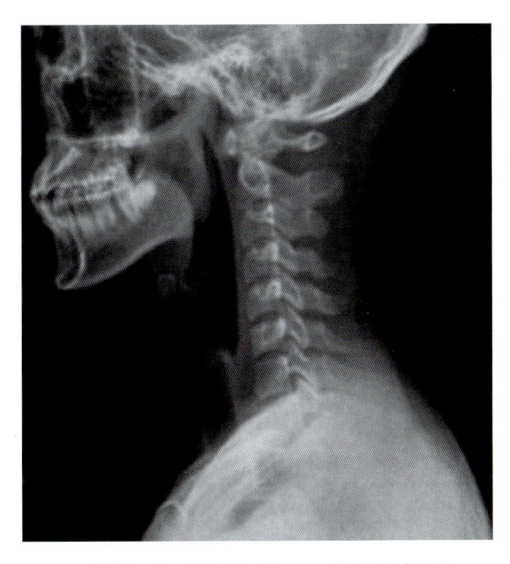

▲ 图 1-8 咽腔与喉口 X 线斜位投影

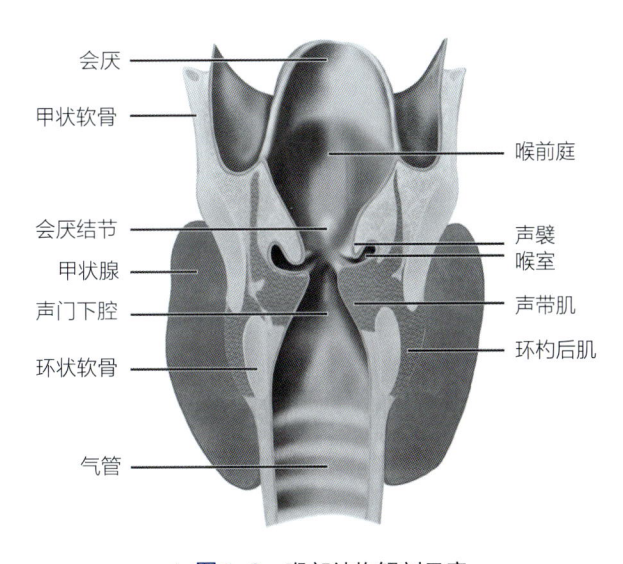

▲ 图 1-9 喉部结构解剖示意

声门裂区域的声带和喉室区域的感觉神经组织分布极为密集,对外来各种异物刺激非常敏感,异物刺激可引起剧烈的刺激性呛咳和炎症反应,这也是有效的自我保护机制,以防止异物在此处停留。进行气管插管时,突然出现剧烈的呛咳反射,说明导丝或导管进入喉腔并已接触或触碰声带,此时保持导丝或导管深度不变,适当扭动调整导丝或导管头端方向,即可顺利经声门进入气管(图1-10)。

(8)声门下腔(infraglottic cavity):喉腔中自声门裂平面至环状软骨下缘的区域是声门下腔,X线解剖学认为声带距离环状软骨15mm。声门下腔上部左右扁窄,前后宽大,向下逐渐扩大成圆锥形,形如水滴状向下延续至气管。此区域可在气道阻塞的紧急情况下进行穿刺(环甲膜穿刺)以维护通气,但不可在此进行气管切开,这里不是气管结构,一旦切开后会出现一系列波及喉部结构的严重并发症(图1-10)。

声门下腔区域的黏膜组织神经末梢分布同喉部其他部位一样密集,对异物刺激敏感,黏膜下组织疏松,受异物刺激发生炎症反应时易引发严重水肿,导致严重喉腔狭窄,造成呼吸困难乃至窒息死亡。气管内支架置入时,要避免在这一区域置入内支架,否则内支架刺激黏膜会导致严重的喉部炎性水肿,甚至引起整个颈部水肿和致命性的气道狭窄阻塞。

(二)下呼吸道

气管、隆突区、主支气管、中间支气管、叶支气管、段支气管等各级支气管组成下呼吸道(lower respiratory tract)。其位于喉与肺之间,既是空气进出的通路,同时又具有清除异物、调节进入肺内空气的湿度和温度等作用。气管、隆突区和主支气管是位居气道中心区域的大气道,这个区域一旦发生病变,尤其是狭窄性病变,严重的中央气道狭窄将时刻危及生命,甚至瞬间让患者窒息毙命,临床习惯将这几部分气道称为中央大气道或中央气道。中央气道疾病,无论是狭窄性疾病,还是管壁破裂、管壁瘘,介入放射学的气管和支气管内支架置入技术都发挥着独一无二的治疗救命作用。

主支气管及其各级分支在肺内反复分支,分支越来越多、越来越细,形成一系列分支管道,如树枝状形态,形似一棵倒置的树,称为支气管树(bronchial tree)。支气管的分支一般为24级(图1-11、表1-1和表1-2),以气管为0级,左右主支气管是支气管树的第1级分支,主支气管伸入肺内继续分支,以侧支的形式发出叶支气管(lobar bronchus)。右主支气管分出3支叶支气管,分别为上叶、中叶和下叶支气管,右主支气管发出上叶支气管后直接延续为中间支气管,中间支

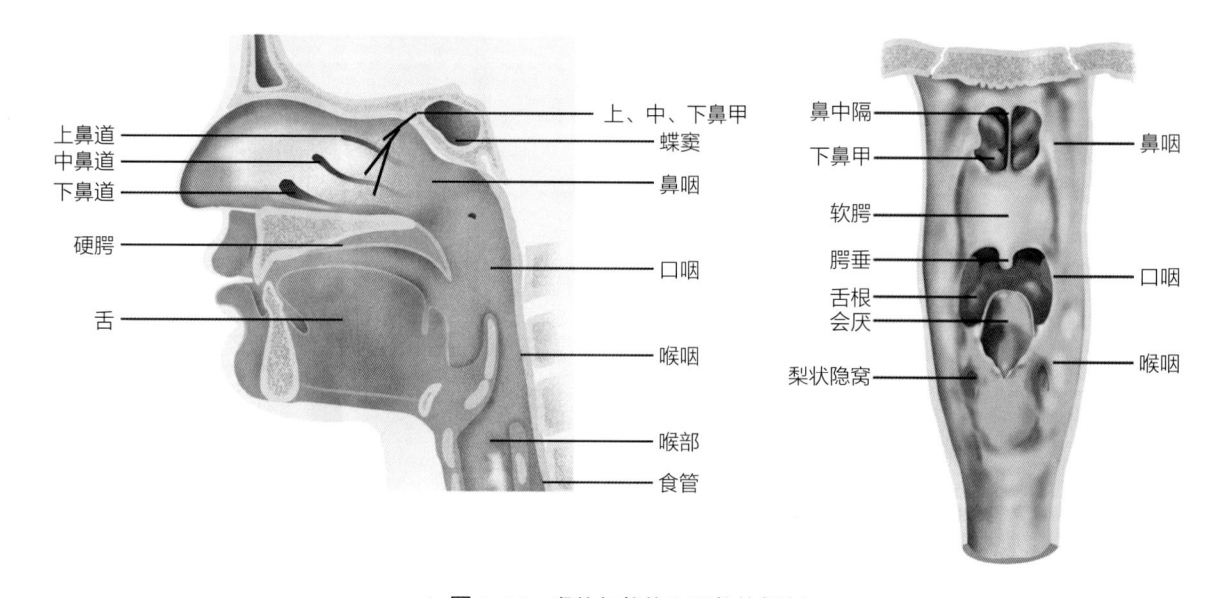

▲ 图1-10 喉的矢状位和冠状位解剖

气管再发出中叶和下叶支气管，中间支气管是右上叶支气管与中下叶支气管之间的一个独有的特殊结构。左主支气管分为上叶和下叶 2 支叶支气管，叶支气管是支气管树的第 2 级分支。

叶支气管在肺叶内呈叉状分为 2～5 支段支气管（segmental bronchus），各段支气管分支均呈锐角发出。段支气管属于支气管树的第 3 级分支。段支气管在肺段内反复分支，越分越细，分支管径小于 1mm 时，称为细支气管（bronchioles）。一支细支气管分布一个肺小叶，在肺小叶内细支气管又分为终末细支气管，进而又分为呼吸性细支气管。呼吸性细支气管分为 2～11 个肺泡管，肺泡管连接肺泡囊和肺泡。目前介入放射学的气道内支架置入治疗已经应用到临床的气道内支架类型，能达到的最小支气管分支只能到叶支气管或段支气管。

1. **气管** 气管（trachea）上起自第一个环状软骨下缘（约平第 6 颈椎），下终止于气管隆突平面上方的最后一个 C 形软骨环下缘（胸骨角平面，即第 4～5 胸椎体交界处），深吸气时气管隆突可下降 20～30mm，即气管可延长 20～30mm，气管在不同呼吸状态下长度不同，呼气与吸气状态下长度至少相差 20～30mm。气管位于下颈部和上胸部，分别称为颈部气管和胸部气管，成人颈部气管占气管总长度的 1/3，胸部气管占总长度的 2/3。

(1) 气管形态：气管形态受多种因素影响，可随呼吸状态、年龄、身高、体重、体位、肺部结构与功能等不同而变化，健康青壮年平静吸气

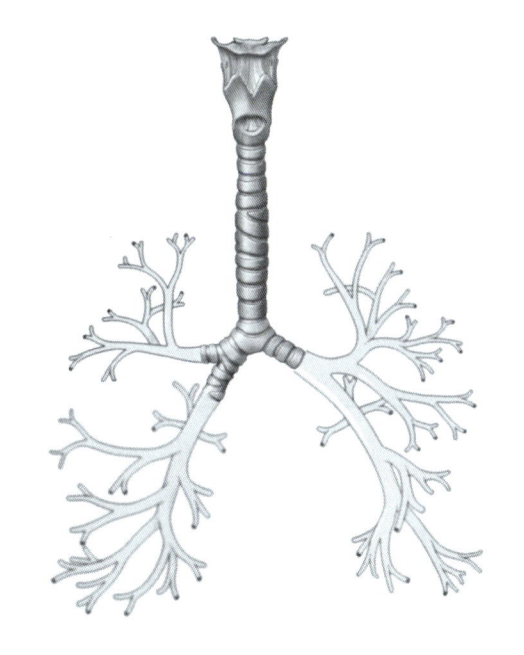

▲ 图 1-11 气管支气管树

表 1-1 人体气管支气管树图文对照表

| | 命 名 | 分 支 | 直径（mm） | 数 量 |
|---|---|---|---|---|
| 传输系统 | 气管 | 0 | 15～22 | 1 |
| | 主支气管 | 1 | 10～15 | 2 |
| | 小支气管 | 2 | 1～10 | 3 |
| | | 3 | | ↓ |
| | | 4 | | |
| | | 5 | | |
| | | 6～11 | | $1×10^4$ |
| | 细支气管 | 12～22 | 0.5～1 | $2×10^4$ ↓ $8×10^7$ |
| 气体交换面积（m²） | 肺泡 | 23 | 0.3 | $3～6×10^8$ |

表 1-2 人体气管支气管树分支表

| 分支级别 | 名 称 | 管腔直径（mm） | 管腔长度（mm） | 备 注 |
|---|---|---|---|---|
| 0 | 气管 | 18 | 12 | |
| 1 | 主支气管 | 12 | 4.8 | |
| 2 | 叶支气管 | 8 | 1.9 | |
| 3 | 段支气管 | 6 | 1.8 | |
| 4 | 亚段支气管 | 5 | 1.3 | |
| 5～10 | 小支气管 | 4 | 0.5～1.1 | |
| 11～13 | 细支气管 | 1 | 0.3～0.4 | 腺体与软骨消失 |
| 14～16 | 终末细支气管 | | 0.2 | 平滑肌呈完整环形 |
| 17～19 | 呼吸细支气管 | | 0.1～0.2 | |
| 20～22 | 肺泡管 | | 0.05～0.1 | |
| 23 | 肺泡囊 | | | |

时气管横断面近似圆形，前后径与左右径几乎相等，呼气时前后径缩小变化为肾形或横置的C形，用力呼气和咳嗽时，形态变化更大。老年人或肺气肿者气管前后径加大，左右径变小，其横断面近似剑鞘状。

气管内径可能是人体器官中变化最大的径线，个体差异极大（解剖学文献中，成年男女气管内横径变化在9.5～22.0mm，内矢状径8.0～22.5mm），若进行气管内支架置入，必须利用多排螺旋CT（multi-row spiral computed tomography，MSCT）的特殊纵隔窗（即脂肪窗：窗宽400～500HU，窗位-100～-50HU），个体化具体测量每一个患者的气管内径，根据测量结果个体化选择内支架直径和规格。常见的C形气管后壁为扁平状，文献中男性平均内径为横径×矢状径=16.5mm×15.0mm；女性平均内径为横径×矢状径=13.6mm×12.6mm。

气管长度在活体与尸体中测量的差异也很大，纤维内镜测量活体气管长度，男性平均136mm，女性平均121mm；X线测量气管长度为100～130mm。气管长度在不同呼吸幅度也有较大变化，深吸气时气管向足侧延长，深呼气时气管向头侧缩短。当抬头和头后仰时，气管可向头侧上升并延长15～20mm。

(2) 气管结构：气管由气管软骨、平滑肌纤维和结缔组织构成，这几种成分组成了气管软骨、气管膜壁和气管环状韧带三种结构。

(3) 气管软骨（tracheal cartilages）：也称气管环状软骨，不是一个完整的环形结构，而是开口向后呈横置的C形透明软骨环，其周径仅环绕气管圆周的2/3，不同个体的软骨环数量差别极大，为12～19个，男性平均比女性多1个。位于头侧的第1个软骨环高而宽，其余软骨环形态大小趋于一致，高约4mm，壁厚2.2～2.5mm。气管环状软骨发挥支撑气管、维持张开状态的支架作用，从而使气管管腔永远保持开放状态，以维持呼吸气体进出通畅的功能正常。后部具有缺口的C形气管软骨，在受到外力压迫或扩张时，其管腔直径可发生较大变化，进行气管内支架置入，一定要充分考虑这种管径变化。气管环状软骨于40—50岁开始出现钙化，钙化后的软骨弹性下降，钙化越严重弹性也越差。

(4) 气管膜壁（membranous wall）：是连接C形软骨环、封闭气管后壁的弹性软组织，由弹性纤维和平滑肌混合组成，其内富含平滑肌。气管膜壁具有一定的舒缩伸展性，后方与食管紧密相邻，其舒缩性也便于食管内巨大的食团顺利通过并下行入胃。反之，食管内巨大的食团会推压气管。食管巨大的肿瘤会推压气管，食管内较大直径的内支架也会推压气管，导致气管狭窄和呼吸困难，乃至窒息丧命。

(5) 气管环状韧带（anular ligaments）：也称气管韧带，是连接相邻环状软骨之间的弹性纤维组织，各个环状软骨依靠环状韧带彼此相互连接，环状韧带有弹性和一定的伸缩性，从而使气管长度和宽度都具有一定的变化性。

(6) 气管毗邻：颈部气管位居颈前正中区，侧面毗邻甲状腺和颈动脉鞘，甲状腺的峡部覆盖在第1、2、3气管软骨环前面（占58.7%），老年人和短颈者峡部位置较低。峡部宽度变化巨大，从覆盖1个气管环到覆盖7个气管环不等，这在进行气管切开时要注意，以避免损伤甲状腺。气管起始部位置表浅，几乎就在皮下，距离皮肤深度10～20mm，在颈下部位置渐深，于胸骨上窝处距离皮肤约40mm，进行气管切开也应注意上述结构与位置变化。

胸部气管位居上纵隔内，前邻胸骨柄、胸腺或胸腺残迹和大血管，后邻食管。气管与食管之间两侧的沟内有喉返神经，气管周围有疏松纤维结缔组织即蜂窝组织，蜂窝组织中含有淋巴结，淋巴结肿大推压气管可以引起气管刺激性呛咳，严重者可压迫气管，引起气道狭窄、呼吸困难。因胸部气管前方与胸腺和主动脉等大血管相邻，后方和食管等重要结构紧密相邻，当胸腺肿瘤或升主动脉瘤自前向后压迫气管，食管病变或降主动脉瘤自后向前压迫气管时，都可能会导致气管狭窄。

气管周围被疏松结缔组织包绕，使气管具有较大的活动度，可随头转动向同侧移动。因气管与周围结构固定疏松，邻近肺部和胸膜等病变可牵拉或推移气管，导致移位。气管的这种易于移位性，也是一种自我保护机制，一定程度上也躲避了气管邻近肺部和胸膜占位性病变对气管的外来性压迫和压迫继发的气管狭窄。

食管癌手术治疗已经从肿瘤扩大切除，胸部主动脉弓下或弓上食管 – 胃吻合术，发展至近年全世界都倡导的食管广泛切除、颈部食管 – 胃吻合的手术方式。手术后胃体上提至胸膜腔，走行于后纵隔原食管床区域，形成胸腔胃。手术创伤、出血、渗出、机化纤维化，胸腔胃与紧邻的气管后壁融为一体。若肿瘤复发、胃壁溃疡、胃壁缺血坏死穿孔、胃酸外溢腐蚀消化，可形成胸腔胃气管瘘；或因肿瘤切除不彻底，手术后对残存肿瘤追加立体放射治疗（如X刀、γ刀），若以食管的射线耐受剂量（6000～8000cGy）设定放射治疗总剂量，胃对射线的耐受剂量（仅4000cGy）远远低于食管，此时位于原食管床区的胃腔、胃壁接受过度辐射而损伤，胃壁溃疡穿孔，继之损伤气管壁形成胸腔胃气管瘘。胸腔胃气管瘘引起大量具有消化作用的胃液溢入气道、进入肺部，发生一系列肺部损伤性的病理学变化，出现一系列复杂的临床表现。

**2. 气管隆突** 气管隆突（carina of trachea）指气道上的一个解剖标记点——气管隆嵴，或是一个特殊的解剖结构——气管隆突区。近年随着气道介入放射学技术的广泛开展，尤其是气道内支架置入技术的广泛应用，适用于气道解剖结构特征的各种类型与不同规格的气道内支架开发与使用，如气管支气管L形分支内支架、气管支气管L形分支一体化内支架、气管支气管倒Y形一体化双分支内支架等形态各异的气道内支架先后问世，确认了气管隆突是气管下端一个特殊的解剖部位，应称其为"气管隆突区"，以有别于传统理念的气管隆嵴。

气管隆突区从结构形态学上还缺乏系统和细致的研究，查阅国内外文献，无论基础解剖学或是临床解剖学、临床影像学等，此结构都还是一个解剖学盲区。为何在科学技术高度发达，在基础医学和临床医学研究的精细化过程中，这一区域却被遗忘了？究其原因是临床医学各个亚专业不需要这一区域，内科学与纤维支气管镜的有关疾病诊断与治疗只需要依据气管隆嵴识别出左右主支气管，而没有必要去深究这一结构。外科学也只是切除一个肺叶、一侧肺、一侧主支气管，也仅仅是借助于气管隆嵴识别一下主支气管而已。随着介入放射学中尤其气道内支架的广泛应用，对"气管隆突"这一特殊而独特的解剖学结构的关注越来越多。

(1) 气管隆突形态：传统解剖学认为，气管下端在左右主支气管的分叉处（胸骨角水平，相当于第4～5胸椎交界平面），形成气管杈（bifurcation of trachea），深吸气时气管杈可下降20～30mm。此处横行的C形气管环形态出现特殊变化，在软骨环下缘的中部向下形成一个尖状突起，其在气管杈内有一个向上凸出的半月状嵴，即气管隆嵴，使原本呈C形的气道环状软骨在这里成为倒马鞍状外形。

影像学描述左右主支气管下壁交接处形成突起，称为气管隆突（carina of trachea）。正常人两侧主支气管的下壁整齐光滑，隆突角尖锐。两侧主支气管间的夹角为气管杈交角（临床习惯称为气管隆突角）60°～85°，一般不大于90°。夹角大小与胸廓的形状相关，胸廓宽矮者夹角较大，胸廓窄长者夹角较小。

(2) 气管隆突结构组成：解剖学教材上这样描述，气管的下界在气管最下方一个C形环状软骨下缘，主支气管的上界在主支气管最上方一个环状软骨上缘。在气管下方与双侧主支气管上方之间就有了4个解剖结构被旷置、被忽略：①气管下方的一个环状韧带；②倒马鞍形环状软骨；③左主支气管上方的一个环状韧带；④右主支气管上方的一个环状韧带。这4个结构构成了气管连接双侧主支气管的三叉口连接通路，是中央气道气管和双侧主支气管的核心枢纽组件。

作者认为，气管隆突应该是一个独特的解剖区域，是一个介于气管与双侧主支气管之间的特殊解剖区域。上界为气管下端最下方的一个C形环状软骨下缘或气管下端最下方一个环状韧带上缘，下界为双侧主支气管的第一个环状软骨上缘或者第一个环状韧带下缘。其由倒马鞍形环状软骨上连接一个气管环状韧带，其下左右各连接一个主支气管环状韧带，有一个倒马鞍形环状软骨连接三个环状韧带组织的独特结构，形成以倒马鞍形环状软骨为中心，上方一个环状韧带、下方两个环状韧带的一个倒三角形或倒梯形区域（图1-12），其形状如同男士的三角内裤。

此区域无论解剖学还是组织学与功能，既不同于气管，也不同于主支气管，"气管隆突"应是一个特殊的解剖学区域，称为"气管隆突区"更为合适。

(3) 气管隆突功能反射：公认气道内有2个对异物刺激反应最敏感的区域，其一是喉部的声带区域，其二就是气管隆嵴或气管隆突区。外来异物刺激或气道内介入操作插入导管、导丝，触及这2个区域将出现剧烈的咳嗽反射，即呛咳。

考虑到气道介入操作插入导管、导丝时，触碰到气管隆突区会出现剧烈的反射性呛咳，若气道疾病跨越气管与主支气管，需要跨越气管隆突在气管和主支气管置入L形或倒Y形内支架，内支架触碰气管隆嵴或接触气管隆突区，也将发生剧烈的异物反射性呛咳。为避开跨越气管隆嵴内支架的异物刺激，起初医学家们设计了气管-主支气管L形分支内支架，在支架跨越气管隆突区的节段只有支架的外侧部有支架金属丝连接，内侧金属丝空缺，以避免支架金属丝对气管隆突区刺激。此后尝试使用气管-主支气管L形分支一体化内支架，与气管隆突密切接触，并未有出现严重的刺激性呛咳。之后又相继设计出倒气管-主支气管Y形双分支一体化内支架，完全跨越气管隆突并与气管隆突密切接触，也没有出现严重的异物刺激性呛咳。大量临床研究证实，气管隆突区对异物刺激的反应，与除声带区域以外的其他气道部位并无二致，气管隆突区可耐受任何类

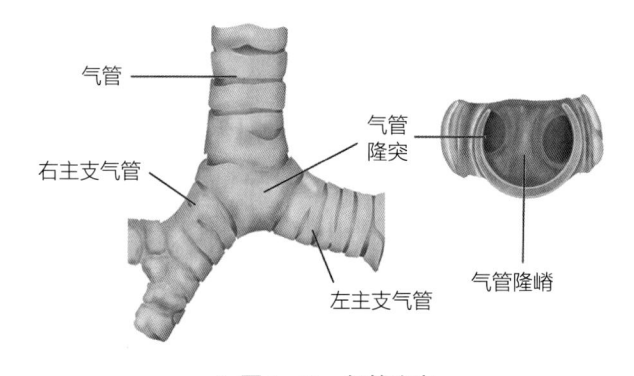

▲ 图1-12 气管隆突

型的内支架置入。

(4) 气管隆突毗邻：气管隆突前下方为左心房，各种心脏病引起的左心房增大均可向后上方推压双侧主支气管和气管隆突，致使气管隆突（双主支气管）间夹角加大。

气管隆突右前方是上腔静脉，气管隆突与上腔静脉之间最易出现肿瘤转移性淋巴结肿大，肿大的淋巴结可压迫右主支气管与气管隆突，引起气管隆突狭窄，又可压迫上腔静脉引起上腔静脉压迫综合征。

纵隔淋巴结集中分布于气管隆突前方和下方，胸腹部恶性肿瘤如肺癌、食管癌、胃癌和贲门癌等发生纵隔淋巴结转移时，几乎均集中在气管隆突周围，簇状的肿大淋巴结或单个肿大的巨大淋巴结，可引起中央大气道如气管下端、气管隆突区和（或）左右主支气管的复合型狭窄，导致患者呼吸困难乃至严重呼吸困难、通气障碍而窒息死亡。韩新巍教授等发明的气道倒 Y 形一体化内支架用于治疗这种复合大气道狭窄，发挥着无可替代的即刻救命作用。

气管隆突后方紧邻食管，而食管后方是坚硬的脊柱骨骼结构，食管肿瘤向腔外生长，直接突向前方压迫气管隆突，引起气管隆突区这一三叉口大气道的致命性狭窄。进展期食管癌向外生长也可直接破坏气管隆突区气道管壁，引起食管与气管隆突区这一三叉口的大气道相通，产生食管 - 气管隆突瘘。气道 Y 形一体化覆膜内支架是治疗气管隆突区复合性狭窄或食管 - 气管隆突瘘的有效措施。

3. 主支气管　气管隆突区两侧向外下方分为左右主支气管（principal bronchus），是解剖学上气管树的第 1 级分支。主支气管向外下方倾斜走行，目前测量气道内径与长度的最佳技术是轴位螺旋 CT 成像的特殊纵隔窗，轴位 CT 成像测量或测算倾斜走行的主支气管径线，要进行一定的图像重组与数据校正。

(1) 主支气管结构：主支气管壁的结构与气管类似，也由软骨环、膜壁和环状韧带三部分组成，分别称为主支气管软骨环、主支气管膜壁和主支气管环状韧带。区别在于软骨环环绕主支气管管周较少，而膜壁占据管周相对较多，环状软骨少而膜壁平滑肌纤维和结缔组织这些弹性结构多，保证了主支气管在咳嗽、咳痰和打喷嚏时具有更强的收缩性，使气流冲击力更大，有利于痰液的排出。左主支气管较长，有软骨环 7~8 个，右主支气管偏短，仅有软骨环 2~4 个。

(2) 左主支气管（left principal bronchus）：走行相对平直，直径偏细而较长，其长度在 40~50mm，男性为 48mm，女性为 45mm，平均 47mm。男性内径：横径 × 矢状径 =11.2mm×9.3mm，女性内径：横径 × 矢状径 =9.3mm×7.5mm。其后方邻接食管、胸导管和降主动脉，食管癌或降主动脉瘤可压迫主支气管导致气道狭窄。主动脉弓在左主支气管中段上方绕过，前方还有左肺动脉并行，故而左侧肺切除时，左主支气管显露困难，往往会残留较长的左主支气管残段。若肺叶切除后发生左主支气管胸膜瘘或残端瘘，进行子弹头覆膜内支架封堵治疗时，由于手术后残留的左主支气管较长，为内支架封堵瘘的治疗带来较大的操作空间，技术成功率高。

(3) 右主支气管（right principal bronchus）：走行相对陡直，如同气管和气管隆突的直接延续，直径粗大而较短，气道异物易于坠落进入右主支气管。其长度一般为 15~20mm，男性为 21mm，女性为 19mm，平均 20mm；其男性直径：横径 × 矢状径 =15.1mm×14.1mm，女性内径：横径 × 矢状径 =13.1mm×9.3mm。其前上方为上腔静脉，与上腔静脉尚有一定的距离，奇静脉自后向前绕过右主支气管的上方向前与上腔静脉会合。右主支气管的正前方、下方和后方均具有较大的独立空间，外科手术切除右肺时易于完全显露右主支气管，故右侧肺切除时几乎会将右主支气管完全切除，右肺癌切除时遗留的右主支气管残段往往极短，甚至只残留气管隆突区。右主支气管胸膜瘘或残端瘘进行子弹头覆膜内支架封堵时，应充分注意这种支气管残端极短或无残端的结构特征，以选择最佳规格的覆膜内支架，如气管主支气管 L 形分支一体化覆膜内支架等。

(4) 主支气管毗邻：与气管隆突紧邻的主支

气管周围也具有丰富的淋巴结群。胸部肿瘤和颈部与腹部肿瘤的纵隔淋巴结转移易于发生在主气管周围，压迫主支气管导致管腔狭窄，主支气管外压性狭窄首先考虑恶性原因，以转移性淋巴结最常见。

**4. 中间支气管** 中间支气管（intermediate bronchus）是支气管树右侧分支中的一个特有结构，是右主支气管的直接延续。右主支气管自上叶开口以下至中叶开口的一段支气管，既不属于下叶也不属于中叶，其管壁上全程无任何分支。总长度为20~30mm，内径为10~12mm。当右中叶或右下叶支气管病变进行内支架介入治疗时，无论选择L形还是倒Y形内支架，这都是内支架主体部留置固定极为有用的管腔结构。

右中下肺叶切除后，并发中间支气管胸膜瘘（残端瘘），若中间支气管残段很短，经气道置入右主支气管与上叶L形分支一体化覆膜内支架可以封堵瘘口；若中间支气管残段较长，经气道置入右主支气管y形部分覆膜单子弹头内支架封堵瘘口。

**5. 叶支气管与段支气管** 叶支气管（lobe bronchus）属于支气管树的第2级分支。右肺分为上叶、中叶和下叶共三叶肺，对应3支叶支气管；右肺分为10个肺段支气管（segmenta bronchus），上叶3段、中叶2段、下叶5段。左肺分为上叶和下叶两肺叶，对应2支叶支气管；左肺上叶的尖端和后段支气管发自一个共干，下叶内侧基底段与前基底段发自一个共干，故而左肺分为8个肺段支气管。

(1) 上叶支气管与段支气管：双肺均有上叶支气管，但两侧的上叶支气管结构不尽相同。

① 右上叶支气管与段支气管：右上叶支气管长10~20mm，宽8~10mm，多数从距离气管隆突10~20mm处自右主支气管右缘近乎垂直地分出，斜向右上方走行进入右肺上叶，再分为前支、尖支和后支3个肺段支气管。尖支可视为上叶支气管的直接延续，呈垂直向上走行。进行右上叶支气管内支架置入时，导丝可由此进入上肺较深部位，有利于固定导丝和引进内支架。

少数右上叶支气管可直接起源于气管下端，而右主支气管和中间支气管之间无分支地融为一个长管道。

② 左上叶支气管与段支气管：长10~15mm、直径为10~12mm，从距离气管隆突30~50mm处自左主支气管左缘近乎水平位发出（不同于右上叶的垂直发出）。左上叶支气管主体部很短，很快分出上部和下部两分支；上部相当于左上叶支气管，斜向左上方走行进入左肺上部，分为尖后段支气管和下段支气管；下部（也称舌部，通向舌叶）相当于右中叶支气管，轻度斜向左下方走行进入左肺中部舌叶，分为上舌段和下舌段支气管。

(2) 中叶支气管与段支气管：右肺具有独立的中叶支气管，左肺中叶（舌叶）已与上叶融为一体。右中叶支气管起源于右侧中间支气管下部的前壁，长约15mm，宽约7mm。斜向下、向前外侧走行，继而分为外侧支和内侧支段支气管。

(3) 下叶支气管与段支气管：双肺均有下叶支气管，两侧的下叶支气管结构大致相同，右下叶支气管为中间支气管的延续，左下叶支气管是左主支气管的延续。双侧下叶支气管开口距离气管隆突的位置相近。

① 右下叶支气管与段支气管：主干甚短，直径约10mm，斜向右外下方走行，几乎在中间支气管开口后即分出背段支气管，此后延续为基底支气管干。由基底支气管干再依次陆续分出4个肺段分支，即内基底支、外基底支、前基底支和后基底支段支气管。

② 左下叶支气管与段支气管：主干较长约10mm，斜向左外下方走行，第1个分支也是背段支气管，继而又分出前内基底支、外基底支和后基底支3个段支气管。

## 二、肺、胸膜、胸膜腔与纵隔

### （一）肺叶与肺段

主支气管分出叶支气管，叶支气管入肺后又分出段支气管，每一段支气管及其分支和所属的肺组织构成一个肺段。每一个肺段呈尖端向肺门的圆锥体外形，各个肺段位居胸廓内相对固定的位置，肺叶内相邻的肺段之间仅以薄层结缔组织分隔，同一肺叶内邻近肺段的病变，无论炎症或肿瘤都易在肺段之间相互蔓延。

不同的几个肺段构成一个肺叶。右肺有上、中、下三个肺叶，左肺有上、下两个肺叶。每个肺叶表面由完整的脏胸膜所覆盖，肺叶内疾病无论炎症或肿瘤，一般都不易穿破胸膜向邻近肺叶蔓延。相邻肺叶的脏胸膜之间形成潜在裂隙，称为叶间裂。右肺三叶之间分别形成斜裂和水平裂，左肺两叶之间只形成一个斜裂。

### （二）胸膜与胸膜腔

胸膜（pleura）在组织学上是一层浆膜，分别覆盖于左右两侧肺的外表面和胸壁的内表面，还覆盖于纵隔侧面和膈肌的上面。覆盖于肺表面的胸膜称为脏胸膜，被覆于胸壁内表面、膈上面和纵隔侧面的称其为壁胸膜。脏胸膜与肺实质紧密结合，左右侧脏胸膜和壁胸膜在肺门部相互延续连接，分别形成左右2个完全封闭的胸膜腔（cavitas pleuralis）。胸膜腔的内部压力比大气压低，为负压状态，负压吸引脏壁胸膜，故而形成一个潜在间隙。无论壁胸膜还是脏胸膜（浆膜），都有一定的分泌与吸收浆液的作用，正常浆液的分泌与吸收处于一个稳定的平衡状态，胸膜腔内仅有少量浆液，在呼吸过程中润滑胸膜、减少摩擦。

### （三）纵隔

纵隔（mediastinum）不是一个独立的脏器，是左右纵隔胸膜之间全部器官、结构和结缔组织的总称。范围包括胸骨之后、脊椎之前、两侧纵隔胸膜之间、胸廓入口之下、膈肌之上这一胸部的中间区域。纵隔内各个器官之间均有大量疏松结缔组织（蜂窝组织）充填，尤其后纵隔疏松结缔组织最丰富，纵隔内病变如炎症易在纵隔内广泛蔓延。

纵隔形状随年龄、体型尤其是胸廓的形状不同而改变，胸部器官病变会引起整个形态变化，主动脉弓动脉瘤可引起上纵隔形状改变，会压迫气管或主支气管；降主动脉瘤可使后纵隔形态变化，也可压迫气管、气管隆突或主支气管；心包积液或心脏增大可使下纵隔形态变化、使气管分叉角加大等。

临床与影像学界习惯以一个假想平面，即胸骨角与第4、5胸椎椎间盘连线平面，将纵隔分为上纵隔与下纵隔，下纵隔又以心包为界分为前、中、后纵隔三部分。上纵隔内包含有胸腺、头臂静脉、上腔静脉、主动脉弓及其头臂分支、气管、食管、淋巴结、迷走神经和膈神经等结构。前纵隔的结构最简单，仅含有一些纤维结缔组织和少许淋巴结。中纵隔结构最重要，包含心包、心脏和出入心脏的大血管（主动脉、肺动脉、肺静脉、上腔静脉和下腔静脉）根部等。后纵隔内包含有降主动脉、奇静脉与半奇静脉、气管隆突、主支气管、食管、胸导管、迷走神经、内脏神经、交感神经干和淋巴结等。

## 参考文献

[1] 刘忠令, 李强. 呼吸疾病介入诊疗学[M]. 北京：人民军医出版社, 2003.

[2] 李龙芸, 蔡柏蔷. 协和呼吸病学[M]. 北京：中国协和医科大学出版社, 2011.

[3] 韩新巍, 吴刚, 藏卫东, 等. 喉咽、食管入口解剖学研究及其临床意义[J]. 解剖学研究, 2005,28(6):709-710.

[4] 韩新巍, 吴刚, 李永东, 等. X线下梨状隐窝下极位置测量及其意义[J]. 中国临床解剖学杂志, 2005,23(6):583-585.

[5] 韩新巍, 吴刚, 马南, 等. 放射性胸腔胃-气道瘘的影像学诊断与介入治疗[J]. 医学影像学杂志, 2003,13(7):471-474.

[6] LI Y D, LI M H, HAN X W, et al. Gastrotracheal and gastrobronchial fistula: Management with covered expandable metallic stents[J]. J Vasc Interv Radiol, 2006,17(10):1649-1656.

[7] 李磊, 韩新巍, 曹靖, 等. 右主支气管与右上叶支气管交汇区的MSCT影像学研究[J]. 中国临床解剖学杂志, 2018, 36(3):264-267.

[8] 李磊, 韩新巍, 曹靖, 等. 中央气道吸气相-呼气相的多层螺旋CT研究[J]. 中华解剖与临床杂志, 2018, 23(1):27-32.

[9] LI Y, LI L, ZHOU Z, et al. Evaluation of the physiological changes in the central airway on multi-detector computed tomography[J]. Respiration, 2020,99(9):771-778.

# 第 2 章 气管支气管组织学与生理学

气管、气管隆突和各级支气管共 24 级分支组成下呼吸道，随着呼吸道的不断分支，支气管数目越来越多，管径越来越细，管壁越来越薄，最终止于肺泡。气管、气管隆突和支气管的管壁组织结构类似，管壁从内向外依次为黏膜、黏膜下层和外膜（图 2-1）。

## 一、黏膜

黏膜（mucous membrane）由上皮和固有层构成，黏膜上皮为假复层纤毛柱状上皮，由纤毛细胞、杯状细胞、基细胞、刷细胞和弥散的神经内分泌细胞等共同组成。

### （一）黏液毯

气管与支气管具有丰富腺体，昼夜无间歇地产生大量分泌物，在气管支气管黏膜表面形成一层黏液，与上呼吸道的黏液连成一片，是覆盖在鼻、咽、喉和气管与支气管黏膜上皮表面的混合型分泌物，称为黏液毯（mucous blanket）（或黏液层）。黏液毯黏附随空气吸入的尘埃颗粒，在黏液毯牵引力、纤毛摆动、咳嗽等活动的共同作用下，黏液毯不停地向喉咽部运动，通过咳嗽、咳痰、打喷嚏或吞咽活动，将黏液与异物排出体外，或下咽进入胃腔，被具有强大消化腐蚀作用的胃液灭活消化。黏液毯是黏膜上皮和腺体的多种细胞分泌物共同组成，看似一层简单的薄层黏液分泌物，实际具有不同结构和不同作用的双层液体结构（图 2-2）。

1. **凝胶层** 凝胶层（gel phase）是黏液毯的浅层或表层结构，具有黏附进入气道的外来颗粒与异物的作用，位于纤毛顶端，由黏液腺分泌，厚度为 1.0~2.0μm，由黏蛋白等成分构成。黏蛋白中的多种糖复合物通过物理与化学作用将细

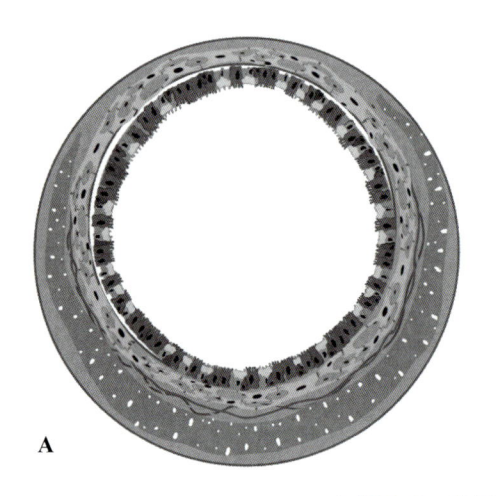

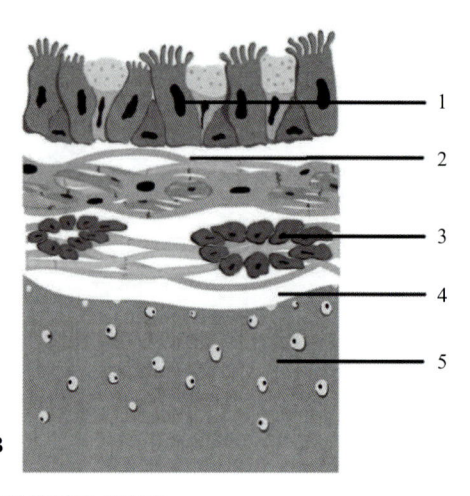

▲ 图 2-1 支气管的管壁组织结构
A. 正常支气管管壁结构。B. 正常管壁黏膜组织解剖。1. 假复层纤毛柱状上皮；2. 固有层；3. 腺体；4. 黏膜下层；5. 透明软骨

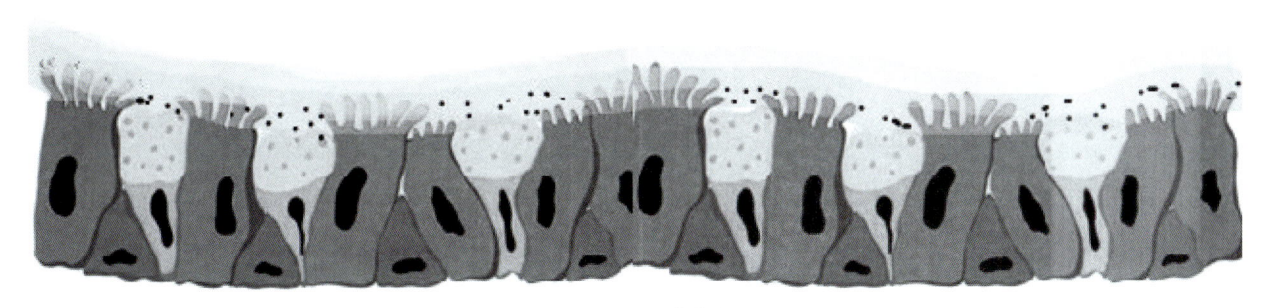

▲ 图 2-2  黏液毯
上层凝胶层；下层溶胶层

菌、病毒等外来颗粒黏附，并通过纤毛运动将其排除出气管与支气管。

凝胶层中的大分子物质相互连接形成网状结构分子键，这种网状结构分子键会随气管支气管内外理化环境的变化而快速变化，网状分子键结构的不同变化也使吸附尘埃异物、病毒细菌的能力大为不同，从而维护气管支气管健康或者引起气管支气管感染、继发炎症等一系列生理与病理学变化。

**2. 溶胶层**  溶胶层（sol phase）是黏液毯的深层结构，深层的溶胶层与浅层的凝胶层相比属于稀薄的液体，所以溶胶层具有润滑纤毛和为黏液补充水分的作用。其内含有 IgG、离子、脂质等多种成分和大量水分，纤毛能在其中自由摆动。溶胶中的离子和蛋白质运动可调节黏液的水化程度，纤毛周围的溶胶层保持水分子恒定，并可补充黏液活动中丧失的水分。人体内外环境、呼吸道内外环境及心脏搏动和心律的变化等，都能够影响气管支气管内膜细胞的生理活动，导致黏液毯异常，细菌病毒排出异常，从而发生感染。

**（二）纤毛柱状细胞**

纤毛柱状细胞（ciliated cell）是黏膜层的主要组成细胞（图 2-3），数量最多，占黏膜上皮的 61%，细胞胞体呈柱状，游离面具有大量直径约 0.25μm、长度 5.5～7.0μm 的纤毛，每个细胞有纤毛 300 根左右。每根纤毛的顶端具有 4～6 个花冠样结构，这种结构外观就像猫爪一样，抓住纤毛周围的黏液，黏液随纤毛摆动沿一定的方向移动。无数个纤毛柱状细胞的无数个纤毛如同大阅兵行进中的方队一般，呈规律性、连续一致、朝向一个方向的波浪状摆动，纤毛摆动频率为 5～20Hz，纤毛上的黏液毯以 5mm/min 的速度向同一方向移动，由最远端的支气管向近端支气管摆动，由支气管向气管摆动，下呼吸道的纤毛摆动方向朝向喉咽部，将黏附有尘埃颗粒或细菌等异物的黏液推向咽部，然后以痰液咳出，或者下咽进入胃部。

黏膜分泌黏液即黏液毯的质和量及纤毛的摆动频率，与心搏、呼吸频率、体内外理化环境等密切相关。ATP 和肾上腺素 β 受体激动剂能增强纤毛运动。糖皮质激素有促进支气管上皮细胞纤毛生长的作用。

纤毛细胞的规律摆动和黏液毯的持续运动发挥着清除异物和净化气道的重要功能。纤毛运动

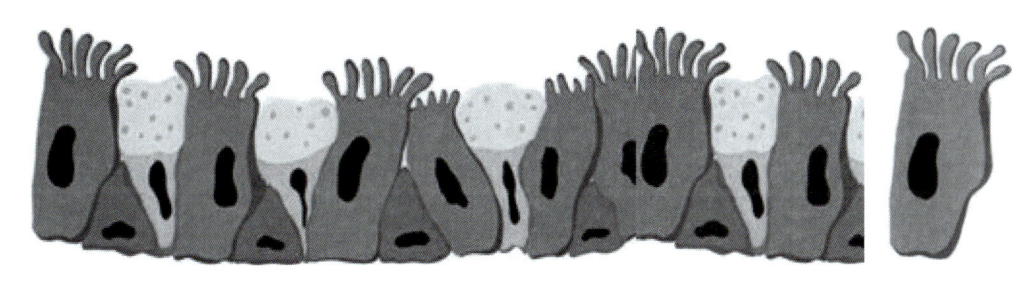

▲ 图 2-3  纤毛柱状细胞

需要的物理和化学条件很严格，要求适宜的温度、湿度和酸碱度。吸烟或患有慢性支气管炎时，可使纤毛减少、变形、膨胀或消失。食管-气道瘘使大量酸性胃液溢入气管支气管，轻者影响纤毛运动，重者破坏纤毛细胞和整个黏膜上皮结构。长期吸入有害气体，也必然影响纤毛细胞功能和结构，上皮细胞结构损伤严重者，会发生鳞状上皮化生，继之过度增生和癌变。

**（三）杯状细胞**

杯状细胞（goblet cell）也呈圆柱状，散在分布于纤毛柱状细胞之间，是主要的分泌细胞，其分泌的黏液覆盖在黏膜表面，与气管腺体的其他分泌物共同构成黏液屏障，可黏附和溶解气体中的尘埃颗粒、细菌和其他有害物质（图 2-4）。

杯状细胞的数量远少于纤毛柱状细胞，约占黏膜上皮各类细胞的 6%。由于杯状细胞内黏原颗粒的数量、分布部位与分泌状态不同，杯状细胞的形状有较大差异。若细胞顶部充满黏原颗粒，则表现为细胞局部增宽向腔面隆起突出。杯状细胞的顶部胞质内含有大量黏原颗粒，黏原颗粒以胞吐方式排出黏蛋白，分布在纤毛顶端，与支气管壁内腺体的分泌物一起组成黏液毯。通过纤毛的定向摆动，黏液毯及其黏附的异物向咽部移动，并以咳嗽或吞咽的方式排出气道，咳痰是必不可少的正常生理活动。

老、弱、病、残者咳痰能力下降，是继发肺部感染、顽固性肺部感染乃至因肺部感染死亡的主要因素。气管与支气管内置入内支架尤其是覆膜内支架，会覆盖黏膜上皮，完全丧失纤毛摆动作用，一定程度上影响排痰功能，产生一系列继发性病变。研发生物相容性良好、置入气道后不影响内皮细胞功能、不影响纤毛摆动的气管支气管内支架，始终是科学家和临床医学家努力的方向。

慢性支气管炎患者受长期炎症刺激，杯状细胞数量增多，黏液分泌量增加，导致痰液增多、排出困难，形成一系列痰液潴留、支气管管壁增厚、管腔狭窄等慢性阻塞性肺纤维化改变，肺呼吸通气与氧气交换功能越来越差，最终出现肺功能不全、肺动脉高压、心肺衰竭。

**（四）基底细胞**

基底细胞（basal cell）隐藏于上皮的深部，占黏膜上皮的 32%，细胞矮小，呈锥体形，细胞顶部未暴露出上皮的游离面（图 2-5）。基底细胞是一种未分化的多能干细胞，有较强的增殖与分化能力，当气道上皮遭受损伤时可增殖分化为纤毛柱状细胞和杯状细胞，发挥着气管与支气管黏膜上皮的后备细胞库作用。

**（五）刷细胞**

刷细胞（brush cell）是无纤毛的柱状细胞，在游离面有许多排列整齐的密集微绒毛，外形如刷子。细胞质内含有丰富的粗面内质网，无分泌颗粒。刷细胞的功能尚未确定，有学者研究认为其可能是一种纤毛柱状细胞过渡阶段的细胞，在特定情况下可分化成为纤毛柱状细胞。也有学者认为刷细胞具有吞饮和转移更新黏液的作用，以保证不断分泌的黏液量和质维持相对恒定状态。另有学者发现，刷细胞基部与感觉神经末梢形成上皮树突突触，认为刷细胞具有感受刺激的功能，可激发杯状细胞分泌活动或柱状细胞运动。

**（六）弥散神经内分泌细胞**

弥散神经内分泌细胞（diffuse neuroendocrine cell）数量少，呈锥体形，散在分布于整个呼吸道的黏膜上皮深部。这种细胞虽然数量少，但是

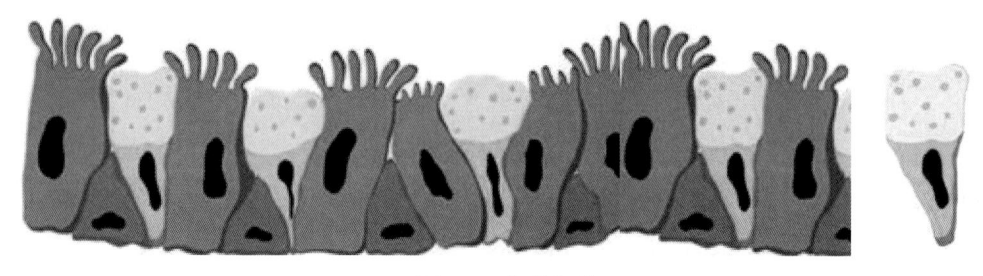

▲ 图 2-4　杯状细胞

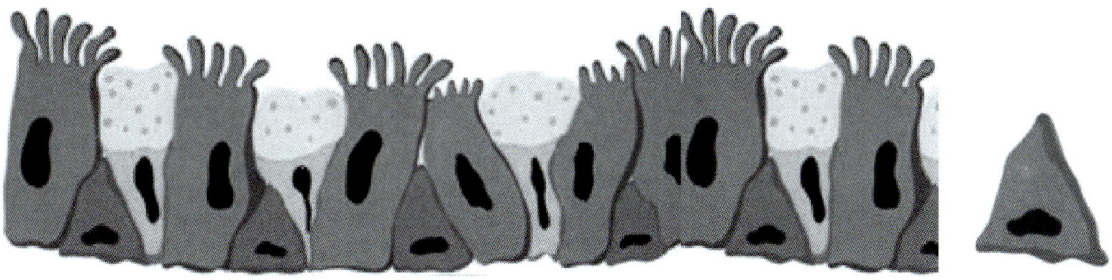

▲ 图 2-5 基底细胞

功能强大，其对气管、支气管发挥的调节作用事关生死，关键时刻的适度调节作用可维持正常生理，过度调节则致人死亡。

神经内分泌细胞在苏木精 – 伊红（hematoxylin and eosin，HE）染色标本中与基底细胞不易被区别。以镀银法显示细胞，胞体和突起内均有细小的嗜银颗粒。电镜下，可见胞质内含有许多致密核心颗粒，因此又称其为小颗粒细胞。其功能尚不十分清楚，免疫组织细胞化学显示细胞内含有 5- 羟色胺、降钙素、脑啡肽和胃泌素，还有组胺和缓激肽等。分泌物可能通过旁分泌或经血液循环调节呼吸道和血管平滑肌的收缩及腺体的分泌，调节与保护机体的正常生理功能，也可引起支气管痉挛、血管收缩和单核细胞聚集等不良反应。

#### （七）上皮基膜

上皮和固有层之间有明显的基膜，这是气管支气管上皮的特征之一。上皮基膜（epithelial basement membrane）较厚，固有层为疏松结缔组织，含有丰富的血管、神经、淋巴管和腺体，还有许多细胞如肥大细胞、嗜碱性粒细胞、嗜酸性粒细胞、淋巴细胞和浆细胞等。在固有层和黏膜下层移行处含有丰富的弹性纤维，以维持上皮层、固有层的结构稳定性。

肥大细胞和嗜碱性粒细胞与Ⅰ型变态反应密切相关，若在气管和支气管分泌物/痰液内检查到这两种细胞，即可证实呼吸道过敏反应。

浆细胞能合成 IgA，当 IgA 通过黏膜上皮时，与上皮细胞分泌的分泌片段结合形成分泌性免疫球蛋白 A（sIgA），释放入管腔内，可破坏随吸入气体进入气管支气管的多种抗原性物质，发挥局部免疫防御作用。

### 二、黏膜下层

黏膜下层（submucosa）为疏松结缔组织，位于固有层和外膜之间，与后两者之间没有明显界限，内含丰富的血管、淋巴管、神经和混合性气管腺体。气管腺体的黏液性腺泡分泌的黏液，与杯状细胞分泌的黏液共同形成黏液毯，覆盖在黏膜表面，发挥黏附尘埃和异物的作用。气管腺体的浆液性腺泡分泌的稀薄液体位于黏液层的下方，发挥润滑作用，既有利于纤毛的正常摆动，又有利于纤毛摆动过程中推动黏液毯移动。黏膜下层内还有弥散分布的淋巴组织和淋巴小结，发挥局部免疫作用。

### 三、外膜

外膜（outer membrane）由透明软骨环和疏松结缔组织构成。软骨环为缺口朝向背侧的 C 形，缺口处为膜部，膜部是弹性纤维和平滑肌束组成的韧带。平滑肌主要为环形排列，平滑肌收缩可使气管口径主要是横径缩小。咳嗽反射时平滑肌依次由远端向近端有规律地收缩，气道管腔缩小，气道内气流加速，在高速气流的冲击下有利于清除痰液。

支气管的结构与气管相似，软骨环之间以弹性纤维组成的韧带相连，随着管腔变小，管壁变薄，C 形软骨环逐渐退变成不规则的软骨片，而平滑肌逐渐增多，呈螺旋形排列。软骨环起支持作用，保持气管支气管的管腔通畅并有一定弹性。慢性支气管炎时，中、小型支气管的软骨环或软骨片出现不同程度的萎缩与变性，透明软骨变成纤维性软骨，使支气管壁变薄，支持力减弱，小支气管管壁塌陷甚至折叠，导致通气障碍，形成慢性肺气肿或肺纤维化。放射治疗、淀粉样变性、复发性软骨炎、气管插管的气囊长期持续过度膨胀压迫等，均可引起透明软骨环变性，失去对大气道如气管的支持作用，导致大气道狭窄、呼吸困难、端坐呼吸乃至缺氧窒息。

## 四、肺泡

### （一）肺泡的结构和功能

肺泡为半球状囊泡，是气体交换的场所，直径约为0.1025mm（图2-6）。全肺约有3亿个肺泡，肺泡总面积约为70m²。肺泡上皮细胞有两种，大多数为扁平上皮细胞（Ⅰ型细胞），少数为较大的分泌上皮细胞（Ⅱ型细胞）。肺泡与相邻肺泡之间为肺泡隔，隔内有毛细血管网及少量胶原纤维、弹性纤维和平滑肌纤维，故呼吸道肺泡管和肺泡囊都有扩张性与弹性。

组成肺泡壁的上皮细胞和组成毛细血管壁的内皮细胞都极薄，两层细胞之间的基膜与间质更薄。这三层组织合称为肺泡毛细血管膜（简称"肺泡膜"或"呼吸膜"），其总厚度不到1μm，有很大的通透性，使肺泡内气体与血液之间的气体交换极为方便。

在肺水肿、肺炎等情况下，肺泡壁与毛细血管壁之间的液体量增加，肺泡膜的总厚度增加，则肺泡内气体与毛细血管内血液之间的距离增加，使气体交换速度减慢。如肺泡壁与毛细血管壁之间的液体量进一步增加，肺泡内渗出液体并被液体充盈，经气道吸入的气体将无法进入肺泡，气体与血液的交换阻断，导致呼吸衰竭。重症新型冠状病毒病患者的肺泡和细支气管内有大量痰栓，使气体进入肺部困难，引起氧气交换障碍，导致呼吸衰竭而致命。

肺泡隔毛细血管网间隙中有直径为1～10μm的圆形或椭圆形小孔，故肺泡中气体有可能通过小孔与相邻肺泡的气体建立有限的联系。肺气肿患者肺泡隔组织损毁，小孔扩大直至许多肺泡互相融合成为少数大肺泡，可供气体交换的肺泡膜面积大大缩小，严重损害了气体交换功能。如果肺泡膜的面积小于健康人的1/4时，气体交换速度甚至不能满足静息时机体新陈代谢的需要。

肺泡隔内有巨噬细胞，可吞噬进入肺泡的极小颗粒粉尘，故巨噬细胞被称为尘细胞。进入肺泡的病菌则被中性粒细胞消灭。

### （二）肺泡细胞

1. **Ⅰ型肺泡细胞** 根据其特点亦称膜样细胞或肺上皮细胞，为直径50～60μm的扁平细胞，胞质甚薄，它们覆盖约96%的肺泡表面，组成肺泡的最外层，约0.1μm厚。上皮下有层基底膜，可与邻近的毛细血管内皮基底膜融合为一。此处即肺泡腔与毛细血管血流内气体交换的场所，也称为血流空气屏障，是一层神奇的结构，只允许气体通过，液体则不能由血管内向肺泡腔内渗出。

2. **Ⅱ型肺泡细胞** Ⅱ型肺泡细胞亦称分泌细胞或颗粒细胞，直径10μm，位于多面形肺泡的成角处，呈立方形，形体小，只占肺泡壁的小部分，但在数目上占肺泡细胞总数的60%，与表面活性物质的生成相关。

3. **毛细血管内皮细胞** 毛细血管内皮细胞组成肺毛细血管床，厚度约1μm，除气体交换外尚有重要代谢功能。

4. **肺泡巨噬细胞** 肺泡巨噬细胞在肺泡液内，数量多，细胞内含多种酶，可吞噬进入肺泡的微生物和尘粒，肺泡巨噬细胞由血液内单

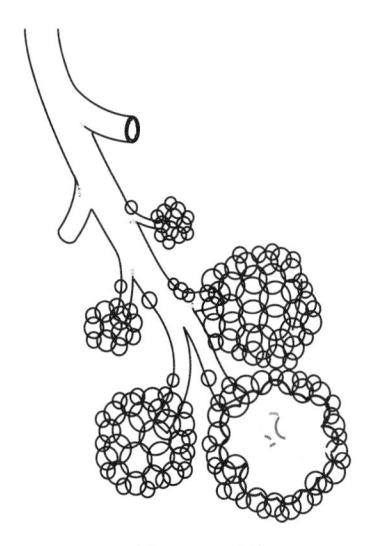

▲ 图2-6 肺泡

核细胞迁移肺泡间隔后演变而来。现认为肺泡巨噬细胞有相当多的生物活性，能生成和释放多种细胞因子，如白介素-1、血小板衍生生长因子（platelet-derived growth factor，PDGF）等，这些因子在肺部疾病的发生、发展过程中起重要作用。

**5. 肥大细胞** 肥大细胞主要在胸膜下区域，可分泌多种代谢活性物质。

### （三）肺泡的表面张力和表面活性物质

肺泡是半球形小囊泡，在胸腔负压的作用下，肺泡膨胀，其内充盈着气体，肺泡内壁有一层液体，所以液体与气体的交界面上就具有表面张力。肺泡表面张力的作用是使囊泡的表面积缩至极小，故肺泡表面张力和肺泡隔的弹性纤维都是使肺泡回缩的力量，这种肺泡的回缩力与胸膜腔负压的扩张力维持平衡，使肺泡始终处在膨胀状态并适当充盈气体。

肺泡壁分泌上皮细胞能分泌一种表面活性物质，其化学成分为二软脂酰卵磷脂，涂敷于肺泡及呼吸道的内壁，其作用为降低肺泡的表面张力。取肺组织的浸出液或肺水肿液测定表面张力，可发现它的表面张力小于纯粹血清的表面张力，因为肺组织浸出液中除血清的成分外，还含有表面活性物质（surfactant）。

当肺泡在扩张状态时，活性物质只是肺泡内壁液体表面上一层单分子薄膜，降低表面张力的作用较小；肺泡容积缩小时，肺泡内壁的面积回缩，表面活性物质的厚度增加，所以它降低表面张力的作用加大。故肺泡在扩张时，表面张力较大；肺泡在缩小时，表面张力较小。因此，在吸气时，肺泡扩大，表面张力增加，回缩力量增加；在呼气时，肺泡缩小，表面张力减少，回缩力量减少。由此可见，表面活性物质的特殊生理功能是在呼气肺泡容量缩小时，减少和延缓其缩小趋势，避免完全萎缩。

虽然体内亿万肺泡大小并不一致，有些肺泡较大，有些肺泡较小，但有了表面活性物质和随肺泡容积大小改变表面张力的特性，故可防止小肺泡的缩陷和大肺泡的扩张，保持大小肺泡容积的相对稳定。

肺泡表面活性物质是肺泡壁分泌上皮细胞的氧化代谢所产生的，其不断产生，也不断消失。肺组织缺血或结扎肺动脉都能损害肺泡壁分泌上皮细胞的分泌功能，故失肺动脉血栓、血性休克或体外循环手术后肺泡表面活性物质生成减少，有可能出现肺不张。如果支气管阻塞气体不能持续进入肺泡，肺动脉的血液供养也将严重减少，肺泡壁上皮细胞的分泌功能遭受损害，肺泡表面活性物质生成减少，很快出现肺不张。

## 参考文献

[1] 高英茂. 组织学与胚胎学 [M]. 北京：人民卫生出版社，2005.

[2] 李龙芸，蔡柏蔷. 协和呼吸病学 [M]. 北京：中国协和医科大学出版社，2011.

[3] 成令忠，钟翠平，蔡文琴. 现代组织学 [M]. 上海：上海科学技术文献出版社，2003.

# 第3章 气管支气管疾病症状与体征

## 一、气管、支气管疾病常见症状

### （一）呼吸困难

呼吸困难（dyspnea）是主观感觉和客观征象的综合表现，患者主观上感觉到空气不足、呼吸费力；客观上表现为呼吸异常用力，严重者出现张口呼吸、鼻翼扇动、端坐呼吸、发绀、大汗淋漓、濒死感等症状，甚至需辅助呼吸肌参与呼吸运动，呼吸频率、呼吸深度（如呼吸快而浅或慢而深）和节律均出现异常改变。

**1. 分类** 根据发病机制与发病部位不同，可将呼吸困难分为以下5种基本类型。

(1) 肺源性呼吸困难：由呼吸器官（包括上呼吸道、下呼吸道、肺和胸膜）疾病、纵隔疾病、胸廓和呼吸肌等功能障碍或结构异常引起的通气换气功能障碍，导致氧气吸入或交换障碍而发生缺氧血症和（或）二氧化碳排出或交换障碍，导致二氧化碳潴留而发生高二氧化碳血症。按呼吸周期又可细分为3亚型。

①吸气性呼吸困难：表现为吸气显著困难，患者出现吸气费力、大汗淋漓、呼吸幅度深大但不快，严重者出现胸骨上窝、锁骨上窝和肋间的凹陷征象，即三凹征，三凹征主要是由吸气时呼吸肌运动加强，胸腔负压加大所致，可伴有干咳及高调吸气性吼鸣。多为各种原因引起的喉、气管、气管隆突与主支气管的严重狭窄或梗阻使气体进入困难所致。

②呼气性呼吸困难：表现为呼气费力，呼气时间明显延长而缓慢，常伴有哮鸣音。气管与支气管的主要组成结构是环状软骨，当支气管逐渐变细至直径1mm以下的细支气管时，环状软骨消失代之以完整的环状平滑肌，这些支气管称为肌性细支气管，若这些肌性细支气管狭窄阻塞（如痉挛、炎症水肿或存在痰栓），或者肺组织病变如肺泡弹性减弱，即便极大地提升胸腔压力，也难以将肺泡和细支气管内的气体排出，久之将发生不可逆转的肺气肿。

③混合型呼吸困难：又称双相呼吸困难。表现为呼吸全程即呼气与吸气均费力，呼吸频率增快、变浅，常伴有呼吸音异常（减弱或消失），可有病理性呼吸音。其主要由广泛的肺部病变如肺水肿、双肺炎症、大量的双侧胸腔积液、张力性气胸引起大面积肺不张，肺泡功能或结构大范围破坏，使肺的有效呼吸面积——进行氧合的面积减少，影响换气功能。

(2) 心源性呼吸困难：由心功能不全（心力衰竭）引起，多表现为混合型呼吸困难。患者表现为坐立位时呼吸困难减轻，卧位时呼吸困难加重，此种典型呼吸困难称为端坐呼吸。临床要注意，发现端坐呼吸还要考虑到中央大气道（气管、隆突、双侧主支气管）严重狭窄引起的重度呼吸困难。

心源性呼吸困难尤其多见于左心功能不全，左心衰竭时发生呼吸困难的主要机制为左心房和肺静脉高压，肺淤血、水肿，肺泡弹性降低和通气功能障碍，使气体弥散功能降低，肺活量减少，肺泡张力增高，肺循环压力升高反射兴奋呼吸中枢，导致呼吸困难。

右心衰竭时发生呼吸困难的主要原因是体循环淤血，右心房和上腔静脉压力增高，血氧含量减少，乳酸、丙酮酸等代谢产物增加，兴奋呼吸中枢，淤血性肝大，胸腔积液、腹腔积液使肺交换面积减少。

(3) 中毒性呼吸困难：主要是由于代谢性酸中毒、药物、化学毒物等直接刺激或抑制呼吸中枢时，呼吸中枢兴奋性升高或降低，从而导致呼吸频率、节律异常，引起呼吸困难。可见于各种原因引起的肺水肿、支气管痉挛、心功能不全、呼吸肌无力或红细胞携带氧气功能低下。

(4) 血源性呼吸困难：重症贫血、大量失血或休克时血液中红细胞含量降低，血气交换总量和红细胞总携氧量减少，体循环血氧含量降低，组织供氧不足，血压下降刺激呼吸中枢而致呼吸困难。表现为呼吸急促、幅度浅、频率快、心率快。

(5) 神经精神性呼吸困难：多由于重症颅脑疾病如大量脑出血、大面积脑梗死继发性脑水肿、巨大脑肿瘤或多发脑肿瘤直接累及呼吸中枢而引起呼吸困难，多伴有呼吸节律的异常，同时伴随有一系列神经精神功能异常，或者由于精神性因素出现过度通气而发生呼吸性碱中毒。

**2. 肺源性呼吸困难**

(1) 大气道阻塞或狭窄：咽喉与中央大气道疾病所致的呼吸困难，表现为典型的吸气性呼吸困难，吸气时带有喘鸣音，常伴有声嘶与失音，常见三凹征。

①咽后壁脓肿：多见于婴幼儿，成人极少见。多为误咽锐利异物损伤咽后壁，继发性非特异性化脓性脓肿，也可见于鼻、鼻旁窦、咽部的急性炎症蔓延扩散至此；或因荨麻疹、流行性感冒等急性传染病引起咽后间隙内淋巴结化脓感染。咽后间隙都是疏松结缔组织，一旦受感染波及，炎症反应将迅速在间隙内扩散。几乎都伴有吞咽疼痛和吞咽困难，年龄越小，脓肿越接近喉部，其对呼吸道的压迫作用就越明显，呼吸困难越严重，表现为吸气性呼吸困难。严重感染可向咽周间隙、椎前间隙和纵隔广泛蔓延，具有典型的全身性感染症状。咽喉部与胸部CT检查可明确感染和气道狭窄病变范围。

已经明确诊断的患者，要尽早进行引流治疗，采用经鼻腔-咽-喉导管、导丝配合下寻找咽部破口，导管进入咽部脓肿深部，引入多侧孔导管，负压抽吸引流治疗；或者经胸部、经背部经皮穿刺置管负压抽吸引流脓腔。

②喉与气管内异物：多见于5岁以下的小儿和成人昏迷者。异物卡在喉腔可短时间内引起重度呼吸困难乃至窒息，异物进入气管内可引起刺激性咳嗽，最后停留在恰可容纳其大小的主支气管或以下支气管内，引起局限性肺气肿、肺不张或顽固性阻塞性肺炎。

③喉水肿：可见于各个年龄组。由喉部黏膜下组织液积聚所致，水肿累及整个黏膜下层，发病迅速、进展快，开始时喉部稍感不适，喉内异物感，吞咽梗阻感，可于数分钟（或数小时）内出现喉鸣、声嘶、吸气性呼吸困难。若声门或声门下区严重水肿，可产生迅速致命的喉梗阻。为挽救生命，应紧急进行气管切开或气管穿刺插管，恢复气道的通畅性。

引起喉水肿的原因主要分为感染性和非感染性，其中非感染性更常见，主要见于（过敏性）血管神经性水肿、药物过敏、喉部外伤、喉部异物损伤与刺激（气管插管、多次支气管镜检查）、高热蒸汽或强化学气体和强腐蚀剂刺激等。感染性喉水肿相对少见，主要发生于化脓性咽喉炎、喉结核、喉部脓肿、扁桃体周围脓肿、喉软骨膜炎等。

④咽、喉白喉：随着婴儿出生后疫苗接种的广泛普及，本病的发病率越来越低。多为小儿患病，咽白喉发病较迅速，病情轻者出现咽痛、低中度发热；重者可出现高热、头痛、面色苍白、呼吸困难、烦躁、脉搏细速等全身中毒症状。喉白喉多由咽白喉逐渐蔓延所致，起病相对较缓慢，白喉假膜和局部炎症水肿引起气道狭窄，常伴有喉痛、声嘶和吞咽困难，主要表现为吸气性呼吸困难、喘鸣和犬吠样咳嗽喘鸣音。假膜涂片染色或培养发现白喉杆菌即可确诊。

⑤咽喉部瘢痕性狭窄：常见于咽喉部肿瘤手术切除与重建后或咽喉部肿瘤放射治疗后局部纤维结缔组织过度增生，咽喉部瘢痕收缩导致腔道狭窄，严重者腔道近于闭锁，出现进行性加重、难以缓解的呼吸困难。可通过喉镜或咽喉部CT

发现瘢痕性狭窄，并判断狭窄区域和狭窄程度。重度呼吸困难时发现咽喉部严重瘢痕性狭窄，应尽快气管切开或经口腔、鼻腔气管插管恢复气道通路，挽救患者生命。

⑥喉癌：多见于中老年男性，初期进展相对缓慢，逐渐出现吞咽不适、喉部异物感、声嘶和吞咽疼痛，后期出现进行性加重的呼吸困难。进展期喉癌常出现呼吸困难，患有声门下区癌的患者，呼吸困难表现更为明显。喉镜和喉部CT可以明确诊断。喉癌伴严重呼吸困难者，需紧急接受气管插管维持呼吸道通畅，以挽救患者生命。

⑦中央大气道管腔阻塞或狭窄：气管、气管隆突和主支气管管壁或内膜病变，如息肉、腺瘤或癌等随体积增大逐渐阻塞气道内腔；气管切开、气管插管、手术、外伤、内膜结核、化学腐蚀、放射治疗和气道内支架置入等，均可引起气道内膜过度增生或纤维结缔组织大量增生，大气道形成瘢痕性狭窄，瘢痕组织逐渐挛缩导致管腔进行性狭窄加重。管腔内的阻塞或狭窄可合并阻塞性肺气肿、继之阻塞性肺不张，出现进行性加重、以吸气性呼吸困难为主的症状，严重者呈强迫性端坐呼吸。

纤维支气管镜可发现气道内肿瘤，但难以通过狭窄区取得病理学活检，内镜通过狭窄区或可加剧呼吸困难甚至导致窒息。重度气道狭窄者难以平卧，往往不能耐受纤维支气管镜检查。胸部螺旋CT的容积式扫描可直观显示肿瘤的大小、形态与气道狭窄的程度与范围，螺旋CT连续扫描配合冠状位、矢状位和三维重建可直观显示气道狭窄的程度与范围，既可明确诊断，又可为介入治疗特别是气道内支架置入提供详细的测量数据等参考资料。

内支架置入是解除大气道狭窄的最有效技术，市场上已有管状、L形或倒Y形内支架，供气管单纯性狭窄或气管、气管隆突、主支气管中两者及两者以上受累的复合气道狭窄个体化选用。

⑧中央大气道外压性狭窄：甲状腺癌，胸腺癌，食管癌和各种转移性淋巴结、气管周围脓肿，甲状腺术后出血，可直接压迫气管、气管隆突和（或）主支气管，导致大气道严重狭窄，引起刺激性咳嗽和呼吸困难。胸部螺旋CT连续扫描可直观显示气道狭窄的程度和范围及气道外肿瘤、脓肿、血肿、淋巴结等的大小、形态，以明确诊断。

内支架置入是解除大气道外压性狭窄的有效技术，依据气管单纯性狭窄或气管、隆突、主支气管中两者及两者以上受累的复合气道狭窄，个体化选用管状、L形或倒Y形内支架置入气道。

⑨中央大气道软骨性狭窄：气管切开、气管插管、外伤、内膜结核、放射治疗和软骨炎、软骨变性等，均可引起环状软骨变性、坏死、失去弹性，气管、隆突和主支气管等大气道管腔失去弹性，当患者平卧位时气道管腔几乎自然闭锁，出现严重的呼吸困难，而患者端坐位时气道呈立直位置，气道呈开放状态，呼吸困难减轻，由此患者呈强迫性的端坐前倾体位呼吸。

高电压胸部透视可显示气道的透亮负影随吸气和呼气如肠管一样蠕动增粗和变细。纤维支气管镜可顺利通过并扩张狭窄气道，但随内镜镜身抽出，原狭窄气道再次变窄。胸部螺旋CT连续扫描，配合冠状位、矢状位和三维成像可以直观显示气道狭窄的程度与范围。

气道环状软骨变性失去对气道的支撑力，内支架置入是恢复大气道支撑力的有效技术，依据狭窄区域和范围的不同，个体化选用管状、L形或倒Y形内支架置入。

(2) 支气管与肺部病变。

①细支气管炎：急性细支气管炎感染引起细支气管痉挛、炎症和水肿，当感染控制时症状消失。慢性支气管炎合并肺气肿基础上并发急性感染，既加重细支气管的通气障碍，也影响肺泡的换气功能，引起呼吸困难。

②急性纤维素性支气管炎：又称纤维蛋白性支气管炎、管型支气管炎和成型支气管炎，临床上较少见，多继发于支气管炎、肺结核、心力衰竭等。发热、阵发性剧烈咳嗽和呼吸困难、咯血，咯出支气管管型（树枝状膜样管形物），咯出后咳嗽、胸闷、窒息感迅速缓解为本病特点。

③支气管哮喘：是变态反应性疾病，常为反复发作的喘息、胸闷、呼吸困难或咳嗽，多数患

者于深秋、初春或冬季寒冷季节接触某种过敏物质而诱发，可自行缓解或给予支气管扩张药物后缓解。支气管哮喘应注意与心源性哮喘相鉴别。还有一些特殊类型的哮喘如职业性哮喘（棉尘肺、霉草尘肺和蘑菇肺）、花粉症（枯草热）等。

④变应性支气管肺曲霉病：多由烟曲霉引起的气道高反应性疾病，致敏者吸入大量孢子后，阻塞小支气管，影像学可表现为"树芽征"，引起短暂的肺不张和喘息样发作，亦可引起肺部反复游走性浸润。其临床表现为呼吸困难、喘息、畏寒、发热、乏力、刺激性咳嗽等。

⑤弥漫性细支气管炎：是一种原因不明，以弥漫存在于两肺细支气管和呼吸性细支气管并累及管壁全层的慢性炎症为特征的疾病，主要表现为慢性咳嗽、咳痰、劳力性呼吸困难，并伴有气流受限。

⑥气管、支气管结核：又称支气管内膜结核，是指发生在气管、支气管黏膜和黏膜下层的结核病，左主支气管、上叶支气管、舌叶支气管为好发部位。其发病缓慢，症状多样，缺乏特异性，引起气管、支气管狭窄时出现进行性加重的呼吸困难、喘鸣，或者反复发作的左肺不张与肺感染。

⑦肺结核：急性粟粒性肺结核、干酪性肺结核、慢性纤维空洞性肺结核破坏肺组织，影响肺部气体交换，导致患者出现呼吸困难。

⑧慢性阻塞性肺疾病：特征为不完全可逆性气流受限，呈进行性发展，多见于中老年人。因细支气管弥漫性阻塞，导致通气功能障碍；肺毛细血管床减少，肺换气功能障碍，出现呼吸困难。其常见呼气性呼吸困难，严重时表现为混合型呼吸困难，主要临床表现为慢性咳嗽与气短，活动后或并发呼吸道感染时症状加剧。

⑨肺嗜酸性粒细胞浸润症：大量嗜酸性粒细胞浸润肺部组织引起的病变，常伴有血液嗜酸性粒细胞增多，引起细支气管通气障碍和肺泡气体交换异常，引发呼吸困难伴发热、咳痰。

⑩大叶性或弥漫性肺炎：多发大叶性肺炎和弥漫性小叶性肺炎，影响有效的肺组织气体交换，也可表现为呼吸困难。

⑪肺纤维性变：肺纤维性变分为局限性和弥漫性，继发于肺结核、尘肺、放射性肺炎、硬皮病或结节病，或因使用化疗药物（平阳霉素、甲氨蝶呤等）引起广泛性弥漫性肺组织纤维性变及细支气管阻塞导致限制性通气功能障碍伴弥散功能降低，进而发生低氧血症。其表现为渐进性劳力性呼吸困难，并发咳嗽、咳痰和胸痛，随着病情加重逐渐出现发绀、杵状指和慢性肺源性心脏病。

特发性弥漫性肺间质纤维化（也称Hammen-Rich综合征、隐源性致纤维性肺泡炎）是一种病因不明，以进行性呼吸困难为主要表现的疾病。患者病情进行性加重，最终可导致慢性肺源性心脏病。

⑫肺栓塞：是体循环系统静脉内血栓脱落或其他栓子经右心房、右心室进入肺动脉，阻塞肺动脉及其分支导致的一组疾病或临床综合征的总称，包括肺血栓栓塞症、肺羊水栓塞、肺空气栓塞等。高龄、卧床、妊娠与分娩、盆腔与下肢手术、肿瘤患者等血液处于高凝状态，易并发下肢深静脉血栓，肢体活动促使深静脉血栓脱落，血栓随血流依次经下腔静脉、右心房、右心室至肺动脉，形成肺动脉栓塞。血栓阻塞肺动脉主要分支或主干，既影响肺动脉血流，直接阻断肺动脉血流和肺部氧合作用，又导致严重肺动脉高压，影响心脏射血，出现危及生命的低心排血量综合征和低氧血症。该病表现为突然发作的胸痛、呼吸困难和发绀，患者有濒死感，严重者迅速呼吸心跳骤停，一旦抢救不及时将危及生命。

⑬急性肺水肿：常见病因为左心衰竭、有害气体吸入中毒、高原反应、颅脑外伤或脑血管意外、液体过量输入、溺水、烧伤、胸膜腔穿刺放液过度和过敏反应等，导致肺毛细血管内流体静压升高，肺毛细血管通透性增加和血浆胶体渗透压降低，大量液体外渗至肺泡间质，进一步至肺泡内，肺泡通气和气体交换功能障碍。其表现为快速发生的胸闷、咳嗽、呼吸困难、发绀和大量粉红色泡沫样痰，并发大汗淋漓、烦躁不安、四肢冰冷。

⑭急性呼吸窘迫综合征（acute respiratory distress syndrome，ARDS）：是以肺内外各种病

因引起的顽固性低氧血症为显著特征的临床综合征，多急性起病，表现为严重的呼吸困难、呼吸窘迫和难以用常规吸氧纠正的低氧血症。由于肺微血管通透性增高，肺间质水肿增厚，肺泡内渗出富含蛋白质的液体，广泛性肺水肿与肺透明膜形成，除非使用人工肺，一般难以抢救成功。若能渡过急性期，后期可出现广泛肺间质纤维化。

⑮肺泡蛋白沉着症：病因不明，肺泡内大量磷脂蛋白样物质异常沉积导致支气管通气障碍、肺泡气体交换障碍，引起进行性呼吸困难。

(3) 胸膜病变：大量自发性气胸或张力性气胸、双侧大量胸膜腔积液、广泛严重的胸膜增厚等可压迫肺组织，限制肺部呼吸功能，导致呼吸困难。

(4) 纵隔病变：纵隔病变直接压迫气管、气管隆突、主支气管等大气道引起呼吸困难。

①急性纵隔炎：临床上较少见，多为化脓性，由纵隔和邻近器官外伤而继发感染（如咽后壁脓肿等）或由其他细菌感染性疾病所致。其表现为高热、寒战和胸骨后疼痛，疼痛因吞咽和深呼吸而加剧。病变部位多在上纵隔，常出现前颈部肿胀疼痛与压痛。若炎症继发于食管（食管镜检查穿孔、食管异物穿孔、食管癌穿孔）或气管穿孔，可并发纵隔与皮下气肿，严重者可出现呼吸困难。

②慢性纤维素性纵隔炎：多继发于化脓性或结核性纵隔炎，也见于真菌性或梅毒性感染。其病程缓慢，长期大量纤维组织增生和瘢痕收缩，引起纵隔内器官压迫气管、支气管出现气短呼吸困难。随着国家对肺结核等的全面控制，纤维素性纵隔炎已非常少见。

③纵隔气肿：多继发于胸部外伤（如车祸）导致的气管破裂或断裂，也可并发于自发性气胸，因甲状腺和胸腺病变累及气管，或术中损伤气管也可继发。广泛和严重的纵隔气肿可引起胸骨后疼痛，气肿压迫气道可出现呼吸困难、发绀和心动过速，甚至危及生命。纵隔气肿向胸壁蔓延，出现颈背部与前胸部皮下组织内积气肿胀，触诊可表现为典型的"握雪感"，胸部CT可清晰显示纵隔与胸部皮下的气体负影分布。

④纵隔肿瘤与囊肿：如巨大胸腺瘤、胸骨后巨大甲状腺肿、畸胎瘤、支气管囊肿、心包囊肿和神经源性肿瘤、纵隔淋巴结转移瘤等，可侵犯或压迫气管与主支气管，引起不同程度的呼吸困难。胸部螺旋CT平扫及增强既可发现肿瘤，又可显示气管、支气管受压狭窄的程度与范围。

(5) 胸廓与呼吸肌病变：胸廓运动受限、呼吸肌和膈肌麻痹，均可使呼吸面积减少，引起呼吸困难。

3. 心源性呼吸困难　心脏功能不全是呼吸困难的重要原因之一。左心功能不全、长期肺淤血，心排血量减少与血流速度减慢，肺泡气体交换功能异常、缺氧和二氧化碳潴留导致呼吸困难，肺循环压力增高也可反射性兴奋呼吸中枢而呼吸急促。

(1) 充血性心力衰竭：呼吸困难是充血性心力衰竭的主要表现，也是心力衰竭最早出现的自觉症状。

①急性左心衰竭：表现为阵发性呼吸困难（心源性哮喘），易在睡眠中发生，也可由体力劳动、分娩、精神刺激等因素诱发。由于过度的肺淤血，出现急性肺水肿。急性左心衰竭的缺氧和呼吸困难具有致命性危险，必须尽快缓解。

②慢性左心衰竭：病因有高血压性心脏病、心脏瓣膜病和冠状动脉粥样硬化性心脏病等。其主要症状为呼吸困难和端坐呼吸、发绀和咳粉红色泡沫样痰。左心衰竭持续时间较长时，通常已合并不同程度的右心衰竭。

③急性右心衰竭：常见于急性肺栓塞导致的急性肺源性心脏病，也见于急性风湿性心肌炎、中毒性心肌炎、主动脉窦瘤破入右心室、急性心肌-室间隔梗死出现室间隔穿孔缺损，造成左心室向右心室巨大分流等。本病表现为突发性呼吸困难、发绀、心动过速和静脉压增高、肝大并有压痛、肝颈静脉回流征阳性等。严重者可迅速出现低血压休克。

④慢性右心衰竭：以体循环淤血为主要表现。其可起源于慢性肺源性心脏病、先天性心脏病，可见颈静脉怒张、心慌气急、水肿、胸腔积液、腹水等症状与体征，呼吸困难相对不太严重。

(2) 动力不足性心力衰竭：起源于心肌代谢障碍或心肌收缩过程障碍，常继发于全身性代谢障碍或其他全身性重症疾病。

(3) 心包积液：急、慢性心包炎产生大量心包积液时，除影响心脏的舒张外，还可压迫支气管或肺组织出现呼吸困难。或因大量胸腔积液、肝大和大量腹水限制呼吸运动而呼吸困难。

**4. 中毒性呼吸困难**

(1) 酸中毒：多种病因（尿毒症、糖尿病酮症酸中毒等）使血液中二氧化碳浓度增高引起的代谢性酸中毒，血液酸碱度（pH）降低，刺激颈动脉窦与主动脉化学感受器，呼吸中枢兴奋，或直接兴奋呼吸中枢，增大通气量与换气量，表现为深大而急促的呼吸。

(2) 化学物质中毒：某些化学物质进入人体，作用于红细胞的血红蛋白，抑制其携带氧的能力，导致组织缺氧，引起呼吸困难。

① 一氧化碳中毒：含碳物质不完全燃烧可产生一氧化碳（carbon monoxide，CO），吸入过量 CO 引起的中毒称为 CO 中毒，俗称煤气中毒。CO 吸入后经肺毛细血管膜迅速扩散，与血液中红细胞的血红蛋白结合，形成稳定的 COHb，CO 与血红蛋白的亲和力比氧与血红蛋白的亲和力大 240 倍，即使吸入较低浓度的 CO 也能产生大量 COHb。轻度 CO 中毒（血液 COHb 浓度 10%~20%）表现为不同程度的头痛、恶心、呕吐、心悸、四肢乏力等症状，脱离中毒环境后症状可很快消失。中度 CO 中毒（血液 COHb 浓度 30%~40%）表现为胸闷、气短、呼吸困难、意识模糊。重度 CO 中毒（血液 COHb 浓度 40%~60%）迅速昏迷、呼吸抑制、肺水肿、心律失常或心力衰竭。部分患者可合并吸入性肺炎，加剧呼吸困难和肺水肿。

② 氰化物中毒：氰离子与细胞色素氧化酶中的铁离子结合，使其失去传递电子的功能，造成细胞的正常呼吸功能障碍，引起组织缺氧，出现严重呼吸困难。木薯、苦杏仁中的氰化物含量高，大量进食或食品处理不当可引起中毒；电镀、冶炼和氰化物生产过程中，吸入蒸汽或粉尘也可引起中毒。

③ 亚硝酸盐中毒：亚硝酸盐有强氧化性，可使正常的血红蛋白（$Fe^{2+}$）氧化为失去携氧运输能力的高铁血红蛋白（$Fe^{3+}$），高铁血红蛋白达到一定量时引起皮肤黏膜发绀，全身组织器官缺氧，出现呼吸困难。

(3) 药物中毒：某些药物如吗啡、巴比妥等有中枢抑制作用，过量使用或误服可中毒，抑制呼吸中枢，使呼吸浅慢而出现呼吸困难。

(4) 毒血症：急性感染或各种原因引起的高热，血液中的毒性代谢产物和血液高温，刺激呼吸中枢，表现为呼吸速度加快。

**5. 血源性呼吸困难**

(1) 重症贫血：人体外周血液中红细胞容量减少，低于正常范围下限即为贫血。贫血时红细胞代偿性合成更多的 2,3- 二磷酸甘油酸，促使血红蛋白分解氧，使氧解离曲线右移，组织由此获得较多的氧，以缓解轻度贫血的缺氧症状。轻中度贫血仅活动后呼吸加快和心悸。贫血越重、活动量越大，呼吸困难和心悸症状越明显。重度贫血即使平静状态也有呼吸急促甚至端坐呼吸，同时伴随着心率加快、心搏微弱。

(2) 大量失血或休克：大血管破裂、内脏破裂会伴随大出血。失血迅速、血压下降，当失血量达人体总血量的 20% 以上时，可发生失血性休克，出现呼吸困难、心率急促、皮肤湿冷等症状。

**6. 神经精神性呼吸困难**

(1) 中枢神经性换气过度：中脑下部或脑桥上部损伤，可引起快速呼吸状态，呼吸频率高达 100 次 / 分以上，即便吸入纯氧也不能改善呼吸，还可引起呼吸性酸中毒，为严重的临床危重情况。

(2) 重症脑部病变：重症脑部疾病（脑炎、脑卒中、脑瘤等）直接抑制呼吸中枢，引起呼吸困难和异常的呼吸节律，多伴随意识障碍或昏迷，有呼吸心跳骤停可能。

(3) 癔症：癔症患者可有发作性呼吸困难，表现为呼吸快速（80~100 次 / 分）而表浅，因过度换气可发生胸痛和呼吸性碱中毒，并发手足搐搦症。

(4)重症肌无力危象：是重症肌无力患者极为严重的呼吸困难危象，可危及生命。常见诱因为上呼吸道感染、肺炎，少数为流产或分娩刺激，或胸腺手术后、胸腺放射治疗后，大量应用泼尼松、巴比妥药物或停用抗胆碱酯酶剂等而诱发，患者不能自主呼吸，需要紧急机械辅助呼吸。

7.呼吸困难分级　呼吸困难是气管支气管疾病最常见的临床症状之一，关于气促、气急或呼吸困难的临床分级、分期标准有多个，疾病分级或分期的目的是为了下一步治疗，以便根据分期选择恰当而科学的治疗方法，达到理想疗效。在不同国家、不同学科应用的呼吸困难常见分级标准如下所示。

(1)改良的呼吸困难分级量表：以此评估呼吸困难程度，较为适用于慢性支气管炎和慢性阻塞性肺疾病患者。改良的呼吸困难分级量表（modified medical research council dyspnoea scale，mMRC）分为0～Ⅳ共5个级别，级别越高，表示患者呼吸困难越严重，严重的急性呼吸困难需要临床急诊救治处理。

0级：正常生活与活动，日常活动无任何呼吸困难症状。

Ⅰ级：平地急速行走，或上小斜坡时出现呼吸困难。

Ⅱ级：平地平常速度行走出现气短，不得不放慢速度，或按照自己平常速度行走时气短，必须停下休息。

Ⅲ级：平地行走100余步或几分钟出现气短，必须停下休息才能缓解。

Ⅳ级：轻微活动如日常穿衣或脱衣、洗刷、排便都出现呼吸困难，丧失正常生活能力。

mMRC不太适用于气管支气管器质性狭窄的严重性评价与后续介入治疗方案选择。

(2)美国胸科协会气促分级标准：气促（accelerated breathing，breathlessness，polypnea）与气急类似，也是呼吸困难，是指呼吸频率快速、急促和幅度浅的各类呼吸困难，虽不完全同于呼吸困难，也可参照评价呼吸困难，其分级标准为5度4级。

0级：无呼吸困难症状。

Ⅰ级：快步行走时出现气促。

Ⅱ级：平常速度步行时出现气促。

Ⅲ级：平常速度步行时出现严重气促而被迫停止步行。

Ⅳ级：轻微活动后出现气促，安静休息状态无气促。

美国胸科协会气促分级标准把正常人无症状定为0级，把与正常活动相关的呼吸困难症状，都归属于呼吸困难，分为4级。这4级呼吸困难会对患者正常工作与生活产生一定影响，但不会影响安静状态和正常休息，更不会危及患者生命，若评价病情危重程度，均属于轻度呼吸困难。那些非活动的静息状态下发生呼吸困难，均属于中重度呼吸困难，这个分级却未涉及。

严重呼吸困难，患者被迫停止工作，失去正常生活，失去正常安静休息能力，时刻危及生命，需要紧急救治，即置入内支架解除呼吸困难。

(3)气道狭窄呼吸困难分级标准：郑州大学第一附属医院韩新巍等参照美国胸科协会气促分级标准，针对中央大气道-气管与主支气管狭窄阻塞引起的呼吸困难的严重程度，补充中重度呼吸困难的评价标准，将气管与主支气管狭窄引起的通气障碍性呼吸困难定为8度7级。

0级：无呼吸困难症状。

Ⅰ级：快步行走时出现呼吸困难症状。

Ⅱ级：平常速度行走时出现呼吸困难。

Ⅲ级：平常速度行走时出现严重呼吸困难而被迫停止行走。

Ⅳ级：轻微活动后出现呼吸困难症状。

Ⅴ级：平静平卧状态下出现呼吸困难症状。

Ⅵ级：平静坐立位出现呼吸困难症状（强迫性端坐呼吸）。

Ⅶ级：平静坐立位吸氧状态下依然呼吸困难（濒死感）。

8度7级的气道狭窄呼吸困难分级标准简称韩氏分级，尤其适用于评价大气道狭窄性呼吸困难。韩氏分级的0～Ⅳ级延续美国胸科协会气促分级标准，是对正常人和影响正常工作的轻度呼吸困难的评价与分级，补充增加的Ⅴ～Ⅵ级是对影响患者正常休息状态的中度气道狭窄呼吸困难的补充，Ⅶ级是对危及生命的重度气道狭窄呼吸困难的完善。

0级，一切正常的自然状态，可以随意进行各种活动和运动。即使剧烈运动后出现呼吸困难，稍事休息便可迅速恢复正常。

Ⅰ级，快速行走出现呼吸困难，即受呼吸功能的限制不能进行较为剧烈的活动，但如同老人一样可完成缓慢、柔和的日常工作与活动。

Ⅱ级，平常速度行走即出现呼吸困难。行走是人们最基本的日常活动，在进行日常生活活动时有呼吸困难感觉，有完成日常活动力不从心的感觉，但尚能坚持和耐受。

Ⅲ级，平常速度行走时出现严重呼吸困难而被迫停止行走，休息后可恢复正常状态，已经不能耐受日常的基本生活活动，难以自理日常生活。

Ⅳ级，轻微活动即出现呼吸困难，只能处于安静休息状态。患者已不能独立完成日常的吃喝拉撒等生活活动，单独生活难以生存，只能静卧和静坐休息，靠他人帮助和护理生活。患者丧失活动能力，尚有休养生息能力，遇有天气变化、大气污染、机体炎症、情绪激动等就需要接受医疗救治。

Ⅴ级，平静平卧休息状态下还有呼吸困难症状，被迫坐立位休息才可维持平静呼吸。患者丧失活动能力，丧失正常卧床休息能力，必须在吸氧帮助下，呼吸困难症状改善才能维持卧床休息，否则只能强迫性端坐呼吸。患者需要在吸氧、祛痰或抗炎等医疗干预措施下维持基本生存和平卧休息。

Ⅵ级，端坐位休息状态下依然呼吸困难，强迫坐立位呼吸辅助持续性高流量吸氧方能维持较为平静的呼吸状态，已无法再恢复到平卧休息的自然状态。患者咳痰困难、咳痰无力、痰液阻塞、肺部炎症等随时可导致缺氧窒息而致命，需要紧急救治解除气管主支气管狭窄。

Ⅶ级，强迫端坐位持续高流量吸氧仍然呼吸困难、濒死感，意识模糊，但尚能勉强维持生命。患者失去活动、生活、自然休息等一切正常功能，是气管主支气管狭窄阻塞呼吸困难的垂危状态，时刻会呼吸衰竭死亡，需要争分夺秒采取措施紧急救治，以最快的速度解除狭窄。

就气管支气管狭窄内支架置入治疗的适应证选择，应慎重把握两个原则：第一，严重狭窄紧急救命，内支架置入分秒必争；第二，置入内支架有一系列并发症，非紧急救命情况，要慎重使用。

根据气管支气管狭窄程度不同推荐治疗原则：Ⅰ～Ⅳ级呼吸困难，临床上属于轻度气管支气管狭窄，其狭窄程度极少危及生命，以治疗原发疾病为主，随着原发病的有效控制，狭窄会得到自然缓解；Ⅴ～Ⅶ级呼吸困难，临床属于中、重度气管支气管狭窄，其狭窄程度时刻危及生命，宜紧急置入内支架解除狭窄，消除生命风险后，再进一步治疗原发病。

**（二）咳嗽与咳痰**

咳嗽与咳痰（cough and expectoration）也是气管与支气管疾病的最常见症状之一。咳嗽是由气管、支气管黏膜或胸膜等受炎症、异物、物理或化学性刺激引起的一种复杂的生理性反射，属于人体的正常保护性反射。通过适当咳嗽可清除呼吸道分泌物和异物，但咳嗽也有不利的一面，一方面可增加耗氧量导致低血氧或呼吸困难，另一方面使呼吸道内感染扩散。剧烈咳嗽可导致咯血，可诱发自发性气胸，频繁而剧烈的咳嗽可影响工作和休息。痰是气管支气管的分泌物或肺泡内的渗出物，通过纤毛运动，借助咳嗽将其排出体外称为咳痰。正常气管支气管黏膜的腺体和杯状细胞可分泌少量黏液，以维持呼吸道黏膜的湿润，保护支气管内膜免受吸入异物的侵害。健康人痰量不多，24h的分泌量为数百毫升，为无色无味的黏稠状液体。咳痰既是正常生理，也属于病理现象。当呼吸道受炎症、异物、肿瘤等刺激时，黏膜充血、水肿、黏液分泌增多，毛细血管壁通透性增加，浆液渗出。此时，含有红细胞、白细胞、巨噬细胞、纤维蛋白等成分的渗出物与黏液、吸入的尘埃和一些组织破坏物混合成痰，随咳嗽而排出。

**1. 咳嗽的性质**

(1) 干性咳嗽：也称刺激性干咳，因咽喉或气管受各种刺激发痒而引发咳嗽，仅有咳嗽声音不伴有咳痰，或咳痰量极少，或咳嗽时咳出来所谓的痰实际是唾液。干咳或刺激性干咳见于急性或慢性咽喉炎、喉癌、急性支气管炎初期、气管受压、支气管异物、支气管肿瘤、胸膜疾病、原发性肺动脉高压及二尖瓣狭窄等。

持续性刺激性干咳、伴随进行性加重的呼吸困难，应首先考虑中央大气道受压狭窄，颈胸部联合CT可直观地发现气道狭窄部位与狭窄范围。

(2)湿性咳嗽：咳嗽伴有咳痰或大量咳痰的咳嗽，常见于慢性支气管炎、支气管扩张、肺炎、肺脓肿和空洞性肺结核等，是气道内炎症刺激或痰液作为异物刺激引发的咳嗽，这类咳嗽既是炎症与渗出导致的结果，也是减轻炎症、清除炎症渗出物或减轻炎症并发症的自我反射性保护。咳嗽能力低下，气道内炎症渗出物痰液不能顺利通过咳嗽排出体外，将导致顽固性肺部感染，危及生命。

2. 痰的性质　痰分为黏液性、浆液性、脓性和血性等。黏液性痰多见于急性支气管炎、支气管哮喘和大叶性肺炎初期；浆液性痰常见于肺水肿、肺泡细胞癌等；脓性痰见于化脓性细菌性下呼吸道感染，如肺炎、支气管扩张、肺脓肿等；血性痰多由于呼吸道黏膜受损、毛细血管损伤或肺部动静脉畸形破裂，血液渗出混入痰液。急性呼吸道炎症时痰量较少，支气管扩张、肺脓肿和支气管胸膜瘘时痰量较多。

3. 咳嗽的常见病因　目前临床上把咳嗽分为急性咳嗽、亚急性咳嗽和慢性咳嗽。急性咳嗽定义为咳嗽持续3周以内，亚急性咳嗽为3~8周，慢性咳嗽为8周以上。

(1)急性、亚急性咳嗽：急性咳嗽大多见于急性上呼吸道感染，如感冒、急性支气管炎、急性鼻窦炎等。亚急性咳嗽常见于感冒后咳嗽、细菌性鼻窦炎等。急性和亚急性咳嗽大多具有自限性。无论急性或亚急性咳嗽，特别是刺激性干咳，持续不缓解，伴有进行性加重的呼吸困难者，要高度怀疑中央大气道狭窄，还可能是纵隔病变，特别是淋巴结肿大的外压性刺激。

(2)慢性咳嗽：能引起慢性咳嗽疾病很多，除呼吸系统疾病外，心血管疾病、消化系统疾病、神经因素、某些药物及心理因素也可引起慢性咳嗽。

①上气道咳嗽综合征（upper airway cough syndrome，UACS）：是由鼻、鼻旁窦病变引起的以咳嗽为主要症状的综合征，伴或不伴鼻后滴流综合征（postnasal drip syndrome，PNDS），是导致慢性咳嗽的重要原因之一。其以慢性咳嗽、咳痰为主要临床表现，常伴有打喷嚏、鼻痒、鼻分泌物增多、鼻塞等。

②咳嗽变异性哮喘（cough variant asthma，CVA）：是以咳嗽为唯一症状的哮喘，患者通常无发作性喘息、气急。咳嗽多为刺激性干咳，发作频繁剧烈，可由上呼吸道感染、运动、冷空气吸入及过敏原刺激诱发加重。CVA患者若不能得到及时规范的治疗，多数可发展为典型的哮喘。

③变应性咳嗽：本病目前尚无公认的标准，表现为变应性非哮喘性慢性咳嗽。支气管扩张药无效，肺功能正常，无气道高反应性的证据，峰流速变异率正常，抗组胺药与糖皮质激素治疗效果良好。

④支气管扩张：是急、慢性呼吸道感染和支气管阻塞后，反复发生支气管化脓性炎症，导致支气管壁结构被破坏，管腔增厚，引起支气管异常持久的扩张。慢性咳嗽是本病的特征之一，咳大量浆液脓性痰，可有反复咯血。

⑤慢性支气管炎：是气管、支气管黏膜及其周围组织的慢性非特异性炎症。患者每年咳嗽3个月以上，持续2年或2年以上，并排除表现为咳嗽、咳痰、喘息症状的其他疾病可明确诊断。

⑥肺结核：咳嗽、咳痰2周以上或痰中带血是肺结核的常见可疑症状，咳嗽较轻，干咳或伴少量黏液痰，有空洞形成时痰量增多，若合并细菌感染，痰可呈脓性，若合并支气管结核，表现为刺激性咳嗽。

⑦肺癌：咳嗽为早期症状，常为无痰或少痰的刺激性干咳，当肿瘤引起支气管狭窄时可加重咳嗽，多为持续性，呈高调金属音性咳嗽或刺激性呛咳。黏液型腺癌可有大量黏液痰，伴有继发

感染时，痰量增加且呈黏液脓性。中心型肺癌直接侵犯主支气管或伴随纵隔淋巴结转移肿大压迫气管隆突或气管，出现持续性干咳，或者咳嗽伴痰中带血，或伴进行性加重的呼吸困难。

⑧胃食管反流：胃食管反流导致咳嗽是由于食管远端的咳嗽感受器受酸刺激，食管-气管支气管迷走神经反射或食管近端的反流物被吸入呼吸道如鼻腔、咽喉、气管等，原本呈碱性环境的呼吸道遭受强酸的刺激，引起剧烈刺激性咳嗽。患者除表现为咳嗽，部分可伴有反流症状，如反酸、胃灼热、胸骨后不适和疼痛、咽炎等。

⑨嗜酸性粒细胞性支气管炎：指痰中嗜酸性粒细胞增多，对糖皮质激素敏感，但肺功能正常，无气道高反应，最大呼气流量变异率正常的非哮喘慢性咳嗽。其主要症状为慢性咳嗽，或晨起咳少量黏痰。部分患者对油烟、冷空气、灰尘等敏感。

⑩药物性咳嗽：血管紧张素转化酶抑制药（angiotensin converting enzyme inhibitor，ACEI）如卡托普利、依那普利等可诱发咳嗽，主要表现为慢性持续性干咳，伴喉部刺激感，夜间及卧位加重。

⑪心因性咳嗽：多见于儿童和青少年，其特点为干咳，声音响亮，有人在旁时咳嗽加剧，分散注意力或睡眠时症状减轻或消失，一般止咳治疗无效，成人心因性咳嗽可在睡眠中发生，咳嗽时间更长。

**（三）咯血**

喉与喉部以下呼吸道和肺的任何部位出血，经口腔咯出称为咯血（hemoptysis）。少量咯血有时仅表现为痰中带血，大咯血时血液同时从口鼻涌出，严重者阻塞气道，导致窒息死亡。每天咯血量在100ml以内为少量咯血，在100~500ml为中等量咯血，每天500ml以上或一次咯血100~500ml为大量咯血。

咯血需要与口鼻出血和上消化道出血相鉴别。鼻出血多从鼻前孔流出，常可在鼻中隔前下方发现出血灶。鼻腔后部出血，当出血量较多时，易与咯血混淆。由于血液经鼻后孔沿软腭与咽后壁下流，患者有咽部异物感，引起咳嗽，将血液咳出，用鼻咽镜可以确诊。呕血是上消化道出血经口腔呕出，出血部位多见于食管、胃及十二指肠。咯血的病因有很多，多见于呼吸系统疾病与心血管疾病。

1. **气管、支气管疾病** 常见有支气管扩张、支气管肺癌、支气管结核、急性和慢性支气管炎等，偶尔也见于支气管结石、支气管腺瘤、支气管非特异性溃疡等。咯血机制为支气管动静脉畸形的血管团破裂，包括支气管动脉-肺静脉畸形和支气管动脉-肺动脉畸形，支气管动脉-肺静脉瘘和支气管动脉-肺动脉瘘；支气管黏膜和毛细血管通透性增加，或黏膜下血管破裂等。

各种呼吸系统著作中论述了上百年的医学假想"干性支气管扩张"大出血，指只出现大咯血而完全没有支气管扩张、反复肺部感染咳脓痰症状。随着螺旋CT肺部容积扫描的发展，诊断支气管扩张的准确性得到公认，可应用于临床替代传统X线支气管造影诊断支气管扩张，越来越多的证据提示，"干性支气管扩张"这个从来没有得到证实的医学假想，极有可能根本就不存在。无创性CT血管成像（computed tomography angiography，CTA）的广泛应用，也发现无支气管扩张的大咯血，其本质是肺部的陈旧性病变——纤维瘢痕条索区域，几乎都存在着大量支气管动静脉畸形，畸形血管团破裂是大咯血的病理基础。

2. **肺部疾病** 多见于肺结核、肺炎和肺脓肿等，少见的有肺淤血、肺真菌病、肺寄生虫病（如肺阿米巴病、肺吸虫病、肺包虫病）、恶性肿瘤肺转移、肺出血肾炎综合征等。我国引起咯血的首要病因为肺结核，肺结核的咯血量比较大，干酪性肺结核直接破坏肺动脉，形成肺动脉瘤或假性肺动脉瘤而破裂大出血，肺结核空洞破坏肺动脉或支气管动脉破裂大出血，陈旧性肺结核肺纤维化继发性支气管动静脉畸形而畸形血管团破裂大出血。痰中带血或咯小血块的机制为毛细血管通透性增加，血液渗出。如果病变累及小血管使管壁破裂，则可导致中等量咯血。其出血的本质几乎都是病变内的支气管动静脉畸形、动静脉瘘或假性动脉瘤异常血管团破裂出血。

3.肺血管疾病

(1) 肺部动静脉畸形：肺部的动静脉畸形指体循环动脉分支，如支气管动脉、乳内动脉、膈动脉、肋间动脉等，与肺动脉或肺静脉间形成的畸形血管，最常见是支气管动脉－肺动脉畸形和支气管动脉－肺静脉畸形。若肺部病变邻近胸壁或膈肌，也可形成体循环动脉（如肋间动脉、乳内动脉、膈动脉、肩胛动脉等）分支－肺动脉畸形或体循环动脉分支－肺静脉畸形。畸形血管团的血管壁结构发育不完整，管壁薄弱缺乏富有弹性的完整平滑肌层，薄弱的管壁在长期的高压动脉血液冲击下，逐渐扩张膨大形成动脉瘤，最终破裂导致大咯血，甚至致命性大咯血。

①先天性支气管动静脉畸形：婴幼儿和青少年大咯血多由于肺部先天性动静脉畸形。其可单发也可多发，可发生于肺部任何区域，可与邻近任何体循环动脉分支建立异常的动脉供血，形成寄生性体循环动脉－肺部动静脉畸形。

②后天性支气管动静脉畸形：成人或中老年人大咯血多为肺部继发性支气管动静脉畸形。畸形血管团来源于肺部慢性病变，如陈旧结核纤维化、肺栓塞后纤维化、肺炎或手术后纤维化等，纤维瘢痕组织和邻近区域可形成大量动静脉畸形。纤维瘢痕组织邻近区域肺组织长期慢性炎症刺激和炎症反应，继发大量肉芽组织增生异常新生血管，久而久之形成动静脉畸形。

(2) 肺血栓栓塞症：是肺栓塞的最常见类型，多继发于右心或体循环深静脉系统的血栓形成，表现为突发性呼吸困难与气促、胸痛与少量咯血（大咯血少见）、咳嗽和低氧血症等。陈旧性肺栓塞继发肺纤维化，纤维化区域反复发作亚临床感染，炎症刺激导致大量新生血管异常增生，最终形成动静脉畸形，动静脉畸形的异常血管团破裂大咯血。

4.心血管疾病　常见病变为二尖瓣狭窄，其次为先天性心脏病、高血压、肺动脉高压或原发性肺动脉高压、急性左心衰竭等，多为少量咯血或咳粉红色泡沫样痰。因肺淤血、毛细血管通透性增加，或者支气管内膜和肺泡壁毛细血管破裂而出血。

5.血液病　可见白血病、血小板减少性紫癜、血友病、再生障碍性贫血等，因凝血功能障碍而出血，可伴有其他部位出血。

6.其他原因　急性传染病（流行性出血热、肺出血型钩端螺旋体病）、风湿性疾病（结节性多动脉炎、系统性红斑狼疮、白塞综合征、结缔组织病）、肉芽肿性多血管炎、弯刀综合征和气管支气管的子宫内膜异位症等均可引起咯血。

（四）胸痛

胸痛（chest pain）是常见临床症状，疼痛程度与病情严重程度不一定一致。胸痛可来源于胸壁、胸膜、气管支气管、食管、纵隔、心脏、心包、主动脉等胸部脏器，各种刺激因子如缺氧、炎症、肌张力改变、肿瘤浸润、组织坏死及化学物理因素，都可刺激肋间神经纤维，支配心脏和主动脉的交感神经纤维，支配气管、支气管及食管的迷走神经纤维，或者膈神经的感觉纤维等产生痛觉冲动，传至大脑皮质的痛觉中枢引起胸痛。最常见的胸痛原因是心脏疾病，如冠状动脉粥样硬化性心脏病引起的胸痛，大部分非心源性胸痛来源于壁胸膜或胸壁，由于肺组织与脏胸膜缺乏痛觉感受器，肺实质即便有很严重的病变也无胸痛感觉。

1.性质　胸痛的程度可表现为剧烈胸痛、轻微胸痛和隐痛。

胸痛的特点多种多样，食管炎多呈烧灼样胸痛，在进食时发作或加剧；气胸在发病之初呈撕裂样胸痛，伴呼吸困难或发绀；胸膜炎常呈隐痛、钝痛或针刺样胸痛，随液体量增加胸痛减轻而呼吸困难加重；主动脉夹层表现为突然发生的胸背部刀砍斧劈般剧烈疼痛，伴大汗淋漓、面色苍白、濒死感；肺栓塞表现为突然发作的胸部剧烈疼痛、伴呼吸困难和发绀；带状疱疹呈刀割样或烧灼样胸痛；肋间神经炎多为阵发性烧灼痛，心绞痛呈绞榨样痛，并有窒息感；心肌梗死疼痛程度更为剧烈，有恐惧濒死感。胸痛按时间分为阵发性和持续性胸痛。平滑肌痉挛或血管狭窄引起的胸痛为阵发性，炎症、肿瘤或梗死引起的胸痛多呈持续性。

2.部位　很多疾病引起的胸痛常有一定的

部位。

(1) 胸壁局部疼痛：胸壁软组织或骨骼病变引起的疼痛多局限在病变局部胸壁区域，伴随胸部局部压痛，或局部皮肤红、肿、热、痛等。

(2) 肋间疼痛：带状疱疹引起一侧肋间神经分布区域的局限性剧烈疼痛，且带状疱疹沿肋间神经分布，不超过中线。非化脓性肋骨软骨炎多侵犯第1、2肋软骨，呈对称或非对称性疼痛。

(3) 胸骨后疼痛：食管与纵隔病变引起的胸痛多为胸骨后疼痛。

(4) 侧胸部疼痛：纤维素性胸膜炎多表现在胸廓呼吸扩张度较大的侧胸部。深吸气或咳嗽时胸膜摩擦疼痛加重。

(5) 胸背部疼痛：主动脉夹层（夹层动脉瘤）或胸主动脉瘤表现为典型的、难以忍受的胸背部刀砍斧劈般剧痛，可向下放射至下腹、腰部、两侧腹股沟和下肢。

(6) 心前区疼痛：心绞痛与心肌梗死引起的疼痛多表现为心前区痛，或胸骨后与剑突下疼痛，可向左肩、左臂内侧放射，也可向左颈部和面颊部放射。

(7) 右肩部疼痛：侵犯膈肌的病变或邻近膈肌的病变如肝胆病变，引起右肩部放射痛和右上腹疼痛。

**3. 常见病因**

(1) 胸壁疾病：见于软组织疾病，如带状疱疹、肋间神经炎、皮下蜂窝织炎、急性皮炎和流行性肌炎等；也可见于骨骼疾病，如肋软骨炎、肋骨骨折、骨髓瘤或骨转移瘤的肋骨破坏等。胸骨前水肿、痛性肥胖症、系统性硬化症，也可侵犯胸壁引起疼痛。

(2) 心血管系统疾病：最多见为冠状动脉粥样硬化性心脏病的心绞痛和心肌梗死，其次有心肌炎、心包炎、心脏瓣膜病（二尖瓣狭窄或关闭不全、二尖瓣脱垂综合征、主动脉瓣狭窄或关闭不全）、先天性心血管病、主动脉瘤、主动脉夹层和心血管神经症等。

(3) 呼吸系统疾病：共同特点为胸痛的程度常因咳嗽或深呼吸而加剧。

①胸膜疾病：胸膜炎所致的胸痛在呼吸时加剧，尤其深呼吸时更明显。纤维素性胸膜炎的胸痛多呈刺痛或撕裂痛，多位于胸廓下部腋前线与腋中线附近。膈胸膜炎可引起下胸部疼痛，常向肩部、心前区和腹部放射。胸膜原发性或继发性肿瘤均可引起胸痛，尤其是胸膜间皮瘤，早期为钝痛、刺痛，晚期侵犯肋间神经时出现难以忍受的剧烈疼痛。自发性气胸、血气胸可在突然用力后出现一侧胸部剧烈疼痛，伴有呼吸困难，部分患者胸痛轻微，无明显呼吸困难。

②气管、支气管及肺部疾病：急性支气管炎时因剧烈咳嗽，常引起胸骨后隐痛或紧迫感；肺癌患者早期有胸闷不适感，随着病情的进展，肺癌侵犯胸膜肋骨，压迫脊神经后根时出现持续性胸痛，夜间尤甚。肺炎、肺结核等累及胸膜出现胸痛。

(4) 大血管疾病：最常见为肺栓塞、胸主动脉夹层和胸主动脉瘤。突发性胸痛伴咯血和呼吸困难应首先考虑肺动脉栓塞。若有顽固性高血压病史，突发剧烈的胸背部疼痛，状如刀砍斧劈般，应首先考虑主动脉夹层。

(5) 纵隔疾病：见于纵隔炎、纵隔气肿和纵隔肿瘤等。

(6) 食管疾病：见于食管炎、食管癌、食管裂孔疝、食管破裂穿孔等。食管内支架置入后疼痛可能与内支架引起食管痉挛相关，或者与内支架推压食管肿瘤组织，刺激神经相关。

(7) 腹部疾病：肝脏病变如肝癌、肝转移癌、肝脓肿、肝包膜下出血等，脾脏病变如脾脓肿、脾梗死等，还有膈下脓肿、胃肠道穿孔等。

(8) 其他：过度通气综合征、痛风等。

## 二、呼吸系统常见体征

### （一）发绀

发绀（cyanosis）是指血液中携带氧的鲜红色血红蛋白减少，而不含氧的紫色还原性血红蛋白增多，使皮肤、黏膜出现广泛的青紫色，发绀在皮肤和黏膜菲薄、色素少和毛细血管丰富的区域，如口唇、口腔黏膜、鼻尖、颊部、耳垂、指（趾）和甲床表现突出。

发绀是由血液中还原型血红蛋白的绝对量增

加所致，并不一定确切反映动脉血氧下降。血红蛋白含量正常的患者，只有血氧含量$SaO_2 < 85\%$时才出现明显发绀。若血红蛋白含量增多至180g/L时，虽然$SaO_2 > 85\%$，亦可出现发绀，如在高原生活的人群都发绀，这并非缺氧，而是高血红蛋白血症，是由于血液中的还原型血红蛋白的绝对含量增高。患者严重贫血时血红蛋白含量明显降低至< 60g/L，即便血氧含量$SaO_2$明显降低，也不易看到发绀的表现，因血液中还原型血红蛋白的绝对含量达不到发绀程度。

**1. 真性发绀** 真性发绀是指血液中还原型血红蛋白绝对含量增加引起的发绀。

(1) 中心性发绀：因呼吸道阻塞，通气障碍或呼吸面积减少造成肺换气功能障碍，肺内气血比例失常或气血交换功能异常、肺氧合作用不足引起血氧饱和度降低。或者气体正常进入肺内，在肺泡内达到足够的氧含量，但由于肺动脉血流形成异常通道分流，使部分甚至大部分肺动脉内的静脉血未通过肺的氧合作用而直接进入左心走向体循环动脉，如分流量超过心排血量的1/3，即可出现发绀。其特点为全身性，除颜面及四肢外，也累及躯干，但受累部位的皮肤是温暖的。

①大气道阻塞：喉腔、气管、气管隆突、双侧主支气管狭窄，气道腔内肿瘤阻塞，气道壁纤维性瘢痕狭窄，环状软骨变性，肿瘤外压性狭窄等，导致进入肺内的气体减少，气/血比率失常，肺泡内氧分压降低，肺毛细血管床内血氧饱和度降低，氧合交换不充分引起发绀，伴随着明显的吸气性呼吸困难。

②小气道阻塞：支气管哮喘、细支气管炎等引起肺泡内氧气减少，流经肺微循环的血液氧合不全，血氧饱和度降低而发绀。

③肺呼吸面积减少：慢性肺部疾病如慢性支气管炎、慢性纤维空洞性肺结核、大叶性肺炎、弥散性或大面积肺梗死、硅沉着病、肺泡癌等，使肺泡的有效呼吸面积减少，肺换气面积减少，肺循环血液进入肺组织不能进行充分的氧合交换，出现低氧血症而发绀。

④肺血管疾病：这是比较多的一组疾病，有些疾病可防可治，有些只可早期发现预防而不可治。

- 先天性肺动静脉瘘，肺动脉的低氧合血流直接经瘘回流至肺静脉，流经肺的血液不经过肺组织的氧合，大量肺动静脉瘘可引起明显的低氧血症而发绀。

- 左向右分流性心脏病，如动脉导管未闭、房间隔缺损、室间隔缺损、永存动脉干等，引起肺动脉血流增多和肺动脉高压，久而久之肺动脉管壁增厚和纤维化，肺循环阻力增加，右心高压，血液分流逆转为右向左分流，大量未经氧合的静脉血直接进入左心形成发绀。同时进入肺小动脉和毛细血管的有效循环血量减少，气/血比率失常，流经肺泡的气体不能进行充分的氧合交换，出现低氧血症而加剧发绀。

- 失代偿性二尖瓣瓣膜病，高血压性心脏病、动脉硬化性心脏病及心肌梗死致急性左心衰竭时，常由肺淤血合并继发性呼吸功能不全导致发绀。

- 急性肺动脉栓塞，下肢深静脉、盆腔静脉大量血栓脱落，依次经下腔静脉、右心房、右心室进入肺动脉，若巨大血栓进入肺动脉主干，出现瞬间肺动脉高压、肺循环障碍，导致右心低排血量综合征，循环障碍导致肺缺血缺氧、呼吸困难、发绀、死亡。若中小血栓进入肺动脉主干以远的分支，也会出现一定程度肺动脉高压，被栓塞肺动脉所属肺叶或肺段局部循环障碍，局部肺叶、肺段氧合作用丧失，肺氧合不全，回流左心的血液氧含量下降，出现发绀。若这些肺动脉栓塞的栓子未被及时清除或未进行有效的局部溶栓、取栓，肺动脉分支血栓栓子长期存留，血栓机化纤维化，肺动脉管壁增厚，血栓局部肺动脉分支狭窄，肺循环阻力加大、血流减少，右心功能受损，肺氧合不全，出现发绀。

- 原发性肺动脉高压（Ayerza病）也产生类似病变。肺动脉高压合并右心功能衰竭时，发绀进行性加重。

- 重症肺动脉硬化时，病变广泛累及较大或细小的肺动脉，严重的管腔狭窄阻碍血流通过，肺循环血流不足，氧合不全，导致发绀。

⑤先天性发绀性心脏病：右向左分流性心脏病将体循环的静脉血直接回流至体循环动脉，血液不经过肺循环的氧合作用，动脉血液中混合有大量静脉血，回流左心的未氧合静脉血量占总血流的1/4即可发生发绀。小儿自出生就全身发绀，哭闹时加重，常见的有法洛四联症、法洛三联症、右心室双出口、大血管转位、三尖瓣闭锁、永存动脉干等，这些疾病需要在婴幼儿期尽早进行手术矫正，否则大部分患儿都将夭折。

(2) 周围性发绀：血液循环流经周围器官组织循环毛细血管床时，因末梢循环血流缓慢、血液淤滞、组织耗氧增加，末梢血液的血氧未饱和度增加而发绀，可见于全身性或局部性病变。特点是发绀常出现在肢体末端与下垂部位，受累部位的皮肤发凉，若给予按摩或加温，使皮肤转暖，发绀可消退。

①淤血性周围性发绀：慢性缩窄性心包炎、充血性心力衰竭、三尖瓣瓣膜病、血栓性静脉炎、上腔静脉阻塞综合征、下腔静脉阻塞型布加综合征、下肢静脉曲张、下肢静脉阻塞综合征等导致体循环静脉血液淤积，血流缓慢而发绀。严重的长期下腔静脉阻塞和（或）下肢静脉阻塞，发绀伴随着肢体肿胀、色素沉着乃至久治不愈的顽固性溃疡。

②缺血性周围性发绀：常见于引起心排血量减少或局部血流障碍性疾病。休克或低心排血量综合征时心排血量减少，周围血液循环血容量减少，毛细血管床内血液淤滞出现发绀。多发性骨髓瘤时可并发冷球蛋白血症，冷球蛋白在低温时发生自行凝固，出现广泛性发绀、雷诺现象和视网膜静脉血栓形成。

雷诺病（Raynaud disease）是多见于青年女性的一种功能性疾病，外周小动脉和小静脉痉挛，特征性表现为阵发性双侧肢端对称性发白、麻木和发绀。发病部位主要限于手指与足趾，常起因于情绪激动或寒冷刺激，严重者肢端可缺血坏疽。每次发作经历3个阶段，即局部缺血期、局部窒息期与缓解期。

(3) 混合性发绀：中心性发绀与周围性发绀同时存在，多见于心力衰竭等。

**2. 异常血红蛋白血症发绀**

(1) 药物中毒性高铁血红蛋白血症：药物作用使血红蛋白中的二价铁被三价铁取代，失去氧合作用。当血液中的高铁血红蛋白达到1.5g/100ml时即出现发绀。常见于服用亚硝酸盐、磺胺类、氯酸钾、伯氨喹等药物时。

(2) 肠源性发绀：也是中毒性高铁血红蛋白血症的一种类型，多为食用过量的含有亚硝酸盐的腌菜引起。

(3) 遗传性高铁血红蛋白血症：此类疾病少见，出生时即发绀，是由于血红素中的高铁不能还原成低价铁，阻止血红蛋白与氧结合，因而出现发绀。

(4) 硫化血红蛋白血症：血液中硫化血红蛋白达到0.5g/100ml时即可引发发绀。便秘患者服用过多的硫化物（含硫氨基酸），在肠内形成大量硫化氢，多种因素作用使硫化氢作用于血红蛋白，生成硫化血红蛋白。硫化血红蛋白一经合成，不论在体内或是体外都不能恢复为血红蛋白，故而发绀持续时间很长。

(5) 特发性阵发性高铁血红蛋白血症：可见于女性，发绀的出现与月经周期相关。

**（二）异常呼吸音**

**1. 异常肺泡呼吸音**

(1) 肺泡呼吸音减弱或消失：一般由于肺泡内的空气流量减少或进入肺内的空气流速减慢及呼吸音传导障碍。其见于支气管阻塞疾病，如慢性阻塞性肺疾病、支气管狭窄等，也可见于胸廓活动受限、重症肌无力等胸肌疾病。

(2) 肺泡呼吸音增强：与呼吸运动通气功能增强，进入肺泡的空气流量增多，或进入肺内的空气流速增快相关，如缺氧、运动、发热、酸中毒等。

(3) 呼吸音延长：支气管部分阻塞、痉挛或狭窄，如支气管炎、支气管哮喘等导致呼气阻力增大，或肺组织弹性减退，如慢性阻塞性肺疾病，均可引起呼气相延长。

(4) 断续性呼吸音：肺内局部炎症或支气管狭窄，使空气不能均匀地进入肺泡内，可引起断续性呼吸音。

(5) 粗糙性呼吸音：支气管黏膜轻度水肿或炎症浸润造成黏膜不光滑或狭窄，使气体进出不畅导致的异常呼吸音。

**2. 异常支气管呼吸音** 指在正常肺泡呼吸音部位闻及支气管呼吸音，肺组织实变、肺内大空腔、压迫性肺不张时可闻及。

**3. 异常支气管肺泡呼吸音** 指在正常肺泡呼吸音的区域闻及支气管肺泡呼吸音，常见于支气管肺炎、肺结核、大叶性肺炎早期，在胸腔积液上方肺膨胀不全的部位也可闻及。

**（三）啰音**

啰音（crackles）是正常情况下不存在的呼吸音，属于异常呼吸音或正常呼吸音的附加音，分为湿啰音和干啰音。啰音的出现反映呼吸道有异常分泌物聚集，或有呼吸道狭窄的存在。

**1. 湿啰音** 也称水泡音。吸气时气体通过呼吸道内的分泌物如渗出液、痰液、黏液或脓液等，发生水泡破裂而形成的声音，如同用吸管在水中吹泡泡一样的声音。或由于小支气管因分泌物黏着而闭塞，当吸气时突然张开充气所产生的细小爆裂音。

湿啰音断续而短暂，一个呼吸周期常连续多个出现，一般吸气时相或吸气末最为明显，也可出现在呼气早期。部位恒定，性质也不易变，中小啰音可同时出现，咳嗽、咳痰后啰音可减轻或消失。湿啰音包含以下分类。

(1) 粗湿啰音：也称大水泡音。发生在气管、主支气管或空洞部位，多出现在吸气的早中时相，见于气管、气管隆突和主支气管内痰液潴留或狭窄，支气管扩张，肺水肿，肺结核空洞或肺脓肿空洞患者大量分泌物潴留。昏迷和濒死患者因无力排出呼吸道分泌物，在气管处可闻及粗湿啰音，靠近患者不用听诊器即可闻及，谓之痰鸣音。

(2) 中湿啰音：也称中水泡音。是发生在中等大小支气管的啰音，多在吸气中期闻及，见于叶支气管或段支气管狭窄、支气管炎、支气管肺炎等。

(3) 细湿啰音：也称小水泡音。发生于小支气管，多在吸气后期闻及，见于支气管肺炎、细支气管炎、肺淤血和肺梗死等。

(4) 捻发音：指极细而均匀一致的湿啰音。多在吸气终末期闻及，是细支气管和肺泡壁被分泌物黏着而陷闭，吸气时被气流冲开充气所发出的高音调、高频率细小爆裂音，常见于细支气管炎、肺泡炎或肺泡充血等。长期卧床或老年人的双侧肺底亦可闻及捻发音，深吸气、用力咳嗽或拍打局部后可消失。

**2. 干啰音** 气管、支气管或细支气管狭窄或部分阻塞，气体吸入或呼出时发生湍流形成的声音。干啰音是一种持续时间较长、带有音乐性的附加音，音调较高，持续时间较长，吸气与呼气均可闻及，但以呼气相为主。干啰音的性质和强度易于改变、部位也易变化。发生于大气道如主支气管和气管的干啰音，有时不用听诊器即可听到，称之为喘鸣音。干啰音包含以下分类。

(1) 低调干啰音：也称鼾音。音调低，呈呻吟声或鼾声的性质，主要见于气管或主支气管病变。局限性干啰音几乎均为局部气管或支气管狭窄。

(2) 高调干啰音：也称哨笛音。音调高，呈现短促的"zhi-zhi"声，用力呼气其音调上升，多见于较小主支气管或细支气管病变。

## 三、气管、支气管常见疾病的主要症状与体征

**（一）慢性阻塞性肺疾病**

慢性阻塞性肺疾病是气道、肺实质、肺血管的慢性非特异性炎症，是一种常见、可预防但难以治疗的疾病，其特征是持续存在的呼吸系统症状和气流受限，发展缓慢，晚期可发展为肺动脉高压和慢性肺源性心脏病。其病因复杂，多与长期吸烟、反复呼吸道感染、长期接触有害烟雾粉尘和大气污染等因素相关。

**1. 症状** 早期可无明显症状，主要症状为慢性咳嗽，常晨间咳嗽明显，一般咳白色黏液或浆液泡沫性痰，偶可见血丝，清晨排痰较多，合并

感染时，痰量增多并呈脓性。患者早期在较剧烈活动后出现气短或呼吸困难，后期进行性加重，这是慢性阻塞性肺疾病的标志性症状。重症患者或急性加重时出现喘息和胸闷、呼吸困难、低氧血症、肺动脉高压、肺心病、心力衰竭。

2. **体征** 早期可无明显体征，随着病情加重，可出现肺气肿进行性加重的一系列征象：胸廓前后径增大，肋间隙增宽，剑突下胸骨下角增宽，即桶状胸。部分患者呼吸浅快，严重者出现缩唇呼吸，双肺语颤减弱，肺部叩呈过清音，心浊音界缩小，肺下界和肝浊音界下降。双肺呼吸音减弱，呼气相延长，肺底可闻及湿啰音，咳嗽后可减少或消失，啰音的部位和量常不恒定。

### （二）支气管哮喘

支气管哮喘是一种以慢性气道炎症和气道高反应性为特征的过敏性疾病，导致不同程度的广泛可逆性气道阻塞，发作时支气管平滑肌痉挛，黏膜充血水肿，腺体分泌增加。

1. **症状** 典型症状为发作性伴有哮鸣音的呼气性呼吸困难，可伴有气促、胸闷和咳嗽，症状可在数分钟内发作，并持续数小时至数天，可在平喘药物治疗后缓解或自行缓解，夜间或凌晨发作或加重。多数患者在幼年或青年期起病，多反复发作，发病常有季节性，百花盛开的花粉季节易于发病。

2. **体征** 缓解期患者无明显体征，发作时典型的体征为双肺可闻及广泛的哮鸣音，严重者哮鸣音反而减弱，甚至完全消失，表现为"沉默肺"。呼气音延长，患者被迫端坐，呼吸机辅助呼吸，严重者大汗淋漓并伴发绀，胸廓胀满，呈吸气位，呼吸幅度变小，语音共振减弱，叩呈过清音。

### （三）支气管扩张

急、慢性呼吸道感染和支气管阻塞后，反复发生支气管化脓性炎症，致使支气管壁结构破坏，管腔局限性扩大，引起支气管持久性异常扩张的一类特异性疾病的总称。

1. **症状** 主要症状为持续或反复的咳嗽、咳痰或咳脓痰，痰液为黏液性、黏液脓性或脓性，可呈黄绿色，伴或不伴反复咯血。季节变化、天气寒冷、空气污染、过度劳累等都将引起咳脓痰发作。出现呼吸困难或喘息常提示有广泛性支气管扩张或有潜在慢性阻塞性肺疾病。

2. **体征** 气道内有较多分泌物时常可闻及固定持久的干啰音和湿啰音，病变严重尤其是伴有慢性缺氧或肺源性心脏病和右心衰竭的患者，可出现杵状指（趾）和右心衰竭体征。

### （四）支气管结核

支气管结核（endobronchial tuberculosis，EBTB）又称支气管内膜结核，指发生在气管、支气管黏膜和黏膜下层的结核病，结核分枝杆菌破坏支气管内膜，继发大量纤维结缔组织增生，导致管腔狭窄乃至闭塞；结核分枝杆菌破坏环状软骨导致支气管塌陷狭窄和闭塞。成人支气管结核最常见的感染途径是肺内病灶中结核分枝杆菌直接植入支气管黏膜，儿童支气管结核多因邻近纵隔淋巴结核侵蚀支气管，引起结核性支气管炎。支气管内膜结核最易累及的部位是左主支气管，进一步累及左主支气管的邻近分支如左上叶支气管等，右侧主支气管及其分支极少见到支气管内膜结核病变。

1. **症状** 症状多样，缺乏特异性，可出现结核中毒症状，如低热、乏力、盗汗、消瘦等，可出现刺激性咳嗽、咳痰。随着病情进展，炎症加重，咳嗽逐渐加重，可有咯血、呼吸困难；正常黏膜被破坏、支气管严重狭窄，痰液排出困难，可继发肺不张、肺感染乃至肺脓肿、寒战、高热等。

2. **体征** 支气管狭窄的典型体征为可闻及局限性喘鸣音，肺不张的典型体征为一侧呼吸音消失，合并肺感染时闻及大片湿啰音。

### （五）支气管肺癌

支气管肺癌简称肺癌，绝大多数肺癌起源于支气管黏膜上皮，是最常见的肺部原发肿瘤，也是全世界（年发病200万例）尤其我国最多见（年发病超过100万例）的恶性肿瘤。根据组织学特征，肺癌可分为小细胞肺癌和非小细胞肺癌。症状和体征与肿瘤的大小、部位、类型、发展阶段、有无并发症和转移有关。

**1. 症状** 早期可无症状。咳嗽是最常见的早期症状，常为无痰或少痰的刺激性干咳，当肿瘤引起支气管狭窄后可加重咳嗽，可有胸痛、发热、消瘦。中央型肺癌常可引起痰血或咯血。肿瘤导致气管支气管狭窄或压迫主支气管、气管隆突时，可出现进行性加重的呼吸困难，表现出阻塞性肺炎的寒战、高热、咳脓痰；肿瘤局部扩散后可出现侵犯相关结构的症状，如声嘶、吞咽困难、胸腔积液、心包积液、上腔静脉阻塞综合征、霍纳综合征；出现远处转移时亦可出现对应的临床症状。

**2. 体征** 肿瘤向气管、支气管内生长引起部分气道阻塞时，听诊可出现局限或单侧哮鸣音，继发阻塞性肺不张时局部呼吸音消失，继发阻塞性肺炎时局部闻及湿性啰音。肿瘤局部扩散或出现远处转移时可出现相对应的体征。

## 参考文献

[1] 万学红, 卢雪峰. 诊断学 [M].9 版. 北京：人民卫生出版社, 2018:16-24,139-141.

[2] 葛均波, 徐永健, 王辰. 内科学 [M].9 版. 北京：人民卫生出版社, 2018:14-142.

[3] 邝贺龄. 内科疾病鉴别诊断学 [M].3 版. 北京：人民卫生出版社, 1998:71-161.

[4] 韩新巍. 介入治疗临床应用与研究进展 [M].5 版. 郑州：郑州大学出版社, 2015:35-43.

[5] 中国解剖学会体质调查委员会. 中国人解剖学数值 [M]. 北京：人民卫生出版社, 2002:170-189.

# 第4章 气管支气管疾病影像学

气管支气管疾病的影像学检查方法包括胸部X线摄影、气管大支气管体层摄影、X线支气管造影、CT及MRI。气管大支气管体层摄影分辨率差，X线支气管造影创伤大，现已不用。胸部X线摄影包括正位与侧位片，正位片上气管腔内填充气体，可显示气管与主支气管内占位性病变及管腔狭窄或扩张大致轮廓，若测量径线，还需要校正放大率，准确性差，操作复杂，临床很少使用。CT尤其是MSCT容积扫描检查对气管支气管疾病具有极高的诊断价值，在显示病变位置和形态、管腔狭窄、瘘口大小等一些细节信息上有明显的优越性，直接测量各种径线准确可靠。MRI由于空间分辨率较低，亦由于气管内气体的因素，对正常气管及主支气管病变的显示均不如CT。CT设备不断发展，从五代非螺旋CT到现在的高端MSCT，为各类气管支气管疾病的诊断及预后评估提供了一种全新的模式。

## 一、胸部螺旋CT前准备与后处理

20世纪70年代初，CT的问世彻底改写了医学影像学乃至现代医学的历史，发明者Hounsfield和Comark由此获得了诺贝尔物理学奖。初始CT设备扫描速度慢（每层数十秒），只能用于静止不动的头部，称为头颅CT。几经改进，设备扫描速度逐渐加快（每层1~2s），在控制呼吸的状态下可用于体部脏器，称为体部CT或全身CT。1989年滑轨式连续扫描螺旋CT的开发应用是CT技术的重大提升，从单层连续360°螺旋扫描、多层连续螺旋扫描，到十几层、几十层、上百层、几百层的连续螺旋扫描，毫秒间即可同时完成数百层扫描，一个360°螺旋扫描范围涵盖了30~40cm，几个连续性360°螺旋扫描范围即可涵盖人体全身。CT对组织器官不仅有精细的密度和空间分辨率，可实现任意角度三维成像，亦可达到动态显示，实现四维成像。

### （一）胸部多排螺旋CT前准备

胸部各器官彼此之间密度差大，是X线成像自然对比度最好的部位，MSCT断面成像彻底改变了胸部前后结构、左右结构相互遮盖，空间结构重叠不能分辨的现状，自然情况下的胸部图像，就能使肺组织、支气管结构、胸膜、胸壁、心包、心脏、大血管、食管、淋巴结都得以清晰显示。胸部MSCT检查，一般无须特殊准备，患者平卧、双侧手臂举高置于头部两侧或抱头，平静呼吸下屏气即可。

若不能平卧的强迫性端坐呼吸者，或心肺功能不全或重度中央大气道狭窄，患者不能耐受平卧位MSCT检查，可高浓度吸氧，静脉注射地塞米松5~10mg，消除气道狭窄病变区域组织水肿，缓解呼吸困难症状，增强患者应激与耐受能力，一般可平卧位下平稳完成MSCT检查。

气道瘘尤其胸腔胃气道瘘，一旦患者平卧，大量酸性胃腔内容物将由胃腔溢入碱性环境的气道内，导致烈火烧灼般的剧烈刺激性呛咳，连续性呛咳患者无法忍受并惧怕平卧。此类患者应先行经鼻腔、经食管留置胃管负压持续性引流，尽最大可能吸净胃腔内容物，并配合胃酸抑制药，减少胃液分泌，以顺利平卧完成MSCT检查。

## （二）胸部多排螺旋 CT 后处理技术

计算机技术的飞速发展带动医学影像学进入了一个全新的境地，大容量高速度计算机使 MSCT 容积扫描取得海量数据运算变得轻而易举。MSCT 实现了靶部位无间断地轴位（或横断）连续扫描或容积（体积）扫描，获得了大量的原始信息数据，利用这些数据进行不同方法的运算，既可获得清晰的轴位图像，更可获得理想、接近人体解剖结构与生理功能的特殊断面或立体图像，任何平面或三维成像的图像质量都可达到高质量的同质化。利用原始扫描数据取得的各种特殊图像即为后处理技术，后处理技术有以下多种。

**1. 多层面重组术** 多层面重组术（multiplanar reconstruction，MPR）对原始扫描取得的轴位图像（数据），依不同的目的要求画线或分割，其画线可为矢状面、冠状面或任意角度的斜面甚至曲面，通过画线将轴位二维体积元的层面图像数据重组，获得该画线平面的新二维重组图像，属于二维重组技术。MPR 显示气管、气管隆突和主支气管等狭窄的程度和范围优于轴位图像，可把不在一个平面、一个轴线上走行的气管、气管隆突、主支气管、叶支气管等通过画线重组，整体（被拉直）显示在一个平面上，而且可以从任意角度观察，有学者称之为沿病灶方向的多层面重组技术。

MSCT 的容积扫描技术取得的原始数据量巨大，各个方位画线重组的图像即 MPR 成像具有几乎相同的清晰度和分辨率，主要用于复杂解剖结构或解剖关系复杂的区域，如横膈、肺门和纵隔等，MPR 对于气管病变如气管狭窄、气管瘘和气管内支架置入后的随访观察，既具有精细准确性，还具有整体观，优于轴位图像（图 4-1）。

曲面重组术（curved multiplanar reformation，CMPR）是 MPR 的延伸。若某一结构和器官（如气管与支气管、椎管等）的位置走行不在一条直线或同一平面上，即便多个平面重组或多层面重组也难以显示全貌。以 MPR 为基础，沿靶器官的中心画出一条曲线，将沿此曲线的二维体积元层面图像数据重组，可获得该曲线平面的新二维曲面重组图像。二维曲面重组图像可将弯曲、扭曲、短缩、折叠的血管、骨骼、支气管等复杂结构伸展拉直，直观地显示在同一个平面上，即显示在一个单一展开的断面上，避免了与扫描平面不平行结构或弯曲的结构缩短和重叠，便于整体观察与判断病变范围（图 4-2）。

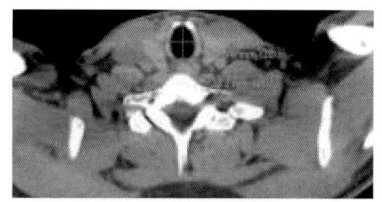

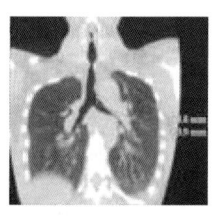

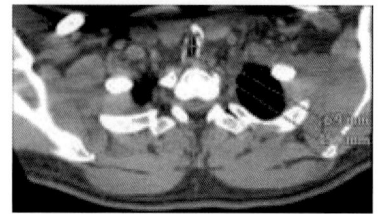

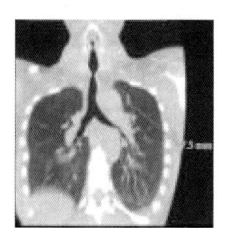

▲ 图 4-1　气管狭窄的轴位图像、多层面重组图像

CMPR 获得的曲面重组图像若进行病变径线、距离的测量会有较大的失真，临床工作中需要注意。距离和径线测量以原始扫描所得的轴位图像最为准确。

**2. 多层面容积重组技术** CT 的主要成像参数是组织密度和密度差异，多层面容积重组技术（multiplanar volume reconstruction，MPVR）中依据设定重组图像的密度阈值不同，可分为最大密度重组或最高密度投影（maximum intensity projection，MIP）、最小密度重组或最低密度投影（minimum intensity projection，MinP）和平均密度投影（average intensity projection，AIP）。MPVR 是以不同的角度或沿某一特定平面，将原始扫描获得的容积资料中选取的三维体积元（数据），分别以本段螺旋扫描人体中组织密度的最高 CT 值、最低 CT 值和平均 CT 值，使用投影法进行运算重组而得到的模拟三维解剖图像，为三维重组技术。由此得到的三维图像可从任意不同方位或角度进行观察和显示，避免了解剖结构的遮盖、重叠和扭曲。

（1）MIP：MIP 指将某一径线所通过的容积组织中每个像素的最大密度 CT 值进行投影，投影获得任意角度或方位的图像，为三维重组技术。一般以正位（前后位）、侧位和垂直上下位显示，类似普通 X 线检查，临床医生易于理解和观察。MIP 主要显示高密度结构和病变，如骨骼、肺部肿块、增强的血管和明显强化的软组织占位病变等（图 4-3）。

MIP 对于低密度或密度差异小的组织结构难以显示。MIP 重组过程中，可利用手工编码法（manual editing）或自动编码法（automatic editing）删除靶器官邻近或周围的相近密度组织

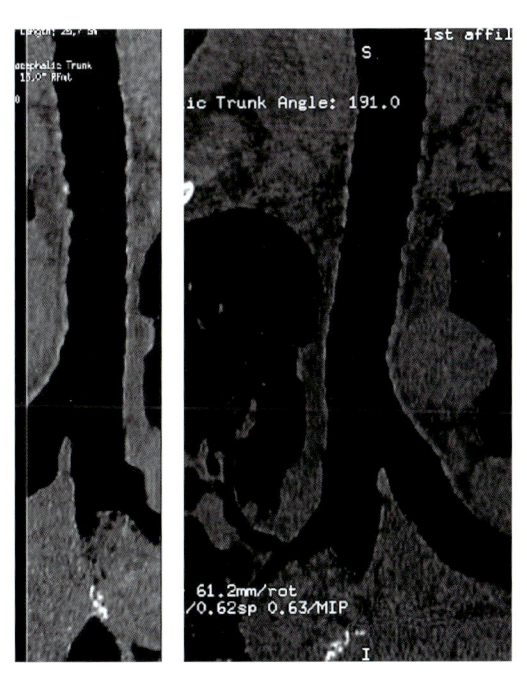

▲ 图 4-2 气管与支气管曲面重组图像

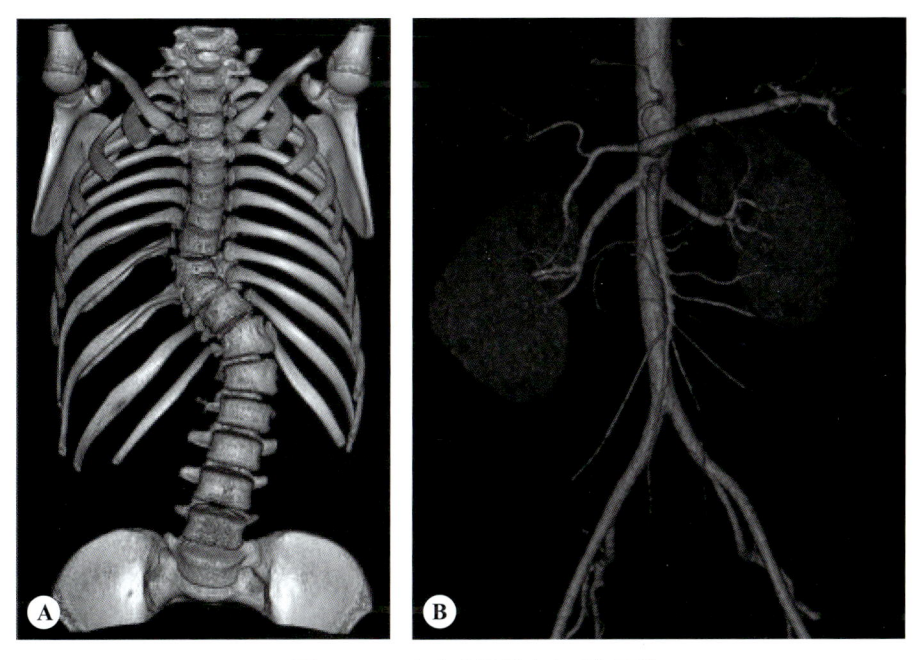

▲ 图 4-3 最大密度投影容积重组图像
A. 骨骼；B. 动脉

影，如血管周围的骨骼、血管壁上的钙化斑等，有利于充分显示病变。

（2）MinP：MinP指将某一径线所通过的容积组织中每个像素的最小密度CT值进行投影，投影获得任意角度或方位的图像，属于三维重组技术。一般以正位（前后位）、侧位和垂直上下位显示，也类似普通X线检查，人们易于理解和观察。MinP主要显示低密度结构和病变，如气管、增强期肝脏内呈低密度的扩张胆道等（图4-4）。

（3）AIP：指将某一径线所通过的容积组织中每个像素内所有成分CT值的平均密度值进行投影，这种投影获得的图像的密度分辨率很低，临床工作中较少使用。

**3. 表面遮盖重组技术** 表面遮盖重组技术（surface shaded display，SSD）是对螺旋扫描取得的原始容积数据，以表面数学模式运算处理，将超过设定密度阈值（CT值）的邻近像素连接起来进行重组的图像，属于三维重组技术。图像表面明暗有别，立体感强，解剖关系清晰，极利于病灶的立体定位。这项技术最早主要应用于骨骼系统，如颅面部、耳蜗半规管、骨盆等复杂解剖结构的部位，现在也在空腔结构得到广泛应用，如气管支气管、血管等（图4-5）。

SSD取得的图像会丢失较多容积数据资料，

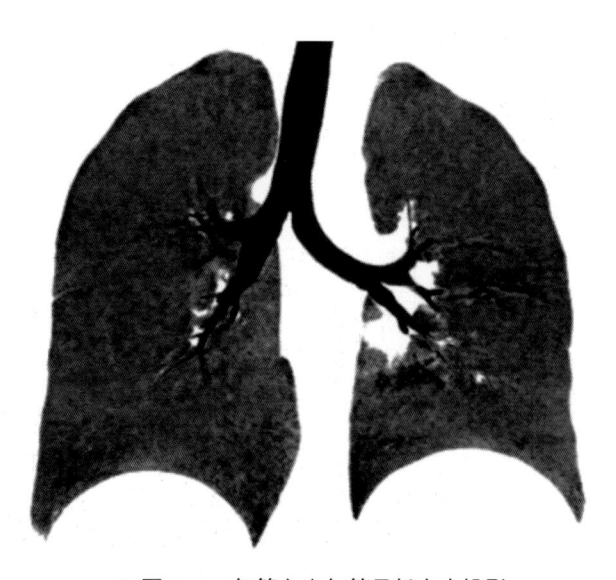

▲ 图4-4 气管主支气管最低密度投影

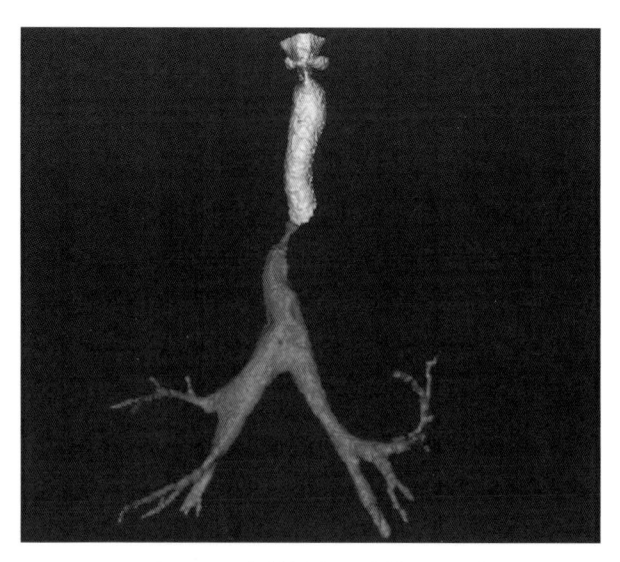

▲ 图4-5 气管树表面遮盖重组图像

导致图像细节不足，图像受选定的CT值阈值影响较大。选定阈值较高会影响分支结构显示，会导致噪声或伪影增加而图像质量下降，出现表面不连续或小孔洞样不规则边缘。选定阈值偏低会使图像边缘模糊，并且局部的高密度结构，如气管内支架、环状软骨钙化或支气管结石等被完全遮盖。SSD图像无法反映灰阶度，超过设定CT值阈值的病变或结构均呈明亮影像，如血管壁钙化与强化的血管腔呈现一致的明亮阴影。

**4. 腔内重组技术——仿真内镜技术** 仿真内镜（virtual endoscopy，VE）技术也称腔内三维表面重组技术。将MSCT容积扫描的图像数据进行后处理，重组出空腔器官内表面的立体图像，类似于纤维内镜所见，故而称其为仿真内镜技术。后处理时调整CT阈值和透明度，将不需要观察的组织透明度定为100%，以消除其影像；将需要观察的组织透明度定为0，以保留其图像。再调节人工仿真色彩，以获得类似纤维内镜所看到的仿真色彩。利用远景投影软件功能，通过调整视屏距、物屏距、视角、透视方向和灯光，以管道内腔为中心，不断缩短物屏距，产生靶物体不断靠近观察者和放大的多幅图像，达到电影回放的速度，重组类似纤维内镜检查时进镜和转向观察的动态图像。

仿真内镜能进入常规纤维内镜无法达到的深

在细小腔道内观察，仿真内镜还可从纤维内镜无法达到的角度区观察，有利于从多角度显示病变部位与形态（图 4-6）。

仿真内镜可显示咽、喉、气管、气管隆突、主支气管、叶支气管直至段支气管分支的内壁细节，也可显示各类气道狭窄、气道扭曲和各类气道瘘。在气道狭窄和气道瘘进行介入治疗时，仿真内镜可准确测量狭窄段长度与程度，观察狭窄远端情况，通过调整气道壁的透明度，能透过气道壁观察气道腔外的各种病变，如淋巴结肿大等（图 4-7）。

### （三）胸部多排螺旋 CT 测量技术

MSCT 得到的原始轴位图像，是进行径线测量的最基本图像，而其他重组图像尤其三维重组图像，由于重组图像 CT 阈值人为选择的标准不同，其成像的失真度不一，不适合进行准确的气

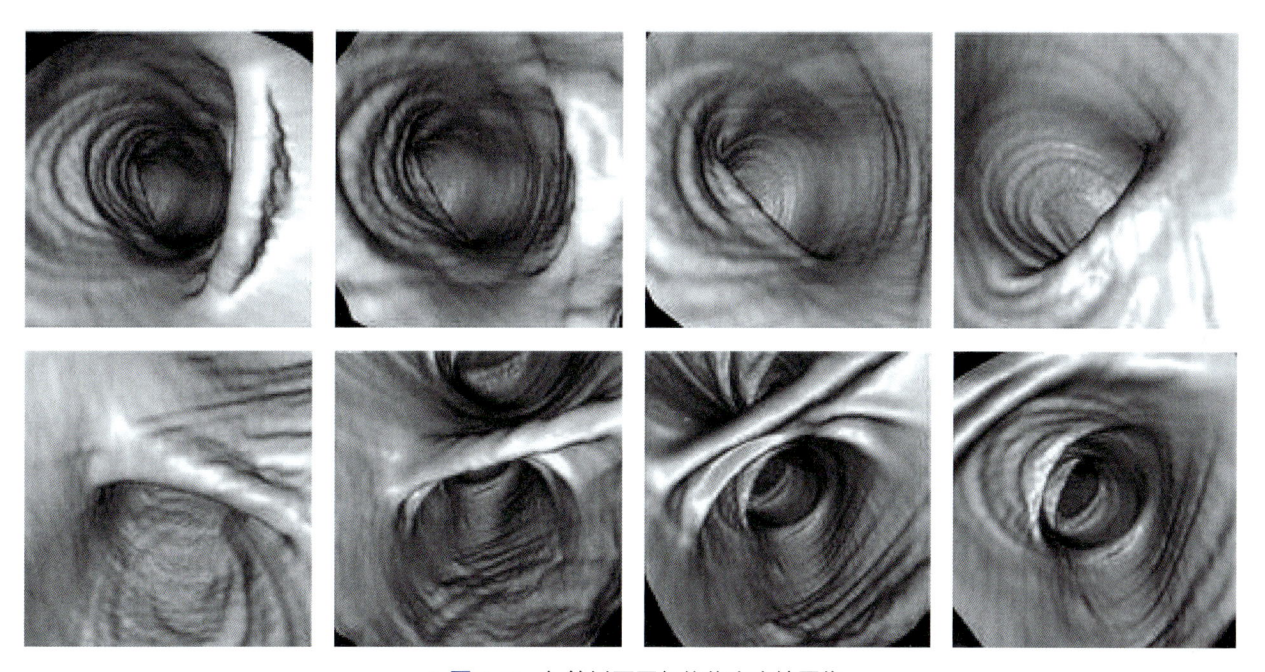

▲ 图 4-6 气管树不同部位仿真内镜图像

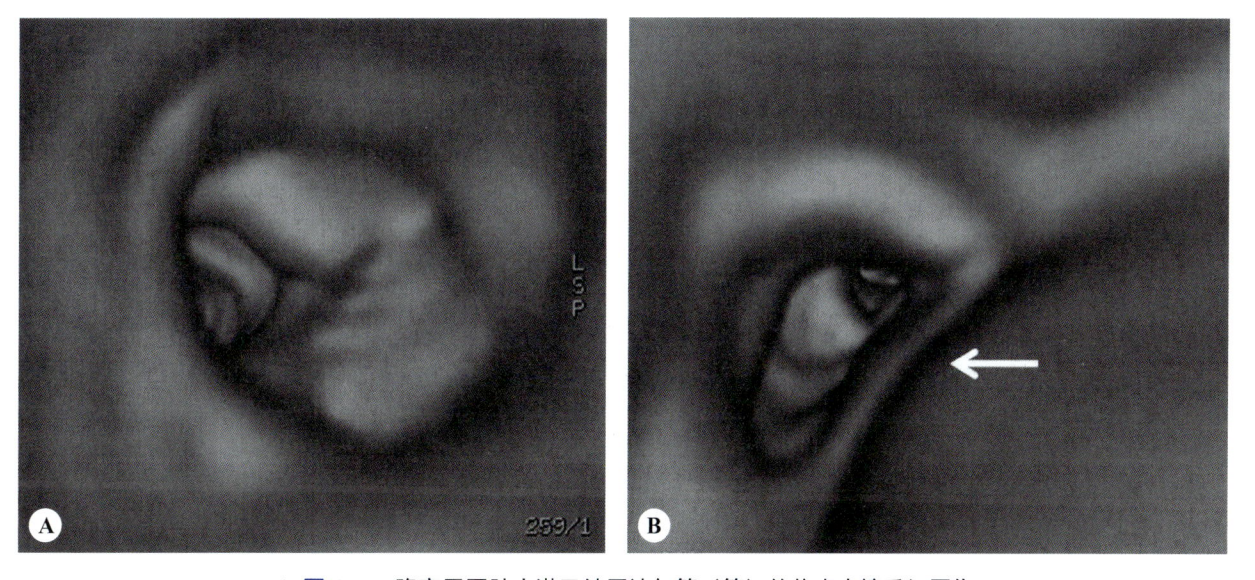

▲ 图 4-7 隆突周围肿大淋巴结压迫气管（箭）的仿真内镜重组图像

道径线测量。

CT测量任何结构径线的起始点与终止点都是人为划定的，测量点确定即起始点和终止点的定位，受CT图像的窗条件（窗宽与窗位）即窗口技术影响。一般把需要测量的组织结构的正常CT值设定为窗位（窗中心），此窗位图像上该组织结构的密度处于中等灰度，而病变的CT值无论高于或低于正常组织的CT值，都易于被辨认和识别，可准确地确定其边缘，便于定点和画线测量。若窗位CT值设置过高，位于病变边缘的低密度结构会被压缩或消除，测量的径线会比实际偏小；反之，若窗位CT值设置过低，病变边缘低密度的结构会被放大或延伸，测量的径线比实际偏大。

**1. 窗口技术**  这是处理数值化图像的重要技术参数，包括窗宽（window width，WW）与窗位（window level，WL）。每一幅CT图像选择适当的窗宽与窗位，既可达到正常解剖结构与病变的最佳对比与显示，还可使整体图像显得平滑柔美。CT取得的图像矩阵单元的数字范围，转换显示为黑白CT图像，CT的黑白图像上从最黑到最亮的CT值范围人为确定在2000个单位，称为CT值单位即HU，范围为最高+1000HU到最低-1000HU。

人体正常裸眼的自然分辨率，从图像的最亮（或最白）区到最暗（或最黑）区的辨别能力只有16个灰度阶差(灰阶)，代表着人体结构的医学影像（黑白图像），图像黑白度代表着人体不同组织的密度，组织之间的密度差别至少要达到1/16方能被正常肉眼识别。普通X线片的密度分辨率就限定在这个1/16灰阶，导致人体密度差别小的区域（如各种软组织）无法在普通X线片被分辨。

若将-1000～+1000HU的2000HU CT值单元都包括在一幅CT图像上，肉眼能识别的灰度阶差所包含的CT值最小范围在2000/16=125HU，即代表两种组织密度的CT值相差至少达到125HU以上才能被肉眼识别出来；反之，两种组织之间的CT值差别低于125HU，肉眼是无法与周围其他组织相互区分的。含有2000HU CT值范围的CT图像，其密度对比分辨率与普通X线片一样很低。如果把一幅CT图像的CT值范围定在200HU，肉眼能够识别的灰度阶差CT值最小范围只有200/16=12.5HU，诊断腹部脏器如肝、胆、脾、胰疾病，常规都采用200HU的窗宽；若把一幅CT图像的CT值范围定在100HU，肉眼能够识别的灰度阶差CT值最小范围只有100/16=6.25HU，CT图像上两种组织间CT值差别只要超过6.25HU即可被肉眼识别，颅脑CT图像常规采用窗宽100HU，大脑灰白质之间6HU的CT值差别即可得以分辨。

**2. 窗宽**  一幅CT图像上所包含的CT值范围称为窗宽。窗宽限定了一幅CT图像上需要重点观察的组织密度范围和密度分辨率。窗宽越小（窄），图像的密度分辨率越高。窗宽是以适当的窗宽和窗位选择感兴趣区或靶脏器的CT值范围，并将其转换为16个黑白灰阶。超出设定的CT值范围的组织，无论低于还是高于该CT值范围的组织结构，在图像上将全部显示为全黑或全白而无法分辨。在一幅图像上窗宽CT值范围确定后，窗宽CT值的最低点与最高点，即图像上最白的CT值与最黑CT值，可通过灵活调整窗位来改变，以使不同脏器不同密度的组织结构在图像上得以清晰显示。

**3. 窗位**  即CT窗技术的窗水平位，也称窗中心（window center，WC），窗宽中包含CT值的中心水平或中心点。一般把一幅CT图像上目标脏器的正常CT值确定为窗位，也就是图像上由白到黑16个灰阶的中心灰阶区，以脏器正常CT值为中心，无论病变密度比正常脏器增高或降低，都易与脏器的正常组织形成鲜明对比而显示。例如，代表肺部密度的CT值为接近气体的-700～-500HU，纵隔脂肪组织的CT值为-100～-50HU，心脏与主动脉的CT值为50HU左右，肝、脾、肾和肌肉软组织约为40HU等。

胸部包含着几乎人体最高密度的骨骼到最低密度的气体等各种密度的器官组织，观察的正常目标器官不同，应设置相应的目标窗口条件。观察纵隔病变为主的称为纵隔窗：常规窗宽

400HU，窗位 +50HU，这种窗条件可比较清晰显示心脏、动静脉大血管、食管、气管与主支气管等结构。特殊的纵隔窗或称脂肪窗（其实纵隔是脂肪组织包围之中的各种软组织），常规窗宽400HU不变，以接近正常脂肪的CT值 -100~-50HU 为窗位，则纵隔窗图像400个CT值的窗宽CT值范围是 -250~+150HU，这一CT值范围之内的各种软组织，尤其脂肪与气管和主支气管的边缘可清晰显示，在图像有限的16个灰阶中不仅被识别，而且可进行准确径线测量。这是气管、气管隆突、主支气管与叶支气管等分支径线测量的理想窗条件，测量数据最接近正常解剖结构径线，依据这些测量径线选择气管支气管内支架规格最为科学。特殊纵隔脂肪窗的CT图像上凡≤-250HU的组织均呈白色，而≥150HU的组织均呈黑色（图4-8）。

## 二、气管支气管疾病影像表现

### （一）肺气肿

肺气肿（emphysema）指肺组织被气体过度充盈膨胀的一种状态，分为局限性阻塞性肺气肿和弥漫性阻塞性肺气肿（图4-9）。

因气管或支气管发生不完全阻塞，狭窄区管或支气管的活瓣作用，吸气时气道管腔略有扩张，空气可较顺利地通过不完全阻塞的气道进入肺泡；而呼气时气道管腔略有缩窄，肺泡内气体通过狭窄气道排出较为困难，导致气体进入量多于排出量，反复的活瓣作用使狭窄支气管所属肺段、肺叶、一侧肺甚至两侧肺的肺泡内气体积聚增多，肺体积增大，发生肺气肿。

若肺泡过度膨胀，随之产生肺泡壁毛细血管床受压，血液供应障碍和（或）并发感染，造成肺泡壁破裂融合形成肺大疱，肺大疱失去正常肺泡的氧合作用。

**1. 局限性阻塞性肺气肿** 由较大直径气道部分性阻塞而致，阻塞性肺气肿的部位和范围取决于气道阻塞的部位。其可表现为双肺、一侧肺、一个肺叶或一个肺段的局限性肺气肿，胸部X线片或CT表现为：肺气肿区域的肺透明度增加，肺纹理稀疏，范围大的肺气肿还可见纵隔与膈肌的推压移位（图4-10）。多排CT或C臂CT既可直接显示气道狭窄部位与区域，又可显示狭窄区域的原发病变，还可进行气道的管径测量和三维结构重组，为内支架介入治疗气道狭窄提供充足的临床资料。

常见原因：①大气道狭窄：喉部、气管、气管隆突、主支气管、叶支气管或段支气管阻塞。见于肿瘤、异物、软骨软化、气管壁瘢痕、血管环、迷走血管、气管支气管手术后、剑鞘状气管等，导致腔内狭窄、腔外压迫性狭窄、腔内异物性狭窄、管壁瘢痕增生性狭窄或管壁环状软骨软化塌陷狭窄等。②肺部病变：大疱性肺气肿，见于脊柱后凸或侧凸畸形、囊性纤维变性、过度吸气运动员（吹号手）、一侧肺动脉闭塞、单侧透明肺综合征等。

**2. 慢性弥漫性阻塞性肺气肿** 由细小支气管弥漫性阻塞而致。因双肺末梢细支气管的炎症或痉挛发生活瓣作用，产生双肺广泛弥漫性肺气肿。胸部X线或CT表现为：双肺野透明度增加，肺纹理稀疏变细，肺野中外带肺纹理消失，近肺

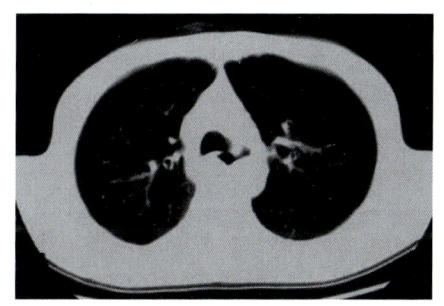

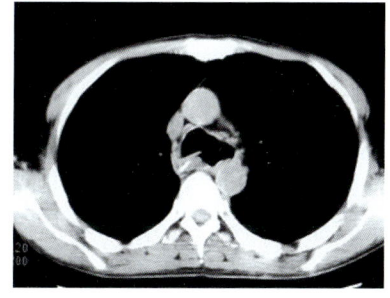

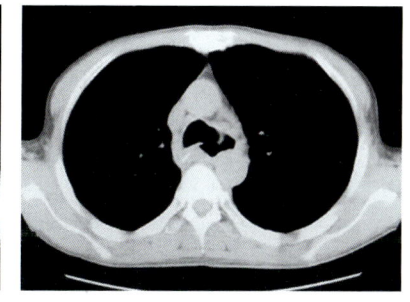

▲ 图4-8 固定窗宽、不同窗位的胸部CT，显示人为调节后气管管径的改变

▲ 图 4-9 肺气肿模式

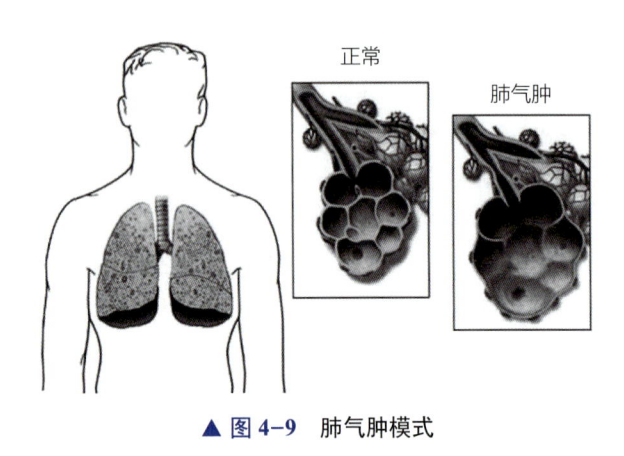

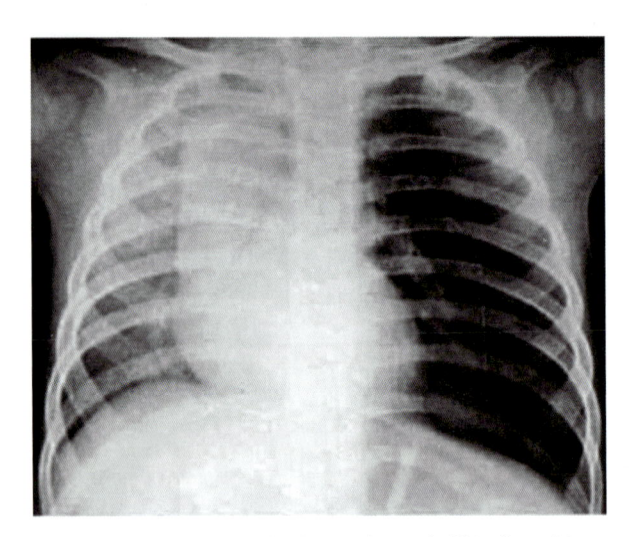

▲ 图 4-10 单侧肺气肿（非金属支气管异物所致）

门处肺纹理增粗，胸廓前后径加大，呈桶状，心影居中而狭长，气管左右径缩小而前后径加大，呈剑鞘状气管。

**3. 代偿性肺气肿** 属于局限性非阻塞性肺气肿，由于一部分肺组织纤维化或不张，或手术切除后，胸廓的空腔容积相对增大，剩余肺组织过度膨胀以代偿和充填失去肺组织体积的胸廓空腔。这时胸膜腔负压加大，引起肺组织过度膨胀，主要是肺泡膨大，肺泡壁结构完整（图4-11）。代偿性肺气肿的范围与程度取决于肺切除或肺萎缩的范围，若一侧肺切除或肺萎缩，对侧肺可完全性代偿肺气肿。一侧肺完全性过度膨胀，可从前纵隔膨胀到对侧形成纵隔疝。CT显示发生肺气肿的肺组织透亮度增高，肺纹理稀疏，与正常肺组织对比易于识别。

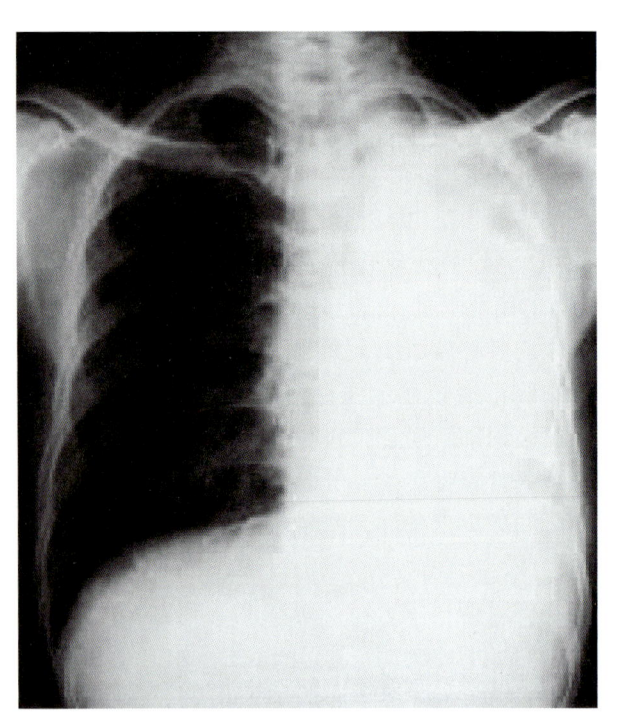

▲ 图 4-11 代偿性肺气肿

**4. 间质性肺气肿** 因剧烈的咳嗽或刺激性呛咳导致支气管或肺泡破裂，空气由主支气管和肺泡进入肺间质而引起。进入肺间质的气体可沿着支气管与血管周围的间隙经肺门进入纵隔产生纵隔积气，沿血管进入心包产生心包积气。纵隔积气向胸骨切迹上方的皮下蔓延，形成皮下积气，进而向多个方向扩散，形成颈部、胸部、背部两臂和躯干的皮下积气。严重的纵隔和心包积气若引起纵隔压力升高，压迫气管或大血管可危及生命。

剧烈咳嗽或严重的大气管阻塞性呼吸困难致气管或主支气管破裂，气体也可直接进入纵隔并向胸部、背部软组织蔓延，形成广泛的纵隔与皮下积气或皮下气肿。胸部穿刺、气管切开、甲状腺切除、胸部外伤、气管内支架置入与取出，也可导致气管破裂，形成纵隔和（或）皮下积气。

皮下积气时快速出现的局部肿胀和按压皮肤有特殊样"握雪感"，有助于诊断，胸部X线片和CT显示皮下和肌肉组织间隙多发条带样气体样低密度阴影，是独一无二的征象。

### (二）肺不张

肺不张（atelectasis）指肺内部分或完全无气、不能膨胀而导致的肺体积缩小状态。肺不张可由支气管完全阻塞、肺外压迫、呼吸无力或呼吸局部受约束等引起。胸部 X 线片和螺旋 CT 表现为相应肺野区域一个肺段、肺叶或一侧肺叶的密度增高与体积缩小（图 4-12），CT 断层图像显示支气管内气体存在的含气支气管征，纵隔或膈肌被不张肺牵拉移位。

**1. 阻塞性肺不张** 阻塞性肺不张（obstructive atelectasis）是支气管完全阻塞的后果，可用介入放射学的气管内支架技术治疗。支气管完全阻塞后 18～24h，肺泡内气体被血液循环吸收而消失，肺组织萎缩，肺泡结构塌陷，肺泡内产生一定量渗出液，肺组织密度增高。较短时期的阻塞性肺不张肺泡内气体消失，而肺间质组织中的毛细血管床和细小动脉代偿性扩张，此时螺旋 CT 动态增强可见不张的肺组织在肺动脉期明显均匀强化，表示肺组织结构完整，即不张肺组织在解除支气管阻塞后有恢复膨胀的可能性，此时间窗若开通支气管阻塞，不张的肺组织可完全膨胀恢复正常。长期的慢性肺不张，肺泡组织和间质结构破坏、肺纤维化而永久萎缩，CT 增强显示不张的肺组织不均匀强化或不发生强化，说明不张肺组织结构破坏，已无必要再开通阻塞的支气管，即便开通阻塞的支气管，阻塞区的肺组织也不可能再恢复正常。

肺不张的临床表现取决于多种因素，大叶性肺不张、多叶肺不张和一侧肺不张，如果发病缓慢，也没有并发感染，几乎没有症状，在进行胸部 X 线片或 CT 检查时偶然发现，表现为相应肺野区域一个肺段、肺叶或一侧肺叶的密度增高与体积缩小，CT 断层图像显示支气管内气体存在的含气支气管征，纵隔或膈肌被不张肺牵拉移位（图 4-13）。急性肺不张，若一处大气道（如一侧主支气管）阻塞产生大面积肺不张，可发生缺氧，出现胸闷、气急、呼吸困难、发绀和心动过速等症状，严重者呼吸和（或）循环衰竭。

CT 还可直接显示气道的阻塞部位与范围，测量气道的相关直径与长度，个体化设计与制作气道内支架，置入气道内支架，以解除气道狭窄与阻塞。CT 常用于主支气管、叶支气管或段支气管阻塞，如肿瘤、异物、瘢痕、软骨变性或外伤支气管断裂等。

阻塞性肺不张需要与肺部病变引起的肺组织实性变相鉴别，后者常见吸入性肺炎、肺挫伤、大叶性肺炎、肺动脉栓塞、肺脓肿、胃酸腐蚀性肺炎、嗜酸性粒细胞性肺炎、放射性肺炎、儿童肺扭转、肺纤维变性等。

**2. 压迫性肺不张** 指疾病侧胸部存在较多量的积液、积气或较大肿块，压迫邻近的肺段、肺叶或一侧肺，使其不能充气膨胀而引起肺不张。

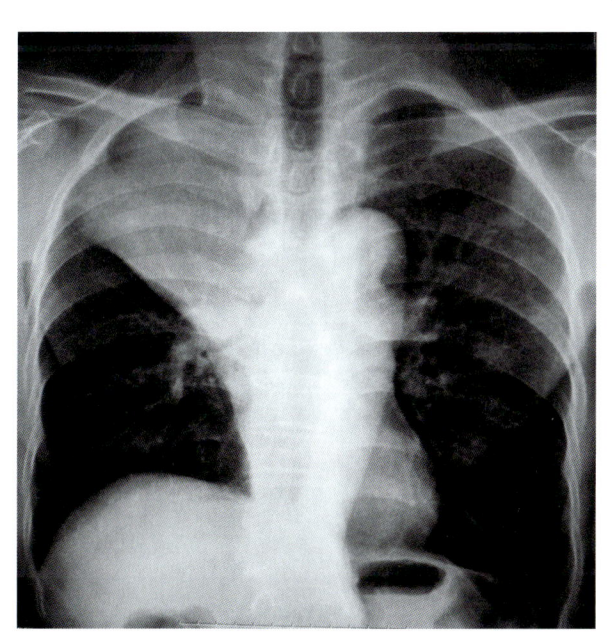

▲ 图 4-12 右肺上叶肺不张

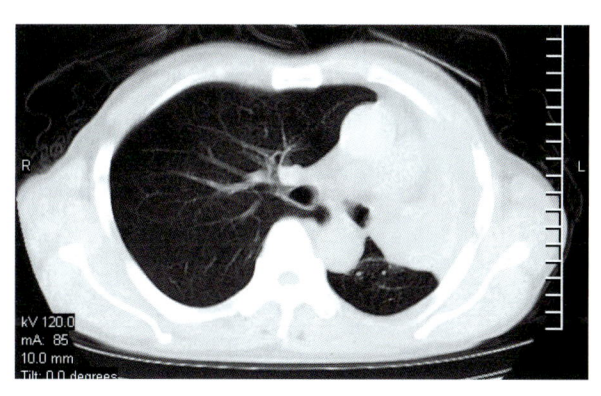

▲ 图 4-13 左肺上叶阻塞性肺不张

压迫性肺不张以部分性肺不张（也称不完全性肺不张，临床称肺膨胀不全）为多见。自发性气胸和人工气胸引起的肺不张无论胸部 X 线片或 CT 均易于辨认，胸腔积液或肿块压迫引起的肺不张常规 X 线片不易识别，但胸部 CT 易于显示和诊断。

各种原因（如大量腹水）引起的腹部压力增高，或膈下病变、肝脏介入栓塞、脾脏部分性栓塞治疗等影响膈肌运动，膈肌明显上升使肺底部受压，肺底部肺组织充气不良，产生部分性肺不张，多表现为盘状肺不张。CT 显示为邻近膈肌区域的局限性、部分性肺不张，往往无特殊症状，时间长者也可合并感染（图 4-14）。

**3. 约制性肺不张** 指胸膜严重肥厚或胸壁固定或肺组织失去弹力，呼吸受限，吸气时肺组织进入的气体减少，肺膨胀不全引起的部分性肺不张。多由胸膜炎大量胸腔积液、胸部外伤胸腔积血等原因引起肺膨胀不全，同时胸膜腔大量渗出和纤维组织增生，胸膜肥厚和（或）胸壁塌陷，肺组织长期处于萎缩或膨胀不全状态。胸部 X 线片与 CT 显示胸膜肥厚、胸廓塌陷，其中的肺组织膨胀不全，肺野密度增高，肺纹理增多而密集。

**4. 无力性肺不张** 主要见于新生儿，正常胎儿出生时尚有部分肺泡未充气，生后几天内不断哭泣，随呼吸幅度加大而逐渐充气膨胀达到正常状态。若胎儿出生后呼吸无力（如早产儿），那些出生后还没有充气的肺泡不能正常充气，由此造成的肺不张即为无力性肺不张。其表现为散在、多累及两侧肺段、肺叶的小叶性肺不张，呈现为双侧肺野内弥漫性分布、粟粒性或颗粒状的模糊阴影，密集性病变时充气不全的肺野如毛玻璃状，其内可见含气支气管征。该病需要与粟粒性肺炎和粟粒性肺出血区分，后两种病变极少见到含气支气管征。

### （三）气管支气管狭窄

超过正常限度的管腔持续性缩小称为管腔狭窄，反之超过正常限度的管腔持续性增大称为管腔扩张。人体生理腔道的直径具有较大的变化性和代偿性，气管各处的直径和横断面积不同，个体差异较大。

**1. 正常气管支气管的解剖学径线** 正常气管支气管解剖学径线多数来源于尸体解剖数值，尸体与活体对比，数据偏小。活体气管支气管内腔径线在不同的呼吸状态下会有变化，吸气末径线略大于呼气末，故而解剖学径线测量仅是一个相对数据，个体之间存在较大差异，科学的数据测量应是个体化的。即人体不同于标准化的机器设备，现代机械设备的各个部件都是恒定的标准件，而人体器官却都是差异巨大的变异体。

(1) 鼻孔径线：鼻孔多数为类圆形（圆形、卵圆形或椭圆形），两侧对称，前后径为 $(18 \pm 6.4)$ mm，左右径为 $(15.6 \pm 4)$ mm，男女差异不大。

(2) 喉腔径线：喉前庭为类圆形腔，男性直径为 $(18.8 \pm 3.5)$ mm，女性直径为 $(16.3 \pm 1.8)$ mm。喉中间腔是气道中最狭窄的区域，为前后狭长的裂隙，男性喉中间腔长 $(3.5 \pm 1.5)$ mm，女性长 $(4.4 \pm 2.0)$ mm。声门下腔为水滴状的类圆形，自声门向下逐渐扩大，其前后径与气管直径类似，其横径至下缘才扩大至与气管直径类似，男性前后径为 $(16.5 \pm 2.9)$ mm，女性为 $(13.5 \pm 1.3)$ mm；男性横径为 $(15.4 \pm 2.7)$ mm，女性为 $(12.2 \pm 2.1)$ mm。

(3) 气管径线：男性气管长度为 $(103 \pm 8.9)$ mm，女性为 $(97.1 \pm 6.6)$ mm；气管形状多数为 C 形或马蹄铁形，男性横径内腔为 16.5mm，矢状径内腔为 15mm；女性横径内腔为 13.6mm，矢状径内腔为 12.6mm。解剖径线测量低于活体 CT 测量

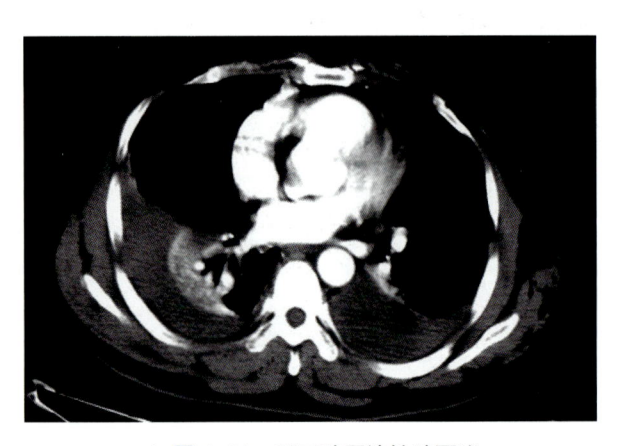

▲ 图 4-14　双下肺压迫性肺不张

结果。

(4) 左主支气管径线：男性长度为（48±4.8）mm，女性为（45±5.5）mm；男性横径为 11.2mm，女性为 9.3mm；男性矢状径为 9.3mm，女性为 7.5mm。

(5) 右主支气管径线：男性长度为（21±4.8）mm，女性为（19±3.2）mm；男性横径为 15.1mm，女性为 13.1mm；男性矢状径为 14.1mm，女性为 9.3mm。

(6) 主支气管偏斜度：男性左主支气管偏斜度（与中线间夹角）为 44.7°±8.7°，女性为 43.0°±7.8°；男性右主支气管偏斜度为 34.8°±8.1°，女性为 36.2°±4.6°。

(7) 主支气管交角：为左右主支气管的交角，男性为 79.5°±13.6°，女性为 79.2°±9.7°。

**2. 气管支气管狭窄** 若气管支气管狭窄，影响到呼吸的通气功能时，临床可出现气急、呼吸困难、发绀或心律失常等症状，严重者可窒息死亡，病理学可出现阻塞性肺气肿、阻塞性肺炎或阻塞性肺不张改变。由于个体差异和测量误差，气管支气管狭窄达到什么程度可导致气急或呼吸困难症状，达到如何严重的水平才会出现阻塞性肺气肿或阻塞性肺炎，国内外缺乏研究。

大量临床观察发现，一定程度（如 50%）的气管狭窄可毫无感觉和症状，尤其缓慢出现的气管狭窄，患者对狭窄的耐受度更大。例如，两侧鼻孔以棉球完全堵塞一侧，并不出现气急、呼吸困难等症状，仅能称为呼吸不适。故而当临床观察到气急和呼吸困难症状时，反映气管狭窄已达相当严重的程度。

气管内腔狭窄和狭窄的危害，越来越受到临床重视。

(1) 气管支气管肿瘤性狭窄：呼吸道黏膜发生的各种上皮源肿瘤，如腺瘤、腺癌、鳞状细胞癌等，向气管支气管内腔内生长，形成管腔内占位直接充填气管，导致气管支气管狭窄，阻塞通气功能。X 线片不易于发现，但 CT 检查可见管腔内类圆形的软组织肿块，气管管腔严重狭窄（图 4-15）。呼吸道管壁发生的各种间质类肿瘤如平滑肌肿瘤，可向管腔内外生长，向腔内生长充填管腔，导致气管狭窄，影响通气功能。CT 显示气管管壁增厚、管腔偏心性狭窄，严重者管腔呈缝隙状（图 4-16）。

临床最常见的气管支气管肿瘤性狭窄原因是邻近肿瘤（甲状腺与胸腺）或转移瘤（肺癌与食管癌等）压迫气管引起的外压性气管狭窄。纵隔淋巴结分布最集中的区域是气管下端、气管隆突和左右主支气管开口周围，肺癌、食管癌、胸腺癌、贲门癌与胃癌等肿瘤晚期发生纵隔淋巴结转移，集中在气管隆突周围，即气管和双侧主支气

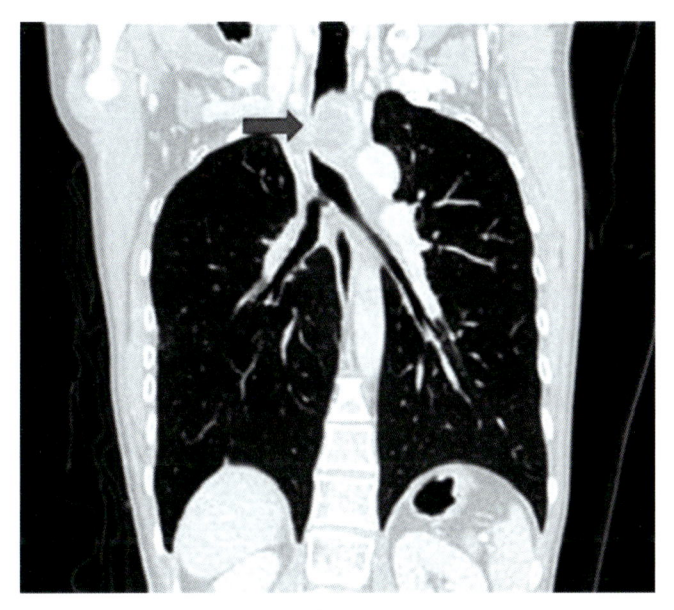

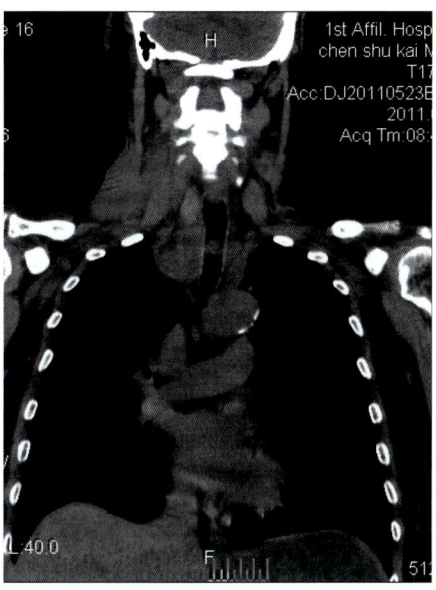

▲ 图 4-15 主支气管腔内肿瘤占位，气管管腔缝隙状狭窄

管交叉的三叉口区域，纵隔淋巴结肿大，直接压迫气管下段、气管隆突和主支气管，导致三叉口区气管复合性狭窄，传统治疗方法棘手（图4-17）。Y形一体化气管自膨胀式金属内支架与介入置入技术的发明，为气管复合性狭窄治疗带来福音。

(2) 气管支气管瘢痕性狭窄：呼吸道损伤、炎症等继发性大量纤维结缔组织增生，瘢痕组织收缩，导致气管管腔狭窄，可见于气管切开术后继发性纤维结缔组织过度增生、长期气管插管后内膜和（或）管壁损伤继发纤维结缔组织过度增生、气管外伤（如自缢、烧伤）、内膜结核或手术后继发性纤维结缔组织过度增生。患者多具备典型的气管炎症或外伤病史，胸部CT显示气管管腔局限性不规则狭窄，伴或不伴管壁的局限性增厚（图4-18）。

(3) 气管支气管软骨性狭窄：各种原因导致气管环状软骨破坏，气管失去软骨环的支撑作用而塌陷，有些情况下还伴有纤维结缔组织过度增生。气管软骨性狭窄分为局限性狭窄或广泛性狭窄（图4-19）。气管切开方法不当导致多个软骨环被切断，长期气管插管时，气囊充气压力过高或时间过长使局部软骨环变性，外伤（如自缢、烧伤）损伤软骨环，放射治疗软骨环变性等表现为气管局限性狭窄；气管支气管内膜结核、淀粉样变性、复发性多软骨炎、成骨性气管病等表现为气管支气管多发性狭窄。胸部X线片显示气管如同肠管一样随呼吸蠕动样变化，CT显示气管

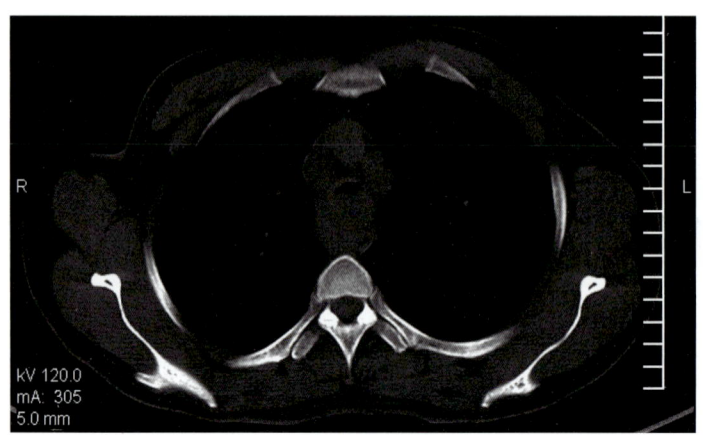

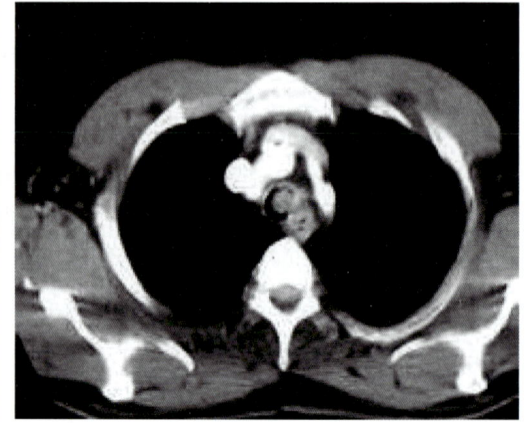

▲ 图 4-16 气管管壁增厚，气管管腔偏心性狭窄

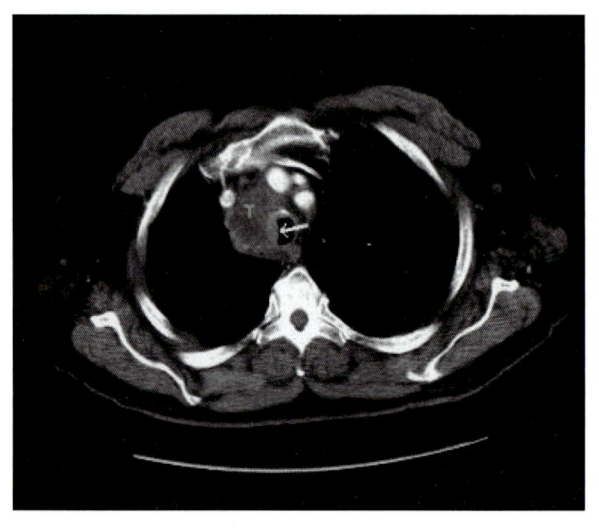

▲ 图 4-17 纵隔广泛性淋巴结肿大，压迫隆突

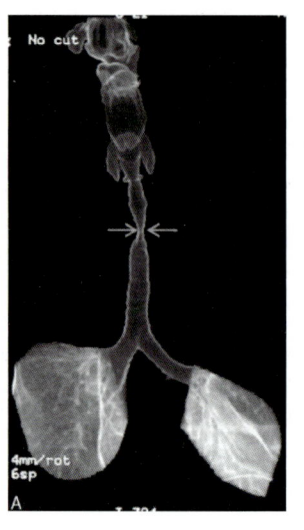

▲ 图 4-18 气管瘢痕性狭窄

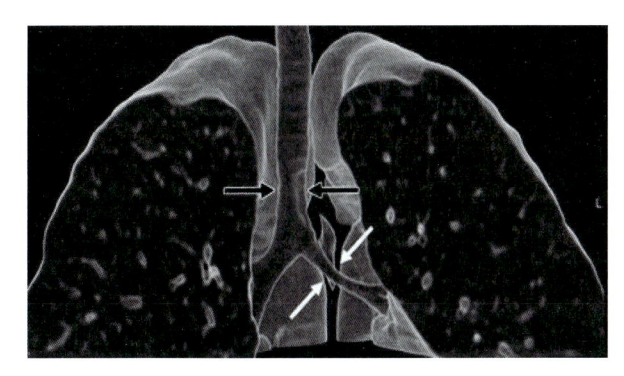

▲ 图 4-19 气管、支气管软骨性狭窄

支气管变形和狭窄。

(4) 气管支气管炎症性狭窄：炎症尤其是化脓性感染，如咽后壁脓肿、咽周间隙脓肿、急性喉炎、白喉、化脓性纵隔炎、内膜结核等，导致气管内膜或管壁全层炎性水肿，管腔狭窄而通气困难。气管内支架置入后造成局部炎症刺激，反应性内皮细胞过度增生，引起内支架两端气管狭窄或再狭窄。

(5) 气管支气管先天性狭窄：发育不良，出现气管或支气管局限性狭窄（图 4-20），广泛性的严重气管狭窄胎儿，出生后难以成活，临床不易见到。气管狭窄可合并食管狭窄或气管食管瘘。

### (四) 气管支气管瘘

生理性腔道（消化道、呼吸道、泌尿生殖道等）的管壁破裂，腔道破口通过一个或多个管道与邻近脏器或体表相通形成瘘。瘘有内口、瘘管（或窦道）和外口三部分结构组成。瘘的形成可引起正常生理腔道内的内容物向外溢出（胃瘘、肛瘘），污染邻近器官或皮肤，或影响正常生理腔道的生理功能（呼吸道瘘、阴道瘘），导致相应疾病。

呼吸道是一个具有一定负压和压力的特殊生理腔道。气管借喉口与咽腔相通，咽腔又借口腔和鼻腔与体表外界相通。尽管气管是一个与外界相通的管腔，但口腔、会厌、室襞与声襞可生理性关闭，形成一个密闭的气管腔，以维持气管必要的生理性负压或正压变化。若气管支气管出现漏或瘘，失去必要的生理性负压或正压，会影响正常呼吸功能，导致呼吸困难，重者呼吸不能，危及生命。

**1. 气管支气管食管瘘（食管气管瘘）** 食管与喉腔、气管、气管隆突和左主支气管毗邻，食管病变尤其食管癌可导致食管与气管支气管的沟通形成瘘。口腔经常有唾液咽下或食水经过食管入胃，若食管与气管形成瘘，食管内容物可经瘘管溢出至气管，引起刺激性呛咳等一系列症状并导致肺部顽固性感染。进展期食管癌可直接破坏食管壁与气管壁形成瘘；食管癌放射治疗可导致食管壁与气管壁损伤形成瘘；食管癌动脉灌注化疗可因肿瘤坏死过快、正常组织修复不及形成瘘；食管癌手术治疗损伤气管壁可形成瘘；食管癌手术后肿瘤复发可破坏气管壁形成瘘；食管或气管置入内支架不当可继发形成瘘；内镜、手术、介入、微创等损伤也可形成瘘。数字食管动态造影可见对比剂经食管瘘口溢入气管的典型征象，纤维内镜（胃镜或气管镜）可直接显示瘘口，胸部螺旋 CT 可直接显示瘘口与瘘管（图 4-21）。

**2. 气管支气管纵隔瘘** 剧烈呛咳、胸部手术、气管镜检查与治疗、气管内支架置入与取出、放射治疗、车祸外伤等可导致气管破裂，形成气管纵隔瘘，严重者并发纵隔气肿、纵隔炎或纵隔脓肿。根据瘘口部位不同分为气管纵隔瘘、气管隆突纵隔瘘、左主支气管纵隔瘘、右主支气管纵隔瘘和叶支气管瘘等。纤维支气管镜可直接显示瘘口，胸部螺旋 CT 可直接显示瘘口与瘘管。若气管纵隔瘘没有合并纵隔气肿、纵隔炎等，无

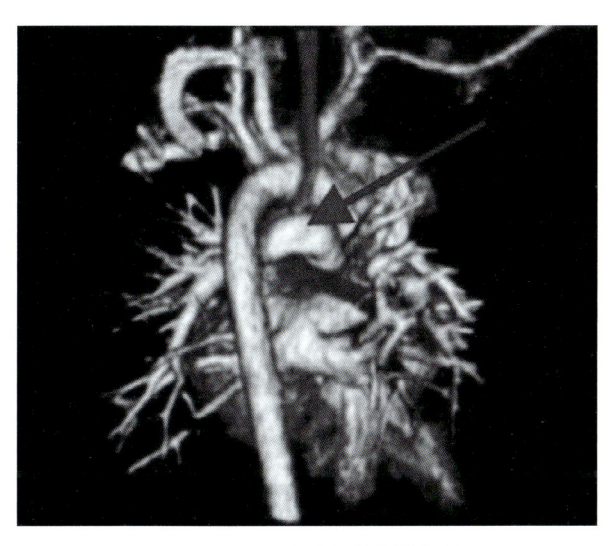

▲ 图 4-20 畸形血管压迫气管

明显临床表现（图4-22）。

**3. 气管颈部瘘** 气管切开可造成人为的气管颈部瘘，若气管切开完成治疗作用后，拔除气管套管，气管切开口和皮下通道可自行愈合。外伤、放射治疗等引起的气管颈部瘘不易自行愈合。气体进出的典型外观和临床表现易于诊断，颈部螺旋CT可直接显示皮肤瘘口和瘘管与气管相通。

**4. 气管支气管胃瘘（胸腔胃气管支气管瘘）** 正常胃位于腹部，与气管距离甚远，两者之间无法相通。现代食管癌手术治疗流行食管广泛切除，胃上提胸腔走行于后纵隔的食管床区，在主动脉弓上方或颈部与食管相吻合，形成胸腔胃。胸腔胃与气管、气管隆突和主支气管相互邻接，因手术后出血、渗出、炎症、纤维组织增生和机化，胸腔胃前壁与气管后壁融合为一体。若胃壁穿透性溃疡、胃壁缺血坏死、局部感染或因可疑食管癌手术后残留而放射治疗等，胃壁与气管壁同时或先后穿孔，形成胸腔胃气管支气管瘘。根据瘘口部位不同分为胸腔胃气管瘘、胸腔胃气管隆突瘘、胸腔胃左主支气管瘘、胸腔胃右主支气管瘘、胸腔胃中间支气管瘘和胸腔胃叶支气管瘘等。

胸腔胃气管支气管瘘表现为典型的"卧位烧灼样刺激性呛咳"，可称为"卧位烧灼样刺激呛咳综合征"。呛咳呈现为强烈的烈火烧灼般、剧烈的刺激性，几乎难以忍受和停止，平卧位加重，坐立位减轻，与进食关系不大。诊断首选纤维胃镜，在胸腔胃内可看到胃壁的穿透性溃疡，通过溃疡可看到环状软骨图像；胸部螺旋CT能直接显示胸腔胃与气管、隆突或主支气管相互沟通的瘘口与瘘管（图4-23），征象直观，易于识别和诊断。肺部可合并大叶性肺炎样的损伤改变。

**5. 支气管胸膜腔瘘（支气管残端瘘）** 该瘘

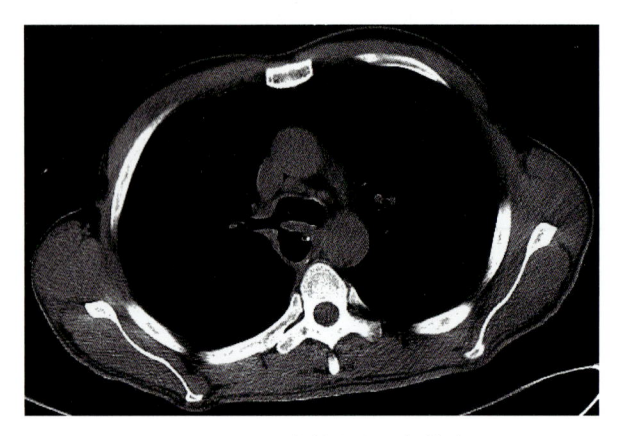

▲ 图4-21 食管右主支气管瘘

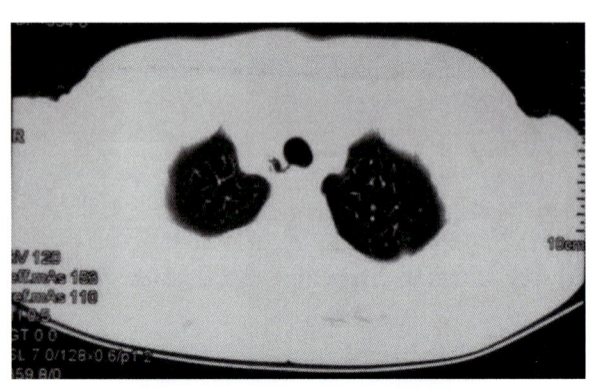

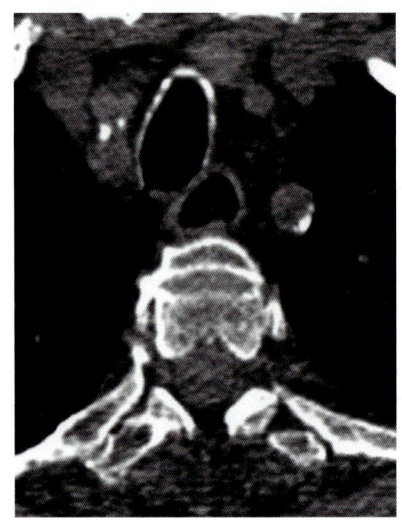

▲ 图4-22 气管纵隔瘘

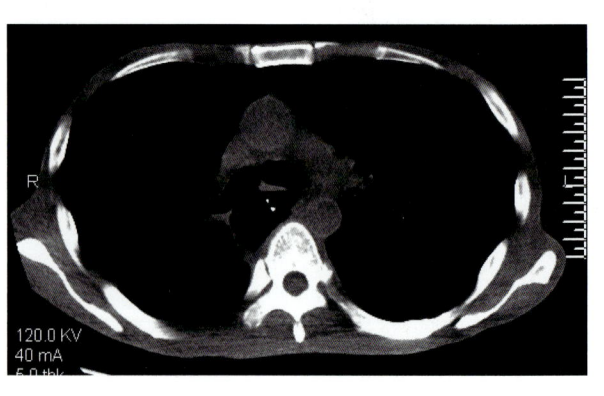

▲ 图4-23 胸腔胃气管瘘

是外科手术切除肺叶和肺肿瘤消融后，最常见、最严重、最棘手的并发症。肺叶手术切除后，末端或残端缝合不佳、局部缺血、局部炎症感染、局部肿瘤复发等多种原因，导致支气管残端与胸膜腔相互沟通，形成支气管胸膜腔瘘。根据瘘口部位不同，分为气管隆突胸膜腔瘘（残端瘘）、主支气管胸膜腔瘘（残端瘘）、中间支气管胸膜腔瘘（残端瘘）和叶支气管胸膜腔瘘（残端瘘）等。支气管胸膜腔瘘形成后，大量气管内含有细菌的分泌物进入胸膜腔，形成顽固性胸膜腔化脓性感染，加剧瘘的发展；瘘形成后，与胸膜腔相沟通，难以维持呼吸道内的负压，影响有效呼吸，导致缺氧和呼吸困难。

手术后胸膜腔引流瓶内有大量脓痰样分泌物不断地排出，咳嗽或用力呼气时胸膜腔负压引流瓶内有气泡冒出，强烈提示发生支气管残端胸膜腔瘘。纤维支气管镜可以直接观察到支气管残端的瘘口。胸部螺旋CT直接显示支气管残端与胸膜残腔相沟通的征象（图4-24）。

### 三、气管支气管病变径线的影像学测量与测算

各级气管的形状与直径（或内径）变化巨大，如外鼻孔形状可呈三角形、椭圆形、类圆形或圆形，气管形状可呈马蹄形、椭圆形、类圆形或扁平的剑鞘状。各处气管不仅形状各异，而且不同个体之间的气管内径变化巨大，至今国内外缺乏气管直径的正常测量标准，也没有相关的方程式或回归方程可推算气管正常直径。不同个体的气管内径应该个体化测量，若行球囊扩张治疗或置入气管内支架治疗气管狭窄，必须根据目标个体的具体气管测量指标，个体化选择球囊或内支架直径和规格。

既往以胸部正侧位X线片的气管内气体负影测量气管与主支气管直径，但需要校正放大率，加之X线片图像模糊，不易确定气管的准确边缘，所得数据误差较大，临床多数不再采用。传统普通胸部CT为非连续性的间断扫描（依次扫描10mm厚度、间隔5mm厚度），扫描时间长，一次吸气无法完成全胸部扫描，其间患者还需要换气一次，换气期间很难保持呼吸幅度的完全一致性，测量的气管形态尤其是病变气管如狭窄或瘘有可能被遗漏掉；普通CT也无法进行后续的特殊处理，如三维重组、冠状位成像或矢状位成像等，普通CT无论测量气管内径或诊断气管病变都不准确，不主张用于气管疾病。

胸部MSCT为无间断的连续性扫描或容积扫描，完全克服了普通CT间断扫描和呼吸幅度不一致的层面遗漏问题。MSCT扫描速度快，一次闭气即可完成全胸部扫描，扫描后可进行任意的后处理，如各种断层图像重组和三维重组。MSCT是诊断气管病变、测量气管径线的最理想技术。

新近与DSA功能一体化的C臂CT或平板CT是当今在介入领域广泛推荐的多功能DSA与

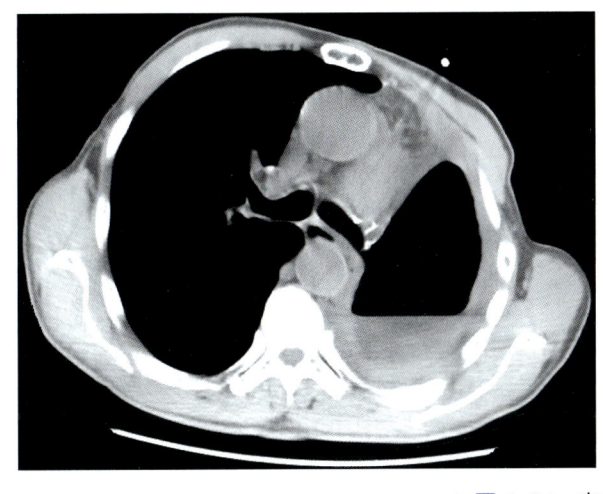

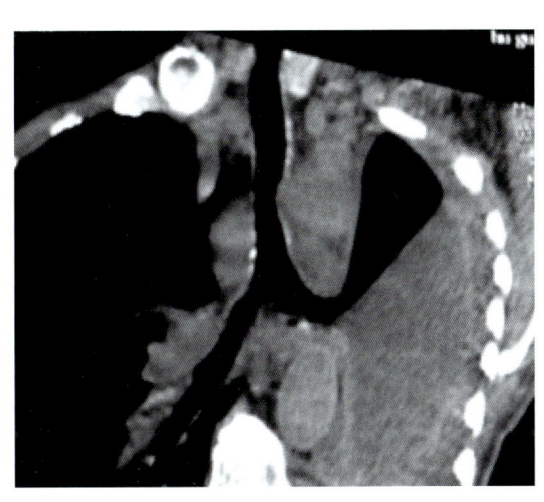

▲ 图4-24 支气管残端瘘

数字平板断层图像重组技术的融合设备，已有不少应用于气管病变诊断、气管测量和气管内支架置入随访观察的成功经验，可一次性完成气管测量、气管病变诊断和气管内支架置入等。

### （一）气管支气管内径测量

人体各个器官的内径，无论动脉或静脉血管，或非血管性的生理腔道如消化道、呼吸道等，内径均变异巨大，很难有一个正常值作参照标准，也缺乏一个相关的可推测标准，只能个体化测量。测量气管、主支气管、中间支气管和各叶支气管的横径与矢状径，以进行介入治疗，如球囊扩张成形或内支架置入治疗。

气管形态随呼吸状态不同而变化，青壮年健康人平静吸气时气管横断面近似圆形，前后径与左右径几乎相等，呼气时前后径缩小变化为肾形或 C 形，用力呼气和咳嗽时，形态变化更大。老年人或肺气肿者气管前后径加大，左右径变小，其横断面近似剑鞘状。气管内径可能是人体器官中变化最大的径线，个体差异极大（解剖学文献中，成年男女气管内横径变化在 9.5~22.0mm，内矢状径变化在 8.0~22.5mm）。

**1. 气管支气管内径测量的窗口技术**　大多数关于 CT 的著作中都推荐胸部 CT 肺窗窗宽为 1000HU，窗位为 -700HU，纵隔窗窗宽为 400HU，窗位为 50HU。这不利于观察纵隔内软组织结构，尤其是气管支气管。消瘦患者的纵隔缺乏脂肪组织等软组织包绕，双侧主支气管甚至气管隆突和气管下端与肺组织直接相邻，纵隔窗的窗位定在 50HU 时，下端气管、气管隆突和双侧主支气管与肺组织一样呈黑色而无法辨认，也无法确认这些气管的准确边缘，既无法观察气管的整体结构，也无法进行准确测量。

**2. 气管测量的窗口条件**　一般气管径线测量使用胸部 CT 的纵隔窗，我们推荐完全兼容纵隔内各种结构并能够清晰显示各种结构边界，可准确划定气管边缘的改良纵隔窗口条件，即窗宽依然为 400HU，而窗位为 -100~-50HU。因为这一窗位的 CT 值近似于脂肪组织，姑且称其为纵隔脂肪窗或改良的纵隔窗（图 4-25）。

**3. 气管内径测量**　自声门裂平面至环状软骨下缘的区域是声门下腔，声门下腔上部扁窄，向下逐渐扩大成圆锥形，延续至气管 C 形形态，正常气管全程管腔大小形态一致，基本上沿人体长轴在后纵隔自上而下垂直走行，与轴位 CT 图像相互垂直，轴位 CT 图像上气管影像的失真度最小，可真实反映气管形态与大小。

(1) C 形气管内径测量：C 形气管形态或称为马蹄铁形气管形态，这是青少年和成人的正常气管形态，只要没有慢性肺部病变、长期咳嗽或哮喘病史，人体的正常气管均为 C 形或马蹄铁形。气管环状软骨呈 C 形支撑着气管的两侧和前部，后部为纤维膜部，呈平直状（或轻微内凹），连接着环状软骨的两端，构成气管断面的 C 形外观。随着年龄增长或有长期抽烟肺气肿病史者，原本平直的气管后壁纤维膜会逐渐向后凸起，气管断面向类圆形演变而接近椭圆形。测量 C 形气管前后径与横径基本相等，或前后径略为大于横径（图 4-26）。

对于 C 形气管，以测量前后径或横径的最大值为气管内径，依此内径值作为气管介入治疗，如球囊扩张成形术或内支架置入术的参照指标。

对于局限性气管环形瘢痕性狭窄，以等于或

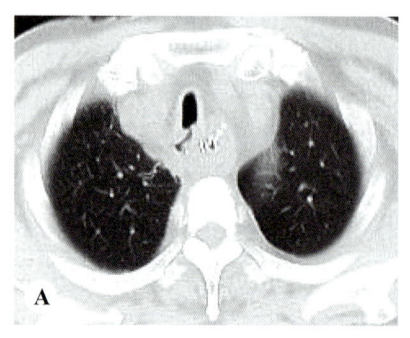

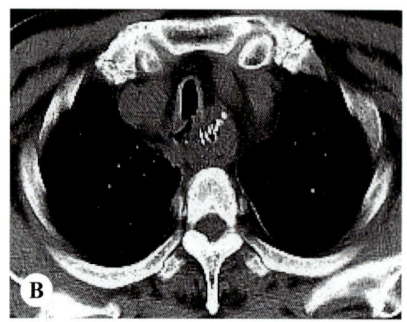

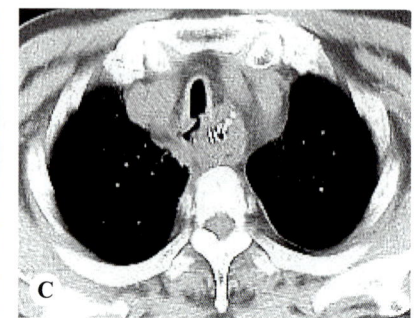

▲ 图 4-25　常规肺窗（A）、纵隔窗（B）、纵隔脂肪窗（C）对比显示气管与纵隔情况

大于此内径10%的标准选择球囊直径，对气管狭窄进行扩张成形治疗。

对于气管节段性瘢痕性狭窄，以等于或大于测量内径10%~15%的直径标准选择覆膜或部分覆膜内支架，进行可回收性气管内支架置入治疗。

对于气管恶性节段性狭窄，若为气管腔外病变压迫性狭窄，以等于或大于测量内径10%~15%的直径标准选择普通的气管裸支架，进行气管内支架置入治疗；若为管壁或管腔内病变，以等于或大于测量内径10%~15%的直径标准选择覆膜或部分覆膜内支架，进行气管覆膜内支架置入治疗。

对于气管破裂、气管穿孔、各种气管瘘（气管纵隔瘘、气管食管瘘、胸腔胃气管瘘等），以大于测量内径20%~40%的直径标准选择覆膜或部分覆膜内支架，进行气管内可回收性覆膜内支架置入治疗。

(2) 椭圆形气管内径测量：由C形气管逐渐演变而来，原本平直的气管后壁纤维膜向后方膨隆突出。椭圆形气管可能因长期气管内压增高或慢性咳嗽胸膜腔压力增高、轻度肺气肿等，见于高龄正常人、长期抽烟的成年人或慢性咳嗽与哮喘者。椭圆形气管的前后径因后壁纤维膜的后突而明显大于横径（至少20%以上）（图4-27）。

对于椭圆形气管形态，以测量内腔前后径数值为气管内径，依此内径值作为气管介入治疗的参照指标。

若椭圆形气管发生局限性气管环形瘢痕性狭窄，以等于或略小于此内径10%的标准选择球囊直径，对气管狭窄处进行扩张成形治疗。

若椭圆形气管发生节段性瘢痕性狭窄，以等于或大于测量内径5%~10%的直径标准，选择覆膜或部分覆膜内支架，进行可回收性气管内支架置入治疗。

椭圆形气管发生恶性节段性狭窄，若为气管腔外病变压迫性狭窄，以等于或大于测量内径5%~10%的直径标准，选择普通裸支架进行气管内支架置入治疗；若为管壁或管腔内病变，以等于或大于测量内径5%~10%的直径标准，选择覆膜或部分覆膜内支架，进行气管内覆膜内支架置入治疗。

对于气管破裂、气管穿孔、各种气管瘘（气管纵隔瘘、气管食管瘘、胸腔胃气管瘘等），以大于测量内径20%~40%的直径标准，选择覆膜或部分覆膜内支架，进行气管内可回收性覆膜内支架置入治疗。

(3) 剑鞘状气管内径测量：正常C形气管在病变情况下会逐渐演变为椭圆形，若长期慢性咳嗽、两肺严重肺气肿或胸膜腔压力增高，椭圆形气管将逐渐演变为剑鞘状。此时气管横径明显变窄，而前后径明显加大，气管形态如同扁椭圆状或剑鞘状，更严重时气管腔呈现为一个前后狭长的裂隙状（图4-28）。

对于剑鞘状气管形态，其最大前后径和最大横径都易于测量，但是无论测量的内腔前后径值或横径值，都难以反映气管内腔的真实大小。进行气管介入治疗时合理地选择扩张球囊直径或内

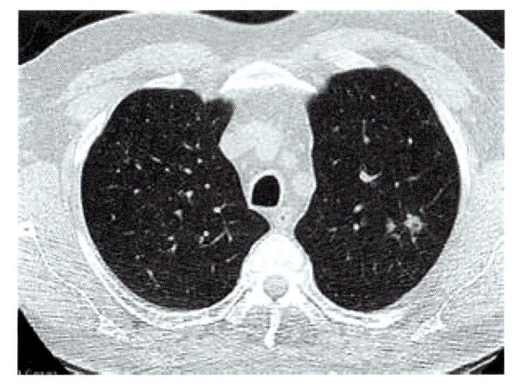

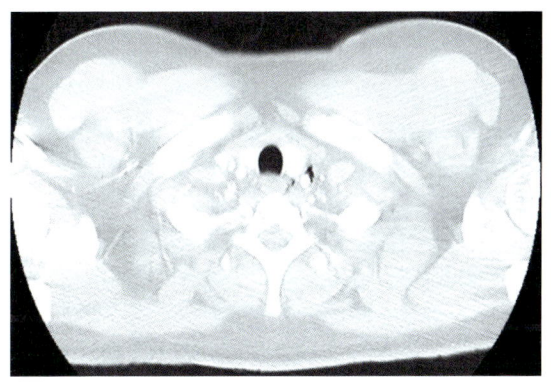

▲ 图4-26 C形气管

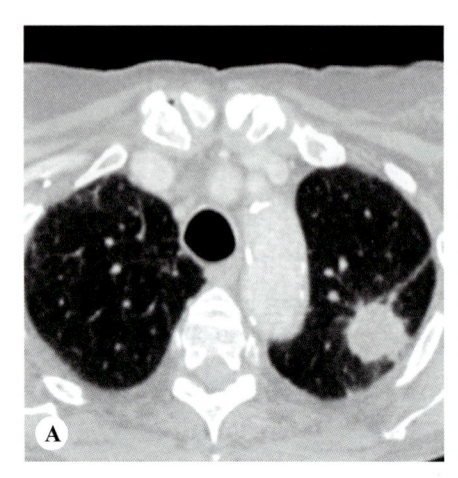

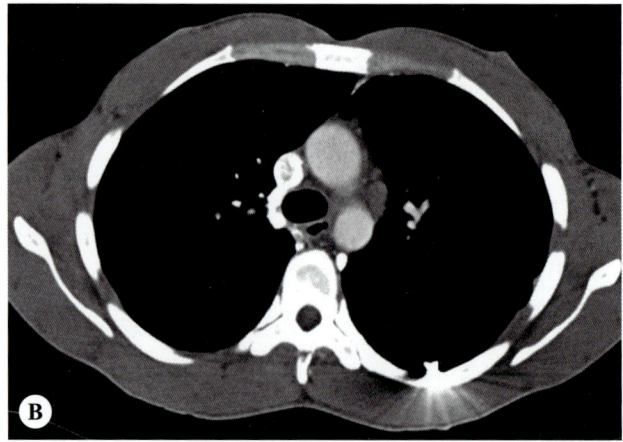

▲ 图 4-27 椭圆形气管的肺窗（A）与纵隔窗（B）

支架直径，对于剑鞘状气管所测量的气管前后径或横径都不能直接作为参照指标。有几种变更的测量技术可供参考。

① 寻找颈段相对正常的椭圆形或 C 形气管平面。长期咳嗽、肺气肿或胸膜腔压力增高导致胸膜腔内的胸段气管呈现剑鞘状变化，但是不少患者的颈段气管尤其接近声门下裂的颈段气管上段，气管形态还近似于椭圆形或 C 形，测量此处气管内径，并依此内径值作为气管介入治疗的参照指标。

② 测量剑鞘状气管内腔的面积。CT 后处理功能上，以电子笔（光标）沿气管内缘勾画出一个完整的剑鞘状外形作为 CT 值测量的取样容积，使用测量 CT 值的功能键，在显示这一剑鞘状结构的 CT 值同时，也会显示出这一剑鞘状取样容积的表面积值（J$_{面积}$）。以此表面积数值倒推并计算同一表面积圆形（Y$_{面积}$）的直径（D），D 即可作为气管的内直径。

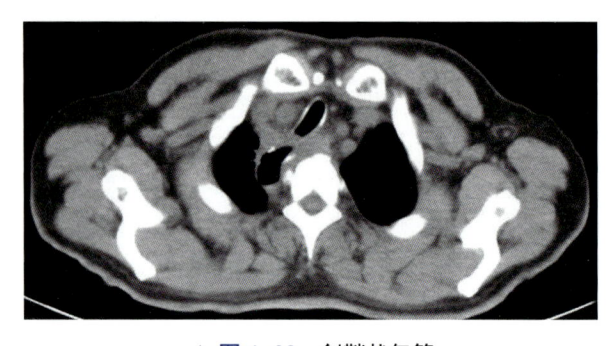

▲ 图 4-28 剑鞘状气管

取与剑鞘状等同的圆形面积

$$J_{面积} = Y_{面积} \quad \text{（公式 4-1）}$$

因为圆形面积

$$Y_{面积} = 半径^2 \cdot \pi \quad \text{（公式 4-2）}$$

圆形的直径为

$$D = \sqrt[2]{Y_{面积}/\pi} \quad \text{（公式 4-3）}$$

将这一由剑鞘状面积计算而得到的圆形直径，作为剑鞘状气管进行介入治疗的气管内直径参照值。

③ 测量剑鞘状气管内腔的周长。CT 后处理功能上，以电子笔（光标）沿气管内缘勾画出一个平滑而完整的剑鞘状外形线，CT 能自动显示这一弧形线的长度。将此弧形线的长度作为圆形的周长，计算出圆形的直径。可把这一由剑鞘状周长计算而得到的圆形直径，作为剑鞘状气管进行介入治疗的气管内直径参照值。

④ 由主支气管直径推算气管直径。主支气管的内直径与气管内直径具有一定相关性，气管内直径一般大于主支气管内直径 10mm 左右。主支气管一般不会发生剑鞘状变化，直接测量主支气管直径，而后增加 10mm 左右，就大致是气管直径。依此推算直径，作为剑鞘状气管进行介入治疗的气管内直径参照值。

⑤ 以剑鞘状气管的前后径作为气管的最大直径。此时，气管剑鞘状变形越严重，越容易夸大

气管直径。除非具有丰富的气管介入临床经验，不要轻易利用这种过于简单的测量法。

若剑鞘状气管发生局限性气管环形瘢痕性狭窄，以等于或大于此参照内径10%的标准选择球囊直径，对气管狭窄进行扩张成形治疗。

对于剑鞘状气管节段性瘢痕性狭窄，以等于或大于此参照内径10%～15%的直径标准选择覆膜或部分覆膜内支架，进行可回收性气管内支架置入治疗。

对于气管恶性节段性狭窄，若为气管腔外病变压迫性狭窄，以等于或大于此参照内径10%～15%的直径标准选择普通裸支架，进行气管内支架置入治疗；若为管壁或管腔内病变，以等于或大于测量内径10%～15%的直径标准选择覆膜或部分覆膜内支架，进行气管内覆膜内支架置入治疗。

对于气管破裂、气管穿孔、各种气管瘘（气管纵隔瘘、气管食管瘘、胸腔胃气管瘘等），以大于此参照内径20%～40%的直径标准选择覆膜或部分覆膜内支架，进行气管内可回收性覆膜内支架置入治疗。

(4) 扭曲变形气管内径测量：气管扭曲变形多因气管外来压迫，如纵隔巨大肿块压迫气管，大量胸腔积液推压纵隔与气管，或外来牵拉导致一侧肺不张或一侧肺切除等。气管的扭曲变形多局限于某一节段，而其他节段的气管还存在没有扭曲的正常形态，可测量正常形态段的气管内直径，依此内径值作为气管介入治疗如球囊扩张成形术或内支架置入术的参照指标。

没有发生扭曲的正常形态段气管，可为C形、椭圆形或剑鞘状，分别参照不同形态所得气管内直径，进行气管介入治疗。

### (二) 主支气管与中间支气管内径测量

主支气管和中间段支气管与人体长轴呈倾斜走行，与人体长轴的夹角在30°～50°，与轴位CT图像不是垂直关系。轴位CT图像上主支气管影像失真，尤其左右横径为主支气管的倾斜断面，夸大主支气管横径或左右内径，不能反映主支气管和中间支气管的真实形态与大小。

倾斜走行的双侧主支气管，在轴位CT图像上，主支气管左右径或横径为倾斜断面的直径，不同程度地扩大了主支气管直径。处在冠状面上的主支气管前后径不受矢状面倾斜的影响，所反映的依然是真实的主支气管内直径。

主支气管壁的结构与气管类似，也由主支气管软骨环、平滑肌纤维和结缔组织组成。区别在于软骨环较小，而纤维膜壁相对较大，这种结构使主支气管形态几乎都接近于类圆形。双侧主支气管和右中间段支气管内径测量，在轴位螺旋CT图像上以前后径测量为准；或者测量正常主支气管倾斜断面上的最小内直径，为主支气管的参照内直径。

一般右主支气管内直径会比左侧长1～2mm，换言之左主支气管内直径短于右侧1～2mm。若一侧主支气管全长完全狭窄或闭塞，通过测量对侧主支气管内直径也可轻易推测出病变侧主支气管内径。

一般气管内直径较主支气管内径大10mm左右，若双侧主支气管均全程狭窄或狭窄与闭塞，无法直接测量主支气管直径时，可通过气管直径测量推算出双侧主支气管内径。

若CT图像测量困难，可直接在DSA上使用有刻度的黄金标记导管，进行气管或主支气管内插管造影测量。

### (三) 叶支气管内径测量

各叶支气管的走行多种多样，或与人体长轴呈倾斜走行或在身体冠状面上呈倾斜走行，或在矢状面上呈倾斜走行，或在冠状面和矢状面上均呈倾斜走行。在多个叶支气管的断面上，选择叶支气管相对呈圆形的轴位CT测量其内径；若难以找到呈圆形或近似圆形的断面图像，测量倾斜断面上的最小直径，作为叶支气管的参照直径。

若CT图像测量困难，可直接在DSA上，使用有刻度的黄金标记导管，直接叶支气管内插管造影测量。

# 第 5 章 气管支气管内支架类型与规格

气道为肺吸入、呼出气体经过的通道，是由环状软骨、弹性纤维及平滑肌等结构组成的完整管状空腔器官，管腔始终维持扩张开放状态，其断面呈接近于圆形的横置 C 形或马蹄铁形，担负着连续不断的通气和排痰作用。邻近的肿瘤与炎症、管壁肿瘤与炎症、管腔内肿瘤、胸部外伤等导致环状软骨变性、纤维组织增生挛缩，引起气管支气管管腔狭窄、管壁破裂、管腔瘘等气道疾病，可使患者出现咳嗽、咳痰、咯血、气短、呼吸困难等一系列呼吸道症状，严重时威胁生命乃至窒息死亡。

多年来，无论气道狭窄或气道瘘都是临床医学救治的世界性难题。常规内科学药物治疗难以奏效，外科开放性手术创伤巨大，需要气道插管进行全身麻醉，往往患者难以承受麻醉和手术带来的二次伤害。近年介入放射学新技术和内腔镜新技术的发展，使气道狭窄与气道瘘的治疗迎来了曙光，已广泛得到临床应用的介入放射学技术有气道内支架置入、覆膜内支架置入、粒子内支架置入、气道球囊扩张成形、气道消融治疗等。

内支架置入是现代治疗各种血管疾病和非血管性生理腔道疾病的成熟技术，在临床已得到广泛应用。使用冠状动脉内支架治疗冠状动脉粥样硬化性心脏病已成为大众皆知的生活常识，食管癌患者置入内支架恢复正常进食也被广泛接受，但气道结构性病变（气管、气管隆突、主支气管、叶支气管等部位疾病），如狭窄、破裂、瘘置入内支架的有效介入治疗技术，尚未在各级医疗机构甚至一些省市级的大型医院得到广泛开展。气道内支架置入无论解除狭窄还是封堵瘘口，其效果都是立竿见影的。气道内支架技术应在临床得到大力推广与普及。

随着生物学技术和组织工程的迅速发展，生物相容性良好、置入技术微创的新一代气管支气管内支架不断被推出，我国科学家与介入医学专家研发的系列气道内支架已处于世界领先水平。气管支气管内支架置入的适应证包括 4 个方面：①解除恶性狭窄，如气道被外部肿瘤压迫、管壁肿瘤浸润和管腔内肿瘤占位；②解除气道良性狭窄，如手术气道吻合或气管切开后瘢痕、气管切开或插管后环状软骨损伤、结核性软骨破坏、放射性软骨损伤、自身性软骨变性等；③封堵气道破裂、气道瘘等；④解除先天性气道狭窄等。

世界上第一代气道内支架是塑料管结构，呈管状或 T 形（图 5-1），需要外科切开气管置入，已经淘汰。第二代气道内支架是硅酮（硅橡胶）管形结构，呈管形、T 形或倒 Y 形结构（图 5-2），

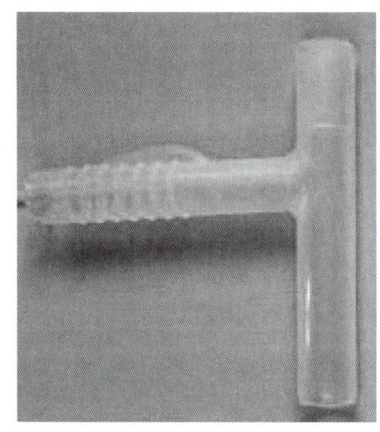

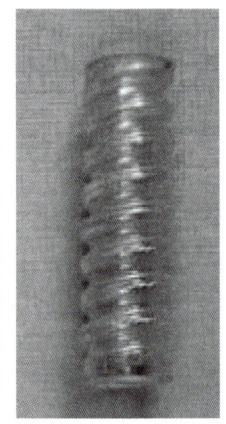

▲ 图 5-1 第一代气道内支架（塑料材料内支架）

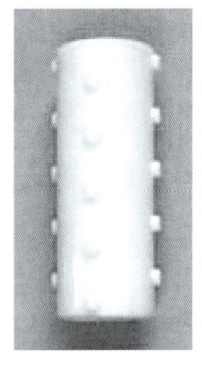

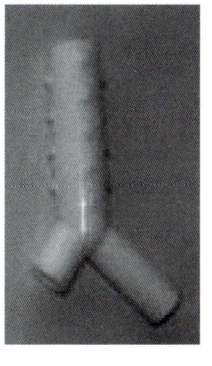

▲ 图 5-2 第二代气道内支架（硅酮支架）

需要外科切开或硬质气管镜下置入。第三代气道内支架是具有自膨胀特性的金属内支架，呈管状、L形或倒Y形等结构（图 5-3），实现了微创介入技术置入或纤维支气管镜置入。

目前市场上应用的气管支气管内支架以材质分为硅酮类内支架、金属类内支架和高分子材料三维打印类内支架，以物理性能分为球囊扩张式和自膨胀式两类，以置入方式分为手术或硬质气管镜置入与微创介入或纤维内镜置入式两类。

## 一、金属类气管支气管内支架

用于治疗人体生理腔道疾病的"内支架"一词由外语"stent"翻译而来，Stent 实际是一位口腔科矫正牙齿畸形的医生名字。早年 Stent 使用不锈钢丝弯曲编织成矫形牙托，对儿童牙齿生长排列不整齐进行矫正，不锈钢丝牙托固定在牙床之上，对生长歪曲、排列不整的牙齿施以外力，促使牙齿趋于排列整齐且咬合得力（图 5-4），现在矫形牙齿已经使用高分子材料制作的隐形牙套。此后有医生将不锈钢丝弯曲成螺旋管形结构置入动物血管内（图 5-5），维持血管内腔的开放与通畅性。为了纪念 Stent 巧妙利用不锈钢丝的编织物治疗疾病，将使用不锈钢丝的类似医疗用

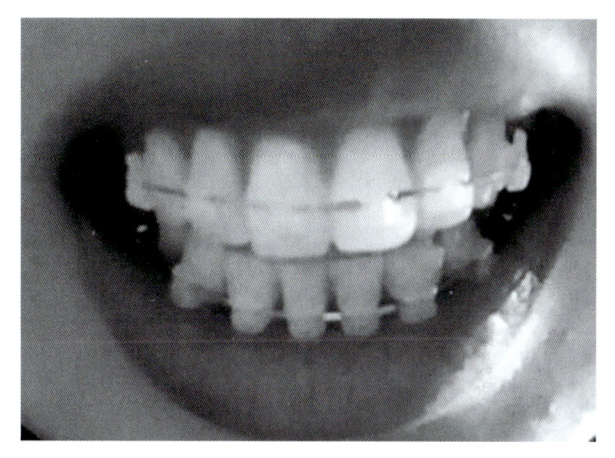

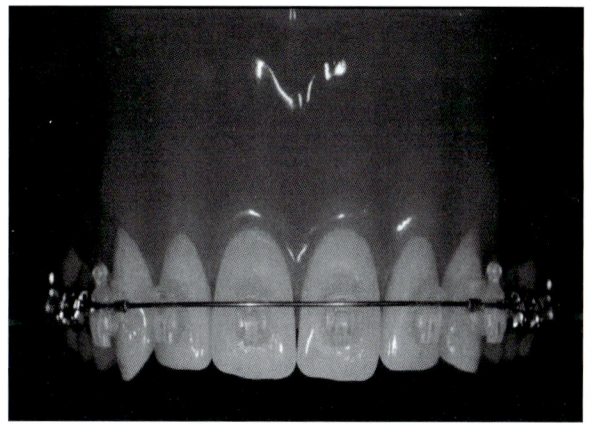

▲ 图 5-4 牙科医生 Stent 发明的不锈钢丝矫形牙托

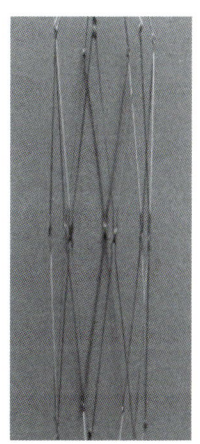

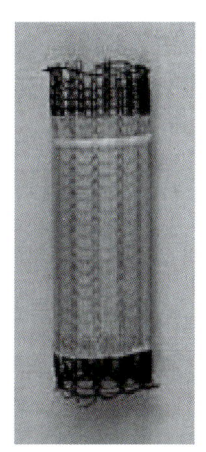

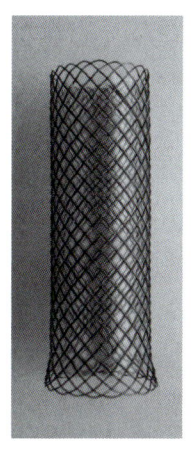

▲ 图 5-3 第三代气道内支架

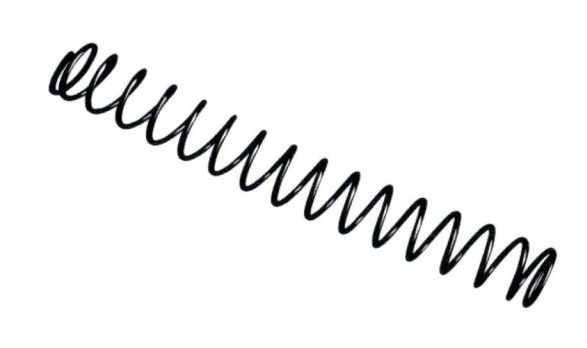

▲ 图 5-5 最早用于动物血管实验的金属内支架——单根不锈钢丝弯曲成螺旋形

品都命名为"stent",即中文"内支架"的由来。

目前金属框架网眼结构的内支架应用最多的是镍钛记忆合金材料,其次是不锈钢材料,还有各种含钴的合金材料及含铬、钼、镁等材料的内支架在研发中。每一种金属内支架的机械性能与其结构设计、各种金属的含量及所选金属本身的"弹性"和"可塑性"相关,内支架的生物相容性与材料本身性能、表面结构与表面改性和涂层相关。与硅酮内支架相比,金属内支架具有更好的内径外径比,拥有更大的中空气道管腔;高密度不透光,在放射线下显影清晰;稳定性良好,移位的发生率较低等。

根据内支架表面覆膜情况可分为全覆膜型、部分覆膜型和无覆膜的裸型内支架,覆膜型内支架的覆膜材料多为硅橡胶、尼龙、聚氯乙烯、涤纶等材料。无覆膜的裸型气管内支架不会阻塞支气管开口,而且理论上也不会影响气道内皮细胞上黏液纤毛的痰液清除功能。另外,裸型气管内支架的网孔结构使肿瘤组织或肉芽组织易于通过内支架网孔向内支架内生长,包埋内支架致使内支架难以被取出。为了克服肿瘤或肉芽组织向内支架内生长的并发症,各种具有良好生物相容性的高分子覆膜材料被开发,可生产出完全性或部分性覆膜内支架。

理想的金属内支架材料须具备以下特点:①材料要有很好的组织相容性;②制作出的内支架必须具有足够的支撑力;③制作出的内支架易于置入和取出。常见进口金属内支架的类型、展开方式、材质、规格、优势和劣势如表5-1所示。

### (一)Z形内支架

Z形内支架是不锈钢丝折叠弯曲后低温焊接而成的自膨胀式内支架,较为粗大的不锈钢丝折叠成Z形,确切地看属于V形或W形,环绕成一个圆管状,末端焊接在一起形成一个整体圆管结构,即单节内支架。每一节圆管长20~25mm,每2节圆管借助1~2根支撑杆焊接Z形的反折点或尼龙线串联一起,从而与多节内支架单体连接成一个复杂或多结构的内支架,构成总长度

表5-1 进口金属内支架的种类、展开方式、材质、规格、优势和劣势

| 种 类 | 展开方式 | 材 质 | 规格(直径×长度,mm) | 优 势 | 劣 势 |
| --- | --- | --- | --- | --- | --- |
| Z形支架 | 自膨胀式 | 不锈钢 | (15~35)×50 | 良好的柔韧性和膨胀性 | 支架断裂 |
| Wallstent | 自膨胀式 | 钴铬合金,铂金 | (15~24)×(20~90) | 可视性好,定位准确 | 并发症 |
| Palmaz Corinthian | 扩张式 | 不锈钢 | (4~10)×(29~80) | 定位准确,内壁光滑 | 纵向柔韧性有限 |
| Strecker | 扩张式 | 钽 | (8~11)×(20~40) | 良好的径向和纵向柔性 | 支架移动 |
| Ultraflex | 温控式 | 镍钛合金 | (8~20)×(20~80) | 柔韧性强 | 支架移动 |
| Bonastent | 自膨胀式 | 镍钛合金 | (10~20)×(20~80) | 可通过灵活的支气管置入 | 支架移动、支架断裂 |
| Silmet | 自膨胀式 | 镍钛合金 | (10~20)×(20~60) | 多种形状(直管状、圆锥形或厂家定制) | 支架移动、支架断裂 |
| Hanarostent | 自膨胀式 | 镍钛合金 | (10~22)×(30~80) | 反同化在两端都有耀斑 | 支架移动、支架断裂 |
| Carina-Y-Stent | 自膨胀式 | 镍钛合金 | (16~20)×(40~50) | Y形、J形和直管状,有多种覆盖方式 | 支架移动、支架断裂 |
| COMVI | 自膨胀式 | 镍钛合金 | (10~24)×(30~100) | 三层构建 | 支架移动、支架断裂 |
| iCAST | 扩张式 | 不锈钢 | (5~6)×(16~59) | 低交叉剖面可用于大直径气道置入 | 支架移动 |
| Dynamic | 刚性支架 | 不锈钢 | (8~15)×(25~110) | 由于外形僵硬,保持呼吸道通畅 | 置入需要喉镜检查 |

为 40mm、60mm、80mm、100mm、120mm 或者 25mm、50mm、75mm、100mm 的管状内支架，延长的内支架具有良好的柔韧性和较强的膨胀性，适用于长节段病变，属于外支撑力巨大的自膨胀式内支架，各种气道良恶性狭窄几乎都可以依靠自身膨胀力恢复管腔的正常直径。内支架可压缩在直径较细（18～24F、6～8mm）的推送器内，以微创的介入放射学技术向气管、主支气管置入内支架。内支架的形状除了直管状，还有 L 形、倒 Y 形，已在临床应用。内支架有单纯不锈钢结构的裸支架，还有硅胶覆膜的全覆膜或部分覆膜内支架，此类内支架的制造工艺不精，内支架外形结构粗糙（图 5-6）。

Z 形内支架有几种亚型，如 Gianturco、GianturcoRosch、Retrievable 和螺旋 Gianturco 等，是国际上各位医学家发明或创新改进，分别以他们名字命名的内支架。Z 形内支架包含的内支架线框或框架比例极小，而内支架的网孔比例巨大，所以整个内支架的框架与气道腔壁的接触面积很小。在气道内，该内支架由于覆盖较少的纤毛柱状上皮细胞，对气道内皮分泌功能和气道自然排痰功能影响不大。为了防止内支架移位，需要在内支架两端安装多个小钩或小倒刺。

治疗气道狭窄一般选择的内支架直径大于正常目标气道直径 10% 左右，无论正常或病变管腔的管壁结构都具有一定的内收缩力，这个收缩力与内支架的外膨胀力维持一个相对的平衡状态，这种平衡态下的内支架外膨胀力只能使内支架扩张的比率达到 80%～90%，因此选择内支架的直径要大于目标管腔直径的 10% 左右。选择内支架的长度要至少大于病变 15～20mm，以保证内支架不仅覆盖病变全程，还要保证内支架两端都要固定在正常生理管腔管壁上不少于 10mm，增加内支架的稳定性，减少移位等并发症。

（二）Wallstent 内支架

Wallstent 内支架是用一种通用的编织型、自膨胀式内支架，Wallstent 这个英文单词也是两个词根组成的，Wall 是墙壁、管壁的含义，stent 是内支架，Wallstent 就是具有墙壁结构的内支架，意为编织钢丝密集或内支架框架结构密集、网眼或网孔较小的内支架。其中管状结构是用 20 根外科手术用不锈钢丝交叉编织而成的，金属丝编织的交叉点易于移动或滑动。该内支架在受压状态下具有良好的柔韧性（30%～40%）。由于交错编织结构，该内支架具有纵向柔性良好的顺应性（可弯曲性），在内支架弯曲时不会扭曲或塌陷，它适用于走行平直和曲折狭窄的气道结构与病变（图 5-7）。

由于编织金属丝纤细，该支架可快速内皮化。由于良好的径向顺应性和均匀的支撑力，气管在不同呼气与吸气时相管腔内径大小发生变化，咳嗽或打喷嚏时气管内径大小发生巨大收缩和扩张变化，此时内支架金属丝编织的交叉点相

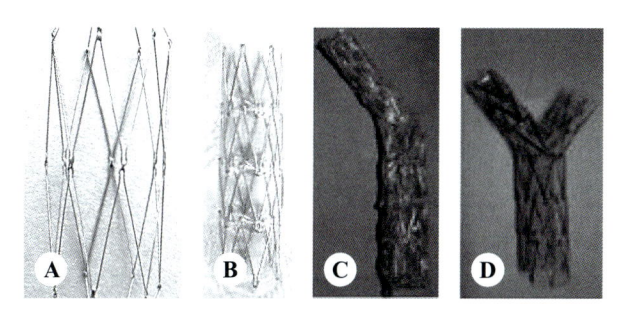

▲ 图 5-6 Z 形不锈钢丝内支架
A 和 B. 两节以上经焊接或尼龙线串联形成不同长度的内支架；C 和 D. 两节以上不同直径、不同角度连接一起形成 L 形、倒 Y 形内支架

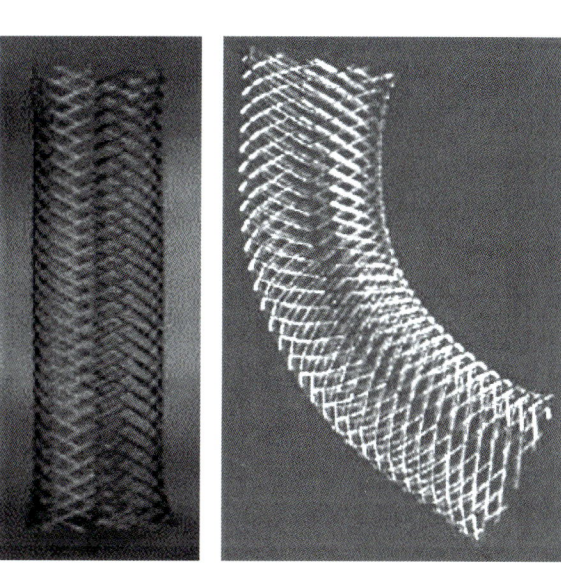

▲ 图 5-7 Wallstent 内支架
内支架由多根不锈钢丝编织而成，具有良好的顺应性（可弯曲性）

互移动或滑动，刺激气道内皮细胞，发生炎症反应，引发过度增生。Wallstent 支架的外膨胀力不如 Z 形内支架，当气道狭窄严重，尤其是良性瘢痕性狭窄病变，在内支架置入前需要进行预扩张。若内支架置入后在病变处没有完全膨胀打开时，需要使用球囊进行内支架后扩张。

Wallstent 支架的长期并发症发生率很高，包括内支架移位（12%）、内支架两端炎性肉芽肿或肿瘤向内生长导致气道再狭窄（36%）、有症状的分泌物即痰液潴留发生（38%），该内支架的不锈钢丝末端会对气道黏膜造成损伤，并导致肉芽组织过度增生，造成气道瘢痕性再狭窄。

### （三）Palmaz 内支架

Palmaz 内支架是一种球囊扩张式金属内支架，不锈钢壁采用电蚀刻或激光雕刻技术制成（图 5-8）。内支架壁经过雕刻后与矩形窄槽平行，球囊膨胀后，内支架壁成为菱形骨架，以发挥最大的外支撑力。该内支架的优点是：①该类型的内支架能以非常小的直径（3mm）制成；②扩张后内支架附着力好，不易移位；③具有很大的扩展性，膨胀率高达 6∶1；④开放结构，骨架少，网状结构大，可快速内皮化，在血管内应用减少血栓形成。然而，由于其刚性或强直性结构，其纵向柔韧性有限，主要应用于小儿的先天性气道狭窄和小支气管狭窄。

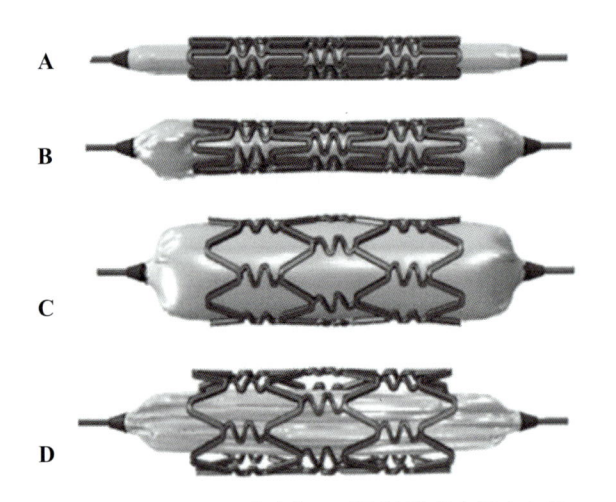

▲ 图 5-8 Palmaz 内支架，球囊扩张式金属内支架
A. 球囊未扩张时支架状态；B. 球囊半扩张时支架状态；C. 球囊完全扩张时支架状态；D. 球囊完全扩张后回抽时支架状态

### （四）Strecker 内支架

Strecker 内支架是最常见的钽丝支架，由一根直径 0.1mm 的钽丝编织成疏松的网状管状结构，属球囊扩张式金属内支架（图 5-9）。该支架的优点：①具有良好的径向和纵向柔性；②具有良好的可扩展性（6 倍），与 Palmaz 内支架相同；③可在血液中产生带负电荷的金属氧化物层，从而防止血小板聚集；④X 线显影良好，便于装置置入；⑤非磁体，不会影响 MRI 检查；⑥具有良好的组织相容性和较强的耐腐蚀性。随着专用记忆合金气道内支架的研发上市，这款内支架已很少在气道使用。

### （五）Ultraflex 内支架

Ultraflex 内支架是一种使用纤细镍钛记忆合金丝经机械纺织而成的自膨胀式内支架，有部分覆膜（中间大部分覆膜，两端各有 10mm 未覆膜的裸区）和裸支架两种类型（图 5-10）。Ultraflex 是两个英文词根的组合，Ultra 是超、非常之意，flex 是柔软、柔顺之意，Ultraflex 合在一起就是超柔软的含义，即这款内支架与其他内支架相比属于特别柔软性的内支架。该内支架具有形状记忆功能，在气管扩张后，它能自我调节气管大小的变化而不缩短，在低温下它会变形，而在相对高温（>30℃）或体温下它会恢复原来的形状维持足够的外支撑力。

Ultraflex 内支架在设计上注重了柔韧性，从而减少了内支架对局部黏膜过度压迫导致的黏膜缺血、坏死，内支架断裂及气道壁穿孔等并发症。纤细的镍钛合金丝和机械纺织技术，超柔软性的内支架只能通过捆绑方式送入病变腔道如气管内。超弹性内支架被尼龙线压缩捆绑在内支架递送器上，以压缩状态进入腔道，通过狭窄区或瘘口区，分近端释放和远端释放两种模式，外拉

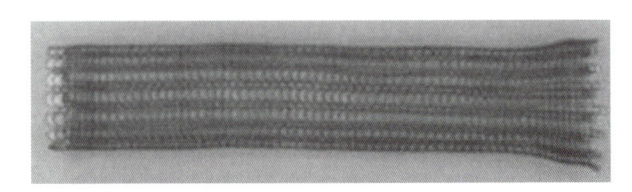

▲ 图 5-9 Strecker 球囊扩张式金属内支架

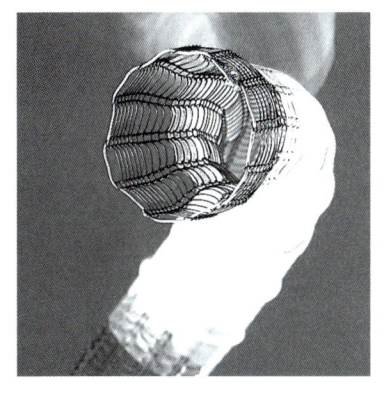

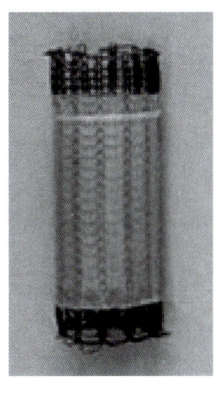

▲ 图 5-10 Ultraflex 内支架
部分覆膜型，顺应性极好，易于适应扭曲的管腔

捆绑线逐渐释放固定在递送器上的柔软内支架，释放过程中注意内支架在扩张时候有较大长度的短缩现象，以求内支架准确送到病变区域。

Ultraflex 内支架及外面的捆绑线形成粗糙不平滑的递送器前端外貌结构，粗糙而摩擦力大，不易于通过腔道狭窄区，治疗气道狭窄性病变尤其良性瘢痕性狭窄，应先对狭窄区进行充分的预扩张，以便粗大又粗糙的内支架递送器能顺利通过狭窄病变区域，成功置入内支架，还要保证内支架释放后其递送器头端局限性膨大的纺锤头能从内支架内顺利撤出，避免严重狭窄性病变时内支架未彻底膨胀前撤出递送器会将内支架带移位。该内支架能够很好地适合不规则或表面凸凹不平的气道病变，广泛用于各种气道良、恶性狭窄和气道瘘的治疗。

### （六）混合型材料内支架

Bonastent、Silmet、Hanarostent、Carina-Y-Stent、COMVI 和 iCAST 等大多数金属内支架在设计上是混合型的，表 5-1 总结了它们的显著特征。其中，Bonastent 内支架具有一个由镍钛合金线组成的框架，表面覆盖硅树脂膜，减轻了肉芽组织的过度增生。Silmet 内支架是一种类似于 Bonastent 的自膨胀式金属内支架，这种内支架有直管状、锥形和定制的特殊型号。Hanarostent 是一种全覆膜自膨胀式金属内支架，在美国不常用，在亚洲用得比较多。Carina-Y 内支架是一种 Y 形金属内支架，虽然它是一个 Y 形内支架，但不需要使用硬质支气管镜就可以放置。除 Y 形外，这种内支架也有直管状和 J 形可供肺切除术后患者使用。COMVI 气管支气管内支架是另一种可自行膨胀的金属内支架，它具有镍钛合金丝结构和聚四氟乙烯膜，有独特的三层结构。iCAST 内支架的直径尺寸为 5~16mm，使其成为大直径气道内支架的首选。

### （七）国产镍钛记忆合金丝气道内支架

镍钛记忆合金丝编织型气道内支架是目前临床应用最为广泛的气道内支架，也是产品开发与临床应用领先世界的系列性气道内支架。通过在内支架模具周围一根镍钛合金金属丝一体化整体性编织制成，该类型内支架具有良好的形状记忆功能、良好的柔韧性、耐磨性、耐腐蚀性和易于递送等特点，不足之处是内支架具有一定的伸缩性，内支架膨胀不全直径较小时变长超出预定的规格长度，内支架完全膨胀时短缩至预定的正常长度。10 多年前已经完全实现国产化，主要国内厂家有南京微创科技有限公司、常州智业医疗器械有限公司等。

为了适应气管支气管树的特殊形态的生理腔道结构，制造技术已经实现一根镍钛合金丝编织成各种形状的一体化气道内支架，如气管直管状内支架、气管主支气管 L 形分支内支架、气管主支气管 L 形分支一体化覆膜内支架、气管主支气管覆膜 L 形单子弹头状内支架、气管主支气管倒 Y 形一体化内支架、气管主支气管倒 Y 形一体化覆膜单子弹头内支架、单子弹头覆膜内支架等多款气道内支架。内支架可以是单纯镍钛合金丝的裸支架，也可以是部分覆膜的内支架，或者是全覆膜的内支架。内支架外支撑力的大小取决于合金丝的粗细和编织网格的疏密程度，我国介入医学家已经研究成功此类内支架的各种置入和取出技术，实现了镍钛合金气道内支架的可回收技术，广泛用于治疗各种良、恶性气道狭窄及气道瘘口和裂口的封闭。

**1. 气道直管状内支架**

(1) 支架形状与结构：直管状内支架为镍钛合金丝编制而成的具有直管状或圆筒状结构的支架，是目前应用最广泛的气管内支架（图 5-11）。外形可呈整体性直管状，但是直管状的结构全覆

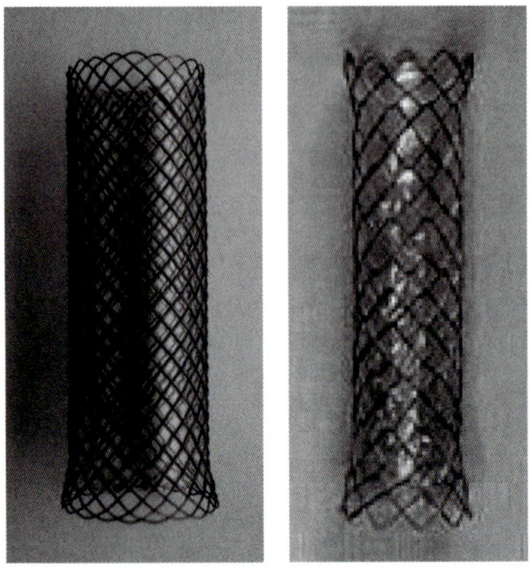

▲ 图 5-11 镍钛合金直管状内支架
整体呈直管状，两端局部膨大张开呈锯齿状的喇叭口形——管状防滑脱覆膜气道内支架

膜时与气管壁的摩擦力小，内支架的稳定性较差，支架置入后移位率较高。郑州大学第一附属医院的韩新巍团队改良完全直管状结构，将管状内支架的两端局部膨大张开呈锯齿状的喇叭口形，这有利于加强内支架在气道内的稳定性，防止支架滑动移位，形成一个全新形的内支架——管状防滑脱覆膜气道内支架（中国专利号2013204734819）（图5-11）。根据覆膜情况，可分为无任何覆膜的裸支架、部分覆膜（中间段大部分覆膜、一端大部分覆膜等）内支架和全覆膜内支架，临床多选用全覆膜内支架。

(2) 内支架的应用部位：直管状内支架在国内外的文献和专著中主要用于垂直走行直管状结构的气管内和接近直管状形态的左主支气管内，右侧主支气管和中间支气管的长度较短一般不使用直管状支架，叶支气管的直径与长度都有限也不使用直管状支架。直管状裸支架只用于解除气管和左主支气管狭窄，直管状部分覆膜或全覆膜支架用于解除气管与左主支气管良恶性狭窄、封堵瘘口、封堵破裂口、连接部分性或完全性气管与左主支气管的管腔断裂。

(3) 内支架规格与型号选择：支架总长度应比病变段长度至少长20mm，既要保证内支架完全覆盖病变（狭窄或瘘口）段气道，彻底解除狭窄封闭瘘口，还要两端至少跨越、贴附在正常气道管壁上10mm以上，以增加内支架的稳定性。支架的直径需比置入段正常气道直径大10%~20%，解除气道良恶性狭窄选择内支架直径大于正常气道直径至少10%，封闭瘘口选择内支架直径大于正常气道直径至少20%。气道管壁的软骨、纤维结缔组织和平滑肌具有一定的收缩力，内支架具有一定的外膨胀力，内支架直径的扩张膨胀度一般在80%~90%，内支架依靠自身的外膨胀力和气道的内收缩力之间的摩擦力，维持着内支架在气道内的位置相对固定不变。若内支架直径等于或小于正常气道内径，内支架的外膨胀力不够，不足以扩张完全解除气道狭窄；内支架的外膨胀力不够也不能良好贴壁，不能彻底封闭瘘口；内支架外膨胀力不够，难以与气道管壁产生足够的摩擦力，支架易于移位滑脱。

(4) 裸支架的选择：尽管镍钛合金丝良好的温度形状记忆特性能够使内支架压缩在较细的递送器内，实现微创介入操作置入气道内支架，并使内支架具有足够的外膨胀力解除狭窄，还使内支架金属丝框架与气道管壁间维持足够的摩擦力，以维持气道内支架位置的固定不变。但是，镍钛合金丝的生物相容性较差，在管腔尤其在气道这个开放性环境中，构成内支架框架的镍钛合金金属丝刺激管腔内皮细胞、炎症反应、反应性内皮细胞和平滑肌过度增生，形成大量肉芽组织可导致气道再狭窄甚至严重狭窄。因此，对于良性气管、支气管狭窄，不适合长期置入管状裸支架。恶性狭窄肿瘤组织极容易沿着内支架网眼向腔内生长，重新堵塞气道内腔。气道裸支架的临床应用越来越少，大有淘汰之势。

(5) 部分覆膜内支架的选择：内支架框架和网眼被完整的硅酮膜覆盖，硅酮具有良好的生物相容性，硅酮膜不透水和气。在内支架外壁的一端（上、下）或中部，涂有50%~80%的高分子医用聚酯膜或硅胶膜的内支架被称为部分覆膜管状内支架，既可以利用覆膜区域封闭气道瘘口，又可以利用裸金属丝框架的摩擦力牢靠的固定内支架不移位。剧烈的咳嗽或打喷嚏产生强大气流、气道管径发生巨大变化极容易导致支架位移，硅酮膜被覆盖的节段光滑，摩擦力小，而裸露的节段摩擦力较大而发挥固定功能。

覆膜节段起治疗作用，阻断肿瘤细胞生长进入管腔或封闭瘘口，而裸节段起固定作用，防止支架移位。部分覆膜支架用于治疗良恶性肿瘤气道狭窄、气管破裂、气管纵隔瘘、气管食管上段瘘、胃食管吻合口气道瘘、胸腔胃气道瘘、气管切开后瘢痕性狭窄和软骨塌陷，气管插管后继发性气管狭窄或破裂等。对于气管中段病变，选择上段或下段覆膜支架。对于气管下段病变，采用下段覆膜支架。

（6）全覆膜内支架的选择：管状支架完全被硅酮膜覆盖为全覆膜支架。全覆膜管状支架的固定效果不佳，反复剧烈的咳嗽往往会使支架移位，为降低移位发生率改进直管状支架结构为两端膨大的小喇叭口状。硅酮膜具有良好的生物相容性和较低的刺激性，能够降低内皮细胞的过度增殖和支架内再狭窄率。全覆膜内支架覆盖气道内皮细胞，使内皮细胞纤毛运动的排痰作用完全丧失，易于形成覆膜支架内痰栓，阻挡气道，影响通气功能。覆膜管状支架用于气管破裂、气管断裂、气管纵隔瘘、气管食管上段瘘、胸腔胃气管瘘、气管切开与气管插管后瘢痕性狭窄和肿瘤性狭窄等。

管状全覆膜支架不适合主支气管，全覆膜内支架的摩擦力小，主支气管内径近端较粗大，远端较细，剧烈的咳嗽可使全覆膜的直管状内支架由主支气管移动到气管并覆盖对侧主支气管开口，阻塞双侧主支气管造成窒息，危及生命。

**2. 气道 L 形分支内支架**

（1）气道 L 形分支内支架形状与结构（中国专利号：3235769.9）：临床习惯将应用于气管与主支气管的 L 形分支内支架称为大 L 形分支内支架，将应用于主支气管与叶支气管的 L 形分支内支架称为小 L 形分支内支架，最早称其为主支气管防滑脱内支架。

L 形分支内支架由直径较粗大的主干部和直径较细的分支部两部分整体性编织而成，主体部与分支部全周只有不到 1/3 的部分相互连接，而全周 2/3 的部分呈开放状态，主体部与分支部之间的夹角在 120°～150°，可适应于 90°～180°的支气管树巨大的解剖角度变化，更有利于适应于气管与主支气管分支、主支气管与叶支气管分支之间的不同夹角的解剖结构。国内外医学家将其称为韩新巍分支内支架，是郑州大学第一附属医院放射介入科韩新巍与同事发明的系列性气道内支架类型之一（图 5-12）。

L 形分支内支架也有裸支架、部分覆膜内支架和全覆膜内支架三种类型，部分覆膜分为主体部不覆膜与分支部全覆膜，或主体部部分覆膜与分支部全覆膜两个亚型；全覆膜为主体部与分支部完全覆膜。

（2）L 形分支内支架的应用部位：目前的生产工艺尤其是配套的内支架递送器，只能到达气管和主支气管、主支气管和叶支气管、右侧中间支气管与叶支气管部位，尚不能深入叶支气管和段支气管水平。气管主支气管 L 形分支内支架（大 L 形分支支架），其 L 形支架的主体部在气管内，分支在主支气管内；主支气管叶支气管 L 形分支内支架（小 L 形分支支架）主体在主支气管，分支部在右上叶或左上叶支气管内，其主体部也可以有中间支气管，分支部在右下叶或右中叶支气管内。

最早发明气管主支气管 L 形分支内支架（大 L 形分支支架）是应用于左主支气管良性狭窄，即内膜结核的软骨变性塌陷和瘢痕性狭窄。单纯一个全覆膜管状内支架置入左侧主支气管内，剧烈咳嗽会使全覆膜管状内支架向上、向更大直径

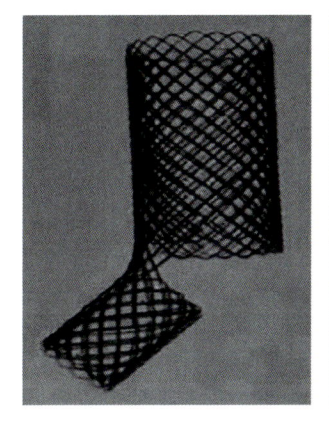

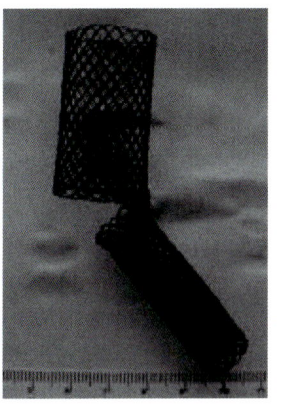

▲ 图 5-12 气道 L 形分支内支架
主体部直径较粗大，分支部直径较细小，连接处呈开口状

无任何阻力的管腔气管内移位，左主支气管内的全覆膜管状内支架向气管内移位，将使内支架上端开口部直接顶在气管右侧壁上、内支架上端开口被气管侧壁封闭；内支架上移横跨在右主支气管开口部，遮盖封堵右主支气管开口，致使患者双侧主支气管被封闭，导致患者窒息死亡等严重并发症。尽管缺乏这种移位率的准确统计数据，一旦发生，将是致命性的后果，必须避免。在左侧主支气管内的全覆膜管状内支架上一体化连接一个主体部裸支架，气管内主体部裸支架的巨大的贴壁摩擦力可以发挥良好的固定作用，以确保左主支气管内的全覆膜管状内支架不发生移位；并且主体部与分支部的一体化连接区也会牵引分支部全覆膜的管状内支架，一旦移位也是沿着气管左侧壁上移，其开口端既不会顶在右侧气管壁，也不会遮盖右主支气管开口区，彻底避免了左主支气管内全覆膜管状内支架移位带来的双侧主支气管被封闭的严重致命性风险。

(3) L 形分支内支架规格与型号选择：L 形分支内支架一般是覆膜分支部发挥治疗作用，主体部分覆膜或全覆膜起固定防止移位作用。发挥治疗作用的支架分支部总长度在覆盖病变全长的基本要求下，应比病变段主支气管或叶支气管总长度至少短 5mm 以上，以保证靶支气管能够容纳内支架膨胀率 90% 时的伸展深度。起固定作用的主体部至少长度在 30mm，便于在模具上编织生产。支架的直径比置入段正常气道直径大 10% 即可，无论解除气道良恶性狭窄还是封闭瘘口，选择内支架直径都是此标准。

(4) 全覆膜 L 形分支内支架的选择：L 形分支内支架完全被硅酮膜覆盖为全覆膜支架。全覆膜 L 形分支内支架的固定效果优于管状覆膜支架，一般不担心支架移位。硅酮膜具有良好的生物相容性，能够减少内皮细胞的刺激和炎症反应，降低内皮细胞与平滑肌过度增殖和支架内再狭窄。全覆膜内支架覆盖全气道内皮细胞，是内皮细胞纤毛运动的排痰作用完全丧失，易于形成覆膜支架内痰栓，阻挡气道，影响通气功能。

气管主支气管全覆膜 L 形分支内支架用于气管下段破裂、气管下段或左主支气管断裂、气管下段或左主支气管纵隔瘘、气管下段或左主支气管食管瘘、胸腔胃气管下段或左主支气管瘘、上叶支气管胸膜瘘、结核性气道下段和（或）主支气管瘢痕性狭窄、肺移植后继发性主支气管吻合口瘢痕性狭窄、气管下段和一侧主支气管复合性肿瘤性狭窄等。

主支气管叶支气管全覆膜 L 形分支内支架用于结核性主支气管叶支气管复合性瘢痕性狭窄，肺叶切除后继发性主支气管叶支气管吻合口瘢痕性狭窄，中间支气管狭窄，主支气管与上叶支气管复合狭窄，中间支气管与中叶或下叶支气管复合性狭窄，一侧主支气管与叶支气管复合性肿瘤性狭窄等。

裸支架的异物刺激性和内皮细胞反应性过度增生，现在临床一般不再选择使用裸支架或部分覆膜内支架。

### 3. 气管支气管 L 形分支覆膜一体化内支架

(1) 气管支气管 L 形分支覆膜一体化内支架（中国专利号：20112005784.9）：临床习惯将应用于气管与主支气管的 L 形分支内支架称为大 L 形分支覆膜一体化内支架，将应用于主支气管与叶支气管的 L 形分支内支架称为小 L 形分支覆膜一体化内支架。

这是一种专门设计应用于封堵右主支气管（或者气管隆突）胸膜瘘的覆膜内支架。因为右侧主支气管周围没有其他重要解剖结构毗邻，外科进行右肺全切除手术时，几乎将右主支气管全部切除至气管隆突区，当右主支气管切除端出现瘘口时，其瘘口逼近气管隆突结构，几乎没有右主支气管残段残留，借鉴主动脉夹层的覆膜内支架腔内隔断的治疗理念，编织出直径不同的管状覆膜内支架，置入气管与左主支气管封堵几乎没有残段的右主支气管胸膜瘘。由于单根丝编织技术的限制，为了保证整体内支架的编织丝均匀分布，只能编织直管状的两个不同直径一体化连接一起的直管状分支内支架（图 5-13）。这款内支架临床应用可以有效封堵瘘口，但是直管状的结构不能与气管和左主支气管的解剖结构完全适应，对气道的刺激性较大。

将直管状分支覆膜内支架与 L 形分支内支架

结合，改良成 L 形分支覆膜一体化内支架，尽管分支处的大弯侧编织丝分布稀疏，可以把硅胶覆膜层加厚提高其牢固性与柔韧性。它包含了两个直径不同的管状支架结构以及两者之间的 L 形整体性连接区域。该连接区域是环绕整个圆周的编织钢丝和完整的硅胶覆膜，保持 L 形分支覆膜一体化内支架的夹角在 120°～150°。支架的主体部、连接部、分支部全部用高分子医用聚酯膜包覆，形成一个完整的密闭的 L 形管状结构，是郑州大学第一附属医院韩新巍团队发明的系列气道内支架中的一种（图 5-14）。

单根镍钛合金丝一体化整体性编织技术的限制，在这种 L 形分支覆膜一体化内支架连接部的大弯侧，比较支架其他部位编织丝分布稀疏，依靠加强厚度的硅胶覆膜层加强其结构的坚韧性。

L 形分支覆膜一体化内支架只有部分覆膜和全覆膜内支架两种类型，部分覆膜为主体部不完全覆膜与分支部全覆膜，全覆膜为主体部与分支部完全覆膜，临床多主张使用全覆膜型。

(2) L 形分支覆膜一体化内支架的应用部位：目前配套的内支架递送器只能到达气管和主支气管、主支气管和叶支气管、右侧中间支气管与叶支气管部位，尚不能深入叶支气管和段支气管水平。气管主支气管 L 形分支覆膜一体化内支架（大 L 形分支覆膜一体化内支架），其 L 形支架的主体部在气管内，分支部在主支气管内；主支

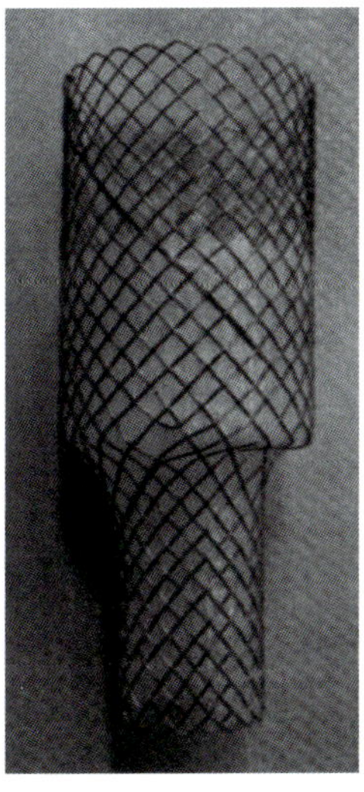

▲ 图 5-13　直管状分支覆膜内支架

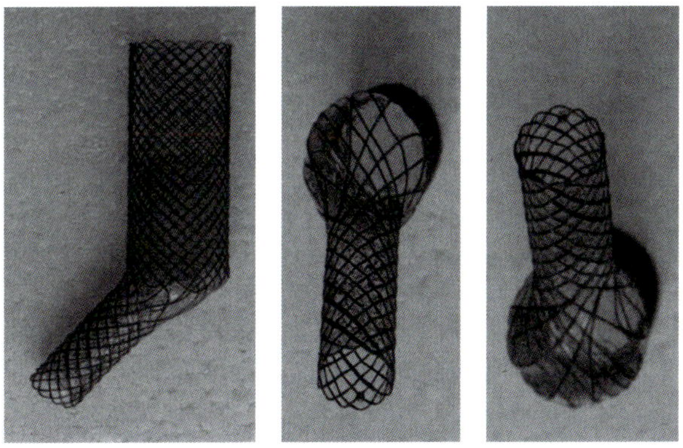

▲ 图 5-14　气管支气管 L 形分支一体化覆膜内支架
主体部直径粗大，分支部直径细小，连接部编织丝稀疏，以加厚硅胶膜强化连接区大弯侧结构的牢固性和柔韧性

气管叶支气管 L 形分支覆膜一体化内支架（小 L 形分支覆膜一体化内支架），主体部在主支气管，分支部在右上叶或左上叶支气管内，其主体部也可以在中间支气管，分支部在右下叶或右中叶支气管内。

(3) L 形分支覆膜一体化内支架规格与型号选择：L 形分支覆膜一体化内支架一般是覆膜的弯曲部（往往是大弯侧）发挥封堵瘘口的治疗作用或主要治疗作用，主体部与分支部发挥固定与支撑作用或辅助治疗作用。位于气管内的主体部至少长度在 30mm，以便辅助弯曲部覆盖瘘口并与正常气管壁良好贴合，还便于在模具上编织生产；支架分支部总长度在辅助覆盖瘘口病变的基础上，应比病变段主支气管或叶支气管总长度至少短 5～10mm 以上，以保证靶支气管能够容纳内支架膨胀率 90% 时的伸展深度。位于主支气管内的主体部长度不能超过主支气管正常长度，以便辅助弯曲部覆盖瘘口并与正常主支气管壁良好贴合，避免内支架长度过长跨越气管隆突，影响对侧主支气管；起固定作用和辅助治疗作用的主体部和分支部支架的直径比置入段正常气道直径大 10%～15%，封闭瘘口选择内支架直径也不要小于此标准。

(4) 全覆膜 L 形分支一体化内支架的选择：L 形分支覆膜一体化内支架完全被硅酮膜覆盖为全覆膜支架。全覆膜 L 形分支内支架的固定效果优于管状覆膜支架，一般不担心支架移位。硅酮膜

具有良好的生物相容性,能够减少内皮细胞的刺激和炎症反应,降低内皮细胞与平滑肌过度增殖和支架内再狭窄。但是全覆膜内支架覆盖气道内皮细胞,影响排痰作用,易于形成覆膜支架内痰栓阻挡气道,影响通气功能。

气管主支气管全覆膜 L 形分支一体化内支架用于封堵右主支气管胸膜瘘、气管隆突区支气管胸膜瘘,主支气管叶支气管全覆膜 L 形分支一体化内支架用于右中间支气管胸膜瘘、右下叶支气管胸膜瘘、左下叶支气管胸膜瘘等。

**4. 气管支气管 L 形分支覆膜子弹头内支架** 气管支气管 L 形分支覆膜子弹头内支架设计之初主要用于左肺全切除后继发左主支气管胸膜瘘,右肺全切除后继发右主支气管胸膜瘘等疾病。

(1) 气管支气管 L 形分支覆膜子弹头内支架(中国专利号:03235771.0):也称支气管残端胸膜腔瘘覆膜封堵内支架。临床习惯将应用于气管与主支气管的 L 形分支覆膜子弹头内支架称为大 L 形覆膜子弹头内支架,将应用于主支气管与叶支气管的支架称为小 L 形覆膜子弹头内支架。

这也是一种 L 形分支覆膜内支架,该内支架通过连接直径较大的管状内支架(主体部或)和直径较小的远端具有半球形闭合端如子弹头状结构。内支架编织钢丝的连接部分仅有中间的外侧部分 1/5~1/3 周长(小弯侧),连接部分对应的(大弯侧)内侧为开敞区域,主体部分与分支之间的夹角为 120°~150°,内支架的主体部(如气管部)直径较粗大,分支部(如主支气管部)直径较小。在子弹头处,覆盖着一层固体的密不透风的医用高分子聚酯膜,形成完整而均匀的封闭状子弹状内腔结构。这是郑州大学第一附属医院韩新巍团队发明的系列气道内支架中的一种(图 5-15 和图 5-16)。

L 形分支覆膜子弹头内支架只有部分覆膜和全覆膜内支架两种类型,部分覆膜为主体部不完全覆膜与分支部全覆膜,全覆膜为主体部与分支部完全覆膜,其覆膜物质为生物相容性良好的硅酮。

(2) 气管支气管 L 形分支覆膜子弹头内支架的应用部位:最早发明子弹头内支架时的置入技术是使用 COOK 公司的气道 Z 形内支架推送器,将内支架从尾端插入推送器外鞘管尾端,以推送杆将支架从鞘管尾端推送至头端,准确定位后释放于主支气管与气管内。这种子弹头支架置入的操作技术较为复杂,非资深的介入医生难以胜任,极大地限制了这项技术的推广应用。随着气管镍钛合金记忆内支架的问世和广泛应用,气道 Z 形内支架几乎退出市场,其配套的专用支架推

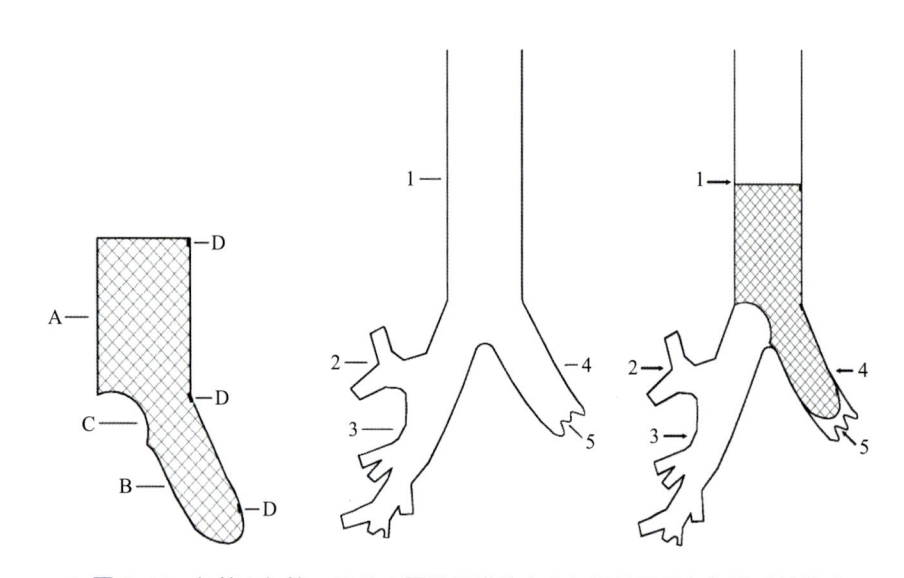

▲ 图 5-15 气管支气管 L 形分支覆膜子弹头内支架设计及置入气道后的模式
A. 支架主体部;B. 支架分支子弹头部;C. 支架开口部;D. 黄金标记点。1. 气管部;2. 右上叶支气管及分支;3. 右中间气管;4. 左主支气管;5. 左主支气管胸膜瘘口部

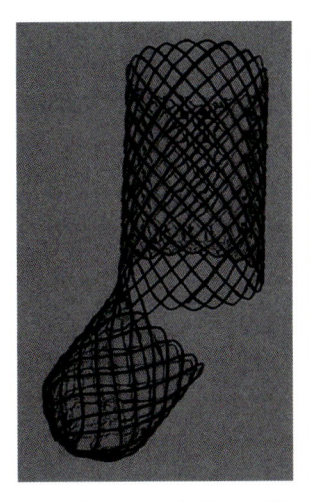

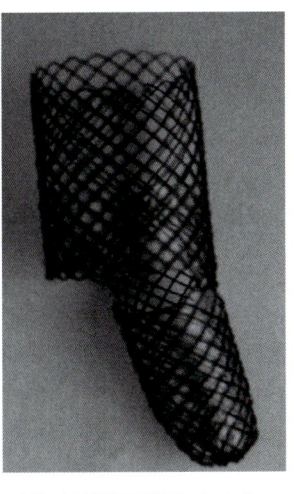

▲ 图 5-16 气管支气管 L 形分支覆膜子弹头内支架
主体部直径粗大，分支子弹头部直径较细小

送器也停止了向我国出口。

目前配套的 L 形分支覆膜子弹头内支架递送器是 Y 形内支架置入器的改进型，只能将子弹头内支架送到气管和主支气管、主支气管和叶支气管、右侧中间支气管与叶支气管部位，尚不能深入叶支气管和段支气管水平。气管主支气管 L 形分支覆膜子弹头内支架（大 L 形分支子弹头支架），其 L 形支架的主体部位居气管内发挥固定与稳固作用，维持分支子弹头部位置不变，分支部在主支气管内；主支气管叶支气管 L 形分支覆膜子弹头内支架（小 L 形分支子弹头支架），主体部在主支气管，分支部在右上叶或左上叶支气管内，其主体部也可以有中间支气管，分支部在右下叶或右中叶支气管内。

(3) 气管支气管 L 形分支覆膜子弹头内支架规格与型号选择：L 形分支覆膜子弹头内支架是覆膜的子弹头发挥封堵瘘口的封堵作用，管状主体部发挥固定与支撑作用。位于气管内的主体部至少长度在 30～50mm，以便与正常气管壁良好贴合，还便于在模具上编织生产；支架子弹头分支部总长度应比病变段主支气管或叶支气管总长度至少短 5mm 左右，以保证靶支气管残段能够容纳内支架膨胀率 90% 时的伸展深度，使内支架的子弹头部头端不要突出于残段支气管之外，便于瘘口的愈合。起固定作用和辅助治疗作用的主体部和分支部支架的直径比置入段正常气道直径大 10%～15%，以保证子内支架弹头部分充分膨胀，既封堵残端瘘口，也完全封闭残段支气管内腔。

(4) 气管支气管 L 形分支覆膜子弹头内支架的选择：现在临床应用的 L 形分支覆膜子弹头内支架都是完全被硅酮膜覆盖的全覆膜支架。全覆膜 L 形分支子弹头内支架的固定效果优于管状覆膜支架，一般不担心支架移位。硅酮膜具有良好的生物相容性，降低内皮细胞与平滑肌过度增殖和支架头端再狭窄。但是全覆膜内支架覆盖气道内皮细胞，影响排痰作用，必要时需要定时使用纤维支气管镜清洗覆膜支架内痰栓，保证通气功能。

气管主支气管 L 形分支全覆膜子弹头内支架用于封堵左、右主支气管胸膜瘘，主支气管叶支气管全覆膜 L 形分支子弹头内支架用于中间支气管胸膜瘘和左右下叶支气管胸膜瘘等。

裸支架的异物刺激性和内皮细胞反应性过度增生，现在临床一般不再选择使用部分覆膜的 L 形分支子弹头内支架。

**5. 气道倒 Y 形双分支一体化内支架** 气道倒 Y 形双分支一体化内支架是一个企业获得中国专利后一年，就放弃专利保护权的一种呼吸道支架，究其原因是因为没有办法、没有合适的内支架推送器将这种气道内支架以微创介入技术置入气道内。郑州大学第一附属医院韩新巍团队开发了该倒 Y 形内支架的特殊装载、递送、定位、释放的推送器，包含四个内腔、结合了内支架推送装置和捆绑装置的 Y 形内支架递送器，解决了 Y 形双分支一体化气道内支架的经口腔或经鼻腔介入操作置入气道的难题。

(1) 气道倒 Y 形双分支一体化内支架形状与结构：临床习惯将应用于气管与主支气管的气道倒 Y 形双分支一体化内支架称为大 Y 形分支支架，将应用于主支气管与叶支气管的气道倒 Y 形双分支一体化内支架称为小 Y 形分支内支架。

气道倒 Y 形双分支一体化内支架由三种不同直径和长度的管状支架组成，内支架主体部分直径较粗大，双分支部分直径较细但各不相同，双分支的长度更是差别巨大，由一根镍钛合金丝整体性编织而成。双分支部之间的夹角范围在60°～90°，可适应气管与主支气管分支、主支气管与叶支气管分支之间不同夹角的解剖结构（图5-17和图5-18）。

倒Y形双分支一体化内支架有裸支架、部分覆膜内支架和全覆膜内支架三种类型，部分覆膜分为主体部下段部分覆膜与分支部全覆膜，全覆膜为主体部与分支部完全覆膜。

(2) 气道倒Y形双分支一体化内支架的应用部位：目前配套的Y形内支架递送器只能到达气管和主支气管、主支气管和叶支气管、右侧中间支气管与叶支气管部位。气管主支气管倒Y形双分支一体化内支架（Y形支架），其倒Y形支架的主体部在气管内，双分支部在双侧主支气管内；主支气管叶支气管倒Y形双分支一体化内支架（y形支架）的主体部在主支气管，分支部在右上叶与中间支气管，或左上叶支气管和左下叶支气管内，其主体部也可以在中间支气管、双分支部在右下叶和右中叶支气管内。

在气管支气管树的解剖结构中，气管、主支气管和叶支气管有许多分叉区。三分岔区病变是选择倒Y形双支架治疗的最佳适应证。早期硅胶Y形或T形支架在全身麻醉下经手术气管切开或硬质支气管镜直接置入气道。而韩新巍创造Y形支架的装载、递送、定位和释放与递送系统，将支架推送技术与捆绑技术相结合，几乎可以实现各种特殊类型的支架递送和置入。

最早发明气管主支气管L形分支内支架（大L形分支支架）是应用于左主支气管良性狭窄，即内膜结核的软骨变性塌陷和瘢痕性狭窄。解决了主支气管单纯管状覆膜内支架移位，尤其是移位后继发性封闭阻塞双侧主支气管严重致命性并发症。但是L形分支内支架的置入，尤其准确定位操作起来难度大；还有主支气管的良恶性狭窄病变或者主支气管瘘病变，往往波及邻近的支气管分支，此时的L形内支架结构难以全覆盖病变，倒Y形双分支一体化内支架弥补了L形内支架的不足，其置入的操作也更为简单准确。

(3) 气道倒Y形双分支一体化内支架规格与型号选择：倒Y形双分支一体化内支架可能是双

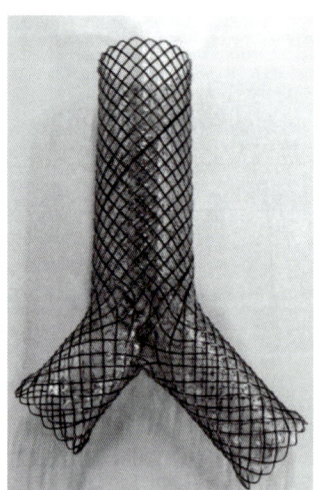

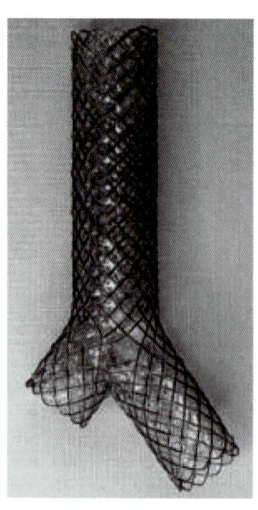

▲ 图5-17 气道倒Y形双分支一体化内支架
主体部直径较粗大，双分支部直径较细小

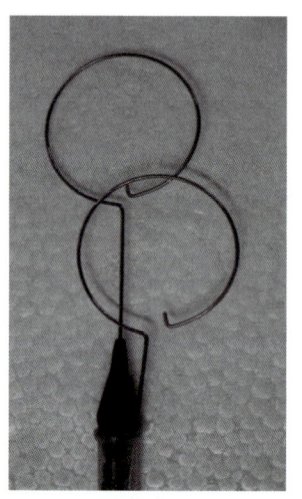

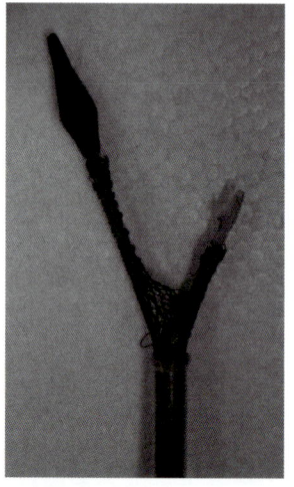

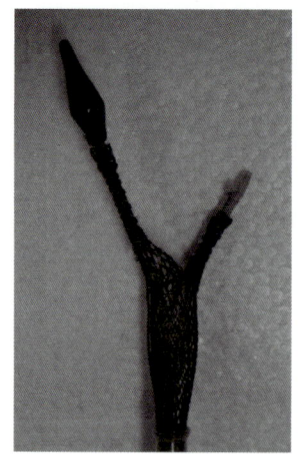

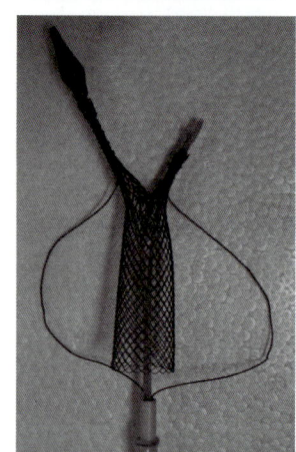

▲ 图5-18 气道倒Y形双分支一体化内支架装载、递送、释放、推出和置入示意

分支部发挥治疗作用，也可能是倒 Y 形的中央连接区发挥作用，或者是主体与双分支共同发挥作用。

倒 Y 形的主体部长度在 30～50mm 以上，全裸、部分覆膜或全覆膜起固定作用防止移位。发挥治疗作用的双分支部总长度在保证覆盖病变全长的基本要求下，应比病变段主支气管或叶支气管总长度至少短 5mm 以上，以保证靶支气管能够容纳内支架膨胀率 90% 时的伸展长度。用于解除气道狭窄时支架的直径大于置入段正常气道直径 10% 左右，封闭瘘口直径大于置入段正常气道 20% 左右。

(4) 气道倒 Y 形双分支一体化内支架的选择：倒 Y 形双分支一体化内支架三分支、三角形的结构，不仅置入技术与操作易于掌握，而且内支架的稳定性良好，目前多选择完全被硅酮膜覆盖的全覆膜支架。

全覆膜倒 Y 形双分支一体化内支架具有好的生物相容性，能够减少内皮细胞的刺激和炎症反应，极大降低内皮细胞与平滑肌过度增殖和支架内再狭窄。但是全覆膜内支架覆盖气道内皮细胞，完全丧失内皮细胞纤毛运动的排痰作用，易于形成覆膜支架内痰栓阻挡气道，影响通气功能。

气管主支气管全覆膜倒 Y 形双分支一体化内支架用于气管下段破裂、气管隆突区气道断裂、气管下段与气管隆突区断裂、气管下段或左右主支气管断裂、气管下段或气管隆突区瘘、气管下段或左与右主支气管瘘、结核性气道下段和（或）主支气管瘢痕性狭窄、肺移植后继发性主支气管吻合口瘢痕性狭窄、气管下段和一侧或两侧主气管复合性肿瘤性狭窄等。

主支气管叶支气管倒 Y 形双分支一体化全覆膜内支架用于主支气管与叶支气管瘘、主支气管与中间支气管瘘，结核性主支气管与叶支气管复合性瘢痕性狭窄，肺叶切除后继发性主支气管与叶支气管吻合口瘢痕性狭窄，中间支气管狭窄，中间支气管与上叶、中叶或下叶支气管复合性狭窄，一侧主支气管与叶支气管复合性肿瘤性狭窄等。

**6. 主支气管叶支气管倒 y 形分支一体化内支架** 主支气管叶支气管倒 y 形分支一体化内支架是倒 Y 形分支一体化内支架的改进型，也称树干枝丫状双分支内支架，外形如同树干上的枝丫。树干粗大是垂直直线走行，从树干上发出来的细小枝丫是依托树干倾斜向上走行；树干直径粗大，枝丫直径纤细。右主支气管与中间支气管的走行如同树干呈直线状，左主支气管与下叶支气管走行类似于树干近于直线状，主支气管上的叶支气管分支类似于枝丫、依托主干向一侧倾斜走行（图 5-19）。

树干枝丫状一体化双分支内支架由直径较粗大的树干主干和直径较细小的枝丫状分支一体化编织而成。直线走行的主干由两部分直径不同的直管状结构延续而成，主干的近心端至分支处直径最大，分支处以远的远心段直径略细一些，其与右主支气管和中间支气管的不同直径、左主支气管与下叶支气管的不同直径相适应。分支从主干的中部呈锐角发出，更接近于主支气管与叶支气管分支的走行夹角（图 5-20）。临床选用全覆膜型或主干部分覆膜型内支架应用于右主支气管 - 中间支气管和右上叶支气管区域解除支气管狭窄或者封堵瘘口，中间支气管 - 下叶支气管和中叶支气管区域解除支气管狭窄或者封堵瘘口，左主支气管 - 下叶支气管和舌叶支气管区域解除支气管狭窄或者封堵瘘口。

内支架的规格与型号或者内支架直径与长度选择，与倒 Y 形双分支一体化内支架相同。

**7. 气管支气管倒 Y 形分支一体化覆膜单子弹头内支架** 这是 L 形分支覆膜子弹头内支架的改进型，如前述 L 形分支覆膜子弹头内支架没有专用的内支架置入器，其置入是借助于美国 COOK 公司的 Z 形直管状不锈钢丝内支架即 Gianturco 支架的外鞘状推送器。

直管状内支架置入气管内没有左右前后的方位之分，而 L 形分支覆膜子弹头内支架的分支部、主体与分支连接区的开口部必须达到准确的左右方位定位，确保万无一失的内支架连接区开口部对准正常一侧的主支气管开口。COOK 公司的 Z 形直管状不锈钢丝内支架推送器的外鞘管，需要适应经口腔至气管近于直角（100°～120°）的大弧形弯曲，以及经气管至主支气管又一个弧形（130°～140°）弯曲，L形分支覆膜子弹头内支架经推送器的外鞘管从体外装载进外鞘管，而后以内支架推送杆向前托送，依次经过口腔、咽喉、气管、气管隆突进入主支气管，要想保证L形分支覆膜子弹头内支架的子弹头与开口部方位不变，实属不易，L形分支覆膜子弹头内支架准确置入操作难度极大，不易掌握。

还有L形分支覆膜子弹头内支架无法置入主支气管以远的支气管部位，无法在残段极短的右主支气管内良好固定使用，如此种种，极大地限制了L形分支覆膜子弹头内支架的推广应用。

倒Y形分支一体化内支架推送器——捆绑与推送相结合的一体化装载、递送、推送、释放、解脱、置入技术的突破，也为盲端结构的子弹头内支架解决了操作置入的技术难题，倒Y形分支一体化覆膜单子弹头内支架应运而生（中国专利号：201120005812）。

倒Y形分支一体化覆膜单子弹头内支架是L形分支覆膜子弹头内支架参照倒Y形分支一体化内支架的一个改进型子弹头内支架，也或者说是倒Y形分支一体化内支架的一个改进型（图5-21）。

倒Y形分支一体化覆膜单子弹头内支架用于封堵主支气管胸膜瘘、上叶或上叶支气管胸膜瘘、中间支气管胸膜瘘、中叶支气管胸膜瘘、下叶支气管胸膜瘘。

内支架规格型号选择，封堵支气管胸膜瘘的内支架直径要大于目标气管或支气管直径的20%左右，管状分支和子弹头分支的长度不要超过目标支气管的总长度。

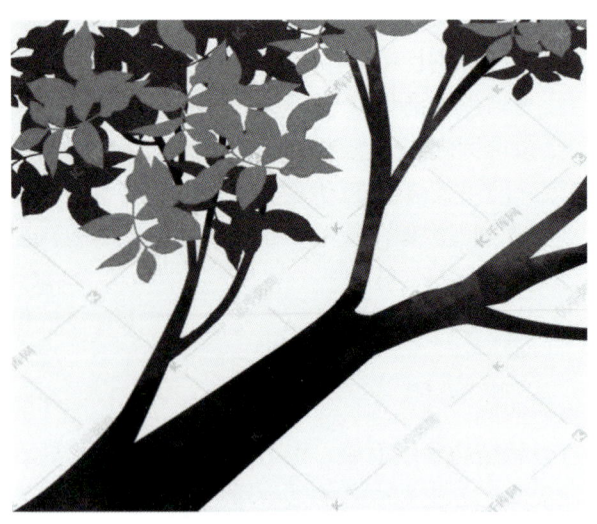

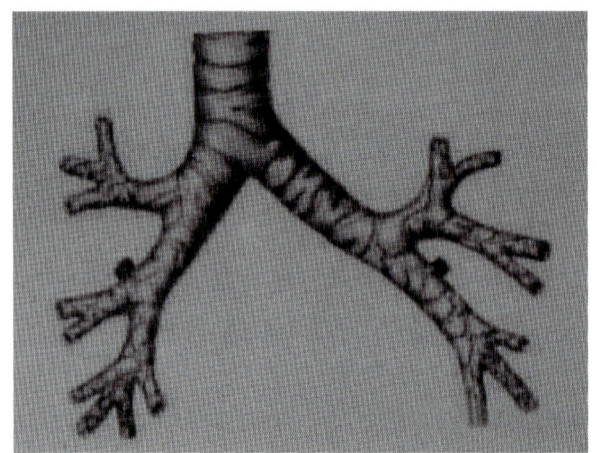

▲ 图5-19 树干树枝的枝丫状分支与主支气管和叶支气管分支示意

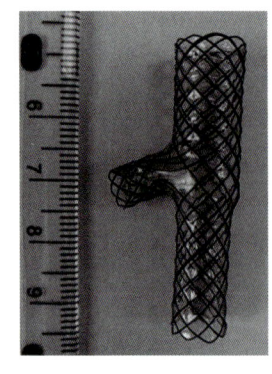

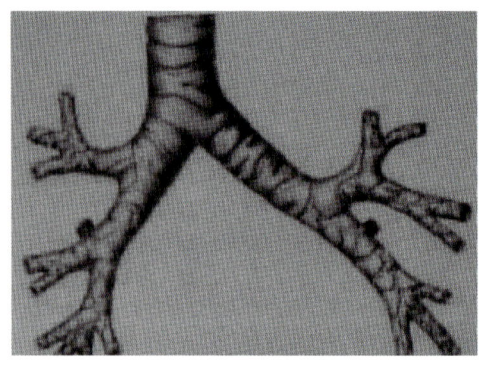

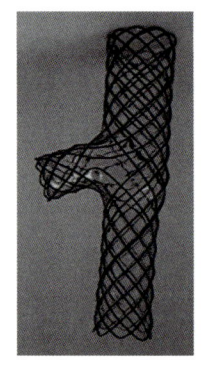

▲ 图5-20 主支气管叶支气管倒y形一体化内支架（枝丫状三分支内支架）
枝丫状一体化内支架外形构造更适应于主支气管与叶支气管结构

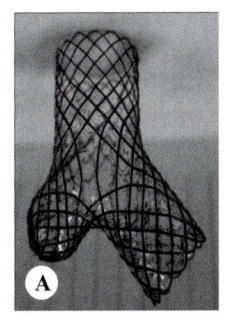

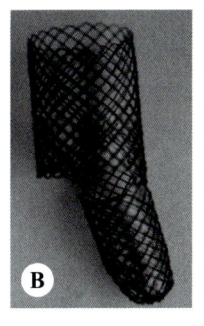

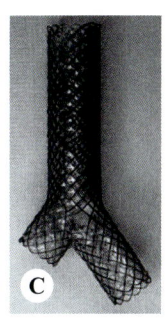

▲ 图 5-21 倒 Y 形分支一体化覆膜单子弹头内支架
在 L 形分支子弹头内支架（B）和倒 Y 形一体化内支架（C）基础上的改进型（A）

**8. 支气管覆膜子弹头内支架** 支气管覆膜子弹头内支架或支气管部分覆膜子弹头内支架，编织成管状而一端呈子弹头状的封闭结构，利用覆膜达到管状支架和子弹头端完全密封的结构，形成一颗子弹状外观，故而形象地称其为（覆膜）子弹头内支架。这是用于支气管的 L 形分支部分覆膜子弹头内支架和倒 Y 形分支单子弹头内支架设计的原型，覆膜的管状子弹头结构是封堵瘘口的核心结构，只是早年的内支架递送器无法实现支气管覆膜子弹头内支架内腔完全被封闭成盲端的装载、递送、释放和置入。

倒 Y 形分支一体化内支架递送装置——捆绑与推送一体化内支架推递送器的应用，无须常规内支架置入时导丝导管配合到达支气管目标部位，而后装载内支架的同轴推送器，沿着导丝将内支架递送至病变部位，以推送、球囊扩张或解除捆绑线的不同方式置入内支架，经扩张释放的内支架内腔后撤退出推送器和导丝。倒 Y 形分支一体化内支架递送装置类似我国的捆绑式火箭发射，将覆膜盲端的子弹头内支架捆绑装载在推送器内芯上，以推送倒 Y 形内支架的方式将支气管覆膜子弹头内支架递送至叶支气管、段支气管深部，封堵段支气管乃至以远细小分支支气管胸膜瘘（图 5-22）。

支气管完全覆膜子弹头内支架，其组织生物相容性良好，在封堵段支气管、亚段支气管或远端支气管瘘口，促使瘘口愈合的过程中对置入节段的支气管和近心段支气管影响较小，一般没有明显的内皮细胞过度增生，此后内支架可以回收取出。而支气管部分覆膜子弹头内支架是近子弹头一段覆膜，远离子弹头另一侧的 1/3～1/2 段不覆膜裸露镍钛合金丝，内支架裸段的组织生物相容性较差，在封堵远端支气管瘘口，促使瘘口愈合的过程中对置入节段的支气管和近心段支气管有较大的异物性刺激，发生明显的内皮细胞过度增生，增生的肉芽组织完全包埋内支架，有利于辅助愈合远端支气管瘘口，但是内支架将无法取出，只能永久留置支气管内。

支气管覆膜子弹头内支架规格型号选择，直径大于目标支气管 10%～20%，长度不超过目标支气管的总长度。

## 二、药物洗脱内支架

药物洗脱（涂层）内支架是在支架的框架上以物理学或化学的方法，将一种或多种药理活性物质固定或涂布上作为支架的一个组成部分，在支架的预定位置和时间段内释放药物，在内支架局部发挥预防或治疗作用，目前主要是携带抗内皮细胞增生类药物，以抑制内支架置入后内皮细胞过度增生导致腔道再狭窄。

目前药物洗脱内支架已经在冠状动脉内支架得到广泛应用，发挥出了抗增生、预防再狭窄的显著效应，四肢动脉的药物洗脱内支架也在陆续上市过程中，气道药物洗脱内支架也在广泛开展研究。常用的洗脱药物有紫杉醇、丝裂霉素 C、氟尿嘧啶、西罗莫司、甲壳素、壳聚糖及其衍生物等。支架表面涂层材料种类繁多，有聚四氟乙烯、聚酯、聚氨酯、硅酮、尼龙、聚酯、丝绸等。

药物洗脱支架的设计要兼顾协调药物释放和支架性能的双重功能。理想情况下，药物洗脱支

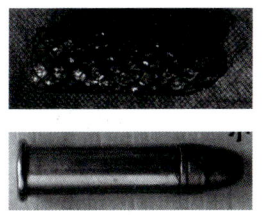

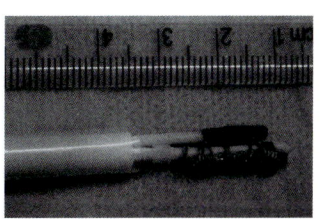

▲ 图 5-22 支气管覆膜子弹头内支架与捆绑装载方式（内支架外形如同一颗子弹）

架应该对药物和支架两者都有相互增强的作用，从而提供比传统的全身应用药物和支架置入具有更好的治疗效果。药物从支架框架内释放的速率、程度和持续时间可能与支架部位的局部生物反应和毒性直接相关。药物从药物洗脱支架释放一般被认为是双相动力学。最初的一阶（或相对快速的）短期释放（例如，超过几个小时），然后是长期的零阶（或扩展的）释放。在药物支架放置的预期时间内或达到药物释放平台之前，药物的累积释放量通常为药物释放总量的80.0%。

药物洗脱（涂层）内支架的药物释放机制包括：①药物通过聚合物载体消除聚合物涂层的扩散释放；②涂层的膨胀；③聚合物涂层的生物侵蚀；④聚合物的水解/酶解降解；⑤基于微/纳米孔的储层；⑥来自不同涂层的药物释放。内支架的药物涂层，必须保持药物与聚合物载体密切联系和融合，以确保药物在药物洗脱支架表面的均匀分布，并在药物洗脱支架的部署和局部给药过程中保留药物。药物洗脱支架不仅保留了支撑狭窄的金属支架的理化特性，还具有抗管腔内膜增生等的特殊效果，具有良好的临床应用前景。目前，气道药物洗脱支架仍在研发阶段，尚无上市的产品。

## 三、三维打印内支架

近年来，计算机科学的高速发展，三维打印技术发展迅速。与传统制造不同的是，三维打印技术允许添加式制造，减少了原材料的浪费，降低了制造成本，增加了设计的自由度。临床医生和研究人员已经通过这项技术准确地设计出了个体化气道内支架，三维打印机可以将气道假体模型打印成物理模型进行快速成型以适应临床需要。目前实现三维打印气道支架的局限性是缺乏合适三维打印的柔性和生物相容性材料，三维打印气道支架的潜力仍有待未来临床试验的评估。然而，随着三维打印技术的发展，涉及药物洗脱、生物可降解支架或移植物，这些技术已经在心血管领域进行了探索，极有希望在不久的将来能够得到合适的材料。个性化三维打印气道支架将在未来成为现实。

## 四、硅酮类气管支气管内支架

这是世界上的第二代气道内支架，也是从外科切开放入发展到经硬质气管镜置入的第一代气道内支架。Montgomery于1960年率先设计了硅酮T形管支架，经气管切开置入治疗声门下气管狭窄取得成功，堪称现代管状内支架的先驱。Dumon于1990年制造出第一个通过硬质气管镜置入的硅酮气管内支架治疗气管狭窄，实现了气管支架的突破性进展。

硅酮内支架至今依然需要全身麻醉下经硬质气管镜置入，操作复杂，创伤巨大，但经硬质气管镜可以轻易取出是其优势之一。硅酮气道内支架的生物相容性、刺激气道内皮细胞过度增生、痰液潴留等特性，与镍钛合金覆膜内支架相比相差无几，随着后者可回收技术的日趋成熟，置入与取出的微创性介入操作，国产化的低廉价格，可以取代硅酮内支架。

硅酮是由硅弹性体或聚二甲基硅氧烷合成的材料。硅树脂具有脆性，高温稳定性，良好的组织反应性，且可塑性强，可以给予不同程度的牢固性和灵活性。此外，用聚丙烯、聚酰胺和碳纤维增强硅树脂可以获得更大的机械强度。硅树脂支架相对便宜，耐受性好，有足够的硬度来抵抗外部压迫。通过切割支架的某一部分，可以很容易地对支架形态结构进行改形，允许在置入前根据气道解剖结构进行定制或修剪。硅树脂支架的显著优点是可以很容易地重新定位和移除，并且可以通过在需要的位置上打孔钻眼来定制。然而，管状硅酮支架置入气道后有更高的迁移风险，可能需要重复的支气管镜检查来重新定位。痰液潴留以及近端或远端肉芽组织生长可能造成阻塞。

最常见的硅酮支架有T形管支架、Dumon支架、Nova支架和Y形支架等。

### （一）T形管支架

现代硅酮管状支架的先驱是Montgomery设计出的T形管支架，或称"Montgomery支架"。该支架的一个侧支固定在颈部气管的造口处，不易移位，但是并发症是黏稠分泌物易引起支架腔道阻塞。与其他支架相比，T形管支架置入后，支架的上部及其周围的管壁组织的血流和淋巴回流受影响很少，因此T形管支架被认为是目前治疗高位气管狭窄中安全性较高的支架之一。

### （二）Dumon 支架

Dumon 支架为直筒状的支架，其表面具有不规则的钉状突起，以增加与气管壁的摩擦力，减少支架移位；其内腔表面光滑，大大减少了痰液堵塞支架管腔的概率，是目前应用较广泛的支架之一，适用于治疗成人和儿童的气管、主支气管以及叶支气管的各种器质性狭窄。其优点是通过硬质气管镜易于取出和重新放置。但硅酮支架仍有一些局限性，如移行性和需要使用硬质支气管镜放置支架等，且抵抗高强度压迫的能力较差，不适于治疗气管和支气管软化症。

### （三）Nova 支架

Nova 支架作为硅酮支架的改良型，是在硅酮膜内包埋束状的钛记忆金属，放置后可自行膨胀至所需的规格。该支架的抗压强度与硅酮支架相比明显增强，但是由于支架外表面光滑，易出现内支架移位滑脱。

### （四）Y 形支架

Y 形支架适用于双侧支气管受损伤的情况，可以保持主支气管的通畅，或者防止远端硅酮气管支架的移动。常用的 Y 形支架如 Orlowski 型支架和 Dumon Y 形支架等，通过将内支架开叉结构的位置放置在气管隆突处来固定支架，主要用于气管和主支气管病变者。Freitag Y 形硅酮支架的不锈钢带（马蹄形）与硅酮结合，沿着圆柱形管的前表面和外侧表面模拟气管软骨。因此，后膜是灵活的，可以模仿呼吸过程中后气管壁的运动。动态 Y 形支架的刚性使其不能用于传统的硬质支架置入器，实际上需要摘除硬质支气管镜直接喉镜下放置，这些支架主要用于气管支气管软化和涉及气管-气管隆突和主支气管的恶性气道狭窄疾病。

## 参考文献

[1] MURGU S D, EGRESSY K, LAXMANAN B, et al. Central Airway obstruction: benign strictures, tracheobronchomalacia, and malignancy-related obstruction [J]. Chest, 2016, 150(2): 426-441.

[2] PUCHALSKI J, MUSANI A I. Tracheobronchial stenosis: causes and advances in management[J]. Clin Chest Med, 2013, 34(3): 557-567.

[3] AYUB A, AL-AYOUBI A M, BHORA F Y. Stents for airway strictures: selection and results[J]. J Thorac Dis, 2017, 9 (Suppl 2): S116-S121.

[4] WU Y, LIU J, JIAO X, et al. UV-Cured transparent flexible silicone materials with high tensile strength[J]. ACS Omega, 2020, 5(11):6199-6206.

[5] COOPER J D. Use of silicone tubes in the management of complex airway problems[J]. Thoracic Surgery Clinics, 2018, 28(3): 441-447.

[6] OSORIO GARCÍA F, SERRANO ÁLVAREZ C, MARTÍNEZ SÁNCHEZ A, et al. Post-tracheal intubation rupture treated with a Dumon-Y stent[J]. Rev Esp Anestesiol Reanim, 2012, 59(3): 171-172.

[7] 薛运昕, 肖静. 气管支气管内支架材料的评价 [J]. 中国组织工程研究与临床康复, 2010,14(51): 9627-9630.

[8] FOLCH E, KEYES C. Airway stents[J]. Ann Cardiothorac Surg, 2018, 7(2): 273-283.

[9] PETERSEN B D, UCHIDA B T, BARTON R E. Gianturco-Rosch Z stents in tracheobronchial stenoses[J]. J Vasc Interv Radiol, 1995, 6(6): 925-931.

[10] 李强. 气管及支气管支架的临床应用 [J]. 中华结核和呼吸杂志, 2003,26(7):393-395.

[11] AVASARALA S K, FREITAG L, MEHTA A C. Metallic Endobronchial Stents: A Contemporary Resurrection[J]. Chest, 2019, 155(6): 1246-1259.

[12] ARAFAT M, FOULADIAN P, BLENCOWE A, et al. Drug-eluting non-vascular stents for localised drug targeting in obstructive gastrointestinal cancers[J]. J Control Release, 2019, 308: 209-231.

[13] JIN Z, CHEN Z, WU K, et al. Investigation of migration-preventing tracheal stent with high dose of 5-fluorouracil or paclitaxel for local drug delivery[J]. ACS Applied Bio Materials, 2018, 1(5): 1328-1336.

[14] CHENG G Z, FOLCH E, WILSON A, et al. 3D printing and personalized airway stents[J]. Pulmonary Therapy, 2017, 3(1): 59-66.

[15] CHANG J W, PARK S A, PARK J K, et al. Tissue-engineered tracheal reconstruction using three-dimensionally printed artificial tracheal graft: preliminary report[J]. Artif Organs, 2014, 38(6): E95-E105.

[16] LEI D, LUO B, GUO Y, et al. 4-Axis printing microfibrous tubular scaffold and tracheal cartilage application[J]. Science China Materials, 2019, 62(12): 1910-1920.

# 第 6 章　气管支气管内支架递送器结构与功能

## 一、单内芯同轴内支架递送器结构与功能

单内芯同轴内支架递送器，也称内支架推送器，以前推方式将内支架推出释放。这是最普通的通用型内支架装载、递送、释放、置入器械。其与在大血管、外周血管、颅内血管和消化道广泛使用的管状内支架通用递送器结构和功能类似，由推送杆和外鞘管两大部分组成（图6-1）。

### （一）结构

**1. 推送杆结构**　推送杆由内芯管部、膨大的头部、内支架装载区、内支架推送管部、操作手柄等组成。

(1) 推送杆的内芯管部：纤细内芯管部属于中空结构以通过导丝，中空内腔直径多≥0.038英寸（0.96mm），外径2mm（6F）左右，为质地较坚硬的硬质塑料管或金属管，或金属管与塑料管连接而成一体化的管状结构贯穿推送杆全程，总长度800～1000mm。推送杆上的其他附属结构均通过粘接、铆钉或螺旋丝等方式牢固地固定在内芯管外部。

(2) 推送杆的膨大头部：由硬质塑料制成的圆锥样或纺锤头样结构，X线下可以清晰显影，是推送杆最前端即头端一个局部膨大的头部，其总长度20～30mm，由纤细的尖端、膨大的肩部和稍微缩窄的管状颈部组成。锥形头的前端尖细，由细逐渐变粗，中后部粗大的肩部与外鞘直径相同10～30F（3.0～9.0mm），后部呈阶梯样缩窄稍细的颈部，其颈部外径与外鞘管的内径一致，恰好紧密插入外鞘头端内腔。由细渐粗的膨大头部结构便于整个内支架递送器通过气道狭窄区并发挥一定程度的扩张作用，锥形头后部呈阶梯样缩窄的颈部套在外鞘头端内部相互嵌顿成一体，膨大的锥形头部牢固焊接或铆钉在推送杆上。

(3) 推送杆内支架装载区：就是膨大头部后面紧邻的一段单独的纤细内芯管部或裸露的内芯管段，其长度略大于压缩后或非膨胀状态的支架总长度。纤细的内芯管段支架装载区与粗大的外鞘之间巨大的间隙为内支架留下了足够的装载空间。

(4) 推送杆的内支架推送管部：同心圆一样套在内芯管外周，与内芯管完全黏附或焊接在一起的厚壁、中等硬度的塑料结构，从内支架装载区后端一直延续至推送杆尾端的操作手柄区。多数推送管部前端紧邻内支架装载区镶嵌有环状金属套，借助于高密度的金属环套间接标记内支架后端位置，既利于推出内支架，又一定程度加强递送器的操控度，还可以避免内支架尾端金属丝刺入推送管部的塑料结构内，影响内支架顺利释放。

(5) 推送杆操作手柄：位居推送杆尾部的一个长约100mm的局部膨大部分，不同厂家形状各异，为硬质高分子医用塑料一次性成形或分段成形以螺旋结构组装而成，局部膨大便于手持操作，中心部位镂空与内芯无缝相连，可连接注射器进行内芯内腔液体冲洗和注射对比剂造影，0.035～0.038英寸的导丝可以顺利通过，滑润如常、进出自如。

**2. 外鞘管结构**　外鞘管由外鞘、尾端操作手

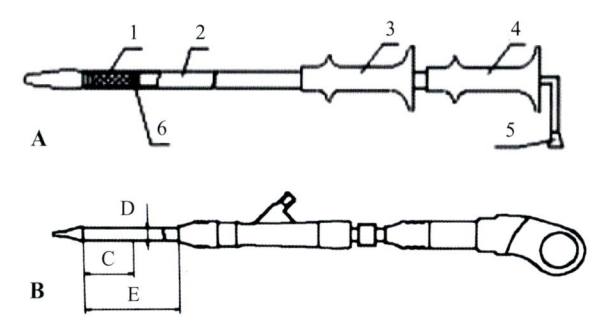

▲ 图 6-1 单内芯同轴内支架递送示意（中国南微医学科技股份有限公司产品）

A. 老款单内芯同轴内支架递送器；1. 支架；2. 推送杆（包括内芯、推送管和外鞘）；3. 前手柄；4. 后手柄；5. 内芯尾端口；6. 金属环套。B. 新款单内芯同轴内支架递送器

柄、侧臂注射管和锁定装置等组成。

（1）外鞘：薄壁大内腔、透明或半透明的医用高分子塑料，内腔与外表面光滑或者有亲水膜涂层，质地柔性与硬度适中，具有一定抗折曲性，可适应口腔-口咽-喉腔-气管的弧形弯曲且不会被折成死角。其外径与推送杆的锥形膨大头肩部的最大径一致，直径范围 10~30F（3~9mm），一般在 16~24F（4.8~7.2mm）；其内径略大于推送杆的推送管部，以保证推送杆在其内部进退通畅和内支架装载操作简便易行。

（2）操作手柄：一般是由硬质高分子医用塑料一次性成形或分段成形组装而成，中心部位为全程镂空的空芯内腔，局部膨大，不同厂家形状各异，呈圆管状、哑铃状或刀柄状便于手持操作。

操作手柄前段套在外鞘尾端之外、与外鞘粘接或焊接一起，后段带有乳胶阀门，形成密闭结构，不透气、不漏水。

操作手柄中间段有一体化成形、可与注射器乳头连接的侧臂，其与外鞘内腔相连，可经过此侧臂注射生理盐水冲洗外鞘、推送管、内支架之间的空隙，以减少内支架推送释放过程中的摩擦力；也可经此连接高压氧气管，在气道内支架递送与置入过程中向气道供氧，以避免递送器经过狭窄区时加剧气道阻塞或完全阻塞气道的严重缺氧反应；也可在内支架释放过程中经此注射对比剂进行气道造影与内支架再定位，确保内支架置入位置准确无误。

操作手柄后端装载有环形富有伸缩性的塑胶阀门环片和（或）推送杆锁定器相连。塑胶阀门环片或锁定器密闭外鞘管尾端，阻止侧臂注射生理盐水、输注氧气或注射对比剂时反流溢漏，锁定器与操作手柄后端为螺旋结构，一般顺时针方向旋紧固定推送杆位置不动，以保证内支架递送过程中不被误推释放，逆时针方向放开推送杆固定便于推送释放出内支架。

（3）侧臂注射管：可为操作手柄上一体化成形的中空侧臂，也可为侧臂上连接的一个 100~150mm 的延长管，其与外鞘内腔相通，用于注射生理盐水、对比剂、输送氧气。

（4）推送杆锁定器：可为外鞘管操作手柄尾端的一部分，也可为推送杆上一个独立结构，通过顺时针方向旋转将内支架递送器的推送杆与外鞘管保持在一个相对固定位置，以避免内支架推送器操作过程中误将内支架中途推送释放。前推释放、置入内支架时需要逆时针方向旋转，解开锁定器。

### （二）功能

内支架递送器的主要功能是将体外的内支架置入人体病变的生理腔道内，这里就是把内支架置入气管支气管内。具体功能包括装载内支架、递送内支架和推出释放、置入内支架，在内支架未被完全推出释放时，适当回拉或前推调整内支架位置或取出定位不准确的内支架。

**1. 装载内支架** 国家对介入器械一次性使用、避免患者之间交叉感染的严格管制政策的实施，现在装载内支架都是在工厂内完成的工作，早年允许重复使用内支架递送器，可以在介入手术室进行内支架装载操作。将镍钛记忆合金丝内支架浸泡在冰盐水的容器内，旋转松开锁定器，前推推送杆完全暴露推送杆的内支架装载段，将内支架套在推送杆的装载段，手指协助压缩内支架进入推送器外鞘，将内支架与推送杆的内支架装载段一起推进外鞘内，直至推送杆膨大的纺锤头颈部嵌入外鞘内，旋紧固定锁定器。

**2. 递送内支架** 注射器抽吸生理盐水分别冲洗推送杆内芯和外鞘管内腔后，检查锁定器牢靠固定无误。递送器整体沿建立好的体外至气道深部的加强导丝轨道，依次经口腔、口咽、喉咽、喉腔进入气管内，通过病变（狭窄区或瘘口）至少20～40mm，影像监测下确定内支架的位置和长度无误后，证实内支架递送到达目标位置，准备释放内支架。

**3. 推出释放内支架** 内支架递送到位后，在持续透视监测下，解开锁定器，固定推送杆，缓慢回抽外鞘管释放内支架前段约1/3，影像监测再次定位内支架前段至少跨越病变远段20mm以上无误后，再回抽外鞘管释放内支架中段1/3，影像再次定位，必要时经外鞘管侧臂注射造影剂造影定位，内支架中段覆盖病变段（狭窄区或瘘口区）无误后，快速回抽外鞘管释放内支架全部。

**4. 调整未完全释放的内支架位置** 这是气管支气管内支架释放过程中一个自我纠错的保驾措施，也是一个多数介入操作医生不知晓、没有掌握的潜在安全功能，只要在内支架没有完全推送出外鞘管时，回拉固定、调整内支架位置的一种特殊技术。

在内支架推送释放过程中，发现内支架位置偏离病变远端过长，内支架总长度难以达到完全覆盖病变，跨越病变近段气管支气管长度不够时，保持外鞘管不动、完全回拉推送杆至膨大头的颈部与外鞘头端嵌合一起，两者牢固夹持固定内支架，同步缓慢整体性后撤递送器，回拉、上提内支架至理想位置，再向前推进推送杆接触内支架后部，回撤外鞘管完全释放内支架。回拉、上提内支架时，内支架直径整体性回缩，几乎变得不再贴壁或贴壁不紧密，易于拉动、调整内支架位置（图6-2）。

**5. 撤出未完全释放的内支架** 上述内支架未完全释放前、调整内支架位置的功能，只能适用于内支架释放偏于远端、回拉上提内支架位置向近端调整。不太适合内支架释放偏于近端、前推内支架向远端调整位置，这是由于已经释放膨胀的内支架前段或中前段与气管支气管内壁贴合紧密，前推内支架摩擦力大、阻力大，难以推动内支架前移，即便前移其移动距离也有限，并且对管壁内膜摩擦造成较大损伤，不主张进行这种前

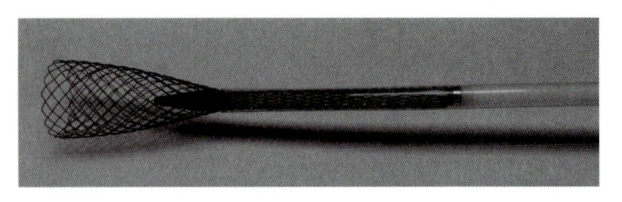

▲ 图6-2 部分内支架释放后回拉推送杆、外鞘管与推送杆的膨大头颈部夹持内支架
可以回拉或适当前推，适当调整内支架位置

推内支架的调整位置操作。

遇到内支架部分释放，其位置达不到气管支气管远段目标部位者，只有利用外鞘管与推送杆的膨大头颈部夹持内支架，递送器整体回拉全部撤出体外，重新装载、递送、释放和置入内支架。

## 二、单内芯捆绑内支架递送器结构与功能

这是一种单纯的气管支气管内支架捆绑式递送装置，也在食管病变中应用，用于捆绑装载、递送、拉线释放超顺应性的机织型内支架，如美国波科公司的机织型 Ultroflex 支架。它不同于单内芯同轴内支架推送式递送器，也不同于食管分节支架的捆绑递送器，而是将支架完全通过尼龙线活结捆绑在支架推送杆的远端，外边没有外鞘管。以美国波科公司的产品为例，结构上包括支架装载推送杆、支架捆绑线和拉环（图6-3）。

**（一）结构**

**1. 推送杆结构** 推送杆是一个整体，内芯呈中空结构，可以通过0.035～0.038英寸导丝，结构上包括最前端的梭形纺锤头，往尾端依次是支架装载区（部分覆膜支架递送器包括两个外RO标记、两个内RO标记；裸支架递送器只有两个RO标记），支架捆绑线穿行孔，推送杆主体和后操作手柄。

(1) 推送杆的膨大头部：由推送杆最远端延

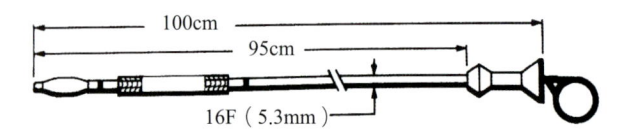

▲ 图6-3 单内芯捆绑内支架递送器示意

伸出的圆锥样或纺锤头样结构，是推送杆最前端即头端一个局部膨大的头部，其总长度20mm，由纤细的尖端、膨大的肩部和稍微缩窄的管状颈部组成。锥形头的前端尖细，由细逐渐变粗，中后部粗大的肩部与捆绑后的支架外径相同。由细渐粗的结构便于整个内支架递送器易于通过气管支气管狭窄区，并发挥扩张作用。此支架递送器没有冲洗内腔的管路，支架置入前需要注射器通过纺锤头的头端中空内芯以盐水冲洗润滑内腔，以便后续的经导丝操作通过顺利。

(2) 推送杆内支架装载区：就是膨大头部后面紧邻的一段推送杆，其长度略大于压缩后或非膨胀状态的支架长度。部分覆膜型内支架（此类内支架在两端各有10mm左右的裸区）递送器在支架装载区有两个外RO标记表示展开后支架两端的估计最终位置，和两个内RO标记表示展开后支架覆膜部分两端边缘的估计最终位置；裸支架递送器只有两个RO标记表示支架展开后的估计最终位置。

(3) 支架捆绑线穿行孔：约在非展开支架近端的上方3cm处，支架捆绑线通过此处穿行进入支架推送杆的内腔中，并从推送杆尾端手柄中穿出，防止在操作过程中误拉缝线导致支架的非正常释放。

(4) 推送杆主体：此支架递送器的推送杆是一个整体，在支架装载区和手柄之间的推送杆即推送杆的主体，头端和支架装载区相连，尾端与手柄相连，内芯是中空的，可供一根0.035～0.038英寸导丝和支架捆绑线通过。

(5) 操作手柄：位于推送杆的尾端，是推送杆主体延续出的一个膨大的手握区，后端有连接支架捆绑线的拉环，在释放支架时术者左手固定此手柄即可保持支架位置，右手后撤拉环即可松解支架捆绑线，释放支架。在支架释放过程中，也可以通过推拉此手柄来适当调整支架位置。

2. **支架捆绑线和拉线环**

(1) 支架捆绑与释放拉线：是一根纤细而坚韧的尼龙线，远端在支架装载区的远端采用可松解式的捆绑方法，将支架捆绑在递送器推送杆的支架装载区，尾端通过支架推送杆内部的腔道从推送杆后操作手柄的尾端引出，连接于1个圆形的塑料拉环上。

(2) 拉线环：圆环状或椭圆状硬质塑料环形结构，与拉线相连悬空在操作手柄尾端。通过拉动拉线环，带动支架捆绑线，分别由远及近或者由近及远松解支架即释放内支架。

（二）功能

1. **装载内支架** 这必须是使用专门工具在工厂内完成的工作，此型内支架递送器完全不同于单内芯同轴内支架推送式递送器，可以在介入手术室进行内支架装载操作。捆绑式内支架递送器是将支架通过活结捆绑的方式装载到支架装载区的，这种活结捆绑方式不是非专业人员不容易在手术室现场手工完成的，所以释放支架时力求准确，一次到位完成，一旦中途释放或者释放位置错误，无法挽救弥补。

2. **递送内支架** 注射器抽吸生理盐水从推送杆头端冲洗推送杆内芯。递送器整体沿建立好的体外至气道深部的加强导丝轨道依次经口腔、口咽、喉咽、喉腔，进入气管或主支气管内，通过病变（狭窄区或瘘口）至少20～40mm，使病变段位于两个内RO标记中间，影像监测下定位内支架位置和长度无误后，内支架递送到位，准备释放内支架。

3. **释放内支架** 内支架递送到位在持续透视监测下，回撤拉环逐步解开捆绑线的活结即可释放支架，拉线近端释放型的递送器是从近心端向远心端松解捆绑线，支架在近心端回缩，适合远端需要精确定位的病变；拉线远端释放型的递送器是从远心端向近心端松解捆绑线，支架在远端回缩，适合近端需要精确定位的病变。支架在拉线释放的过程中，支架递送器上的两个外RO标记点的位置即支架释放后估算的内支架两端最终位置。

4. **调整或取出未完全释放的内支架** 此支架递送器像单内芯同轴内支架递送器一样，在支架未完全释放之前可以进行支架位置的调整。

在内支架推送释放过程中，发现内支架位置偏离病变远端过长、难以达到完全覆盖病变、跨越病变近段气道长度不够时，停止拉线、缓慢整体性后撤递送器，回拉内支架至理想位置，再释放支架。近端释放型的递送器使用于向远端调整内支架位置，而远端释放型推送器适用于向近端调整内支架位置，反之，调整失败。

## 三、四内芯捆绑与推送多功能内支架递送器结构与功能

### （一）结构

这是一种将内支架捆绑与推送两种装载和释放技术结合在一起的多功能内支架递送器（简称捆绑与推送多功能支架递送器），设计的初衷是为了实现经单通道如口腔或鼻腔，置入倒Y形一体化双分支气道内支架；这种具有捆绑结构的捆绑与推送多功能支架递送器设计理念来源于我国神舟二号火箭的捆绑式发射推送系统（图6-4），它不同于腹主动脉瘤倒Y形一体化覆膜内支架使用的递送器，后者尽管也是经单通道（一侧股动脉）引入支架，但是必须经双通路（双侧股动脉）推送与拉线释放。

捆绑与推送多功能支架递送器主要适用于置入倒Y形一体化双分支气道内支架的特殊递送器，这种特殊结构的四内芯捆绑与推送多功能内支架递送器，与在大血管、外周血管、颅内血管和消化道广泛使用的管状内支架通用递送器的单内芯结构大不相同，为四内芯双套管结构，包括支架装载推送杆、外鞘管、支架捆绑线和拉环（图6-5和图6-6）。

**1. 推送杆结构**　推送杆同样由内芯管部、膨大的纺锤形头部、内支架装载区、内支架推送杆部、操作手柄、锁定装置和拉线环等组成（图6-7）。

（1）内芯管部：纤细内芯管部属于中空结构以通过导丝和支架捆绑线，中空内腔直径多为0.035～0.038英寸（0.89～0.96mm），外径2mm（6F）左右，为质地较为坚硬的硬质塑料管或金属管，或金属管与塑料管连接而成一体化的管状结构。本支架递送器有直径相同的4支空芯管呈四方形并行排列，包裹在推送杆的推送管内。

其中2支长内芯管并行是导丝进出的管腔和装载倒Y形内支架的载体；这两支长内芯管贯穿整个推送杆的全长，其前端长度相差20～30mm，更长的1支内芯管前端镶嵌有锥形或纺锤形膨大头，位于外鞘前端便于整个推送器通过声门和气道狭窄区（内镜专用的推送器没有纺锤形膨大

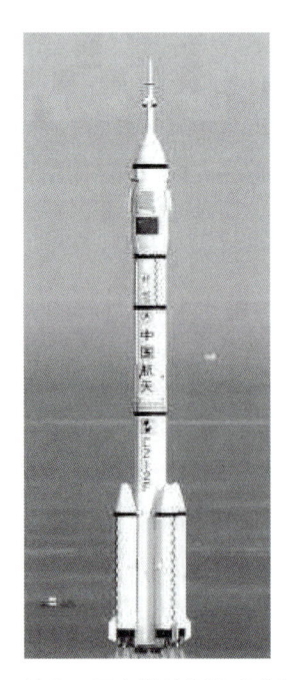

▲ 图6-4　神舟二号火箭的捆绑式发射装置示意

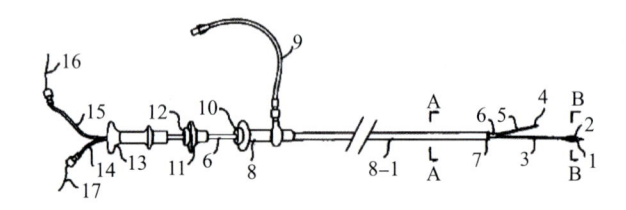

▲ 图6-5　四内芯捆绑与推送多功能内支架递送器示意（带纺锤头型）
1和2. 纺锤形膨胀大软头；3. 长芯管；4. 纺锤形膨胀小软头；5. 短芯管；6. 中间层套管；7. 金属标记环；8. 前手柄；9. 连接管；10. 锁定装置；11. 中间手柄；12. 锁定装置；13. 后手柄；14. 短牵引线；15. 长牵引线；16和17. 捆绑线

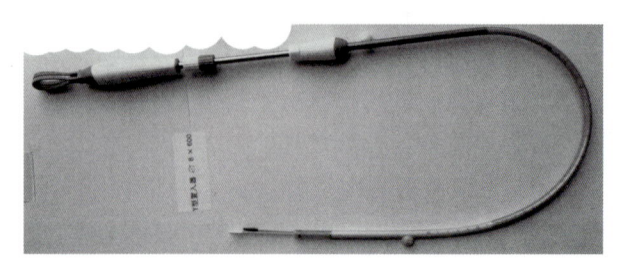

▲ 图6-6　四内芯捆绑与推送多功能内支架递送器实物（无纺锤头型）

头），次长的 1 支内芯管不镶嵌膨大头位居外鞘管以内；此 2 支长内芯管穿过 Y 形支架的主体部和捆绑装载 2 个分支部（图 6-7A）。

另外 2 支短内芯管，其前端长度与推送杆的推送管平齐、接近支架主体部的近端，2 支短内芯管通过内支架双分支的捆绑线，是捆绑装载支架双分支和拉开支架 2 分支部捆绑线、释放支架分支部的必经途径（图 6-7B）。捆绑支架 2 个分支部的 2 根丝线，经此 2 支短内芯管的管腔由递送器远端穿送至推送杆手柄末端与 2 个拉环相连，拉环与连线分别与推送杆前端对应的 2 个分支架的捆绑线相连。

(2) 膨大的头部：用于 X 引导置入的气道 Y 形支架递送器头端呈直径不同的纺锤形膨大，圆锥样或纺锤头样，是推送杆内最长内芯管前端即头端镶嵌的一个局部膨大的头部，其总长度 20～30mm，由纤细的尖端、膨大的肩部和呈阶梯样稍微缩窄的管状颈部组成。锥形头的前端尖细、由细逐渐变粗、中部粗大的肩部，后部呈阶梯样稍细，其外径与递送器外鞘管的内径一致，恰好紧密嵌插入外鞘头端内腔。膨大的纺锤头肩颈部有一个线型凹槽，凹槽与对侧长内芯在同一个方位，便于通过引导导丝（图 6-7）。远心端的纺锤头肩部最宽处直径与外鞘直径相同 10～30F（3.0～9.0mm），由细渐粗的结构便于整个内支架递送器通过声门和气道狭窄区并发挥扩张成形作用，膨大的锥形头部牢固焊接或铆钉在内芯管上（图 6-7）。

用于气管镜下置入的支架递送器头端结构则不同，由于可借助于纤维支气管镜的引导或通过硬质气管镜工作通道引入，最长的 2 个内芯管头端打磨变尖，能一起收进外鞘管内或突出与外鞘管之外，没有镶嵌膨大的纺锤头（图 6-8）。

(3) 内支架装载区：由最长的 2 根内芯管（即多出推送杆的推送管部分）共同组成，近心端是推送杆的推送管部，远心端是膨大的纺锤头（也可无），这个节段是装载支架的主要区域，支架的 2 分支以可松解的捆绑线（尼龙线）固定在 2 支长内芯管的远端，而支架的主体部被外鞘管压缩在 2 根长内芯管上。支架装载区的长度略大于压缩后或非膨胀状态的支架总长度（图 6-8A）。

(4) 内支架推送杆部，同心圆一样套在 4 个内

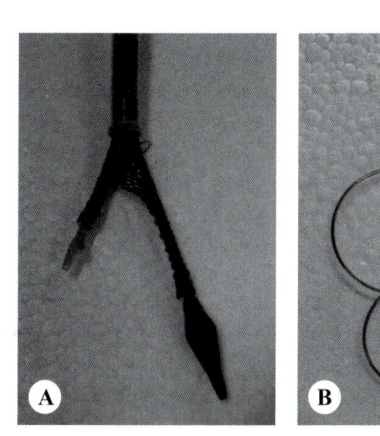

▲ 图 6-7 递送器推送杆膨大的纺锤头部结构与位置
A. 纺锤头的颈部嵌在外鞘管内，纺锤头肩颈部线样凹槽通过导丝；B. 2 个推送杆头端形状，较长内芯管前端为膨大纺锤头，较短者无膨大纺锤头

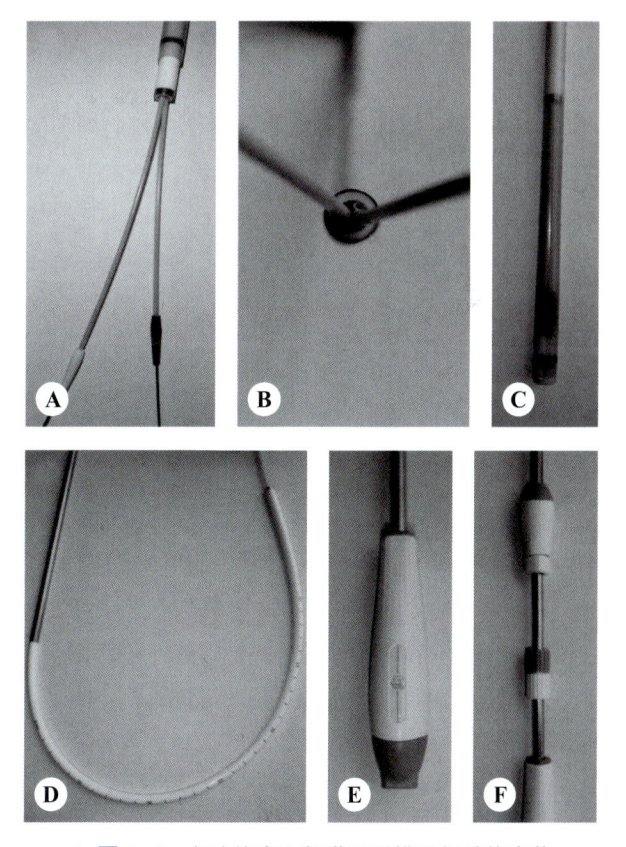

▲ 图 6-8 多功能内支架递送器推送杆结构实物
A. 长芯管和内支架装载区；B. 短芯管；C. 无膨大的纺锤头可完全收进外鞘管内；D. 推送管；E. 后手柄；F. 锁定装置

芯管外周（图6-8B），与内芯管完全黏附或焊接在一起，前段是厚壁、中等硬度的塑料结构，便于推送支架出外鞘管进入气管支气管，后段是金属部分，支撑力较好，有助于操作的灵活可控制性（图6-8D）。推送杆的推送管部从内支架装载区后端一直延续至尾端操作手柄区。推送杆部的外径较外鞘管内径稍细，便于推送杆在外鞘管内进退自如，推送内支架顺利。

其与单内芯同轴内支架递送器的结构大不相同，这个类型的支架递送器推送杆内具有4根长度不同呈正方形排列的内芯管，2根长内芯管通过2根导丝，2根短内芯管通过2根支架捆绑拉线。多数推送管部前端紧邻内支架装载区镶嵌有环状金属套，借助于高密度的金属环间接标记内支架后端位置，便于内支架间接定位，既利于推出内支架，又一定程度加强递送器的操控度，还可以避免内支架尾端金属丝刺入推送管部的塑料结构内，以防止影响内支架释放。

(5) 操作手柄：位居推送杆尾部的一个长约100mm的局部膨大部分，不同厂家形状各异，为硬质高分子医用塑料一次性成形或分段成形依靠螺旋丝组装而成，局部膨大便于手持操作，中心部位镂空与内芯相连（图6-8E）。4根内芯管全部从手柄尾端引出，2根长内芯管中可连接注射器注射生理盐水冲吸增加内芯管的润滑性便于顺利引出两根引导导丝，2根短内芯管用以引出2根支架捆绑拉线，并连接到两个椭圆形的拉环上。

(6) 锁定装置：相较于单内芯同轴内支架递送器推送杆上还多出一个锁定装置，分别位于外鞘管尾端手柄（前手柄）的前锁定装置和推送杆尾端手柄（后手柄）的后锁定装置（图6-8F）。锁定器由两个相对应的塑料环形旋转锁扣组成，内有乳胶圆环垫，随着环形锁扣的旋转，可以将此锁定装置牢牢地固定在推送杆上。

前锁定装置的作用是提示在释放支架过程中当前手柄后退至此锁定装置时，支架的2个捆绑分支部被完全从外鞘管内释放出来进入气管内，此时需要适当旋转调整支架递送器的方位，达到支架的2个分支和引导导丝与相应的主支气管位

于同侧而且走向一致，且2根引导导丝平行分开没有交叉缠绕，可将2个分支部向前推进至两侧主支气管内，并分别拉线释放2个支架分支部。后锁定装置从此处继续后退至后手柄即可释放出Y形支架主体部，即完全释放内支架。

**2. 外鞘管结构**　外鞘管包括外鞘、尾端操作手柄、侧臂注射管和锁定装置等部分（图6-9）。

(1) 外鞘：薄壁大内腔、透明或半透明的医用高分子塑料，内腔与外表面光滑或者有亲水膜涂层，质地柔性与硬度适中具有抗折性，可适应口腔-口咽-喉腔-气管的弧形弯曲而不被打折呈死角。新型的递送器外鞘管内部增加了环形金属丝螺纹环，进一步加强外鞘管的支撑力和抗折性。其外径与推送杆的锥形膨大头肩部的最大径一致，外径为21～27F，内腔16～21F；其内径略大于推送杆的推送管部，以保证推送杆在其内部进退通畅和内支架装载操作简便容易。鞘管最前方头端内含一金属环（Mark点）便于X线定位、内支架释放观察。尾端为前手柄，便于操作者稳固手持、均匀用力回撤释放内支架（图6-9A）。

(2) 操作手柄：一般是由硬质高分子医用塑料一次性成形或分段成形螺旋组装而成，中心部位为全程镂空的空芯内腔，局部膨大，不同厂家形状各异，呈圆管状、哑铃状或刀柄状，便于手持操作（图6-9B）。

操作手柄前段套在外鞘尾端之外、与外鞘粘接或焊接一起，形成密闭结构，不透气、不漏水。

(3) 侧臂注射接头或连接管：操作手柄中间段有一体化成形的、可与注射器乳头连接的侧臂，也可为侧臂上连接的一个100～150mm的延长管，其与外鞘内腔相连，可经过此侧臂注射生理盐水冲洗外鞘、推送管、内支架，以减少内支架推送释放过程中的摩擦力；可经此连接高压氧气管，在气道内支架递送与置入过程中向气道供氧，以避免递送器经过狭窄区时加剧气道阻塞或完全阻塞气道的严重缺氧反应；也可在内支架释放过程中经此注射对比剂气管支气管造影与内支架再定位，确保内支架置入位置准确无误。

新型的气管镜引导用递送器舍弃了这一结

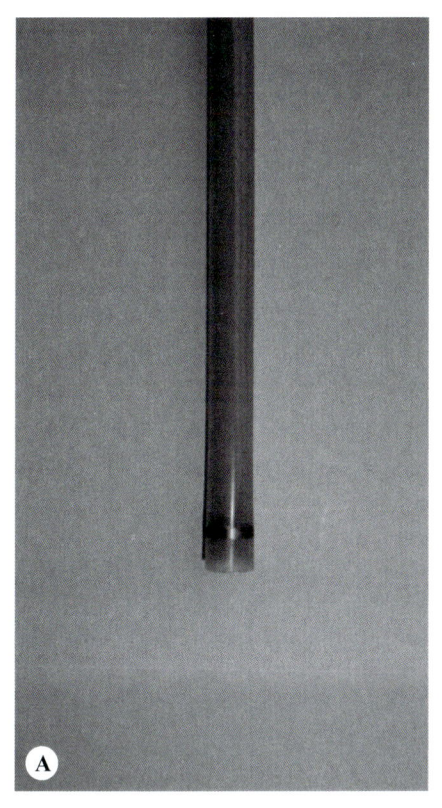

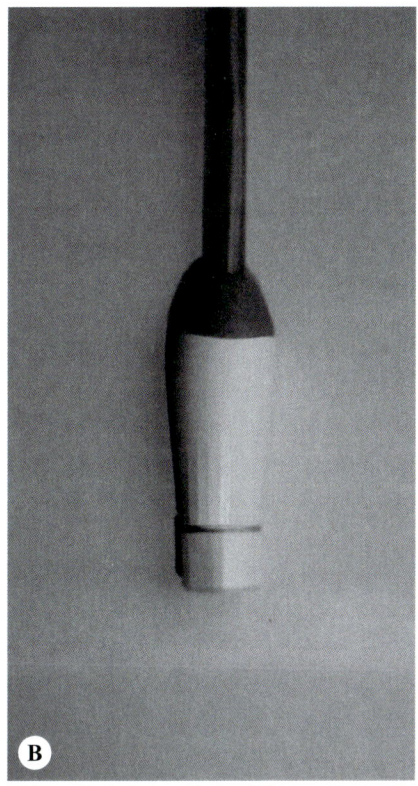

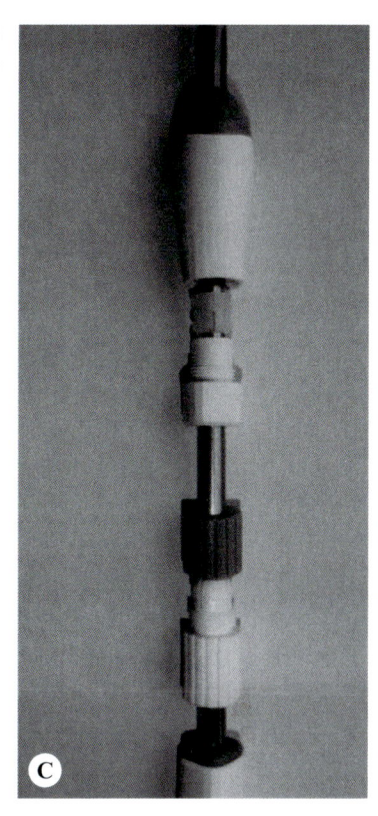

▲ 图 6-9　多功能递送器外鞘管实物
A. 外鞘管头端的金属 Mark 圈；B. 外鞘管尾端的前手柄；C. 前后两个锁定装置

构，因为可以通过气管镜的工作通道供氧。

(4) 阀门或锁定器：操作手柄后端装载有环状富有伸缩性的塑胶阀门片和（或）推送杆锁定器相连。塑胶阀门片或锁定器密闭外鞘管尾端，阻止侧臂注射生理盐水、输注氧气或注射对比剂时候向后反流溢漏，锁定器与操作手柄后端为螺旋结构，一般顺时针方向旋紧固定推送杆位置不动，以保证内支架递送过程中不被误释放，逆时针方向放开推送杆锁定便于推送释放内支架（图 6-9C）。

推送杆锁定器，可为外鞘管操作手柄尾端的一部分，也可为推送杆上一个独立结构，通过旋转将内支架递送器的推送杆与外鞘管保持在一个相对固定位置，以避免内支架推送器操作过程中误将内支架推送释放。

该支架递送系统实现了支架捆绑式装载释放与推送式装载释放的完美结合，在 X 线下或气管镜下均可完成操作，技术简单、安全，实现倒 Y 形一体化气道支架的快速、顺利、准确置入。

**3. 支架捆绑线和拉线环**（图 6-10）

(1) 支架捆绑与释放拉线：是两根纤细而坚韧的尼龙线，在支架装载区的远端采用可松解式的捆绑方法，将支架的 2 个分支部捆绑在 2 根长内芯管上（图 6-10A），捆绑线尾端通过支架推送杆内部的 2 根短内芯管从推送杆后操作手柄的尾端引出，连接于 2 个椭圆形的塑料拉环上。

(2) 拉线环：圆环状或椭圆状硬质塑料环形结构，早期的递送器拉线环与拉线相连悬空在操作手柄尾端，新型递送器的拉线环如同高尔夫球杆的击球头一样，固定于操作手柄尾端的对应凹槽内（图 6-10B）。通过拉动拉线环，带动支架捆绑线，分别由远及近松解支架的 2 个分支捆绑部即释放支架分支部（图 6-10C）。在支架分支部完全到位之前，切忌拉动这两个拉环，因为一旦支架的 2 个分支部在气管内被释放开，此 Y 形支架将很难再推送至支气管内理想位置。

**（二）功能**

捆绑与推送多功能内支架递送器的功能包括

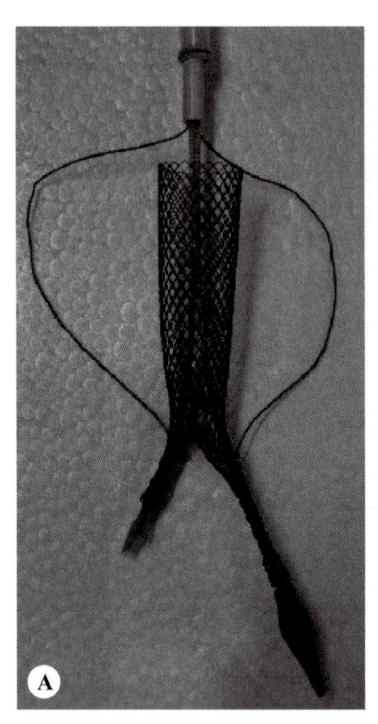

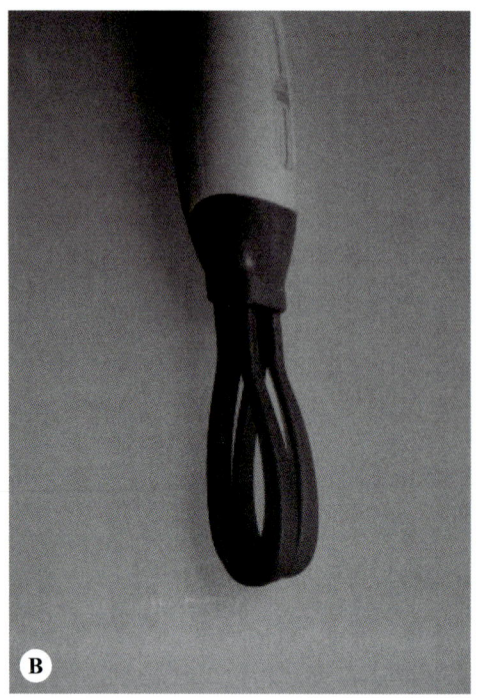

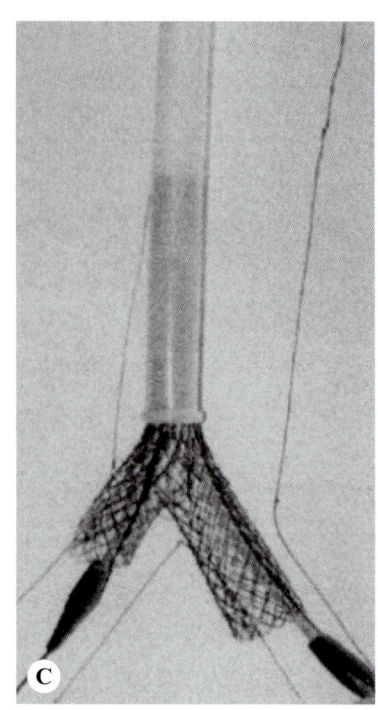

▲ 图 6-10　捆绑、释放线与拉线环结构（中国南微医学科技股份有限公司产品）
A. 使用尼龙线将支架的 2 个分支部活结捆绑在 2 根长内芯管上；B. 与后手柄相连的拉环，连接有支架捆绑线；C. 支架到位后，通过拉线首先释放支架的两个分支部

装载内支架、递送内支架和推送释放与拉线解脱内支架。这款多功能内支架递送器主要是适用于置入倒 Y 形一体化双分支气道内支架（裸支架、覆膜支架）的特殊递送器，现在其功能已经扩展至装载释放倒 Y 形单子弹头覆膜内支架、L 形分支内支架（裸支架、覆膜支架）、L 形分支一体化覆膜内支架、L 形分支单子弹头覆膜内支架、子弹头覆膜内支架等，还延伸至胃肠道胃空肠毕 II 式吻合手术后的三叉口区域狭窄或瘘口的倒 Y 形一体化覆膜内支架置入等。

**1. 装载内支架**　这一步多是在工厂内的生产流水线上借助特殊的工具完成的，倒 Y 形一体化气道双分支内支架的主体管状部是压缩后回纳收进外鞘管，双分支部采用活结可松解的捆绑方法装载。内芯管从支架分支部内腔穿过，将支架捆绑在内芯管的外周，也可内芯管与支架分支并列，将支架捆绑在内芯管的一侧，任意方式的捆绑，扩大了可装载内支架的规格与型号。

(1) 内芯管穿过内支架：首先将 2 根长内芯管一起穿过支架主体部，2 根长内芯管经过主体支架部后再分别穿过 2 个分支部，使支架主体的尾部接近推送管前端。

(2) 装载支架主体部：压缩支架管状主体部贴近推送杆的装载区内芯管，使支架主体与推送杆一段一段地被压缩并送入外鞘管，直至支架主体部完全或接近完全送入外鞘管内腔。

(3) 装载支架分支部：将从推送杆尾部短内芯管引入的尼龙线，以特殊的可解脱方式由远及近或由近及远分别捆绑支架 2 个分支部；分别完成支架 2 个分支在 2 个内芯管的捆绑固定后，合并压缩 2 个分支支架与内芯管呈并列平行状，整体性推进支架与推送杆回纳进入外鞘管；推送杆前端带有膨大的锥形头者，回纳推进推送杆至膨大的锥形头颈部完全嵌入外鞘管头端；推送杆前端未带有膨大的锥形头者，回纳推送杆和内支架捆绑部大部分进入外鞘管，在外鞘管前端裸露长内芯管和捆绑内支架 20～30mm，以此发挥内支架递送器头端的推进作用。

(4) 固定捆绑线和拉线环：在回纳内支架分支部进入外鞘管时，同步等长度在推送杆尾端回拉捆绑线，将捆绑线系紧和固定在拉线环上，剪去多余长度，将拉线环扦插在推送杆尾部槽口上。

### 2. 递送内支架

(1) 冲洗准备递送器套装，注射器抽吸生理盐水分别冲洗推送杆双侧长内芯管和外鞘管内腔后，检查锁定器牢靠固定无误。

(2) 向气管引入递送器套装，沿建立好的体外经口、咽、喉、气管至左右下叶支气管的双加强导丝通路，引入装载好内支架的递送器，先将双导丝进入双侧长内芯管并从递送器尾端引出，顺直并固定导丝前推递送器进入口腔，保持患者头部尽力后仰，依次沿加强导丝经口腔、口咽、喉咽、喉腔、气管远端，达到气管隆突上方位置。

(3) 调整内支架分支方位，整体性向左或向右适当旋转（勿在一个方向旋转超过 90°）调整支架递送器方位，使左右支架分支部与左右主气管和其内的导丝居于同侧，位居支架两侧边上的 X 线黄金标记点分别投影在左右两侧缘，证实递送器递送内支架到达位置。

### 3. 释放内支架

(1) 推出分支部支架，松解前锁定器，牢牢固定导丝和后手柄，回拉前手柄和外鞘管完全暴露支架的 2 个分支部（图 6-11A）。

(2) 推进分支部支架进入主支气管，整体性固定递送器前后手柄相对位置保持不变，沿导丝整体性前推递送器将支架的 2 个分支部分别引入左右主支气管内，直至支架分叉部靠近气管隆突遇到前推阻力（图 6-11B）。

(3) 释放解脱分支部支架，固定递送器并维持一定的前推力，先后分别牵拉左右两侧支架捆绑线释放支架 2 分支部，原则上先释放病变一侧支架分支（图 6-11C 和 D）。

(4) 释放主体部内支架，固定递送器后手柄，快速回拉前手柄和外鞘管释放支架主体部（图 6-11E）。

捆绑工艺较为烦琐，而且 Y 形的捆绑线松解后或主体部释放后较难调整支架位置，所以要将 Y 形支架推送至理想位置、影像透视定位或气道造影定位无误后，再逐步依次释放支架的分支部和主体部。就气道内倒 Y 形一体化内支架置入而言，由于特殊的气管隆突结构与分支支架的分叉部密切贴合不易于移位，捆绑拉线解脱与推送释放结构和功能的有机结合，曾经无法以介入技术置入的气道倒 Y 形双分支内支架，现在变成了气道内最易于递送、准确定位和顺利释放的内支架。

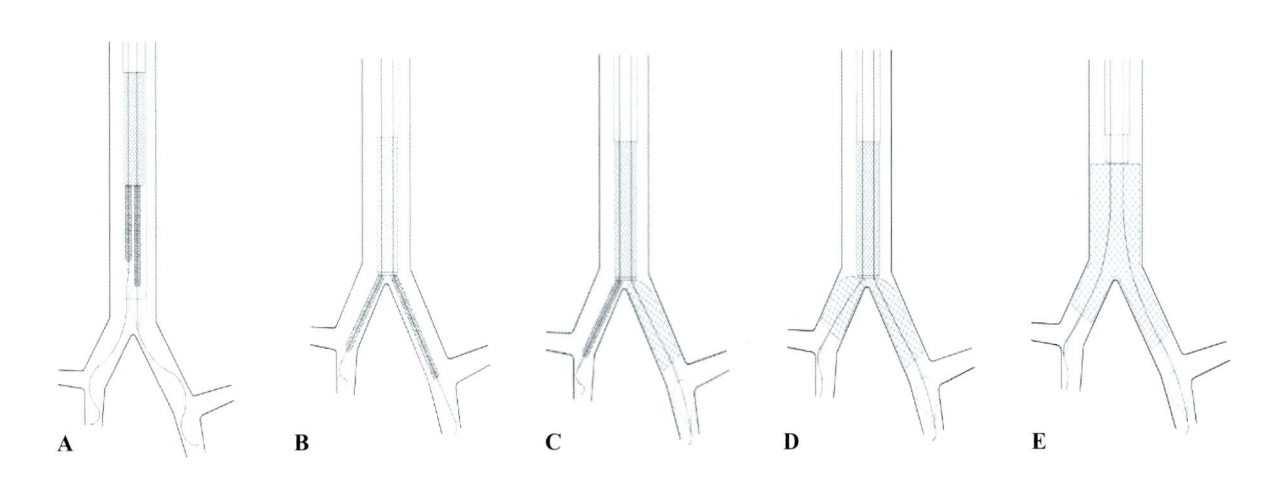

▲ 图 6-11 倒 Y 形一体化内支架释放示意
A. 调整支架双分支方位并推出外鞘；B. 前推双分支进入双侧主支气管；C 和 D. 先后分别释放支架左侧和右侧分支部；E. 推出支架主体部，完全释放倒 Y 形内支架

## 参考文献

[1] 王洪武. 气管支气管内支架的种类、性能及置入技术 [J]. 中国组织工程研究与临床康复, 2008,12(9):1738-1744.

[2] HUSAIN S A, FINCH D, AHMED M. Long-term follow-up of ultraflex metallic stents in benign and malignant central airway obstruction[J].Ann Thorac Surg, 2007, 83(4) :1251-1256.

[3] 韩新魏, 吴刚, 马骥, 等. 气道倒 Y 型一体化自膨胀式金属内支架的递送技术研究和初步临床应用 [J]. 介入放射学杂志, 2007,16(2):92-94.

[4] 杨瑞民, 吴刚, 韩新魏, 等. 新型 Y 形支架输送释放系统治疗气管隆突区域狭窄的临床初步应用 [J]. 中华放射学杂志, 2007,41(9):965-969.

[5] 王婉瑜, 曾奕明, 张华平, 等. 气道内 Y 型金属支架临床应用初探 [J]. 中华内科杂志, 2010,49(6):520-521.

[6] JIANG J H, ZENG D X, WANG C G, et al. A pilot study of a novel through-the-scope self-expandable metallic airway stents delivery system in malignant central airway obstruction[J]. Can Respir J, 2019,169(12):1278-1297.

# 第 7 章  介入放射学气管支气管内支架置入与取出技术

气管支气管构成一个倒置的树干树枝样多分支管腔结构，不论何种原因导致的气管支气管狭窄、管壁破裂和瘘、管腔末端瘘等，都是危及患者生命的临床急重症，如处理不及时，患者常因通气障碍呼吸困难窒息，或合并严重的肺部感染败血症，或残腔炎症侵蚀血管导致大出血等而致命。气管支气管狭窄梗阻或瘘，不论是良性病变还是恶性病变引发，常规使用药物极难奏效，病情凶险，机体衰竭难以忍受手术。随着介入放射学的发展，特别是内支架制造新材料的出现和内支架置入技术方法的不断进步，通过气管支气管内支架类型及置入解除狭窄、封堵瘘口的临床应用越来越普及，我国医学家新型自膨胀式镍钛记忆合金气道内支架的研发和微创介入置入技术的创新已经引领世界。

## 一、气道自膨胀式镍钛记忆合金内支架的分类及形状

这是目前应用最多、最方便的气管支气管内支架，以国产产品为代表。根据气管、气管隆突、主支气管、中间支气管、叶支气管和段支气管等支气管的形态结构和病变部位与性质不同，支架有不同的形状，支架已由最初的单纯直管状（管形）支架，逐渐扩展为一系列形态各异、作用不同的气道内支架家族。目前这个家族的常见类型见图 7-1。

① 直管状内支架，包括裸支架、部分覆膜内支架和全覆膜内支架。

② 直管状防滑脱覆膜内支架，主要有全覆膜内支架。

③ 直管状覆膜子弹头内支架，包括部分覆膜和全覆膜内支架。

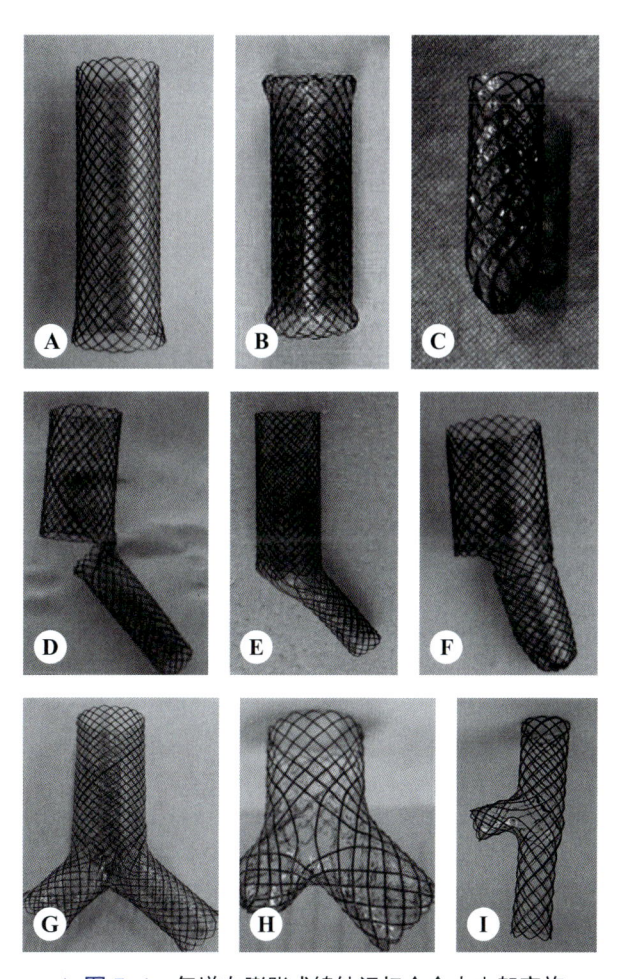

▲ 图 7-1  气道自膨胀式镍钛记忆合金内支架家族
A. 直管状内支架；B. 直管状防滑脱覆膜内支架；C. 直管状覆膜子弹头内支架；D. L 形分支内支架；E. L 形分支一体化覆膜内支架；F. L 形分支覆膜子弹头内支架；G. 倒 Y 形一体化双分支内支架；H. 倒 Y 形一体化双分支覆膜单子弹头内支架；I. 倒 y 形一体化双分支（枝丫状分支）内支架

④ L 形分支内支架，也称主支气管防滑脱内支架，包括裸支架、部分覆膜内支架和全覆膜内支架。

⑤ L 形分支一体化覆膜内支架，包括部分覆膜内支架和全覆膜内支架。

⑥ L 形分支覆膜子弹头内支架，包括部分覆膜内支架和全覆膜内支架。

⑦ 倒 Y 形一体化双分支内支架，包括裸支架、部分覆膜内支架和全覆膜内支架。

⑧ 倒 Y 形一体化双分支覆膜单子弹头内支架，包括部分覆膜内支架和全覆膜内支架。

⑨ 倒 y 形一体化双分支内支架，也叫枝丫状内支架，包括裸支架、部分覆膜内支架和全覆膜内支架。

## 二、气管支气管内支架临床应用概述

气管支气管树不同的部位有不同的解剖特点，其结构有直管状、L 形分支状、倒 Y 形或倒 y 形分支状，气管支气管不同的解剖特点需要置入不同规格的气道内支架。

### （一）气管主支气管直管状内支架

分为裸支架和覆膜内支架。裸支架主要用于恶性肿瘤压迫气管或左主支气管导致狭窄的腔内扩张成形术治疗（图 7-2），考虑患者生存时间不会太久，不计划取出支架，同时降低支架移位率。随着生物相容性良好的气道覆膜内支架的广泛应用，裸支架的临床应用数量在快速下降，大有退出气道内支架市场的趋势。

覆膜内支架适用于气管瘢痕性或软骨变性造成的狭窄、腔内良恶性肿瘤导致的狭窄，气管破裂、气管食管瘘（含食管癌累及气管、食管 – 胃吻合口气管瘘、胸腔胃气管瘘）等（图 7-3）。病变部位上距声门 ≥ 15mm，下距气管隆突 ≥ 20mm，若病变部位距离气管分叉部较近，不宜用直管状内支架，支架位置过于靠下不仅会刺激气管隆突，还有可能封堵双侧主支气管开口，严重影响通气甚至完全阻挡主支气管导致窒息死亡。支架位置过于靠上，将会刺激喉部，导致喉部严重水肿，继发喉腔狭窄乃至闭塞、通气障碍而窒息死亡。支架总长度宜超过病变范围上下各 10mm，封堵瘘口的覆膜支架直径宜大于病变部位气管直径 15%～20%。支架置入后，每 2～4 周复查胸部 CT，观察气管内支架两端黏膜增生情况，根据增生情况选择必要的处置方式。

### （二）气管支气管 L 形分支内支架

按发明者韩新巍教授团队的分类如下。

**1. 全裸支架** 即未覆膜的全裸支架，主体部分与分支部分相互发挥彼此固定作用，强化内支架稳定性，防止内支架移位上滑或脱落。用于气管下段与单侧主支气管、右主支气管与上叶支气管、左主支气管与舌叶支气管、中间支气管与中叶支气管的腔外压迫性狭窄，可以即刻解除狭窄，以便争取时间和机会治疗产生压迫的腔外病变，挽救生命（图 7-4A）。裸支架可导致继发性

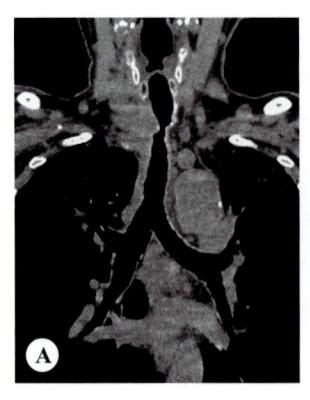

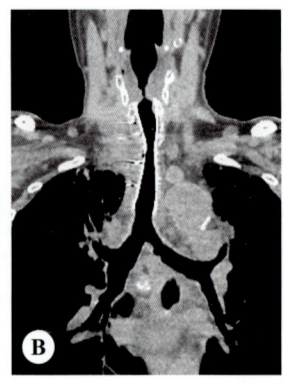

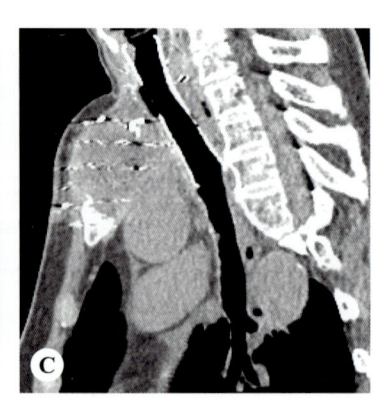

▲ 图 7-2 气管外压性狭窄的直管状内支架置入
A. 甲状腺癌胸骨转移压迫性气道节段性狭窄；B. 直管状内支架置入扩张治疗；C. 二期行碘粒子植入控制肿瘤

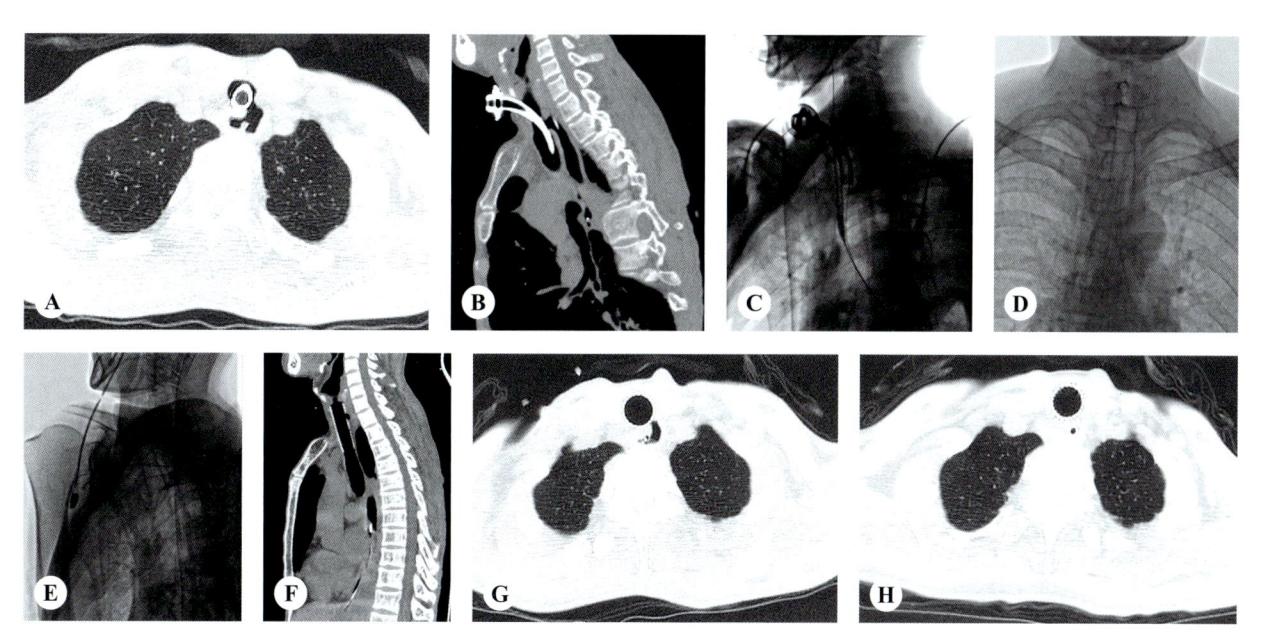

▲ 图 7-3 气管食管瘘的直管状覆膜内支架置入
A. 气管切开后气管食管瘘；B. 矢状位 CT 明确瘘口位于气管套管后方，距离声门约 2.5cm；C. 支架置入器到达预定位置后，退出金属气管套管后释放内支架；D 和 E. 置入直管状覆膜内支架后的正侧位片；F. 术后 CT 证实支架位置良好，贴壁可；G. 术后 1 个月复查 CT 见瘘口缩小；H. 术后 3 个月 CT 见瘘口已完全闭合

内膜增生，发生支架内再狭窄，待腔外病变得到有效治疗、病变缩小或消失，气道压迫缓解后，尽快取出支架。

**2. 气管支气管 L 形分支部分覆膜内支架** 该支架的特点是支架主体部分裸露或部分覆膜，分支部分完全覆膜。主要适应封堵气管支气管瘘、气管支气管管壁或管腔内恶性肿瘤浸润性狭窄，如右肺上叶、左肺上叶切除术后残端胸膜瘘（图 7-4B），胸腔胃左右主支气管、中间支气管瘘，气管下段、主支气管、中间支气管等恶性狭窄。置入后可以取出，也可以长期留存。

**3. 气管支气管 L 形分支全覆膜内支架** 内支架的主体及分支部全部覆有硅胶膜，硅胶膜具有较好的生物相容性，内支架置入后方便取出。适用于气管下段、单侧主支气管、中间支气管的良恶性狭窄，良恶性气管下段与主支气管复合狭窄、主支气管与上叶主支气管复合狭窄，良恶性中间支气管与中叶支气管复合性狭窄，气管下段与单侧主支气管壁瘘、中间支气管瘘等（图 7-5）。

**4. 气管支气管 L 形分支一体化全覆膜内支架** 即支架主体部与分支部之间密切相连，用硅

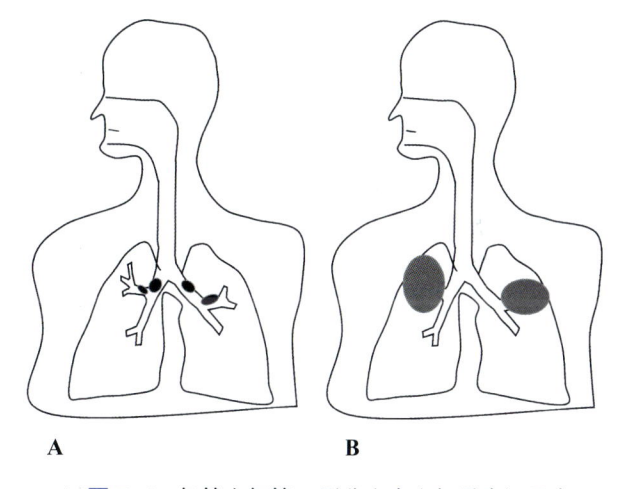

▲ 图 7-4 气管支气管 L 形分支内支架适应证示意
A. L 形分支裸支架置入解除狭窄的支气管部位示意；B. L 形分支部分覆膜内支架置入气道瘘部位（多为左、右肺上叶切除后残端瘘）

胶膜覆盖整体没有缺口。适用于封堵右侧全肺切除后右主支气管残端（气管隆突）胸膜瘘和左（右）肺下叶切除后下叶支气管残端胸膜瘘（图 7-6）。

**5. 气管支气管 L 形分支子弹头覆膜内支架** 在主支气管或叶支气管内置入全覆膜子弹

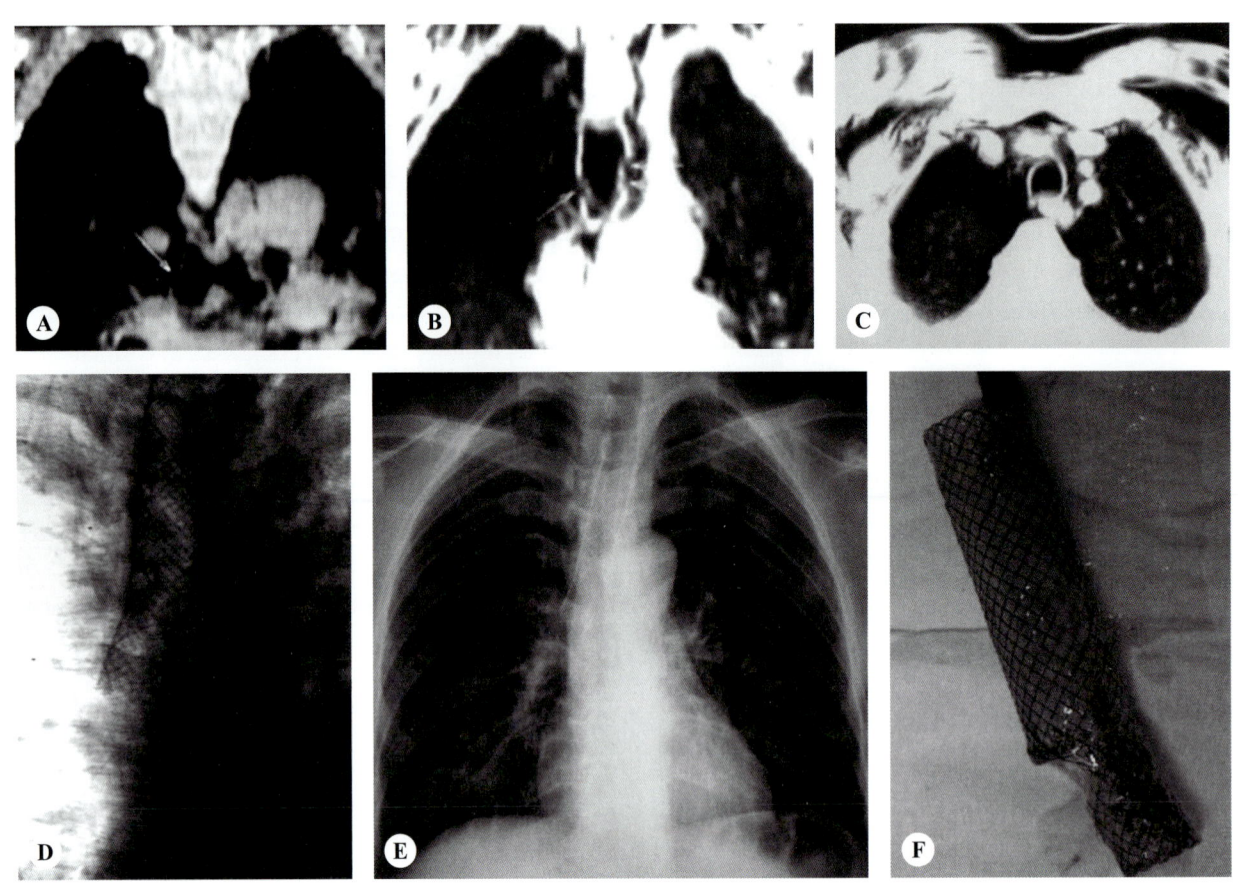

▲ 图 7-5　外伤后气管多处破裂的 L 形分支全覆膜内支架置入

A. 右侧支气管破裂；B. 气道破裂；C. 气胸、皮下气肿；D. 内支架置入隔绝治疗；E. 1 周后气胸及皮下气肿吸收；F. 3 周后顺利取出内支架，气道破裂修复愈合

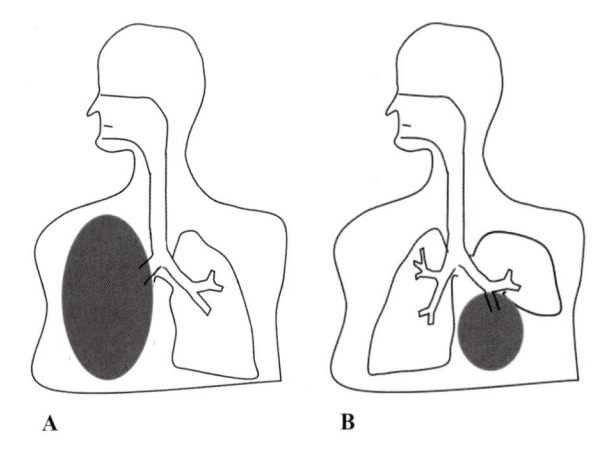

▲ 图 7-6　L 形分支一体化全覆膜内支架适应证示意

A. 右肺全切后气道残端瘘；B. 左肺下叶切除后气道残端瘘

头内支架，硅胶覆膜与气道管壁之间的摩擦力较小，在剧烈咳嗽等深呼吸情况下，随着强大气流冲击气道内腔直径发生巨大变化，内支架易于发生移位而堵塞大气道。为了增加全覆膜单子弹头内支架置入后的稳定性，在其子弹头的基础上增加一个主体部发挥固定作用，将单子弹头全覆膜改进成为 L 形分支子弹头覆膜内支架。主体部分可以全部裸露或部分覆膜、全部覆膜，但在临床工作中越来越多的医生都倾向于使用全覆膜类型，硅胶全覆膜是迄今上市气道内支架类型中生物相容性最好的。适用于左肺或右肺全切除后并发的左主支气管或右主支气管残端胸膜瘘（图 7-7），右肺全切后至少右主支气管残端较长（＞ 15mm）的右主支气管残端胸膜瘘，也可用于手术后或消融后右中叶支气管胸膜瘘。此款内支架研发之初也曾适用于双侧的上叶支气管胸膜瘘。此型内支架要求的置入、定位和释放技术较高，操作较为复杂，现多数已被倒 Y 形单子弹头覆膜内支架所替代。

088

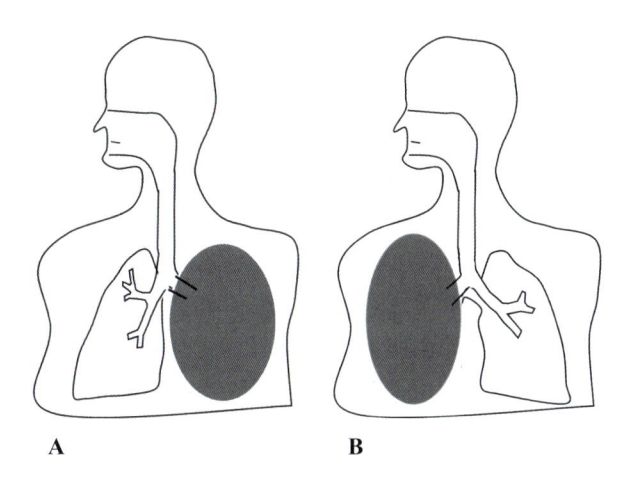

# 第7章 介入放射学气管支气管内支架置入与取出技术

▲ 图 7-7 气管支气管 L 形分支子弹头覆膜内支架适应证示意
A. 左肺全切后残端瘘；B. 右肺全切后残端瘘 – 支气管残端 > 15mm

### （三）气管支气管倒 Y 形三分支一体化内支架

大家都记得初中学习几何学课程里面三点定一面、稳定性最好。倒 Y 形一体化内支架是由一个主体部和两个分支部连接一起形成的一体化三点或三角形结构，几何学形状决定了其稳定性良好的优点；一体化三分支结构高度与气管和双侧主支气管的三分支解剖形态相适应，临床效能好；捆绑与推送一体化装载、递送进入气道，分步一次性连续完成释放和置入，置入操作与定位简单技术易于掌握。

**1. 气管支气管倒 Y 形三分支一体化内支架** 三个管状内支架彼此连接成一体化。按有无覆膜分为裸支架、部分覆膜和全覆膜支架，临床应用越来越倾向使用生物相容性较好的全覆膜类型。这是针对气管和双侧主支气管解剖形态设计研发的内支架，适用于气管下段、气管隆突区或左右主支气管开口区狭窄与瘘，尤其气管下段与气管隆突交叉口区、气管隆突与主支气管交叉口区，或气管下段、气管隆突、主支气管交叉口区复合性狭窄或瘘（图 7-8）。

**2. 气管支气管倒 Y 形三分支一体化单子弹头内支架** 两个管状内支架和一个子弹头内支架彼此连接成一体化，功能主要为封堵瘘口，并增加内支架稳定性。扩张成形型主要是用于解除狭窄，改善通气；堵瘘型气管支气管支架，是将

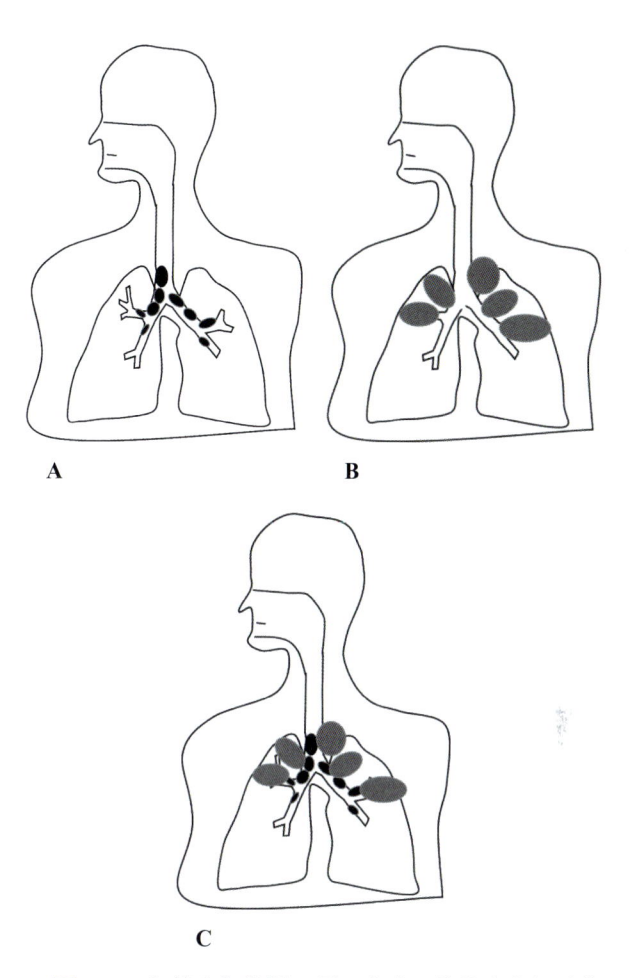

▲ 图 7-8 气管支气管倒 Y 形三分支一体化内支架适应证示意
A. 气管隆突区狭窄、段支气管狭窄或复合狭窄；B. 气管隆突区瘘、段支气管瘘或复合瘘；C. 复合狭窄和瘘

一侧分支支气管部做成盲端（形成子弹头）（图 7-9）。分为部分覆膜和完全覆膜两类，临床应用越来越倾向使用生物相容性较好的全覆膜类型。

气管支气管倒 Y 形三分支一体化单子弹头内支架是针对右肺全部切除后残留的右主支气管过短时设计的一款右主支气管胸膜瘘封堵内支架，以置入气管的较长的管状主体部和左主支气管较长的管状分支部发挥杠杆作用，加固右主支气管较短子弹头的稳定性，促使子弹头牢靠的镶嵌在右主支气管残端内，密切的封堵右主支气管残端瘘。也可用于治疗左下叶支气管胸膜瘘、右侧中间支气管胸膜瘘、右下叶或右中叶支气管胸膜瘘等（图 7-10）。此类倒 Y 形支架稳定的结构，置入、递送与定位和释放的易操作性，有替代 L 形

子弹头内支架的趋势。

**3. 小型气管支气管倒 y 形三分支一体化内支架**　三个直径不同的管状内支架彼此连接成一体化，也称气管支气管倒 y 形三分支一体化内支架，

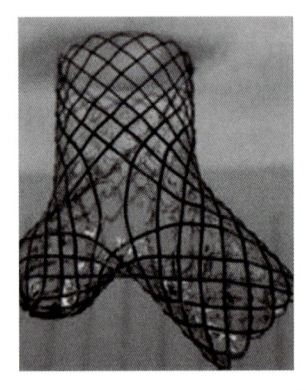

▲ 图 7-9　气管支气管倒 Y 形双分支一体化单子弹头内支架

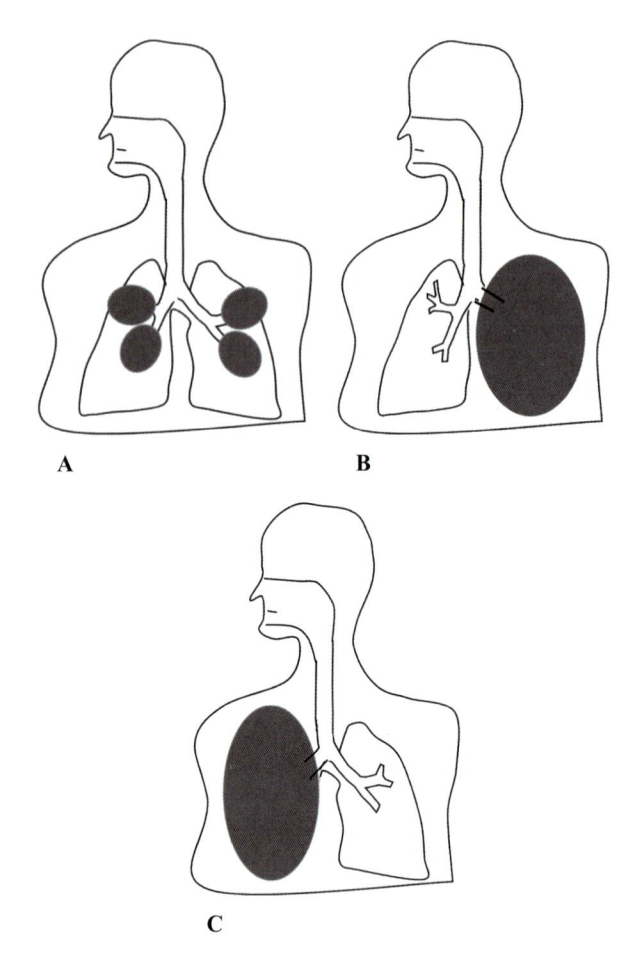

▲ 图 7-10　气管支气管倒 Y 形三分支一体化单子弹头覆膜内支架适应证示意
A. 叶支气管瘘与中间支气管瘘；B. 左肺全切后残端瘘；C. 右肺全切后残端瘘

其外形更像一棵树的主干上发出去的一根枝丫，称为枝丫状内支架最为贴切（图 7-11）。分为部分覆膜和完全覆膜两类，临床应用越来越倾向使用生物相容性较好的全覆膜类型。

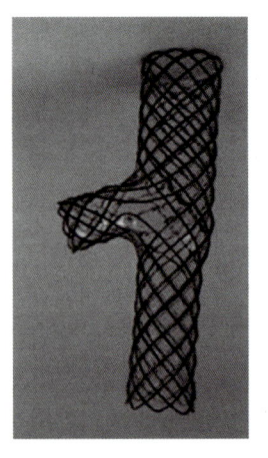

气管支气管倒 y 形三分支一体化内支架或枝丫状内支架是针对主支气管与叶支气管的形态结构设计的一款气道内支架，适用于主支气管与叶支气管区域病变的内支架，内支架的主体部相当于树干部呈直线走行，分支的近段主干直径较大，分支的远段主干较细，细小的分支部如同树干上发出的一根枝丫（图 7-11）。可用于治疗左主支气管与上叶和下叶支气管区域的复合性狭窄、破裂或瘘，右主支气管与上叶和中间支气管区域的复合狭窄、破裂或瘘。其几何形状更适合于主支气管、中间支气管、叶支气管的解剖结构，在主支气管及其以远的叶支气管的复合性狭窄与瘘疾病等内支架治疗中，有替代倒 Y 形三分支一体化内支架的趋势。

总之，气管支气管倒 Y 形分支一体化内支架、或主支气管与叶支气管分支一体化内支架的适应证，只要病变部位有气管支气管树构成符合倒 Y 形形状结构，均可使用，根据病变类型选择相适应的具体支架规格。

## 三、气管支气管自膨胀式镍钛记忆合金内支架置入技术

作为非血管性腔道介入技术，气管支气管等

▲ 图 7-11　气管支气管倒 y 形三分支一体化内支架或枝丫状内支架

气道内支架的置入与食管支架、结肠支架和胆道支架的置入基本类似，包括局部麻醉，透视下经口腔向气道引入导丝导管，经导管造影确认气道病变并准确标记，经导管交换引入加强导丝，在加强导丝引导下，引入支架递送系统，支架到达病变部位后，定位、释放支架，撤出递送系统；置入气道内支架后，要进行充分吸痰，经导丝引入吸痰管，分别至双侧主支气管深部，拍打胸部，鼓励患者咳嗽，将潴留在支气管内的痰液、脓液尽可能抽吸干净，以避免远段支气管内的大量痰液在内支架置入、大气道狭窄解除、恢复正常咳嗽和排痰功能后，大量涌入主支气管或气管内，造成痰液阻塞性呼吸困难，危及生命。

但气道支架的置入较食管支架置入介入风险高，技术操作既要求迅速快捷，更要求精准无误，稍有不慎，患者就会因气道阻塞而窒息丧命于内支架置入的操作过程中。故介入术前准备要充分，介入手术操作要快速轻柔，充分了解气管支气管支架置入的并发症并做好防治措施，还要做好术后处理和定期随访。

### （一）内支架置入术前准备

这包括患者、药品、器械、设备和医护人员准备。其目的就是达到患者能够耐受内支架置入操作，患者家属愿意接收甚至期盼内支架置入治疗；内支架置入操作过程中所需材料一应俱全，顺手可得；医护人员配合得当，确保内支架置入操作万无一失。

**1. 患者准备**

(1) 适应证：严重的大气道狭窄出现强迫性端坐体位，端坐呼吸不能平卧甚至端坐位呼吸辅助高流量吸氧都不能缓解呼吸困难，血氧饱和度维持在 70%～90%，口唇发绀、大汗淋漓、濒死感，患者时刻会有黏稠痰液阻塞、窒息死亡可能。

此类患者根本无法搬动，无法平卧接受介入插管，更无法接受纤维支气管镜检查。若是外地基层医院患者无法耐受路途乘车输送，即便是救护车携带氧气也难以避免转运路途中车辆颠簸和痰液阻塞、严重缺氧窒息的生命危险。在解除大气道阻塞前以药物缓解呼吸困难，维护正常呼吸系统功能正常和血氧饱和度、生命体征平稳，是严重气道狭窄一切救治工作成功的保证。其有效措施如下。

静脉推注糖皮质激素类药物，常用的有地塞米松、甲泼尼龙等，首选甲泼尼龙 30mg（1 支）静脉推注，其作用机制是减轻气道狭窄区水肿，一定程度上缓解大气道狭窄而改进通气功能，还能减轻肺泡间质组织水肿，改善气血氧合功能，减少痰液分泌，改善小支气管与细支气管的通气功能，激发人体潜力、增加肌肉收缩力，增加肺活量等多重作用，用药一次一般可以缓解严重呼吸困难，维护呼吸功能和生命体征稳定 2～4h。

若甲泼尼龙 30mg 静脉注射后 5～10min 效果不理想，可以加倍剂量至 60mg 追加使用。救命第一，不管此时患者是否存在感染、糖尿病等使用激素的一般禁忌证。甲泼尼龙的优点在于其对正常肾上腺的分泌功能无影响，不会抑制正常肾上腺皮质分泌激素的功能，可以随时、大剂量、连续使用，也可以随时停用，不用担心正常肾上腺激素分泌异常等不良反应。

地塞米松对正常肾上腺皮质的分泌功能有一定抑制作用，若大剂量使用或连续使用，不可突然停用，需要逐渐减少剂量后，才可停用。

肌内注射或静脉输注脱水药物，肌内注射呋塞米、静脉输注甘露醇、静脉推注高渗葡萄糖或静脉输注白蛋白配合肌内注射呋塞米，通过脱水缓解气道狭窄区水肿，改善大气道通气功能；通过脱水减少痰液分泌，改善细小支气管通气功能；通过脱水减轻肺泡间质水肿，改善肺泡气血氧合作用。但是脱水治疗是个双刃剑，会导致痰液黏稠，易形成黏稠的痰栓，阻塞各级支气管，加剧通气功能障碍，在大气道严重阻塞性呼吸困难时，不提倡使用。

彻底吸痰，大气道阻塞、呼吸困难、咳嗽无力，远端各级支气管内和肺泡都潴留有大量痰液或脓性痰液，痰液潴留加剧通气功能障碍。在给予激素缓解重度呼吸困难症状后，经鼻腔或口腔插入吸痰管至气道深部，尽可能达到气管、主支气管深部，反复抽吸痰液，适当用力拍打患者胸部、变换体位，将潴留在肺泡和各级支气管内的痰液尽力抽吸干净，减少支气管的痰液阻塞，改善通气和氧合功能。

(2) 气道瘘适应证：消化道气道瘘如食管气道瘘、胸腔胃气道瘘和支气管胸膜瘘等疾病，还有气道瘘同时合并气道严重狭窄者。消化道气道瘘不可避免地会出现食物和消化液（唾液、胃液）溢出漏入气道内，产生剧烈、不可控制、难以忍受的刺激性呛咳和一系列肺部消化性、腐蚀性损伤；支气管胸膜瘘不可避免地会出现胸膜腔内感染性积液、积脓溢出，倒灌进支气管内，产生刺激性呛咳和继发性残留肺的肺部感染。不可控制的刺激性呛咳无法使患者安静地配合内支架置入介入治疗，肺部损伤和继发性感染往往都是多重细菌混合感染，治疗困难。如何在内支架封堵瘘口的介入操作时避免患者咳嗽躁动，如何避免瘘口封堵前的肺部损伤和顽固性感染，需要及时有效地采取以下措施。

消化道气道瘘者禁食、禁水、禁止吞咽，只要有吞咽后呛咳、可疑消化道气道瘘，就要即刻要求患者禁食、禁水、禁止吞咽动作。无论进食、水或吞咽唾液，都会经过食管进入胃腔，经过食管唾液、食物和水会从瘘口溢入气道，进入胃腔后唾液、食物、水和胃液会经瘘口溢入气道。唾液、食物和水既是异物又含有细菌，经食管瘘口进入气道不仅发生异物刺激内膜分泌增加，还同时播撒细菌在分泌物中繁殖生长，继发顽固性肺部感染乃至形成肺脓肿。唾液、食物、水和胃液更具有强大的消化腐蚀作用，经胸腔胃的瘘口溢入气道发生剧烈异物刺激，腐蚀损伤支气管和肺泡，内皮细胞大量渗出，继发顽固性多重感染。

消化道气道瘘者胃腔置管负压抽吸，只要怀疑消化道气道瘘，要尽早经鼻腔胃腔插管持续性负压抽吸，力求将胃内容物、胃液抽吸干净，避免误入或漏入气道内。无论食管气道瘘或胸腔胃气道瘘，其食管、贲门和胃部的正常蠕动、食物输送功能都会不同程度的异常或障碍，可出现逆蠕动、反流、排出不全等功能异常。贲门功能不全、胃内容物反流食管可经食管瘘进入气道；胃腔逆蠕动可使胃内容物经胃瘘直接进入气道。

消化道气道瘘者空肠置管肠内营养，怀疑消化道气道瘘，在禁食、禁水、禁吞咽和经鼻腔胃腔插管持续性负压抽吸的同时，插入空肠营养管，经肠道维持足够的营养物质补充。

保持特殊体位，胸腔胃气道瘘保持坐立位或半坐位，使胃瘘口位居较高位置，而内容物始终位于瘘口下方，避免或减少胃内容物经瘘口向气道内溢入。支气管胸膜瘘保持侧卧位，瘘口侧胸膜腔积液、积脓位居侧下方，避免或减少胸膜腔积液倒灌流入残端支气管内。

胸膜腔彻底引流，支气管胸膜瘘除了保持侧卧位，瘘口侧胸膜腔积液位居侧下方，还要经皮穿刺向积液的胸膜腔留置引流管，持续性抽吸引流，利用体位尽可能彻底引流。

### 2. 材料准备

(1) 药品准备。一般经常进行气道内支架置入的介入手术室，都常规备有所需药物，包括：①抑制呼吸道腺体分泌药物有山莨菪碱和阿托品等；②水溶性碘对比剂；③用于局部收缩血管的止血药物肾上腺素；④减轻患者恐惧、紧张状态的镇静药（如地西泮等）；⑤局部麻醉药利多卡因等。

(2) 器械准备。进行气道内支架置入、取出操作的有关器械，包括：①维持上下牙齿呈开发状态，避免咬毁内支架置入相关器械的开口器；②应对气道阻塞紧急抢救的喉罩或气管插管；③建立内支架递送通路的导丝与导管，0.035英寸的亲水膜导丝、5F的单弯导管、0.035~0.038英寸的加强导丝；④内支架取出或调整位置的取出钩或异物抓捕钳；⑤内支架置入后充分抽吸支气管内潴留痰液的吸痰管；⑥内支架套装，依据最近胸部多排螺旋CT测量的气管、支气管径线，以直径大于正常气道直径10%~15%、长度超越病变20~40mm选择邻近规格的多款内支架；⑦高压扩张球囊，良性瘢痕性狭窄、结核性狭窄等需要高压球囊预扩张，才能撕裂坚韧的纤维瘢痕组织。

(3) 设备准备：①数字化影像设备，DSA设备在我国大多数大型医院都已经普及，若没有DSA设备，数字化胃肠造影机或一体化胃肠造影也可完全可以满足气道内支架置入操作；②多导生理参数监护仪，实时监测呼吸频率、血氧饱和度、心率、心电、血压等生命体征；③麻醉机或呼吸机；④输氧设备或管道；⑤吸痰器或负压抽吸管道。

### 3. 医护人员准备

(1) 介入医生准备。介入手术操作医生（主刀医生）必须具备：①熟知气道解剖结构，准确判断并熟练掌握的经口腔，依次经口咽、喉咽、喉腔至气管的导丝导管插入技术，以保证迅速建立气道内支架置入操作通路；②掌握快捷而准确的气道内支架递送、定位、释放与置入技术，以保证最快速度、最短时间内准确无误地置入气道内支架；③熟练掌握气道内支架取出技术，以安全应对内支架置入位置不佳或内支架移位时及时有效地取出内支架，或调整内支架位置；④熟练掌握介入放射学气道插管技术，以便严重气道狭窄阻塞、突发窒息缺氧、患者昏迷、危及生命时气管插管，建立抢救给氧通路。

(2) 介入护士准备。介入护理人员具备：熟练掌握协助输送和固定导丝导管技术；在导丝导管触及声门时牢靠固定患者吸氧管、开口器和头位不变，时刻准备吸出口腔与咽部呛咳出的痰液，以维持通畅的呼吸道并保持足够氧气供应；在内支架送入、定位与释放的关键时刻，嘱咐患者坚持一下保持安静、保持体位不动，以确保内支架置入准确无误；掌握熟练的支气管深部吸痰技巧，尽最大可能吸出潴留的痰液，以最快速度恢复正常呼吸功能，有利于控制肺部感染。

(3) 内镜医生准备。介入放射学影像监测下置入气道内支架，影像可以通观全局，全方位实施监测推送器位置、内支架开始释放、半释放和全部释放的全过程，影像直观、操作简单、定位准确。一般不需要纤维支气管镜协助或硬质气管镜协助。

(4) 麻醉师准备。无论气道狭窄或气道瘘置入气道内支架，以笔者经验来看，都可在局部麻醉下完成。一般的介入技术气道内支架置入操作，在导丝导管到位后，内支架递送与置入操作可在1min左右完成，在进行全身麻醉气管插管的时间段内，就足可以完成内支架置入操作了。若患者已有气管插管或喉罩留置，也可通过气管插管或喉罩内腔完成介入内支架置入操作。

### （二）内支架置入围术期操作

1. 保持患者安静平卧于检查床上。平卧位是介入放射学气道内支架置入的最佳体位；特殊患者为了紧急抢救也可以侧卧位、半坐位或端坐位，这会增加内支架置入的操作难度。严重狭窄强迫性端坐位呼吸困难者使用激素后，呼吸困难缓解可以恢复平卧体位；胸腔胃气道瘘者通过胃腔留置负压抽吸管引流出胃内容物，平卧位时无胃内容物溢入气道、无剧烈性刺激性呛咳；支气管胸膜瘘者通过胸膜腔引流管引流出胸腔积液或积脓，平卧位不会出现胸腔积液倒灌残端支气管，不发生刺激性呛咳。

为了消除患者紧张情绪，一般的局部麻醉性小手术或介入操作常规使用镇静药如地西泮肌内注射，严重气道狭窄患者低氧血症、呼吸困难也使身体筋疲力尽，地西泮有一定抑制呼吸中枢的不良反应，一般严重大气道狭窄患者置入内支架不主张使用，而气道瘘者置入内支架可以使用。

2. 提升血氧饱和度水平。平静平卧后，或静脉推注激素和高流量吸氧患者平卧后，使患者血氧饱和度提升至接近100%的正常水平，并稳定在100%水平至少3～5min，以保证体内、循环血液内有足够的氧气储备，提高内支架置入介入操作过程中瞬间加重气道阻塞、出现一过性供氧不足的耐受性，提高内支架置入的安全性和成功率。

3. 减少呼吸道异物刺激痰液分泌。使用M胆碱受体阻断药抑制腺体分泌，解除平滑肌痉挛，阻断迷走神经对心肺的抑制作用，在气道内支架置入过程中运用此类药物能够减少呼吸道痰液分泌，预防喉与气管支气管痉挛，兴奋呼吸中枢。常用种类有阿托品针剂、山莨菪碱针剂，至少在介入操作前10min肌内注射。

4. 连接多导生理监护仪。实时观察呼吸与心脏功能等主要生命指标。连接四肢和胸前全部心电导联；捆绑上肢血压袖带设置为每1～2分钟测量一次；套上并固定牢靠手指或足趾血氧指

093

套，血氧指套与血压袖带应在不同侧肢体，以避免测量血压时出现低氧含量假象；一般局部麻醉下进行气道内支架置入，器械刺激喉腔声带区域时都有剧烈刺激性呛咳反应，患者会反射性地活动上肢，试图拔除口腔内插管，为避免上肢活动时测氧指套脱落，可把测氧指套变成趾套固定在足趾上。

5. 连接吸氧管，持续维持连续性高流量吸氧。若使用氧气瓶，要确保瓶内氧气储量足够高流量使用30～60min；若使用氧气管道，要确保足够压力，氧气连接管路足够长，以适应患者平卧、端坐乃至移动和转换床位抢救时都够用。吸氧管口对准双侧鼻孔，环带相对固定套在患者头部，内支架置入操作中若患者紧张改为张口呼吸，护士要及时将吸氧管口移至口腔部，以确保患者吸入高流量氧气。

6. 连接负压吸引管，时刻准备充分吸痰。若有负压管道，要确保足够的负压，并测试抽吸一下盐水，判断是否有足够的抽吸力；若无负压管道，使用负压吸引器，无论是人工式或电动式都要测试一下是否处于正常工作状态，抽吸盐水试一试，保证抽吸力足够。负压吸引管紧密连接吸痰管固定于检查床头附近，便于护士随时操作吸痰管经口腔或鼻腔吸痰，检查床头附近还要备好一瓶打开的生理盐水，便于冲洗吸痰管，防止黏稠痰液堵塞吸痰管。

7. 准备药品，内支架置入操作过程中常规需要和特殊情况下需要的各类药物。这包括：①水溶性碘对比剂经导管气道造影定位病变；②局部麻醉药利多卡因用于喉头喷雾麻醉和经导管气管内麻醉；③抗生素，针对肺部感染常见细菌的如庆大霉素等，以配合抽吸痰液、冲洗支气管；④糜蛋白酶，以稀释溶解黏稠痰液，配合抽吸痰液促使支气管内潴留痰液被彻底抽吸；⑤肾上腺素收缩血管用于内支架置入后止血；⑥生理盐水，冲洗器械、稀释碘对比剂、稀释局部麻醉药、稀释抗生素、稀释糜蛋白酶、冲洗支气管协助抽吸痰液等。

8. 准备器械，同时备齐气道内支架置入和取出的操作器械。包括：①牙托或开口器；②递送

内支架的0.035英寸的亲水膜导丝、5F的单弯导管、0.035英寸的加强导丝，置入倒Y形内支架需要引入双导丝的8～9F长鞘管；③套装内支架两套以上；④应对气道阻塞紧急抢救的喉罩或气管插管；⑤内支架取出或调整位置的取出钩或异物抓捕钳；⑥瘢痕性狭窄还要高压扩张球囊。

9. 准备DSA设备。调整上下长、左右窄的长方形视野，C臂旋转至左前斜位25°～30°，图像采集模式以减影高速（10～15帧/秒），减影图像可以后处理为非减影图像，便于获得更多影像信息。若检查床功能允许可以调整至适当的头高足低倾斜体位（数字化胃肠机具备这一功能）。

### （三）内支架置入操作技术

由于气管支气管支架形状不同，置入体内的方式也就不同，从技术角度以引导导丝的数量不同，将内支架置入技术分为单导丝引导内支架置入技术和双导丝引导内支架置入技术。

**1. 单导丝引导气道直管状内支架推送置入技术** 单导丝引导置入技术就是支架在置入过程中，只用一条加强导丝引导支架递送系统，就可以将直管状支架安全、顺利送达病变部位，固定推送杆，回撤递送器外鞘，完成内支架置入的介入操作。此气道直管状内支架推送置入技术，已经扩展到推送置入气道L形分支内支架、L形分支一体化内支架等（图7-12）。

单导丝引导直管状内支架置入介入操作技术如下。

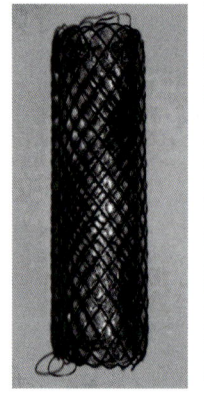

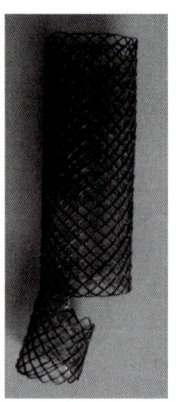

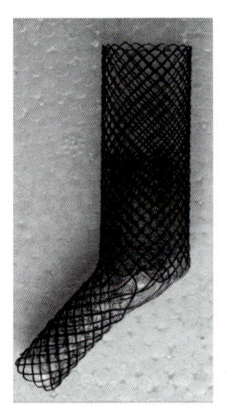

▲ 图7-12 适用单导丝引导置入的内支架类型

(1) 摆放患者气道内支架置入体位，下移枕头至患者肩部、垫高肩部，头部尽力后仰，保持头后仰并扭向右前斜 30°～40°。尽可能使口腔 – 口咽 – 喉咽 – 喉腔 – 气管的空气负影连线呈现为一个大弧形（图 7-13），便于导丝导管经口腔顺利插入气管内。

体表铺上无菌手术单，将亲水膜导丝、导管、加强导丝、内支架递送器等器械顺序摆放在检查床上或者手术台（车）上伸手可及的地方。

配制好局部麻醉药与水溶性碘对比剂的混合液：常规 5ml 利多卡因 +10ml 碘对比剂在小药杯内混合一起，使用 5ml 容量注射器抽吸备用。

(2) 置入牙托或开口器并牢靠固定，最好使用具有压舌板作用的开口器，将患者舌头压在下颌区域，以免舌头在口腔内活动、反射性的抵抗干扰导丝导管操作，并且也会影响吸痰管插入咽喉部的吸痰操作。

(3) 调整 DSA 显影视野，视野上界包括口咽部，而口腔区域医生与护士操作的双手恰恰在视野以外免受射线直接辐射。下界尽可能包括气管隆突和双侧主支气管区域，以显示整个大气道，保证内支架整个操作过程中导丝导管和推送器与内支架都在视野之内，以避免不停、不断地调整 DSA 位置和视野，致使无法参照路径图进行内支架准确定位，也使整个操作显得手忙脚乱

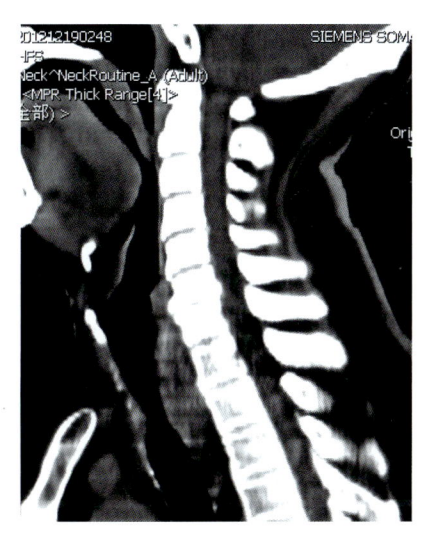

▲ 图 7-13 口腔 – 口咽 – 喉咽 – 喉腔 – 气管的空气负影连线呈现为一个大弧形

（图 7-14A）。

(4) 经口腔或鼻腔插导丝导管进入气管，J 形头 0.035 英寸亲水膜导丝插入 5F 单弯导管内至导管头端露出导丝 2～3cm，导丝和导管头端弯曲保持一致指向足侧，导丝导管配合经开口器和舌的上方送至口咽部，透视下导丝导管沿着口咽 – 喉咽 – 喉腔 – 气管负影前行，导丝导管进入喉室、触碰声带时会有刺激性呛咳反射甚至患者躁动，咳嗽之时声带收缩声门裂变窄，咳嗽之后声门打开趁机前推导丝导管即可进入气管。导丝导管进入气管，刺激性呛咳停止，退出导丝，注射器抽吸导管顺利抽出气体即可证实导管进入气管，经导管注射药物进行气道麻醉和造影。

(5) 气道局部麻醉与造影，不提倡做咽喉部喷雾麻醉，原因其一为局部麻醉药又苦又涩，喷雾局部麻醉后 1～2h 舌根与咽喉部麻木不适、极不舒服，也不利于吞咽或咳嗽出痰液。推荐导丝导管配合通过喉室和声带进入气管上段后，经导管快速注射局部麻醉药和对比剂的混合液 3ml（2ml 利多卡因 +4ml 碘对比剂），一次性完成气道麻醉和造影双重任务。这样操作既可以充分完成气道局部麻醉作用，又同时获得气道造影图像，因对比剂内混合有麻醉药，避免了单纯注射对比剂的剧烈呛咳作用，采集的气道造影图像也较为清晰、准确显示狭窄或瘘口，显示正常气道解剖标记点。

(6) 建立操作路径图，从前述的造影序列图中，选择病变和邻近气道解剖结构标记点，如声门、气管隆突、上叶支气管开口等整体性显影清晰的图像，作为内支架置入操作的参照图即路径图。

(7) 交换引入加强导丝建立内支架置入轨道通路，在气道造影路径图指引下，亲水膜导丝与导管配合前进至气道病变以远，至少远一级支气管分支，如：①若为气管病变，导丝导管至主支气管或以远；②若为气管隆突区病变，导丝导管至上叶支气管开口以远；③若为主支气管病变，最好插管至病变侧下叶支气管；④若为叶支气管病变，导丝导管要插至段或亚段支气管。保留导管，退出亲水膜导丝，经导管交换引入 0.035 英

寸加强导丝，建立稳固的内支架置入轨道通路（图7-14B）。

(8) 稳妥固定加强导丝位置，助手医生或护士守护在患者头端，单手或双手握持在患者口腔与牙托旁，捏紧并维持导丝位置不变。既要防止患者躁动时导丝自行弹出，也要防止导管与内支架递送器递送过程中导丝前行刺破肺组织。

(9) 预扩张，对顽固性瘢痕性狭窄需要进行球囊预扩张成形，坚韧的瘢痕组织会阻碍递送器顺利通过，瘢痕组织的坚韧性超过内支架的外膨胀力会导致内支架置入后持续性膨胀不全，不能完全解除气道狭窄。预扩张选择的球囊直径要大于内支架递送器外径、小于正常气道内径，使预扩张后的气道病变区直径既可以保证内支架递送器顺利通过，又避免过度扩张使内支架贴壁不良；球囊长度要长于气道狭窄病变至少40~50mm，保证扩张过程中球囊能够牢牢地卡在狭窄段；瘢痕组织坚韧，尽量选择耐高压球囊才能成功达到预扩张。

恶性气道狭窄无须预扩张，无论气道腔外压迫或管壁与腔内肿瘤，依靠内支架的自身外膨胀力足以将肿瘤性狭窄扩张膨胀开来。

腔道瘘无论良恶性都无须预扩张，以使内支架依靠外膨胀力充分贴壁覆盖瘘口。

(10) 引入内支架递送器套装至口咽部，将加强导丝插入内支架递送器套装头端内芯，直至从递送器尾端推出，在检查床上轻轻拉动顺直加强导丝，在检查床上捏紧固定加强导丝，沿着加强导丝柔性前推内支架递送器头端至口腔内、口咽部。

(11) 全体集中精力，准备内支架置入操作，提醒全体参与气道内支架介入手术操作、围站在检查床旁的医生、护士、麻醉师、技师和患者即刻做好准备，各司其职，将开始气道内支架置入的关键操作。①提醒患者马上会有一下咽喉刺激不舒服，一定忍受保持体位坚持不动，配合好医生完成操作；②负责吸氧、吸痰和固定患者头位的护士保持精力高度集中，双手并用掌控好吸氧和吸痰管、固定好患者头部后仰右前斜位置不变；③助手医生协助主刀医生一只手、手持内支架递送器和加强导丝抬高至胸前水平，使加强导丝和递送器与口腔－口咽－喉部位居在一个大弧线方位上；另一只手放于患者体表，时刻防止患者反射性躁动；④主刀医生调整合适距离的操作站立位置，保持站立姿势固定不变，右手捏持绷紧加强导丝，固定在自己锁骨下的前胸部保持不动；⑤再次透视校对DSA视野范围和角度保全加强导丝头端、狭窄或瘘口病变位居视野相对中心区域，内支架置入的目标气管与支气管显示清晰；⑥再次观察呼吸与心脏生理监测指标，尤其血氧饱和度达到或接近100%标准。告知大家集中精力、凝神静气开始内支架置入的关键操作。

(12) 内支架置入操作，嘱咐患者深吸一口气后闭住气，快速推进递送器依次通过口咽、喉咽、喉腔，进入气管或主支气管，使递送器中的内支架超过病变20~30mm，再次定位无误后释放内支架前1/3；再次定位内支架远段超越病变至少15~20mm以上，释放内支架中部1/3；最后定位内支架覆盖病变节段无误后，迅速释放内支架近段1/3，完全释放置入内支架。这一过程连续操作应在30~60s的瞬间内快速完成，如此快速的操作即便递送器临时加剧气道狭窄，也不会造成严重缺氧危害（图7-14C和D）。

(13) 退出递送器，内支架释放后各位医护人员稍微放松一下高度紧张的状态，静观3~5min，患者恢复正常呼吸。嘱咐患者深呼吸、咳嗽、用力咳痰，观察血氧饱和度稳定在100%水平；内支架完全释放后3~5min基本也可达到充分膨胀和完全贴壁，即可透视下将递送器内芯推送杆和膨大的锥形头回拉缓慢通过内支架回纳进入递送器外鞘内，固定导丝位置不变，整体性毫无阻力地缓慢退出递送器（图7-14E）。

若遇到严重狭窄性病变尤其顽固性瘢痕性狭窄病变，未进行充分的内支架置入前预扩张（预扩张的球囊直径至少要大于内支架递送器的外径），或支架置入后短时间内不能依靠自身膨胀力达到完全扩张，回拉递送器内芯推送杆和膨大的锥形头时，锥形头不易通过内支架狭窄区，强行回拉锥形头会将内支架带离移位；遇此情况时，前推递送器外鞘管进入释放的支架内抵紧膨

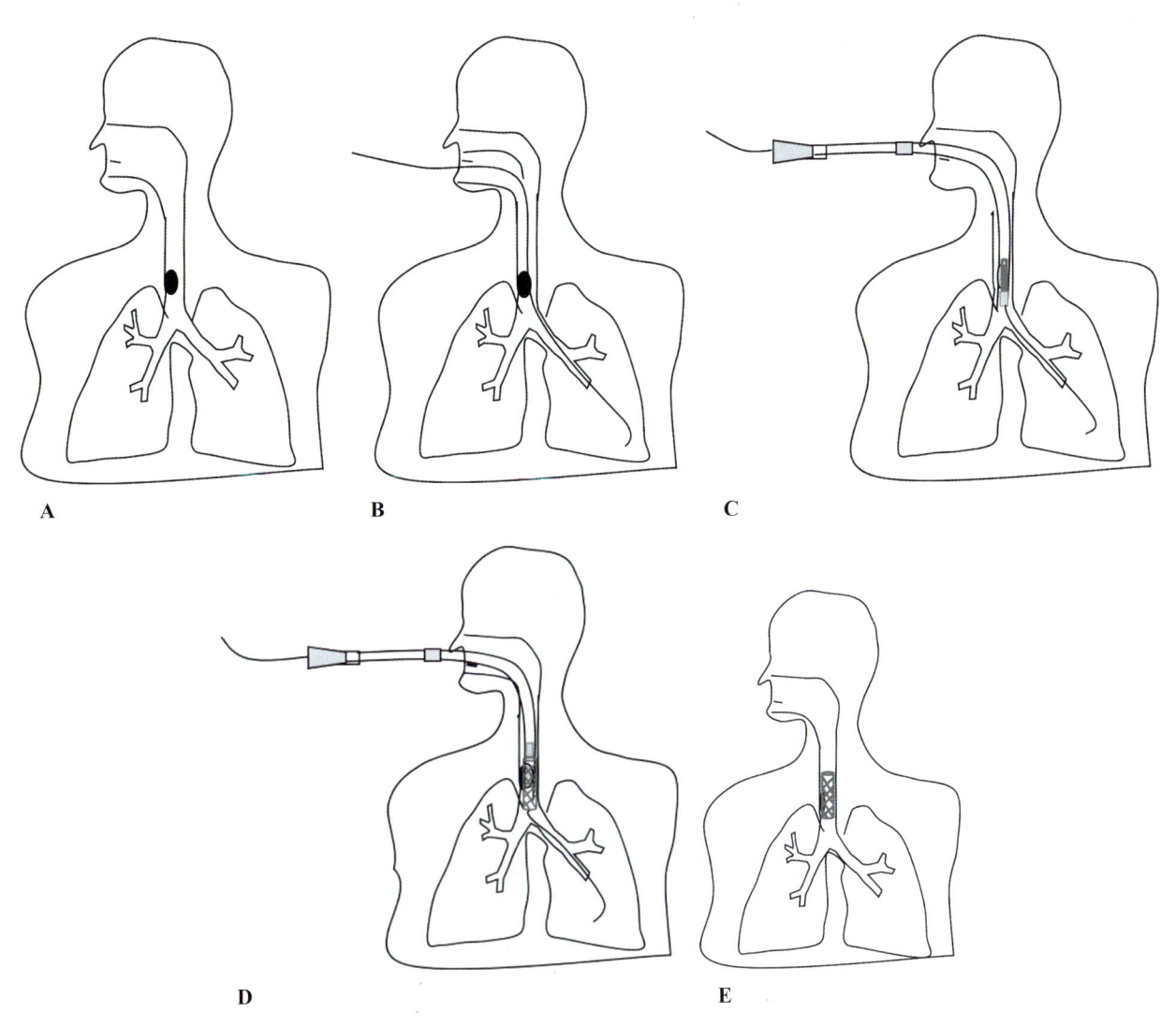

▲ 图 7-14 气管中段狭窄置入直管状内支架示意

A. 显示气管中断狭窄和气道负影；B. 将加强导丝置入一侧下叶支气管远端建立操作轨道；C. 将内支架递送器沿着加强导丝送至狭窄病变以远部位；D. 回撤置入器外鞘，释放内支架于病变区；E. 退出内支架递送器，留置内支架解除狭窄

胀不全的支架部发挥内支架的内固定作用，再缓慢回拉并适当旋转推送杆，可使推送杆膨大的锥形头比较顺利地通过支架狭窄区回纳入外鞘管内，又不至于引起内支架移位，造成内支架置入失败。

（14）复查气道造影，沿导丝引入导管至内支架区，经导管快速注射 3~5ml 水溶性碘对比剂进行 DSA 高速（15~30 帧 / 秒）图像采集气道造影，观察内支架释放于病变区的位置是否准确，解除狭窄或覆盖瘘口是否充分，有无错误遮盖正常支气管分支开口等，证实内支架覆盖狭窄段全程或完全遮盖瘘口，内支架置入成功。

若内支架位置异常、涵盖狭窄区不够、覆盖瘘口不全，需要取出支架重新置入，或者在原有内支架基础上再置入一枚支架以加长支架，达到覆盖狭窄段和瘘口的理想治疗目的。

（15）充分抽吸痰液，气道狭窄咳痰不畅，导致大量痰液潴留在各级支气管和肺泡内，气道瘘和继发性感染大量脓性痰液聚集于各级支气管和肺泡内，气道内支架置入后一定要辅助充分吸痰。完成复查气道造影后，引入导丝撤出导管，沿导丝先后向双侧下叶支气管深部引入吸痰管，力争负压抽吸每一侧、每一叶支气管内痰液，借助拍打胸壁、变换体位、生理盐水冲洗等措施尽可能抽尽支气管内潴留的痰液，抽吸痰液直至肺部啰音消失或啰音明显减少，非吸氧状态下平静呼吸血氧饱和度达到或接近100%。

(16) 必要时气道止血，多数气道内支架置入操作不会出血，或仅有少量渗血出现短暂性血痰，无须处理可自行停止。若出血量大，咳出鲜红色血液或血块，需要及时引入导管至气道内，在支架置入区域局部快速注射稀释的肾上腺素盐水，借助肾上腺素的强烈收缩血管作用，有效止血。

若大量出血、持续性出血，气道内局部用药仍然不能止血，需要经股动脉穿刺，引入导管，选择性进行支气管动脉栓塞止血。

**2. 双导丝引导捆绑与推送多功能递送器内支架置入技术** 这是为倒Y形一体化双分支内支架专门设计的一种特殊捆绑与推送多功能递送器的特色置入技术，在倒Y形一体化支架在置入过程中，需要从体外经口腔或鼻腔向气道内引入2根加强导丝，建立2条导丝操作轨道，使用这两条支撑导丝引导捆绑与推送多功能递送器，将倒Y形一体化双分支内支架安全、顺利送达气管和支气管内，依次固定推送杆，回撤递送器外鞘释放支架双分支部，整体性推进递送器将支架双分支推入左右主支气管，牵拉捆绑线先后解脱释放支架双分支，最后固定推送杆快速回拉外鞘管完全释放支架主体部，将倒Y形支架准确置入病变部位，达到理想治疗作用。

这种使用双导丝引导捆绑与推送多功能递送器置入倒Y形一体化气管支气管内支架的技术，已经扩展到倒Y形一体化单子弹头内支架、倒y形一体化内支架（也称枝丫状内支架）、L形分支内支架、L形分支一体化内支架、单子弹头内支架等（图7-15）。

这种特殊结构以捆绑拉线解脱和装载推送两种功能有机结合的捆绑与推送内支架递送器，已经成为名副其实的多功能内支架递送器。

双导丝引导倒Y形一体化内支架置入介入操作技术如下。

(1) 摆放患者气道内支架置入体位，将患者头颈部枕头下移至肩部、垫高肩部，呈肩高头

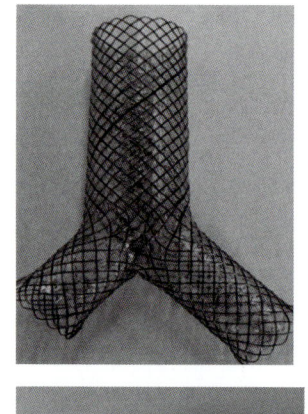

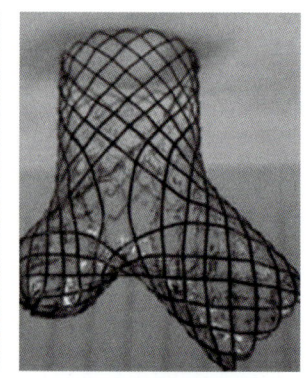

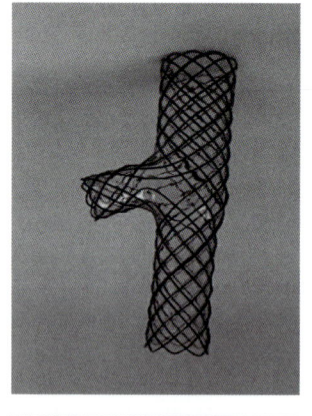

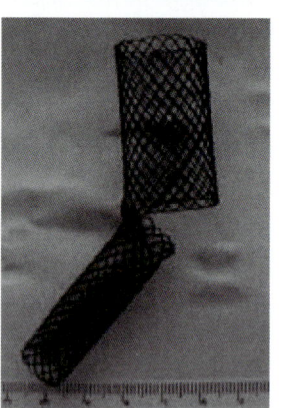

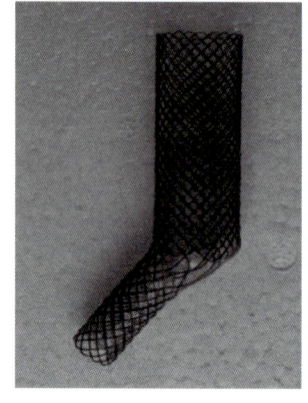

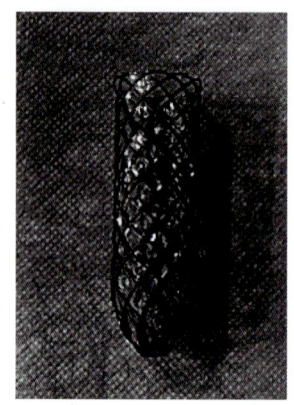

▲ 图7-15 双导丝引导捆绑与推送多功能递送器可置入的内支架类型

低体位，使头部处于后仰抬头姿态，并将头部扭向医生站立操作侧即右侧，尽力达到右前斜40°～70°。DSA正位或接近正位透视下显示口腔-口咽-喉咽-喉腔-气管的空气负影连线为一个大弧形，便于导丝导管配合下无阻挡的经口腔顺利插入气管内。

将患者双下肢分开贴近检查床两边，以使铺上无菌手术单的患者胸腹部和双下肢之间成为一个宽敞的介入器械摆放平台，分开的双下肢之间

凹陷平坦、双下肢成为器械的挡板，防止器械滑落检查床下被污染。双上肢自然下垂置于身体两边并适当固定，以防止咽喉与气道器械操作过程中，患者异物刺激的自身保护性反应，快速抬手从口腔处拔除导丝导管等介入器械，致使内支架置入操作中断，前功尽弃。

下颌以下体表至检查床尾部全部铺上无菌手术单，将亲水膜导丝、导管、鞘管、加强导丝、内支架递送器等器械顺序摆放在检查床上或者手术台（车）上伸手可及的地方。

配制好水溶性碘对比剂与局部麻醉药的混合液：常规2%利多卡因5ml+60%碘对比剂10ml在小药杯内混合一起，使用5ml容量注射器抽吸3ml左右备用。

(2) 置入带有压舌板的开口器并牢靠固定系带，嘱咐患者将舌头置在压舌板和下颌区域内，避免舌头在口腔内活动、反射性的抵抗干扰导丝导管操作，这也会影响吸痰管插入咽喉部的吸痰操作。

(3) 调整DSA显影视野，视野上界包括口咽部，而口腔区域医生与护士操作的双手恰恰在视野以外免受直射线辐射。下界尽可能包括双侧主支气管和下叶支气管区域，以显示整个介入操作在有效视野监测之内，保证内支架整个操作过程中导丝导管和推送器与内支架都在视野之内（图7-16A），以避免不停、不断地调整DSA设备位置和视野，致使无法准确参照路径图进行内支架的精确定位，也使整个操作显得手忙脚乱，助手医生和技师也累得无所适从、疲惫不堪。

(4) 从体外插导丝导管进入气管，双导丝和粗大的递送器以选择经口腔操作途径为主。J形头0.035英寸亲水膜导丝插入5F单弯导管内至导管头端暴露出导丝2～3cm，J形头导丝和单弯导管头端弯曲保持一致指向足侧，导丝导管配合经开口器和舌的上方送至口咽部，透视下导丝导管沿着口咽、喉咽、喉腔、气管负影前行，导丝导管进入喉室、触碰声带时会不可避免地出现刺激性呛咳反射甚至躁动，咳嗽之时声带收缩声门裂变窄，咳嗽之后声门打开趁机前推导丝导管即可进入气管（图7-16B）。

导丝导管进入气管，刺激性呛咳停止，退出导丝，注射器抽吸导管顺利抽出气体即可证实导管进入气管，否则是进入食管。经导管快速注射碘对比剂与麻醉药的混合液3ml左右进行气道造影，证实导管成功插入气道，显示正常气道结构和病变部位，并起到气道局部麻醉作用。

(5) 气道局部麻醉与造影，不提倡做咽喉部喷雾麻醉，其一局部麻醉药又苦又涩，喷雾局部麻醉药后1～2h舌根与咽喉部麻木不适、极不舒服，也不利于吞咽或咳嗽出痰液。推荐导丝导管配合通过喉室和声带进入气管上段后，经导管快速注射局部麻醉药和对比剂的混合液3ml，一次性完成气道麻醉和造影双重任务。这样操作既可以充分完成气道局部麻醉，又同时获得清晰的气道造影图像，因对比剂内混合麻醉药，避免了单纯注射对比剂引起的剧烈刺激性呛咳作用，气道造影图像也清晰、准确显示气道狭窄或瘘口，显示正常气道解剖结构标记点，如气管上下端位置、左右主支气管开口位置、右上叶支气管与左上叶支气管开口位置等。

(6) 建立操作路径图，从前述的气道造影序列图中，选择狭窄或瘘口病变和邻近气道解剖结构标记点，如声门、气管隆突、上叶支气管开口等整体性显影清晰的图像，作为内支架置入操作的参照图即路径图，并调整后续介入操作的实时监测视野与路径图保持完全一致。

(7) 引入加强导丝建立内支架置入轨道，在气道造影路径图指引下，先交换引入第一根加强导丝，亲水膜导丝与导管配合前进至气道病变以远一级支气管分支。①若为气管下段、气管隆突和主支气管区复合病变，导丝导管先插管至病变侧或病变严重侧下叶支气管深部；②若为右主支气管、上叶支气管和中间支气管区病变，插管至病变侧下叶支气管；③若为左主支气管、上叶支气管和下叶支气管区病变，插管至病变侧下叶支气管深部；④若为叶支气管病变，导丝导管要插至段或亚段支气管。保留导管，退出亲水膜导丝，经导管交换引入0.035英寸加强导丝，建立稳固的第一条内支架置入轨道通路（图7-16B）。

在第一根加强导丝的基础上再引入第二根加

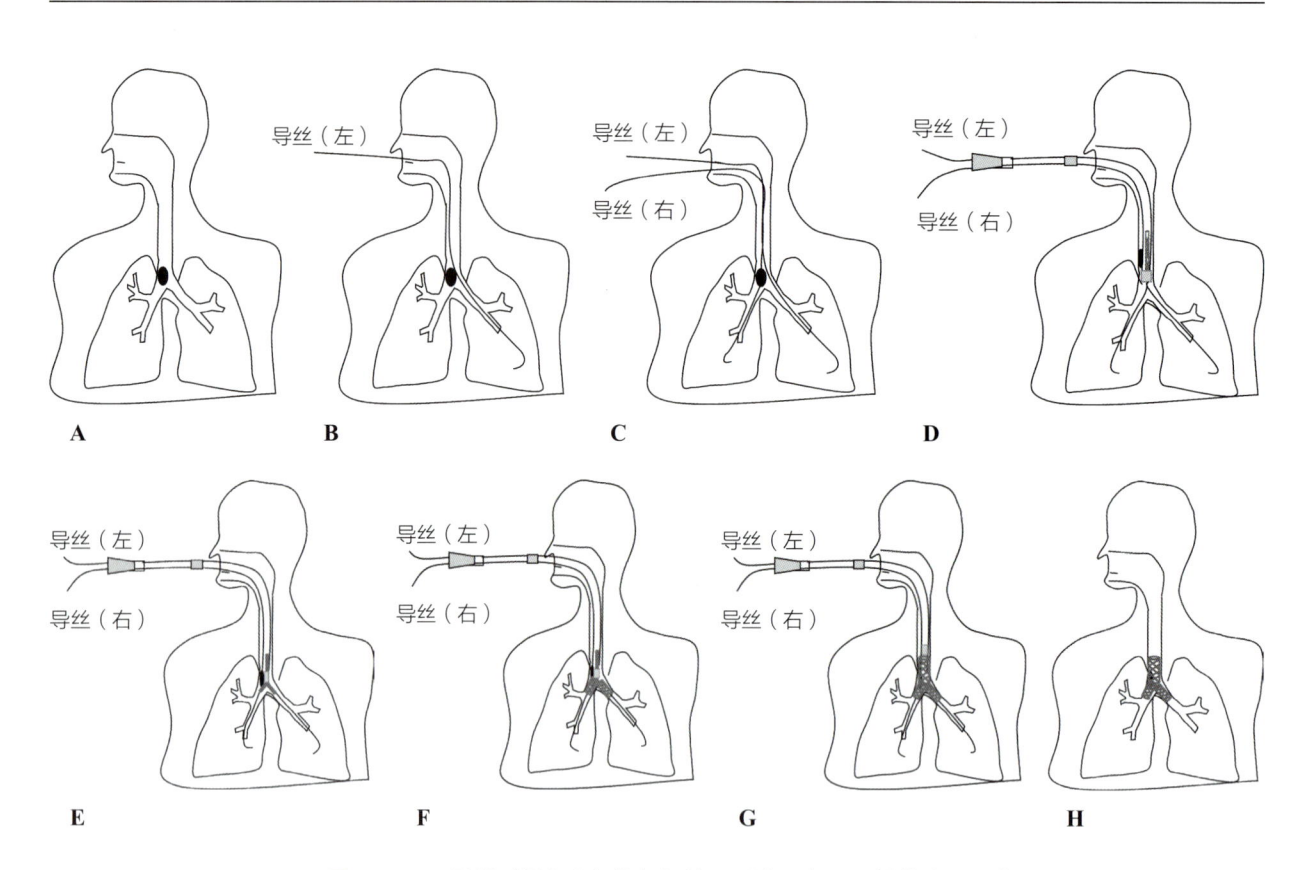

▲ 图 7-16 双导丝引导主支气管与气管 Y 形内支架置入操作步骤示意

A. 病变位于气管隆突区三叉口；B. 将导丝引入一侧支气管并做好左右标记（左）；C. 将另一根导丝引入另一侧支气管并做好左右标记（右）；D. 将内支架通过标记好的左右侧导丝送入气道递送器到达气管隆突；E. 将内支架左右分支完全推入左右主支气管；F. 分别拉线释放内支架左右分支部；G. 完全释放内支架主体部；H. 缓慢撤出支架递送器

强导丝。方法有二：其一，依次重复第一根导丝引入操作步骤，这对患者的咽喉和气道刺激较大，痛苦也较大，不推荐使用。其二，沿第一根加强导丝引入气道一个直径 8F 长 45cm 以上的鞘管，鞘管沿着加强导丝毫无刺激地通过口腔、咽喉进入气管，极大减少患者二次气道异物刺激。再通过鞘管引入亲水膜导丝和导管进入气管、主支气管至另一目标叶支气管深部，经导管造影证实支气管位置准确后，交换引入第二根加强导丝，撤出鞘管，保留加强导丝（图 7-16C）。至此，双加强导丝内支架操作通路建立，稳妥固定双加强导丝和患者头部位置与体位保持不变。

（8）球囊预扩张，对顽固性瘢痕性狭窄如支气管内膜结核性狭窄，需要进行高压球囊预扩张成形，坚韧的瘢痕组织会阻碍递送器顺利通过无法置入内支架，瘢痕组织的坚韧性超过内支架的外膨胀力导致置入的内支架膨胀不全，不能完全解除气道狭窄。预扩张选择的球囊直径要大于内支架递送器外径，等于或略小于正常气道内径，使预扩张后的气道病变区直径既可以顺利通过内支架递送器，又避免内支架释放后推送杆的膨大头嵌顿狭窄段以远不能拔出；球囊长度要长于气道狭窄病变至少 20～40mm，保证扩张过程中球囊两端各有 10～20mm 长度能够牢牢地卡在狭窄段两端不易滑脱。

恶性气道狭窄不进行预扩张，因为不管气道腔外压迫或管壁与腔内肿瘤，依靠内支架的自身外膨胀力足以将肿瘤性狭窄扩张开来。

气道瘘无论良恶性原因也都无须预扩张，以使内支架依靠外膨胀力充分贴壁覆盖瘘口。

（9）引入捆绑与推送多功能内支架递送器套装至口咽部，将加强导丝插入内支架递送器套装头端内芯，直至从递送器尾端推出，在检查床上轻轻拉动顺直加强导丝，助手医生捏紧固定加强导丝在检查床面上，保证递送器推入过程中支气管深部的加强导丝头部位置不变，沿着加强导丝轻柔前推内支架递送器头端至口腔内、口咽部，做好递送器进入气管支气管的全力配合的关键操作阶段。

(10) 全体操作人员集中精力，准备内支架递送器进入气管支气管操作。提醒全体参与气道内支架介入手术操作者，围站在DSA检查床旁的主刀医生、助手医生、护士、麻醉师、技师和患者即刻做好准备，打起精神、各司其职，将开始倒Y形一体化气道内支架置入的关键操作。①提醒患者马上会有短暂性咽喉异物刺激反应，一定忍受住保持体位不动，配合好医生完成操作。②负责吸氧、吸痰和固定患者头位的护士保持精力集中，双手并用掌控好吸氧和吸痰管，固定好患者头部尽力后仰和右前斜位置不变。③助手医生协助主刀医生一只手持内支架递送器和加强导丝抬高至操作者胸前水平，使加强导丝和递送器与口腔-口咽-喉部位居一个大弧线方位上；另一只手放于患者体表，时刻防止反射性躁动。④主刀医生调整合适的操作站立位置，保持站立姿势固定不变，右手捏持绷紧加强导丝、固定在自己锁骨下的前胸部保持不动。⑤再次透视校对DSA视野范围和角度包全加强导丝头端、狭窄或瘘口病变位居视野相对中心区域，内支架置入的目标气管与支气管显示清晰。⑥再次观察呼吸与心脏生理监测指标，尤其血氧饱和度达到或接近100%标准。告知大家集中精力、凝神静气开始内支架置入的关键操作。

(11) 置入内支架：①快速推进递送器进入气管下段，嘱咐患者深吸一口气后闭住气，快速推进捆绑与推送多功能内支架递送器套装依次通过口咽、喉咽、喉腔进入气管下段（图7-16D）。②推出支架双分支，松开前端锁定器，固定推送杆、回拉外鞘管释放Y形支架双分支于气管下段内。③调整支架分支与引导导丝方位一致，在引入第二根加强导丝、引入支架递送器过程中，未免会使双导丝与支架双分支的左右方位发生扭动偏移、相互交叉乃至缠绕，分别顺时针或逆时针整体性旋转递送器，旋转到双根引导导丝和支架双分支呈平行状分居左右两侧。④推进Y形支架双分支分别进入左右侧主支气管，固定导丝整体性推进递送器，支架双分叉沿导丝完全进入双侧主支气管，支架分叉部嵌合至气管隆突时，推进递送器受阻（图7-16E）。⑤拉线释放Y形支架双分支，一体化固定导丝和递送器并维持一定的前推力，快速牵拉左右两个拉线环，分别解脱释放Y形支架双分支（图7-16F）。⑥推送释放Y形支架主体部，在支架双分支解脱释放后，固定导丝和推送杆回拉外鞘管连续操作快速推送支架主体部，支架完全释放置入（图7-16G），操作者可以平静呼吸放松一下。

上述Y形内支架置入操作的6个步骤必须是以最快的速度在30~60s的时间内无间断地连续性操作一气呵成，全覆膜Y形内支架在双分支解脱释放后造成气道完全封闭，若不快速释放或延迟释放支架主体部，将有可能导致窒息缺氧风险。

(12) 退出递送器，内支架释放后保持导丝和递送器位置不变，静观3~5min，恢复患者正常呼吸，嘱咐患者深呼吸、大声咳嗽、用力咳痰，听诊双肺啰音分部情况，持续吸氧观察血氧饱和度稳定在100%水平。内支架释放3~5min后可达到充分膨胀和良好贴壁，透视下将递送器内芯推送杆和膨大的锥形头回拉缓慢通过内支架回纳进入递送器外鞘内，固定导丝位置不变，整体性缓慢将递送器撤出体外（图7-16H）。

若遇到严重的顽固性瘢痕性狭窄病变，未进行充分的预扩张（预扩张的球囊直径至少要大于内支架递送器的外径），支架置入后短时间内不能依靠自身膨胀力达到充分扩张，回拉递送器内芯推送杆的膨大锥形头时，不易通过内支架狭窄区，强行回拉锥形头会将内支架带离移位。遇此情况时，前推递送器外鞘管进入释放的支架内抵紧气管隆突区的支架分叉部，固定内支架，再缓慢回拉并适当旋转推送杆，可使推送杆膨大的锥形头比较顺利地通过支架狭窄区回纳入外鞘管内。

(13) 复查气道造影，2根加强导丝退出一根、保留一根。沿保留导丝引入导管至内支架区，经导管快速注射3~5ml水溶性碘对比剂进行DSA高速（15~30帧/秒）图像采集气道造影，观察内支架释放于病变区的位置是否准确,解除狭窄或覆盖瘘口是否充分,有无错误遮盖正常上叶支气管分支开口等,证实内支架覆盖狭窄段全程或遮盖瘘口完全,内支架置入成功。倒 Y 形一体化气道内支架分叉部与气管隆突区嵌合一起,易于准确定位,易于精确释放,极少发生置入内支架不到位现象(图 7-17 和图 7-18)。

(14) 支气管充分抽吸痰液,气道下段、气管隆突区、双侧主支气管复合性狭窄,患者病程长,体质差,咳痰无力、咳痰不畅,导致大量痰液潴留在各级支气管和肺泡内。气道瘘和多重性感染大量脓性痰液聚集与各级支气管和肺泡内,气道内支架置入后一定要辅助充分吸痰。

完成复查气道造影后,引入导丝撤出导管,沿导丝先后向双侧下叶支气管深部引入吸痰管,力争负压抽吸每一侧、每一叶支气管内痰液,借助拍打胸壁、变换体位、生理盐水冲洗等措施尽可能抽尽支气管内潴留的痰液,抽吸痰液直至肺部啰音消失或啰音明显减少,非吸氧状态下平静呼吸血氧饱和度达到或接近 100% 为止。

(15) 气道止血,多数气道内支架置入操作不会出血,或仅有少量渗血出现短暂性少量血痰,无须处理多可自行停止。若出血量大,持续咳出鲜红色血液或血块,需要及时引入导管至气道内,在支架置入区域局部快速注射稀释的肾上腺素盐水,借助肾上腺素的强烈血管收缩作用,有

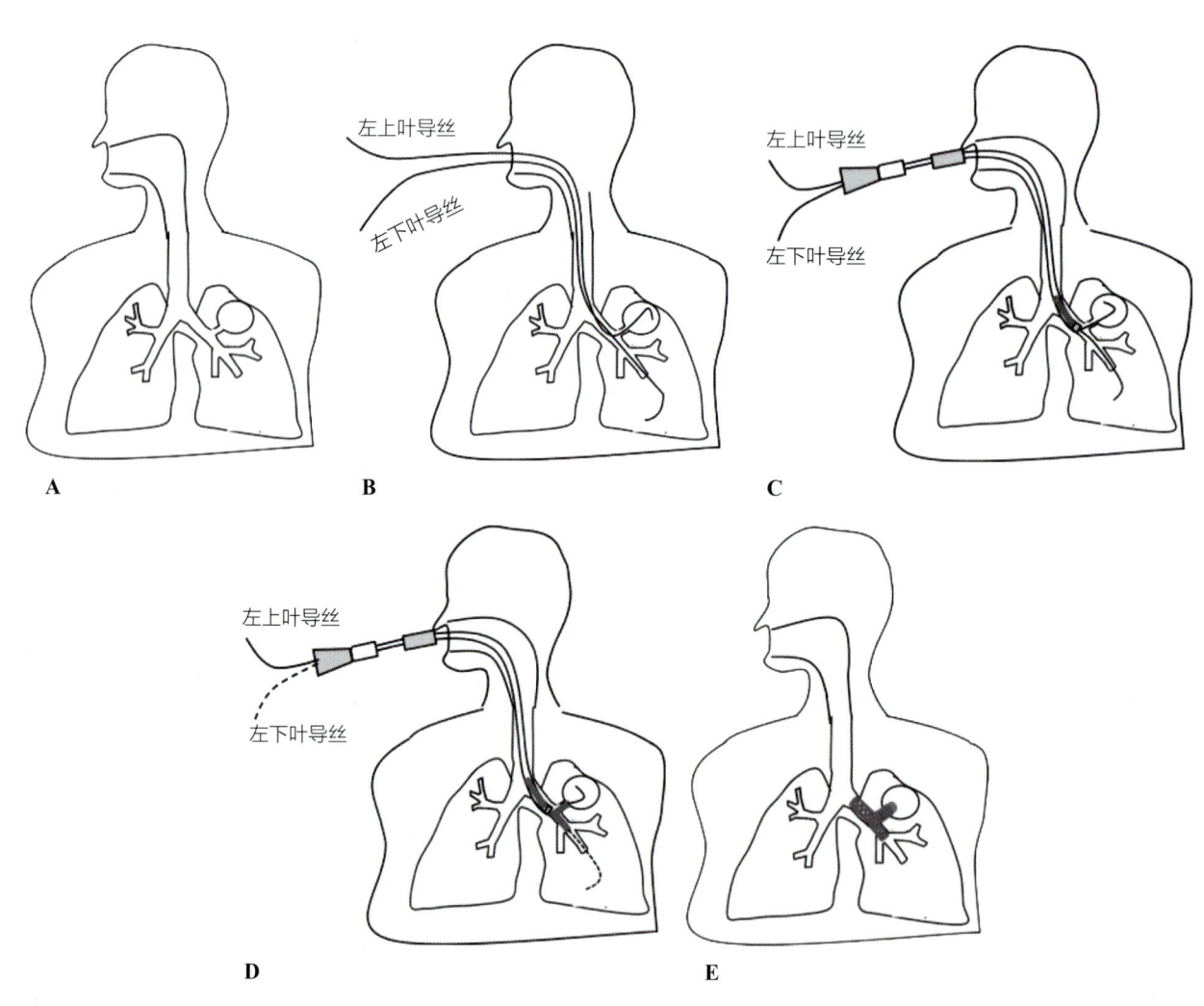

▲ 图 7-17 双导丝引导倒 Y 形一体化单子弹头内支架置入封堵左上叶支气管瘘示意
A. 左上叶支气管胸膜瘘;B. 分别向左下叶、上叶支气管引入加强导丝;C. 沿双加强导丝将 Y 形内支架引入左主支气管内;D. 继续推进倒 Y 形内支架双分支进入下叶和上叶支气管内;E. 释放倒 Y 形内支架,撤出推送器

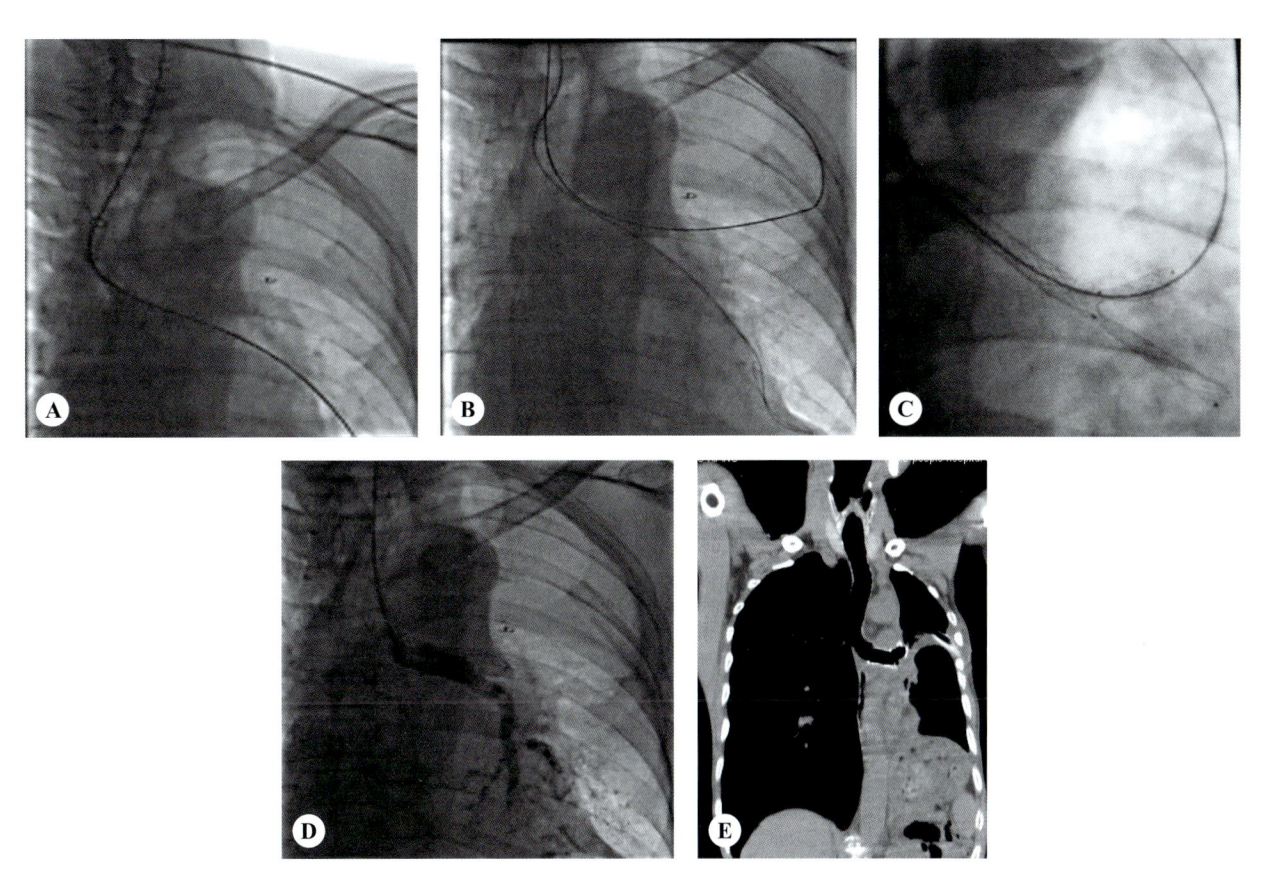

▲ 图 7-18 双导丝引导倒 Y 形一体化单子弹头内支架置入封堵左上叶支气管瘘过程

A. 先向左下叶支气管深部引入加强导丝；B. 再向左上叶引入加强导丝直至胸膜腔；C. 沿双导丝向左下叶、上叶和左主支气管引入倒 Y 形一体化单子弹头覆膜内支架并释放；D. 经导管左主支气管造影显示上叶瘘口封堵完全、左下叶支气管通畅；E. 胸部冠状位 CT 显示子弹头内支架封堵上叶瘘口

效止血。

若大量出血、持续性出血，气道内局部用药仍然不能止血，需要经股动脉穿刺，引入导管，选择性进行支气管动脉栓塞止血。气道内支架置入发生这种大出血的情况极少。

**3. 单导丝引导捆绑与推送多功能递送器内支架置入技术** 无疑将双导丝引导倒 Y 形双分支内支架置入变为便捷的单导丝引导，不仅会简化内支架置入操作步骤和缩短操作时间，还能够减少患者的刺激与痛苦和节省器械使用。不过，这必须是具备气管支气管内支架置入的熟练操作技术者，具备熟练的双导丝引导捆绑与推送多功能递送器倒 Y 形支架置入技术的基础上才能够顺利开展的一项技术，而不是初学者、非气道内支架置入的熟练操作者所能够开展的工作（图 7-19）。

倒 Y 形双分支内支架以单导丝引导置入替代

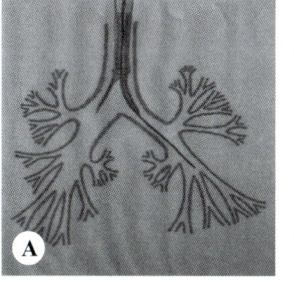

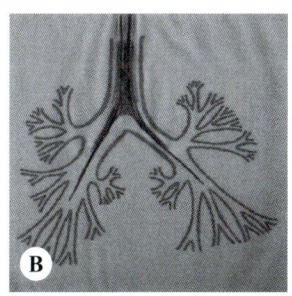

▲ 图 7-19 单导丝与双导丝引导倒 Y 形一体化内支架置入示意

A. 单导丝引导主支气管与气管倒 Y 形内支架置入；B. 双导丝引导主支气管与气管倒 Y 形内支架置入

双导丝引导，这个单导丝通路该如何建立为好？选择在什么气管支气管通路上引入导丝、建立加强导丝引导轨道，以保证内支架的顺利置入？建议导丝引导进入支气管与气管夹角较大侧，即置

入气管主支气管的大型倒 Y 形内支架置入将单导丝引入嵴下角较大一侧主支气管内；置入叶支气管的小型倒 Y 形内支架将导丝引入主支气管与叶支气管夹角角度较大一侧叶支气管内（图 7-20）。或者导丝引导进入狭窄病变严重一侧主支气管内或叶支气管内。

单导丝引导倒 Y 形双分支内支架置入的优势在于，既保证提高倒 Y 形一体化气管支气管支架置入的成功率，还减少引入另一个导丝和交换加强导丝的烦琐操作，又可消除双引导导丝在气道内发生交叉绞缠，简化介入操作，降低手术风险以及手术成本。

但是，单导丝引导在叶支气管置入小型倒 Y 形一体化双分支内支架有时候具备一定困难，主支气管内腔相对狭小、叶支气管的走行角度与平面变异较大；倒 Y 形内支架递送器外径相对粗大、支架双分支被推出外鞘管时不能充分张开适应叶支气管走行方向，没有导丝引导的另一个支架分支部不易进入目标支气管内。在主支气管和叶支气管置入倒 Y 形一体化，不推荐单导丝引导技术，使用常规的双导丝引导技术操作过程稳妥，保证小型倒 Y 形内支架置入成功（图 7-17 和图 7-18）。

单导丝引导倒 Y 形一体化气管支气管支架置入技术如下。

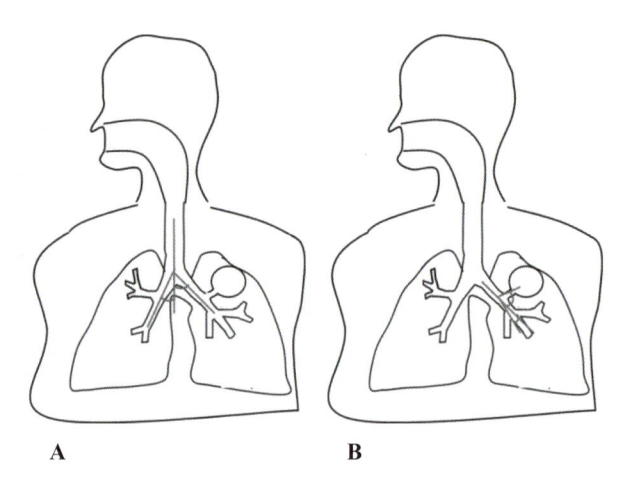

▲ 图 7-20 双侧主支气管、叶支气管夹角测量示意
A. 主支气管左右嵴下角测量方法：气道中线与左右主支气管中线延长线的交角；B. 主支气管与叶支气管夹角测量方法：支气管中线与叶支气管中线的交角

(1) 摆放患者气道内支架置入体位，体位与双导丝引导置入倒 Y 形一体化内支架完全相同，不再赘述。

(2) 置入带有压舌板的开口器，与双导丝引导置入倒 Y 形一体化内支架完全相同。

(3) 调整 DSA 显影视野，视野上界包括口咽部，下界尽可能包括双侧主支气管和下叶支气管区域，以保证内支架整个操作过程中单导丝和推送器与内支架置入都在视野之内（图 7-21A），以使全程操作过程中维持一个相同的视野不变，参照路径图进行内支架的精确定位。

(4) 从体外插导丝导管进入气管，导丝导管经口腔操作途径，J 形头 0.035 英寸亲水膜导丝与 5F 单弯导管配合，经开口器送至口咽部，透视下导丝导管沿着口咽、喉咽、喉腔、气管负影前行，导丝导管进入喉室，借咳嗽之后声门打开的瞬间趁机前推导丝导管进入气管（图 7-21B）。

(5) 气道局部麻醉与造影，不提倡做咽喉部喷雾麻醉，推荐导丝导管配合通过喉室和声带进入气管上段后，经导管快速注射局部麻醉药和水溶性碘对比剂的混合液 3ml，同时完成气道麻醉和造影双重任务。因对比剂内混合麻醉药，避免了单纯注射对比剂引起的剧烈刺激性呛咳作用，气道造影图像也清晰、准确显示气道狭窄或瘘口，显示正常气道解剖结构标记点如气管上下端、左右主支气管开口、右上叶支气管与左上叶支气管开口等位置标记。

(6) 建立操作路径图，从气道造影序列图中，选择狭窄或瘘口病变和邻近气道解剖结构标记点等整体性显影清晰的图像，作为内支架置入操作的参照图即路径图。

(7) 引入加强导丝建立内支架置入轨道，在气道造影路径图指引下，亲水膜导丝与导管配合前进至气道病变以远一侧夹角大的一级支气管分支。①若为气管下段、气管隆突和主支气管区复合病变，导丝导管插管至左侧主支气管，或狭窄病变严重侧主支气管至下叶支气管深部。②若为右主支气管、上叶支气管和中间支气管区病变，导丝导管插管至病变侧上叶支气管或狭窄病变严重叶支气管，直至深部。③若为左主支气管、上叶支气管和下叶支气管区病变,导丝导管插管至病变侧上叶支气管深部。④若为叶支气管病变,导丝导管要插至段或亚段支气管。保留导管,退出亲水膜导丝,经导管交换引入短柔软头段(最好3cm)的0.035英寸加强导丝,建立稳固的单加强导丝内支架置入轨道通路(图7-21B)。

(8) 球囊预扩张,对顽固性瘢痕性狭窄如支气管内膜结核性狭窄,需要进行高压球囊预扩张成形。预扩张选择的球囊直径要大于内支架递送器外径、等于或略小于正常气道内径,使预扩张后的气道病变直径既可以顺利通过内支架递送器,又避免内支架释放后推送杆的膨大头嵌顿狭窄段以远不能拔出。

恶性气道狭窄不进行预扩张,气道瘘无论良恶性原因也都无须预扩张,以使内支架依靠外膨胀力充分贴壁覆盖瘘口。

(9) 沿加强导丝引入捆绑与推送多功能内支架递送器套装至口咽部,助手医生捏紧固定加强导丝在检查床面上,保证递送器推入过程中支气管深部的加强导丝头部位置不变,沿着加强导丝轻柔前推内支架递送器头端至口腔内、口咽部,做好递送器进入气管支气管的全力配合的关键操作阶段。

(10) 全体介入操作人员集中精力,准备内支架递送器进入气管支气管操作。提醒全体参与气道内支架介入手术操作者,围站在DSA检查床旁的主刀医生、助手医生、护士、麻醉师、技师和患者即刻做好准备,打起精神、各司其职,分别负责保持患者体位不动、吸氧、吸痰和用尽力、患者头部后仰和右前斜位置不变。助手医生手持内支架递送器和加强导丝,使加强导丝和递送器与口腔-口咽-喉部位居在一个大弧线方位上。再次透视校对DSA视野范围和角度包全加强导丝头端、狭窄或瘘口病变位居视野相对中心区域,内支架置入的目标气管与支气管显示清晰。观察呼吸与心脏生理指标,使血氧饱和度达到或接近100%标准。

(11) 置入内支架,快速推进捆绑与推送多功能内支架递送器套装依次通过口咽、喉咽、喉腔进入气管下段(图7-21C),从外鞘管推出支架

双分支,调整导丝引导的支架分支方位一致均在左侧主支气管,未有导丝引导的支架另一侧分支在加强导丝引导的对侧,朝向导丝对侧的右侧主支气管开口方向。推进Y形支架双分支分别进入左右侧主支气管,固定导丝整体性推进递送器,支架双分支沿导丝完全进入双侧主支气管,支架分叉部嵌合至气管隆突时,推进递送器受阻(图7-21D和E)。一体化固定导丝和递送器并维持一定的前推力,先快速牵拉左侧具有导丝支撑的拉线环,解脱释放Y形支架左侧分支,而后再释放右侧分支(图7-21F)。固定导丝和推送杆回拉外鞘管快速推送释放支架主体部,支架完全置入释放(图7-21G)。

(12) 退出递送器,内支架释放后静观3~5min,恢复患者正常呼吸,嘱咐患者深呼吸、大声咳嗽、用力咳痰,持续吸氧观察血氧饱和度稳定在100%水平。透视下将递送器内芯推送杆和膨大的锥形头回拉缓慢通过内支架,回纳进入递送器外鞘内,固定导丝位置不变,整体性缓慢将递送器撤出体外(图7-21G和H及图7-22)。

(13) 复查气道造影,沿导丝引入导管至内支架区,经导管快速注射3~5ml水溶性碘对比剂进行DSA高速(15~30帧/秒)图像采集气道造影,证实内支架覆盖狭窄段全程或遮盖瘘口完全,内支架置入成功。

(14) 支气管充分抽吸痰液,气管支气管复合性狭窄,咳痰不畅,导致大量痰液潴留在各级支气管和肺泡内。气道瘘和多重性感染大量脓性痰液聚集与各级支气管和肺泡内,气道内支架置入后一定要充分吸痰。沿导丝先后向双侧下叶支气管深部引入吸痰管,力争负压抽吸每一侧、每一叶支气管内痰液,抽吸痰液直至肺部啰音消失或啰音明显减少,非吸氧状态下平静呼吸血氧饱和度达到或接近100%为止。

(15) 气道止血,多数气道内支架置入仅有少量渗血出现短暂性少量血痰,无须处理多可自行停止。若出血量大需要及时引入导管至气道内,在支架置入区域局部快速注射稀释的肾上腺素盐水,借助肾上腺素的强烈血管收缩作用,有效止血。

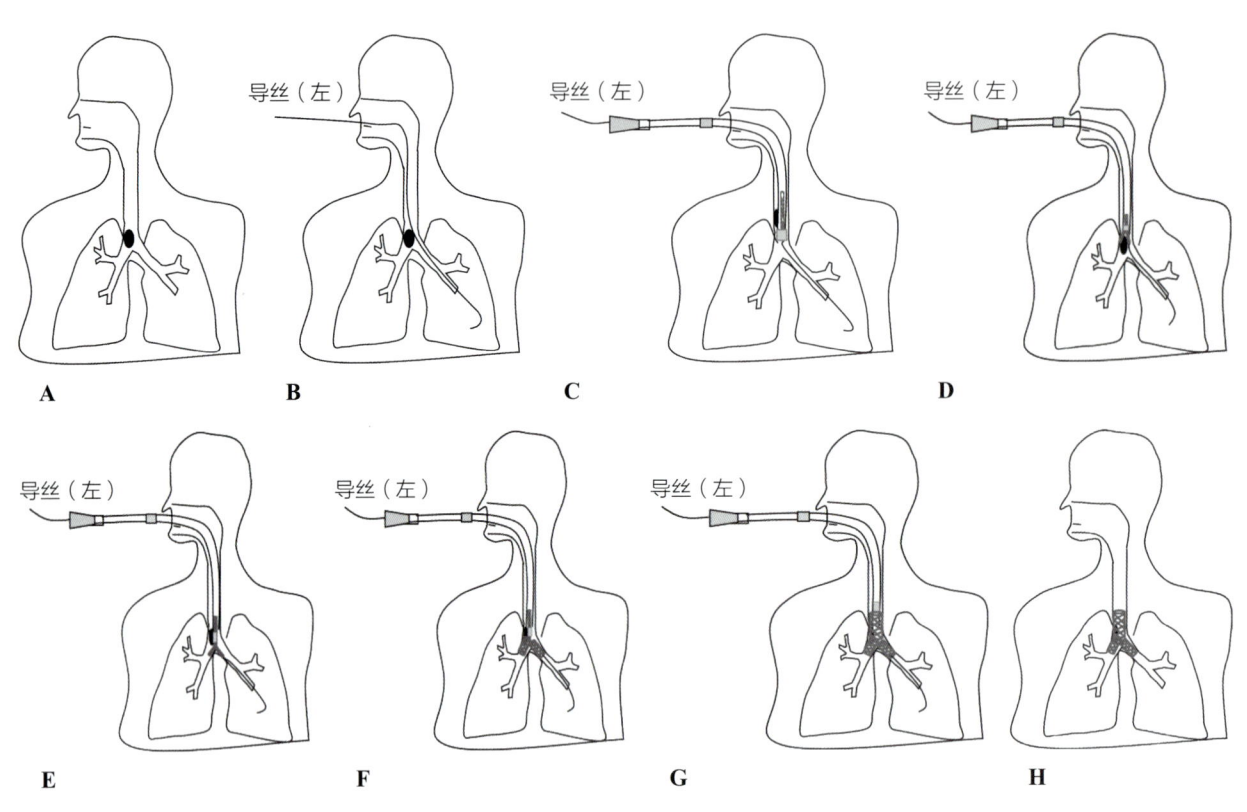

▲ 图 7-21 单导丝引导倒 Y 形一体化双分支内支架置入示意

A. 病变位于气管隆突区；B. 引导导丝进入主支气管角度较锐一侧；C. 确认左右分支将内支架递送系统送达气管隆突上方；D. 适当回撤外鞘，释放部分内支架分支部；E. 向前推送送入左右主支气管，并抵住气管隆突；F. 抵住气管隆突拉线释放左右分支；G. 回撤外鞘，释放内支架主体；H. 缓慢撤出内支架递送器及支撑导丝

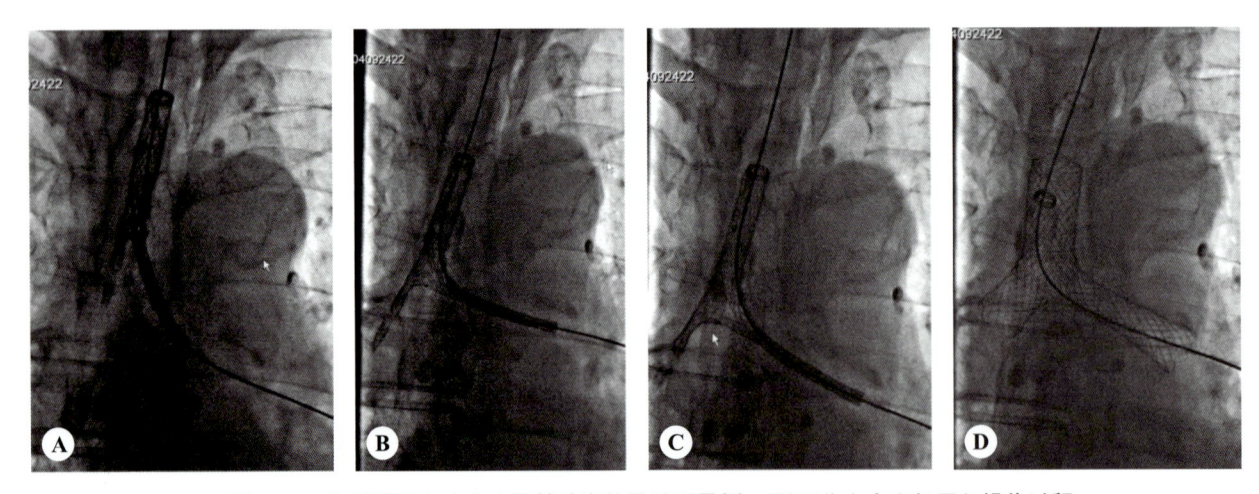

▲ 图 7-22 气管隆突与左主支气管狭窄单导丝引导倒 Y 形双分支内支架置入操作过程

A. 引导导丝进入角度较大的左侧主支气管一侧，将支架递送系统送达气管隆突上方；B. 沿左侧加强导丝将内支架双分支送入左右主支气管；C. 将内支架双分支全部送达左右主支气管内；D. 先后拉线释放内支架双分支，再推出内支架主体部，完全释放置入的内支架

## 四、内支架置入术后的观察与随访

严重气管和（或）主支气管狭窄、进行性持续性重度呼吸困难、伴濒死感的患者，连续多日过度用力呼吸、大汗淋漓，低氧血症伴进食困难营养衰竭，身体极度疲乏、精神萎靡不振。气管支气管瘘，无论气管食管瘘、支气管胸膜瘘，还是胸腔胃气管/支气管瘘患者，大量的消化液、胸膜腔感染性积液持续不断地溢入呼吸道和肺泡内，连续不停地剧烈性刺激性呛咳、大量咳痰、肺部感染，身体严重消耗，无论精神还是肉体都疲惫不堪。气管支气管内支架置入后，呼吸困难缓解、剧烈的刺激性呛咳减轻，患者急需休养生息、恢复精神和体力，几乎所有患者当内支架置入症状缓解回到病房后，都是倒头便睡，如同昏迷不醒一般，也难以将其唤醒。

### （一）适当睡眠休息

重度呼吸困难和持续性刺激性呛咳造成的身体困顿无力，不亚于连续重体力劳动之后的身体疲乏，无法自我控制地需要睡眠休息恢复体力。这不是病情加重，反而是气管支气管内支架置入、严重的呼吸道症状成功缓解、紧张与恐惧的患者情绪得到放松的标记。

患者呼之不醒的深睡，是真的疲乏至极无力活动了。只要生理监护仪显示心率、呼吸、血氧饱和度正常，暂时不要干预患者，照看好不要受凉、不要坠床即可，满足休息2～4h，而后唤醒适当活动，并适当进食进水。

深睡期间若有咳痰动作，可协助拍背咳痰，必要时经口腔吸痰、擦洗痰液。若口唇干燥、有喝水欲望，可使用吸管，尽可能在侧卧位协助喂水。

深睡期间定时（0.5h左右）协助适当翻身，改换体位，防止痰液坠积，加剧肺部感染。

其间无法经口进食，经静脉给予充分的营养，包括热量和水分。

### （二）加强营养

患者呼吸困难，用力呼吸、大汗淋漓，体能大量消耗；剧烈刺激性呛咳、大量咳痰、肺部感染，身体过度消耗，急需补充营养，维持正氮平衡，加快身体与精神康复。恢复体力也是有效咳痰、控制肺部感染的关键要素。恢复与加强营养可以几个方面同步进行。

1. **肠内营养** 若食管气管/支气管瘘或胸腔胃气管/支气管瘘，内支架置入前留置有空肠营养管者，保留营养管，有条件的经营养管灌注医院营养科配制好的成分齐全的大营养袋；无条件的将日常多种食物（多一些蛋白类食品）粉碎加工成粥糊状，粥糊状食物和水分交替经营养管灌注。间歇性灌注，第一次多一些，300～500ml，以后每0.5～1小时一次，每次200～300ml，直至能够自主正常经口饮食。

2. **静脉营养** 有双重作用，其一，如同正常饮食或肠内营养一样维持正常身体代谢需要的营养物质，满足机体正常新陈代谢所需；其二，直接快速补充体内缺乏的各种营养物质如糖、脂肪和蛋白，微量元素、血液因子和血细胞等。

维持正常营养。既无保留，也不方便插入空肠营养管者，或者胃肠道功能紊乱，不能经肠道供给维持正常营养者，可经静脉留置针或中心静脉留置管，输注葡萄糖、脂肪乳或静脉营养袋，保证每天的营养需要即能量和水电解质平衡。

快速补充体内缺乏物质，严重呼吸困难或肺部感染大量咳痰，患者存在贫血、低蛋白血症等，依靠经口进食或经肠道营养自身代谢合成，需要时日过长，这不仅影响身体正常康复，也会延误原发疾病治疗。可经静脉输注新鲜血浆（富含免疫球蛋白、凝血因子、微量元素等）、红细胞、白蛋白等，加快肺部感染控制，促使身体快速康复。

### （三）充分排痰

气管支气管严重狭窄呼吸困难，咳痰不畅、咳痰无力，各级支气管和肺泡内潴留大量痰液；食管气管/支气管瘘或胸腔胃气管/支气管瘘消化液和食物反流进入气管支气管，消化液的化学性刺激和继发性肺部感染，大量浓痰聚集于各级支气管和肺泡内，可闻及明显的痰鸣音，听诊两肺满布湿性啰音。尽管内支架置入过程和置入后进行了支气管内痰液充分抽吸，无法抽尽段、亚段以远支气管内和肺泡内痰液，加之肺部感染和炎性反应依然存在，痰液还在不断产生，咳痰，促使痰液排出，协助抽吸痰液是防止肺部感染，有效控制肺部感染，避免肺部感染加剧，是必不可少的关键措施。

1. 咳痰，鼓励患者用力咳嗽咯出痰液，主动咳嗽咯痰。

2. 促使痰液排出，改变多个体位如坐立位、左右侧卧位、俯卧位、仰卧位，借助体位将肺泡和细小支气管内痰液引流至大支气管而咳出。拍打胸部体表如上方背部、季肋部、前胸部，促使痰液引流和咳出。雾化吸入痰液稀释剂如糜蛋白酶，润滑气管与支气管，将黏稠痰液稀释便于咳出。服用祛痰药，稀释痰液，促使咳出痰液。

3. 抽吸痰液，久病不愈、慢性消耗、消瘦疲惫、咳痰无力。必须定时（间隔1～2h）经鼻腔插入吸痰管至气管主支气管内，反复抽吸痰液、拍打侧胸部、后背部促使痰液引流至大气道内，被彻底抽吸出来。严重痰液潴留抽吸痰液效果不佳时，可以在患者床边纤维支气管镜直视下进行全部主支气管、叶支气管冲洗、抽吸痰液，以求彻底抽吸排出痰液。

### （四）防治肺部感染

无论是气管狭窄还是瘘形成，痰液集聚和异物进入都存在引发肺部感染的风险，防止发生感染、控制已有感染、避免感染久治不愈都是治疗成功不可忽视的因素。

1. **防止肺部感染**　短期的单纯气管或支气管狭窄，尽管咳痰不畅，痰液聚集，一般并没有继发肺部感染。内支架置入后气管支气管狭窄解除，抽吸原有潴留的痰液，正常咳痰，鼓励主动咳痰，一般可以避免内支架置入后肺部继发性感染。

2. **控制肺部感染**　长期气管支气管狭窄阻塞大量痰液潴留，继发感染；或者消化道-气管支气管瘘含有细菌的消化液进入气管支气管，化学刺激、消化腐蚀支气管与肺泡内膜，肺泡与支气管大量炎症渗出，渗出液形成良好的细菌培养基，继发感染、多重感染、顽固性感染。

内支架置入解除气管支气管狭窄阻塞、封堵瘘口后，一定要反复抽吸支气管内潴留的大量脓性痰液，力求抗生素盐水冲洗，抽尽感染性脓性痰液，以利于肺部感染控制。留取深部痰液进行细菌培养和药物敏感试验，以备顽固性感染时调整使用敏感抗生素。还要鼓励患者主动用力咳痰，及时咳出进入支气管内的脓性痰液，减少细菌滋生，有利于感染控制。定时配合敏感抗生素雾化吸入，以使气管支气管局部维持足够高浓度的抗生素，发挥局部最大的抗菌效果，加速感染控制，避免全身性菌群失调。必要的静脉抗生素使用，有利于控制肺部以外的全身性感染。

3. **避免肺部感染加重**　进行性加重的气管支气管狭窄阻塞病程都比较长，造成慢性消耗和长期痰液潴留；食管（胃）气管支气管瘘，含有细菌的食物混合物和酸性消化液源源不断进入气管支气管和肺泡，化学性刺激和消化腐蚀破坏支气管内膜和肺泡间质，严重的炎症反应和继发性细菌感染、多重细菌混合感染，形成肺段、肺大叶性炎症，这类肺部感染几乎都是混合型、多重感染，极难依靠静脉抗生素控制。

需要进行气管支气管插管反复抽吸痰液，第一次抽吸痰液时留取深部痰液进行细菌培养和药物敏感试验，以备顽固性感染时科学调整使用、联合应用敏感抗生素。抽吸痰液最好定期纤维支气管镜直视下敏感抗生素盐水冲洗、抽吸、抽尽感染性痰液。配合定时（每小时）抗生素、痰液稀释剂等混合雾化吸入，加大支气管内敏感抗生素浓度，发挥最大的局部抗菌作用。加强营养和支持疗法，改善体质，提高抵抗力也是控制顽固性感染不可缺少的有效措施之一。

### （五）雾化吸入

雾化吸入是使用药物局部治疗呼吸道疾病的方法之一，是气管支气管内支架置入后必不可少的局部有效治疗措施，应该常规进行。将药物和水的混合液通过雾化装置分散成为悬浮于气体中的雾粒或微粒，经过吸气吸入的方式沉淀于呼吸道和肺部，达到局部高效治疗呼吸道疾病的目的。

现代的袖珍式雾化吸入器都有含在口腔内的椭圆形喷头，将喷头含在嘴内，经口腔深呼气吸入雾化气体，以使雾化气体吸入支气管深部，稍微停歇后经鼻腔呼出气体，依次经口腔深吸气吸入雾化气、经鼻腔呼出气体；每次配制药物混合液10～20ml雾化吸入，间隔2～4h雾化吸入一次；随着时间延长，一般3～5天复查内支架置入效果满意时，改为每日3次，连续进行1个月左右。一种或多种药物混合后雾化经口腔吸入呼吸道，发挥分解稀释痰液、润滑气管支气管、局部高浓度抗生素控制感染、减轻内支架异物刺激、缓解刺激性呛咳等作用。

1. 分解黏稠的痰液，雾化吸入蛋白分解类药物糜蛋白酶，通过肽链内切酶作用，使大分子的蛋白质肽链断裂成为小分子物质。借此消化黏稠的痰液、脓性痰液、积血和坏死组织等，既可使黏稠的脓性或非脓性痰液液化易于咳出，还可以减轻气管支气管内膜损伤的炎症水肿和分泌。

2. 局部抗感染，常用氨基糖苷类抗生素（如庆大霉素）与其他药物混合雾化吸入，通过阻断细菌蛋白质合成发挥抗菌作用，属于广谱类抗生素。此类药物具有耳毒性和肾毒性，肌内注射和静脉注射逐渐减少，是呼吸道雾化吸入的理想用药。雾化后的高浓度药物微粒进入呼吸道直接与细菌接触，药物微粒包绕细菌或菌团，高效杀灭细菌，控制肺部感染。呼吸道局部用药，吸收进入血液循环极少，既不会引起全身性菌群失调，还减轻其他不良反应。

3. 湿化润滑呼吸道，雾化吸入呼吸道的液体雾粒，广泛沉积于气管支气管和置入的内支架表面，湿润水化，有利于痰液、脓性痰液等被强烈气流冲击咳出体外。

4. 减轻炎症水肿反应，常用肾上腺皮质激素类药物如地塞米松与其他药物混合雾化吸入，地塞米松具有抗炎、消除水肿、减少组织渗出等功效，吸入呼吸道既可减轻原有消化液刺激和感染的炎症反应水肿与渗出，还能够减轻内支架置入后对气管支气管内膜的异物刺激与炎症反应。

5. 缓解异物刺激性呛咳，若气管支气管内支架置入后异物刺激反应严重，出现剧烈的顽固性刺激性呛咳，可在雾化液中加入酰胺类局部麻醉药，如利多卡因，属于钠通道阻滞药，具有良好的表面麻醉和浸润麻醉作用。可以有效缓解内支架置入后的异物刺激性呛咳，也可减轻原有进入呼吸道的酸性消化液的化学性刺激反应。

6. 减轻异物刺激组织过度增生，气管支气管内支架置入的最严重并发症就是异物刺激、内膜组织炎症反应过度增生，导致支架内或支架两端肉芽组织过度增生再狭窄。局部麻醉药利多卡因减轻异物刺激性呛咳，避免呛咳过程中气道强烈收缩与扩张和支架之间的摩擦刺激，减少支架对气管支气管内膜的刺激；肾上腺皮质激素类药物地塞米松减轻炎症反应、消除水肿，并一定程度上抑制组织增生；抗生素庆大霉素控制感染，减轻感染炎症反应，减少炎症刺激，对控制内膜组织增生有一定协同作用。

### （六）定期复查

气管支气管内支架置入后必然进行定期复查，近期复查以核对内支架置入位置是否准确无误，支架置入后是否发生位置异常移动，支架解除狭窄是否彻底，支架覆盖瘘口是否完全；定期复查以判断有无痰液痰痂潴留内支架内，有否肿瘤组织侵入支架内，有无肉芽组织过度增生管腔再狭窄，是否瘘口愈合需要取出内支架等。

1. 支架置入后复查，一般在置入后3～5天进行。此时患者一般情况好转，开始正常饮食与活动，身体趋于恢复或快速恢复中，准备出院康复或者准备进行原发病的后续治疗。一般复查无创伤的胸部CT平扫检查即可，全面观察整个胸部结构如内支架位置与膨胀率、气管支气管管腔和邻近结构（食管、纵隔）、肺部炎症变化、瘘口区支架贴壁情况、胸膜腔积液积脓的引流管位置及邻近结构等。

若是封堵瘘口置入覆膜内支架，正常进食后有呛咳现象，还要进行水溶性碘剂经口服食管或食管和胸腔胃数字影像快速采集造影，无对比剂溢入气管支气管者，支架达到预期封堵目的，有关内支架置入的治疗即告一段落。

2. 定期复查，一般3～4周进行一次。支架置入为解除各种原因引起的气管支气管严重的致命性狭窄，或为封堵具有一系列严重并发症的瘘口，其中肿瘤进展或治疗过程中导致狭窄或瘘居多。为治疗原发病尤其恶性肿瘤，或观察原发病的进展与治疗效果，需要定期复查，以便规律性、周期性治疗肿瘤，同时也复查了气管支气管的内支架。

### （七）治疗原发病

1. 气管支气管恶性狭窄，最多见是肺癌与上消化道肿瘤纵隔淋巴结转移癌外压性狭窄，淋巴结肿大给予放射性粒子植入，原发肿瘤给予动脉灌注化疗或配合栓塞治疗，食管癌还可配合粒子内支架置入控制肿瘤。

2. 支气管胸膜瘘，胸膜腔穿刺留置引流管，维持适当的负压抽吸引流，以控制感染，促使瘘口愈合。

3. 胸腔胃气管支气管瘘，多因食管癌手术切除不彻底，追加放射治疗，上提胸腔的胃和气管支气管遭受超大剂量的辐射损伤，胃壁溃破、胃液消化腐蚀而形成瘘。遭受大剂量辐射的瘘口邻近组织失去再生能力，瘘口几乎难以愈合，只能依靠覆膜支架的物理遮盖作用封堵。

4. 良性瘢痕性狭窄，可因气管切开、气管插管、肺移植、支气管内膜结核、软骨变性等引起，支架置入6~12个月，等待瘢痕组织改建塑形后，可考虑取出内支架。

## 五、气管支气管内支架取出术

目前所有合金类气管支气管支架均为非自然降解产物，支架置入体内都属于异物，支架的金属异物无论什么生产工艺都难以达到与人体完全的生物相容性。异物刺激、炎症反应会引起局部内皮细胞、黏膜组织增生，不可避免的过度增生，造成支架置入后气管支气管的再狭窄的严重并发症。因此，内支架置入一段时间发挥过治疗作用后需要及时取出。

不论使用何种形状、何种结构、何种编织技术的气管支气管内支架，采用何种置入方式的置入的内支架，以微创介入技术都可以取出，其取出的方法大同小异。

### （一）气管支气管内支架取出前准备

1. 复查内支架是否已经完成治疗作用，不需要继续留置体内。例如，CT和（或）内镜显示瘘口已经愈合或者瘘口扩大不能完全遮盖封堵，外压性狭窄的肿瘤或者淋巴结转移瘤已经治疗消失，瘢痕性狭窄其纤维组织已经改建塑形定型等。

2. 复查内支架是否易于取出，CT和（或）纤维支气管镜观察肉芽组织可否包埋支架，无明显包埋者直接进行内支架取出操作，若内支架被肉芽纤维组织大部分或全部包埋者，应先处理这些包埋的肉芽组织，充分裸露出内支架，内镜下内支架合金编织丝清晰可见，此后再进行内支架取出操作。

3. 消融包埋内支架的肉芽组织，方法有二：其一，消融增生的肉芽组织，可使用微波或冷冻将增生的肉芽组织完全消融清除干净，使内支架全程全部裸露于气管支气管内腔，以便毫无阻力地取出内支架。其二，常用内支架内再套入内支架的技术（stent in stent），在原有被纤维肉芽组织包埋的内支架内再置入一枚长度更长的内支架，以完全覆盖原有内支架和增生的肉芽组织，1周后被内支架覆盖压迫的肉芽组织基本自行消失，即可按顺序将2个内支架先后取出体外。

4. 内支架取出器械准备，除了普通的导管、导丝和加强导丝外，传统的内支架取出器械是内镜下使用的异物钳，其主体结构与活检钳类似，只是头端杓状的组织夹取结构代之以异物夹取钩（图7-23）。

介入技术取出镍钛合金丝编织型内支架的器械是结构简单的抓取钩，有一根加硬钢丝主体塑形而成的抓取杆，尾端是一个环形手柄拉环，前端是锻造而成的一个内置式倒钩，外面有一个类似支架递送器的外鞘管（图7-24），或者与10~12F的抗折性长鞘管配套使用。

5. 其他准备，与内支架置入前准备基本类似。

### （二）气管支气管狭窄内支架置入后取出技术

造成气管支气管狭窄的病因可以是肿瘤、炎症、外伤，气管插管、气管切开插管等，不论什么原因导致的，金属支架置入后，目前裸支架在支架网眼、覆膜支架在支架上口或者支架下口的两端，异物刺激黏膜和肉芽组织增生。裸支架增

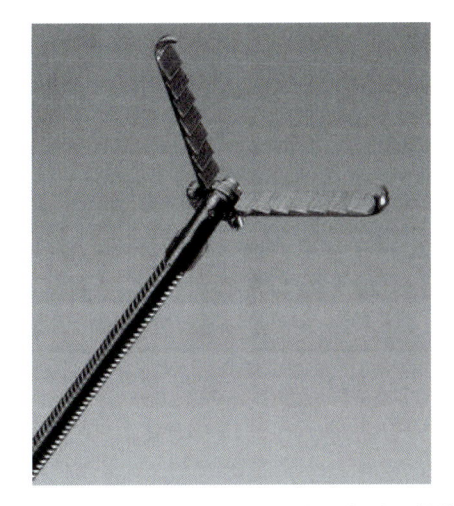

▲ 图 7-23 内镜下用于取出内支架的异物钳

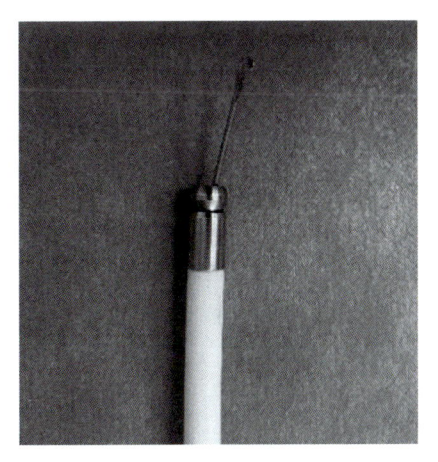

▲ 图 7-24 介入使用内支架抓取钩

生出现的时间较快，短则 1 周内，长则 2~3 周内就出现明显增生；全覆膜内支架的生物相容性优于裸支架，其出现黏膜和肉芽组织增生时间较长，程度较轻。对于良性病变引起的瘢痕性狭窄，原则上支架置入一段时间（3~6 个月）待瘢痕组织改建塑形后可考虑取出内支架；或者内支架置入后，狭窄病变扩张延伸，超出了内支架的长度，内支架失去治疗作用，需要取出后重新置入一枚新的规格型号内支架。内支架取出介入操作技术如下。

1. 摆放患者气道内支架取出体位与内支架置入完全相同，不再赘述。

配制好水溶性碘对比剂肾上腺素的混合液：常规 10ml 碘对比剂 +5ml 肾上腺素盐水混合液( 用盐水稀释 20 倍的肾上腺素）在小药杯内混合一起，使用 5ml 容量注射器抽吸备用。

2. 置入具有压舌板作用的开口器。

3. 调整 DSA 显影视野，将内支架区域居于图像正中心，下界包括气管隆突和双侧主支气管区域，以显示整个大气道，使内支架取出的整个操作过程中导丝导管与内支架都在视野之内。

4. 经口腔插导丝导管进入气管，亲水膜导丝与导管配合经开口器送至口咽部，影像动态监测下沿着咽、喉、气管透视下投影前行，进入气管。导丝导管进入气管，注射器抽吸导管顺利无阻力抽出气体即证实导管位于气管内，经导管进行气道造影和预防出血处理（肾上腺素强烈收缩气管支气管内膜的血管床）。

5. 气道造影建立路径图，导管进入气管上段，经导管快速注射对比剂与肾上腺素的混合液 3ml，DSA 高速（15~30 帧 / 秒）采集获得气道造影图像，准确显示内支架和邻近正常气管支气管解剖标记点。选择内支架和邻近解剖结构如气管隆突、上叶支气管开口等清晰的图像，建立内支架取出操作的参照图即路径图。

6. 建立加强导丝内支架取出轨道，在气道造影路径图指引下，将加强导丝引入至内支架以远，至少远一级支气管分支内。①气管内支架，导丝至主支气管或以远；②气管隆突区内支架，导丝至上叶支气管开口以远；③主支气管内支架，导丝至病变侧下叶支气管；④叶支气管内支架，导丝至段或亚段支气管，建立稳固的内支架取出加强导丝轨道。

7. 引入内支架取出器，将内支架取出器套装送至口咽部，嘱咐患者深吸气后闭气，快速推进取出器经过口咽、喉咽、喉腔，进入气管或主支气管，没有取出线的普通内支架，使取出器的外鞘头端超过内支架远端 10mm 左右；连接有取出线的可回收型内支架，将取出器的外鞘头端进入内支架近端内 10mm 左右即可。

8. 抓取内支架。①普通内支架取出：在内支架远端夹取或勾住内支架编织合金丝，收紧异物钳或支架抓取钩，整体性轻轻向体外牵拉异物钳或抓取钩，看到内支架远段整体性回缩和上移无误后，证实已经牢固抓取或钩取内支架。②有回收线的内支架：在内支架近心端附近抓取或者钩取内支架回收线，轻轻回拉异物钳或抓取钩，看到内支架近心段整体性回缩和上移，即证实牢固抓取或钩取了内支架。

9. 取出内支架，固定患者、导丝，整体性向体外快速回拉取出器和内支架，完全取出置入的内支架（图7-25和图7-26）。

10. 复查气道造影，沿导丝引入导管至原内支架置入区，经导管快速注射3～5ml水溶性碘对比剂和肾上腺素的混合液，DSA高速图像采集气管支气管造影，观察原内支架置入节段管壁结构是否完整，解除的狭窄或覆盖瘘口是否痊愈等，证实内支架取出成功。

11. 必要时气道止血，多数气管支气管内支架取出操作都会有程度不同的出血，多属于内支架合金丝，尤其内支架两端的合金丝撕裂管腔内膜，内膜里面的毛细血管床渗血，仅有少量渗血出现短暂性血性痰液。一般可自行止血，或者局部喷射稀释的肾上腺素盐水即可立即止血，无须特殊处理。

若出血量大，咳出鲜红色血液或血块，需要及时经导管在支架置入区域局部再次快速注射稀释的肾上腺素盐水，借助肾上腺素的强烈收缩血管作用，有效止血。若大量出血、持续性出血，气道内局部用药仍然不能止血，需要经股动脉穿刺，引入导管，选择性支气管动脉栓塞止血。

### （三）气管支气管瘘封堵内支架取出

各种良性原因如胸部外伤、胸外科手术、肺部穿刺消融等导致气管支气管破裂，形成纵隔气肿、纵隔瘘或支气管胸膜瘘，置入覆膜支架可以立即覆盖封堵破裂口或瘘口，阻断气体和含有细菌的痰液向纵隔或胸膜腔溢入，覆膜内支架置入治疗后，临床和（或）影像学证实破裂口或瘘口愈合者，内支架已经完成治疗的历史使命，应该及时取出气管或支气管内支架，以避免长期留置体内的一系列严重并发症。

内支架取出的适应证：胸外伤导致气管破裂纵隔气肿或纵隔皮下气肿覆膜支架封堵者，2～3周就可以安全取出支架。甲状腺手术损伤气管，出现纵隔气肿或纵隔与皮下气肿者，2周左右即可取出内支架。外科肺叶切除术后残端胸膜瘘者，越是急性期越是新鲜伤口，内支架封堵得越早，其瘘口生长愈合越快，内支架置入的治疗周期越短；每月复查CT，瘘口被纤维软组织覆盖消失者就可以取出支架。肺部肿瘤消融治疗（无论射频、微波、氩氦刀、纳米刀）后出现支气管胸膜瘘，一经发现更应该及时使用覆膜内支架封堵治疗；消融后的坏死肿瘤组织是极好的细菌培养基，经支气管瘘口溢入坏死区域和胸膜腔的含

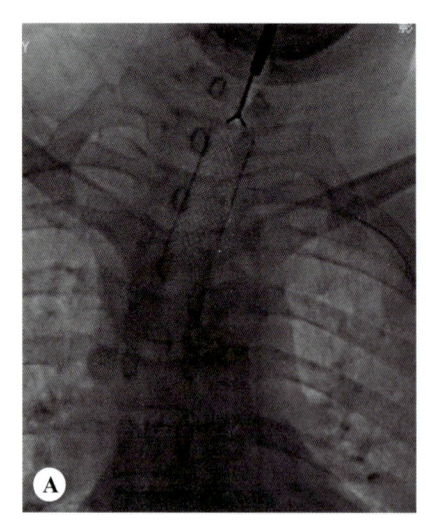

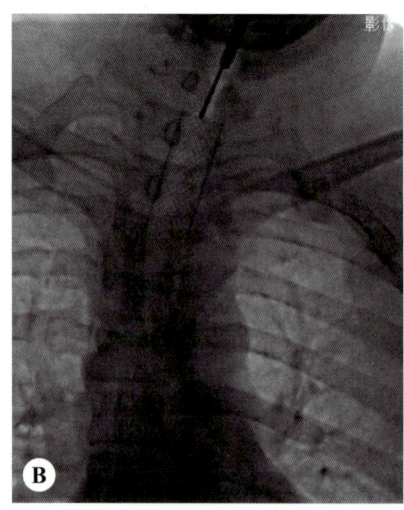

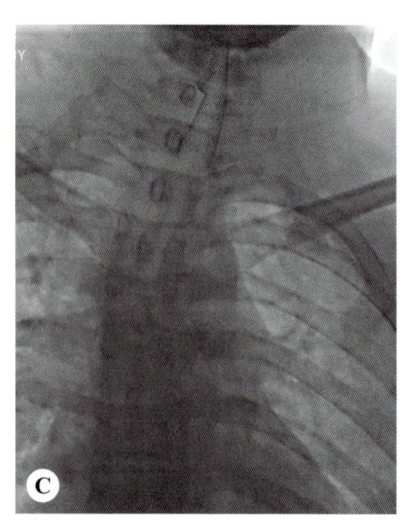

▲ 图 7-25 带有回收线的内支架经上端夹取操作过程
A. 影像引导下将异物钳置入内支架上端；B. 异物钳抓住内支架上口回收线；C. 异物钳同时向外牵拉回收内支架

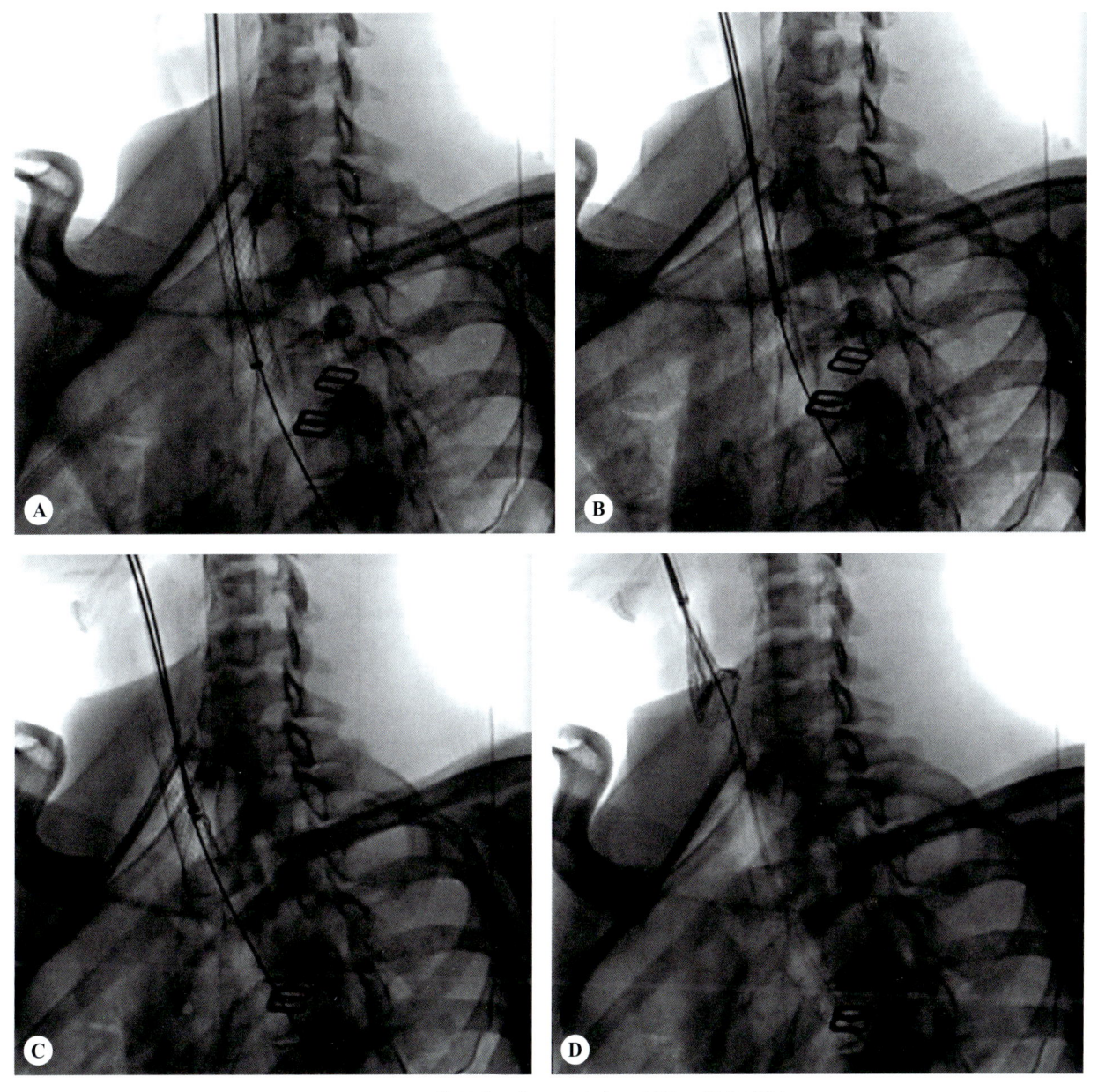

▲ 图 7-26 普通内支架经内支架下端钩取操作过程

A. 影像引导下引入内支架取出钩；B. 将取出钩置入内支架远端以远；C. 抓取钩钩住内支架远端编织丝回拉；D. 抓取钩同时向外牵拉回收内支架至咽喉部

有细菌的痰液，会迅速大量繁殖生长，出现难以控制的感染；内支架置入后 2~4 周定期复查，显示瘘口愈合即可取出内支架。

瘘口封堵的内支架取出的操作技术与气管支气管狭窄内支架置入后取出基本相同，不再赘述（图 7-27）。

只需注意，封堵支气管胸膜瘘的覆膜内支架规格类型多数是特殊类型，有 L 形分支一体化覆膜、倒 Y 形一体化覆膜单子弹头、小型倒 y 形一体化覆膜单子弹头等各种分支内支架。取出这些单分支或双分支覆膜内支架，需要注意以下几点。

1. 加强导丝轨道，建立的加强导丝内支架取出轨道可能无法插至内支架以远支气管分支内，只能在盲端分支的子弹头支架内将导丝前端的柔软段（一般长 3cm、5cm、8cm 等）倒折形成 U 形弯曲，引导异物钳或抓取钩深入至内支架子弹

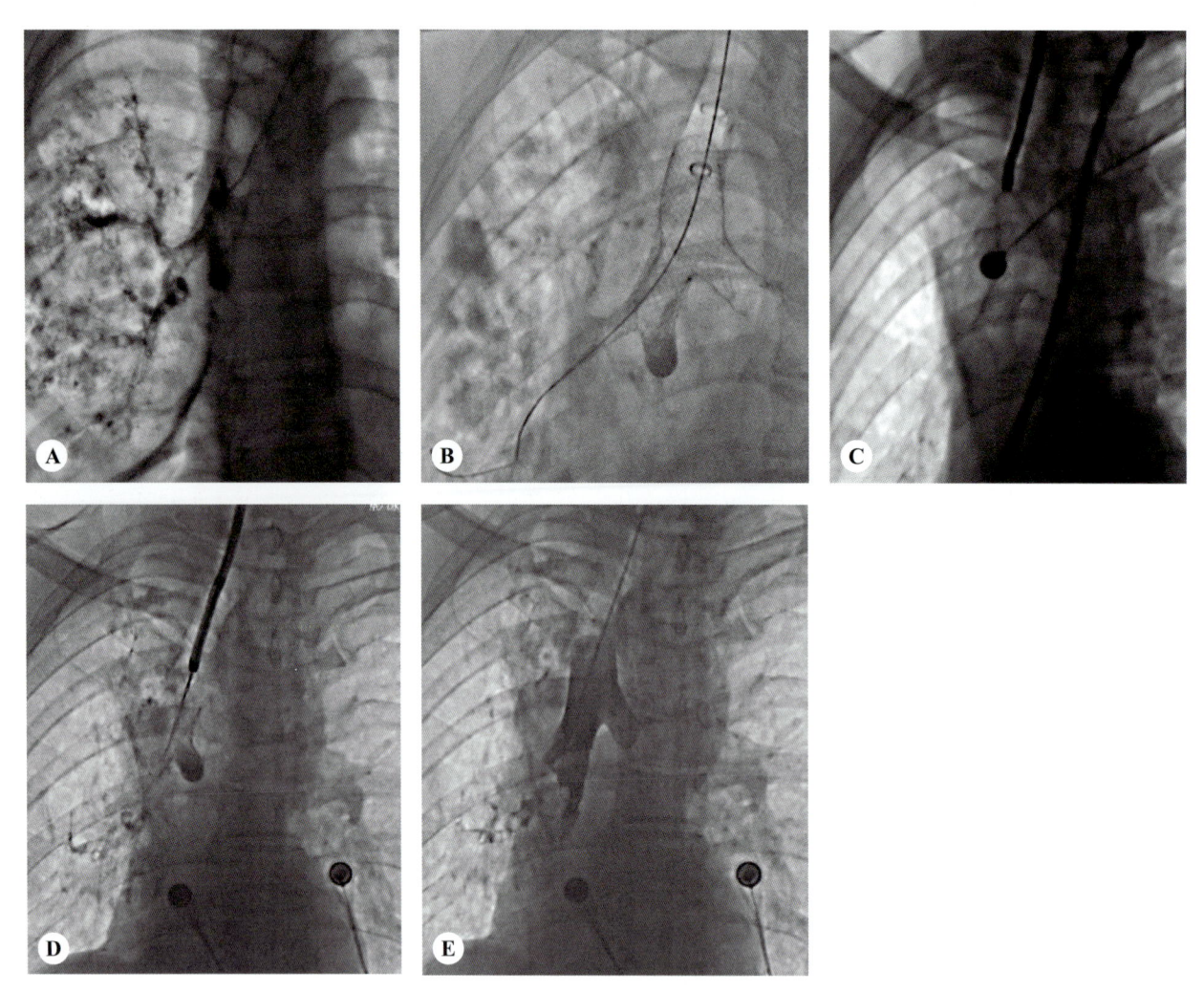

▲ 图 7-27　右下肺癌中下叶切除后中间支气管胸膜瘘的内支架封堵置入与取出操作过程

A. 经右主支气管导管造影，显示中间支气管瘘；B. 分别置入右主支气管、上叶支气管和中间支气管小型倒 Y 形子弹头内支架、气管和双侧主支气管倒 Y 形支架对接加固，支气管造影显示瘘口封堵彻底；C. 在气管内钩住倒 Y 形内支架的主体部近心端，取出倒 Y 形内支架；D. 钩住小型倒 Y 形子弹头内支架开口侧分支，取出内支架；E. 右主支气管造影，显示中间支气管瘘愈合

头分支的顶端。

2. 抓取内支架，取出倒 Y 形双分支一体化子弹头覆膜内支架，需要从开口侧分支内支架远端钳夹或钩住内支架，或从子弹头分支内支架内部钳夹或钩住内支架，也只需钳夹或钩取子弹头一侧分支或对侧分支，即可整体性回拉取出整个内支架。

## 六、气管支气管内支架置入与取出过程中的麻醉技术

介入放射学的各项技术操作都属于微创操作，基本操作技术分为两大类：经皮穿刺与插管和直接经体表生理开口插管。经皮穿刺需要局部麻醉，而经体表生理开口（如鼻腔、口腔、肛门、尿道、阴道插管），可进行局部表面麻醉，也可不做局部麻醉直接插管。

麻醉的作用有二，其一是减轻痛苦，即减轻或消除诊疗操作刺激给患者身体带来的不适反应和痛苦；其二是维护生命体征稳定，即在诊疗操作过程中维持患者身体重要生命器官的功能正常。

麻醉的技术方法有多种，气管支气管内支架置入或取出操作，涉及局部用药的表面麻醉和静脉用药的全身麻醉两种技术。

### (一)局部麻醉

气管支气管内支架操作涉及的局部麻醉包括入路通道上感觉敏感区,如口咽部麻醉、喉室麻醉和气管支气管内麻醉等,是使用局部麻醉药表面喷雾或腔内局部注射,麻醉药作用于腔道内膜黏膜的末梢神经,即可产生麻醉效果。

1. 口咽部喷雾表面麻醉,不常规推荐使用。原因之一是,局部表面麻醉后舌根后部感觉苦涩麻木,咳痰与吞咽均极为不适,这种不适在内支架操作完成后会持续,不利于恢复正常饮水和进食。原因之二是,经口腔和咽部的导丝导管与内支架递送器操作,在巨大的空间里接触黏膜产生的异物刺激不大。

2. 喉腔麻醉,这个区域对外来异物的刺激反应剧烈,持续剧烈性刺激性呛咳,经口腔的喷雾难以使麻醉药到达此处,导丝导管进入此处引起剧烈呛咳不易固定,不易实现经导管喉腔注射麻醉药。只要导丝导管通过声门裂后,以后沿着导丝进行的操作都对喉室结构刺激不大,局部不麻醉不会影响后续内支架操作。

3. 气管内膜麻醉,导丝导管、递送器和内支架置入操作都要在气管内进行,应经导管注射局部麻醉药进行气管、气管隆突区域表面麻醉。推荐导管到达气管中段后,经导管快速注射局部麻醉药与碘对比剂的混合液3~5ml,一次性完成气管支气管麻醉和造影。不仅减轻内支架置入操作的刺激不适,在置入内支架后几个小时内,也有助于提高气管和(或)支气管对内支架的耐受性,减轻内支架置入后的异物刺激性呛咳。

### (二)全身麻醉

气管支气管内支架置入或取出的介入放射学技术,尽管插入导丝导管等器械是微创性操作,但操作所经过的呼吸道途径,如口咽、喉咽、喉前庭、声门裂、声门下腔、气管、气管隆突等腔道,都对外来异物异常敏感,异物刺激反应十分强烈,对异物刺激的自我保护反应不可控制的特殊解剖结构。患者越年轻,尤其是年轻女性对异物刺激的反应越强烈而不可自我控制,导致介入操作难以配合;因恐惧这种异物刺激反应,更难以接受再次的类似介入操作。

一些中心大气道如气管、气管隆突和双侧主支气管严重狭窄,进行性加重的呼吸困难、持续不缓解的重度呼吸困难、长时间强迫体位端坐呼吸、高流量吸氧辅助呼吸,无法卧位接受介入操作。但是中心大气道严重狭窄,又使气管插管困难,麻醉师遇此情况,进退两难。凡此种种,进行气管支气管内支架介入操作,是否全身麻醉配合,若无法插管麻醉,如何进行介入操作?若必须麻醉,选择什么麻醉操作技术为妥?

1. 非麻醉下介入操作,气管插管或气管切开都是危及患者生命的紧急关头,争分夺秒、与生命赛跑、快速进行的涉及患者生死存亡的抢救生命操作。

以下情况难以进行气管插管全身麻醉操作:①头大颈粗的肥胖患者,气管插管操作困难,耽误宝贵的抢救时间会危及患者生命,不适合气管插管麻醉;②气管严重狭窄,不适合麻醉插管,相对齐钝的气管套管头端无法通过严重狭窄段气管,气管插管是100%的失败,术前胸部CT发现气管节段性严重狭窄者,气管插管的成功可能极小,不要在紧急时刻冒险尝试,避免耽误宝贵的抢救时间;③气管隆突区或双侧主支气管严重狭窄,气管插管难以通过严重狭窄段,气管插管的失败率也几乎是100%,术前胸部CT发现这些区域严重狭窄者,不适合插管麻醉;④中心大气道如气管、气管隆突和双侧主支气管严重狭窄者,狭窄的气道通气功能受限,也不适合喉罩通气麻醉。

对气管插管麻醉困难者,可在非麻醉状态进行内支架介入操作。严重的长段气管狭窄或者中心大气道复合性狭窄,多为恶性狭窄,最常见原因当属纵隔淋巴结转移癌外压性压迫。无论原发癌或转移癌,越是恶性度高、组织分化差的肿瘤,其肿瘤组织都比较松软,依靠内支架递送器或使内支架的自身膨胀力均可以达到迅速有效扩张。①直接经口腔引入导丝导管至下叶支气管,并完成气道造影;②快速交换建立加强导丝操作轨道,必要时建立双导丝轨道;③沿加强导丝快速推进内支架递送器套装超越狭窄段以远,递送器外鞘管侧臂事先连接高流量氧气管;④准确定位、快速释放内支架,此时气管与支气管的狭窄即刻得到扩张,借助递送器外鞘管吸氧,患者呼吸困难很快缓解;⑤介入操作略作停息,稳定患者正常自然呼吸2~3min,缓慢退出递送器;⑥顺序完成彻底吸痰、有效止血等后续操作。

对麻醉医生的困难性气管插管,非麻醉不可操作时,介入技术可以弥补不足,以导丝导管技术经口腔快速通过狭窄区,经加强导丝快速引入粗大鞘管(12~14F)至狭窄段以远,预先将气管插管套在鞘管上,借鞘管再快速引进气管插管跨越狭窄段至正常的气管下段、气管隆突区或主支气管内,以介入放射学同轴技术、逐级扩张方法成功进行气管插管,详见第15章内容。

2. 神经镇静诱导麻醉下介入操作,推荐气管支气管内支架置入与取出介入操作中的麻醉方式,尤其适应于反应敏感、情感丰富的中青年患者。给予神经镇静药,既能减轻呼吸道异物刺激反应,又能在意识清醒状态下配合介入操作,还有麻醉师在内支架介入操作的全过程监测、维持生理功能、生命体征安全无恙,为介入手术保驾护航。

3. 全身麻醉喉罩下介入操作,患者原有一定程度呼吸困难,留置喉罩机械辅助呼吸,在保证间歇性给氧维持呼吸的安全情况下,可借用喉罩中心通道进行气管支气管导丝导管介入操作,完成内支架置入。

4. 全身麻醉气管插管下介入操作,患者严重呼吸困难,已经进行气管插管机械辅助呼吸,在保证间歇性给氧维持呼吸的安全情况下,可经气管内插管进行介入操作,节约了经口腔、咽腔、喉腔进入气管的操作步骤,依次经气管内插管向气管支气管引入导丝导管,交换加强导丝,引入内支架递送器,置入内支架。

若气管内插管内腔直径小,不能通过内支架递送器,可先经气管插管将导丝导管引入气管深部或主支气管内,拔除气管插管,迅速经导管完成造影,交换加强导丝,引入内支架递送器套装,完成内支架置入等一系列操作。

## 参考文献

[1] 杨仁杰,李二生,丁永年.气管恶性狭窄的内支架介入治疗[J].中华放射学杂志,1999,33(9):621.

[2] 李麟荪,贺能树.介入放射学:非血管性[M].北京:人民卫生出版社,2001.

[3] 吴雄,葛荣,陈宝华,等.覆膜气管支架治疗气管狭窄伴气管瘘[J].实用放射学杂志,2001,17(5):354-356.

[4] 李麟荪,贺能树,邹英华,等.介入放射学:基础与方法[M].北京:人民卫生出版社,2005.

[5] 韩新巍,吴刚,高雪梅,等.气管-主支气管覆膜分支状内支架的设计及初步应用[J].介入放射学杂志,2004,13(3):253-255.

[6] 韩新巍,吴刚,高雪梅,等.暂时性覆膜金属支架置入治疗支气管结核性狭窄10例[J].中华结核和呼吸杂志,2005,28(12):865-866.

[7] 王忠敏,伍超贤,贡桔,等.镍钛记忆合金气管支架治疗良恶性气管狭窄[J].介入放射学杂志,2005,14(5):507-509.

[8] 郭建海,杨仁杰.气管狭窄及其介入治疗[J].介入放射学杂志,2009,18(1):77-79.

[9] 王洪武,周云芝,李冬妹,等.内镜下回收金属气管支架的临床分析[J].中华医学杂志,2010,90(20):1411-1415.

[10] 林锐,吴刚,韩新巍.大气道良性严重狭窄的内支架暂时性置入治疗[J].介入放射学杂志,2013,22(2):137-140.

[11] 王洪武.严格掌握气管支架适应证,及时处理并发症[J].中华结核和呼吸杂志,2014,37(3):221-222.

[12] 方毅,李腾飞,韩新巍,等.Y型一体化自膨式覆膜气道金属支架在胸腔胃-气道瘘中的应用[J].中华结核和呼吸杂志,2015,38(8):562-565.

[13] 吴刚,马骥,韩新巍,等.倒Y型金属气道支架置入治疗晚期恶性肿瘤隆突部狭窄[J].中华结核和呼吸杂志,2008,31(10):771-773.

[14] 李磊.中央气道径线生理变化与影响因素分析[D].郑州:郑州大学,2016:1-66.

[15] 向述天,汤秋月,曾俊仁,等.全麻下单导丝引导Y型气道支架置入术治疗复杂气管疾病6例[J].介入放射学杂志,2015,24(6):505-508.

[16] 杨瑞民,吴刚,韩新巍,等.新型Y形支架输送释放系统治疗气管隆突区域狭窄的临床初步应用[J].中华放射学杂志,2007,41(9):965-969.

[17] 王洪武.应充分认识气管支架严格掌握其适应证[J].中华医学杂志,2011,91(36):2521-2524.

[18] 李麟荪,滕皋军.介入放射学:临床与并发症[M].北京:人民卫生出版社,2011.

[19] 李宗明,吴刚,韩新巍,等.可取出气管内支架置入治疗气管狭窄性拔管困难[J].郑州大学学报(医学版),2013,48(1):138-140.

[20] 李宗明, 路慧彬, 任克伟, 等. 透视下气管管状金属内支架取出 45 例的临床分析 [J]. 介入放射学杂志, 2017, 26(1):40-43.

[21] 牛荣仿, 韩新巍, 吴刚, 等. Y 形自膨式气道覆膜支架治疗食管癌切除术后胸腔胃 - 右主支气管瘘的疗效评估 [J]. 郑州大学学报 ( 医学版 ), 2019, 54(5):667-671.

[22] 赵纯, 向述天, 苏伟, 等. 个体化金属覆膜支架治疗气道瘘的临床应用 [J]. 介入放射学杂志, 2019, 28(12):1185-1189.

[23] 韩新巍. 气道病变 - 介入治疗与研究进展 [M]. 郑州 : 郑州大学出版社, 2017.

[24] 赵纯, 向述天, 苏伟, 等. 单导丝联合双导丝引导技术置入一体式 Y 型气道支架的策略 [J]. 介入放射学杂志, 2019, 28(9):847-850.

[25] 杨仁杰, 李文华. 急诊介入诊疗学 [M]. 北京 : 科学出版社, 2008.

[26] ZHOU C, HU Y, XIAO Y, et al. Current treatment of tracheoesophageal fistula[J]. Therapeutic Advances in Respiratory Disease, 2017, 11(4):173.

[27] TAZIMEZALEK R, MUSANI A I, LAROUMAGNE S, et al. Airway stenting in the management of iatrogenic tracheal injuries: 10-Year experience[J]. Respirology, 2016, 21(8):1452-1458.

[28] MA J, HAN X, WU G, et al. Outcomes of temporary partially covered stent placement for benign tracheobronchial stenosis[J]. Cardiovasc Intervent Radiol, 2016, 39(8):1144-1151.

[29] HAN X, LI L, ZHAO Y, et al. Individualized airway-covered stent implantation therapy for thoracogastric airway fistula after esophagectomy[J]. Surg Endosc, 2017, 31(4):1713-1718.

# 第8章 气管支气管良性狭窄介入放射学内支架治疗

气管支气管良性狭窄是非肿瘤性因素引起的内腔狭窄，或为环状软骨损伤、变性而塌陷，或为瘢痕组织增生、挛缩而狭窄，是持续性呼吸困难、反复肺部感染乃至呼吸衰竭的常见原因之一。原发疾病包括气管支气管内膜结核、气管插管和气管切开、支气管吻合、胸部创伤、软骨变性、放射损伤、支架置入或吸入性损伤等。现有资料显示，在欧美国家首要致病因素是气管插管和气管切开，分别占良性气道狭窄病例的19%和65%；国内最常见的致病因素是气管支气管结核，发病人数占64.25%，其次是气管插管和气管切开，占15.03%；近年来胸部外伤、肺移植、食管癌或纵隔肿瘤放射治疗引起的狭窄逐渐增多。

针对严重的气管支气管良性狭窄，气管或支气管切除后吻合术是传统的治疗方法。但开胸手术创伤大，且只适用于短节段、涉及3个左右的环状软骨（一般不超过20mm）的狭窄，过长的狭窄段气管切除后张力过大，难以对接吻合，并且术后易出现吻合口狭窄、破裂、漏气等并发症。部分患者因全身情况差、狭窄严重无法麻醉插管、根本无法耐受手术，使得外科手术治疗受到限制。近年来，气管支气管腔内介入技术逐渐成为气道狭窄疾病的有效治疗方法，而气道内支架置入是介入放射学的重要内容之一。

20世纪80年代，对右肺上叶袖状切除术后吻合口狭窄和重建气道动力性狭窄的患者进行金属支架置入术，取得良好近期疗效，因此提出了良性气道狭窄的金属内支架治疗技术。此后，国内外均开展了内支架置入治疗良性气道狭窄，并且取得一定疗效，但同时出现了一系列并发症，所以对于气管支气管良性狭窄患者的内支架治疗，不少学者们始终见解不一，尤其是选择金属内支架特别是裸支架置入时，需要慎之又慎。

近些年，我们中心在气管支气管内支架置入与取出方面积累了越来越多的经验，气管支气管良性狭窄气道内支架置入后，待狭窄段瘢痕组织改建塑形后再行取出支架，避免了气管支气管内支架长期置入带来的肉芽组织过度增生、管腔再狭窄等一系列严重并发症，科学地与气管镜下的冷冻和激光消融治疗相结合，可以很好地治疗良性气道狭窄。

## 一、气管支气管良性狭窄病因

气管支气管良性狭窄是支撑管腔、富有弹性的环状软骨损伤、变性、塌陷失去支撑力和（或）内皮细胞与成纤维细胞反应性增生、肉芽组织增生、大量瘢痕组织形成，瘢痕组织进行性挛缩使管腔狭窄，这是呼吸系统的常见疾病，严重时呼吸困难、缺氧甚至窒息危及生命。病因复杂多样，气管插管和气管切开、支气管吻合、胸部创伤、吸入性损伤、气管支气管结核、放射治疗、支架置入或管腔内其他诊疗性操作、软骨变性等多种因素均可导致良性气道狭窄，概括为以下几个方面。

**1. 医源性狭窄** 上呼吸道阻塞紧急情况下，气管切开术或病情危重气管插管维持机械通气继发性气管狭窄是成人医源性气管损伤最常见的原因。气管切开事发紧急，切开术切断1~2个软骨环，软骨环塌陷失去支撑力，再加上切口处继发瘢痕组织形成，瘢痕挛缩导致气管切开节段狭窄进行性加重，呼吸困难加剧（图 8-1）；气管切开后插入气管套管，一般根据患者体格大致选择套管规格直径，但是人体气管直径变异巨大，若选择套管直径过大，刺激、损伤内壁乃至管壁全层，也会出现软骨塌陷和瘢痕组织增生挛缩，往往导致气管节段性狭窄（图 8-2）。

病情危重时需要较长时间留置插管辅助机械通气，气管插管前端带有一个低压球囊，充盈球囊阻断气管以保证机械通气辅助呼吸的正压和负压，同时也防止昏迷患者误咽导致或加剧肺部感染；低压球囊需要定期回抽释放压力，以避免持续性气管内壁受压缺血、变性坏死，继而炎症反应肉芽组织增生；低压球囊更要避免充盈压力过大，以避免环状软骨、气管膜壁、环状韧带全部气管管壁结构都受压膨胀变性，软骨塌陷、膜壁与韧带瘢痕组织增生，出现气管顽固性狭窄。

在欧美国家，气管插管和气管切开是引起良性气道狭窄的首要病因，占良性气道狭窄的 19% 和 65%，气管插管和气管切开的狭窄发生率达 10%～20%，但只有 1%～2% 的重度狭窄需要治疗，人群总体发生率为 4.9/100 万。

气管主支气管手术吻合，气管主支气管肿瘤切除后手术吻合，胸部外伤气管破裂或断裂修复，肺移植主支气管吻合等，吻合口有可能出现瘢痕组织过度增生、挛缩狭窄。

食管癌与纵隔肿瘤放射治疗，食管癌、纵隔淋巴结转移癌等邻近气管、气管隆突和主支气管区域的肿瘤进行放射治疗，重复放射治疗、照射野不可避免地波及气管支气管，环状软骨接受过大辐射剂量；或个体化差异，环状软骨对辐射特别敏感，环状软骨变性、软化失去弹性，无力支撑，出现体位性管腔狭窄和呼吸困难。患者表现

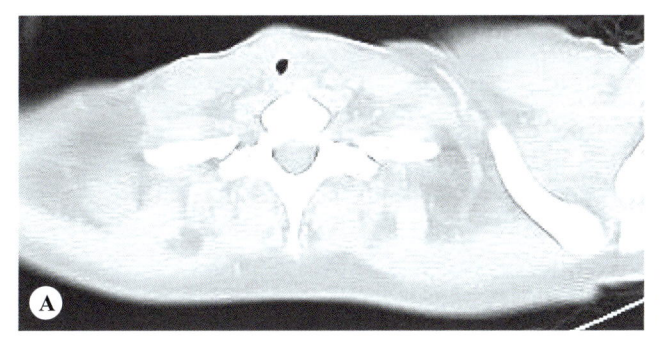

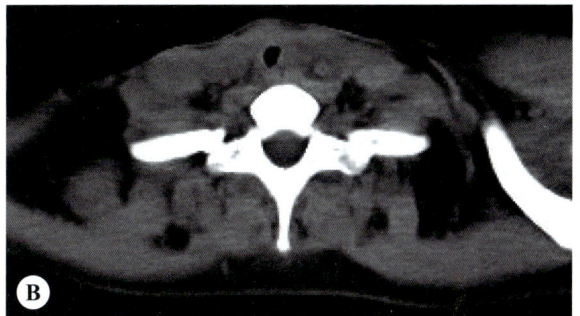

▲ 图 8-1 气管切开后软骨环塌陷、瘢痕组织增生致管腔狭窄的 CT
A. 肺窗；B. 纵隔窗

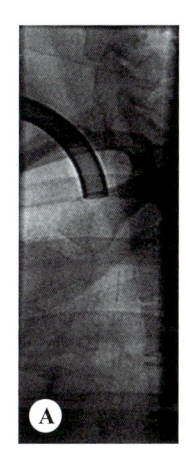

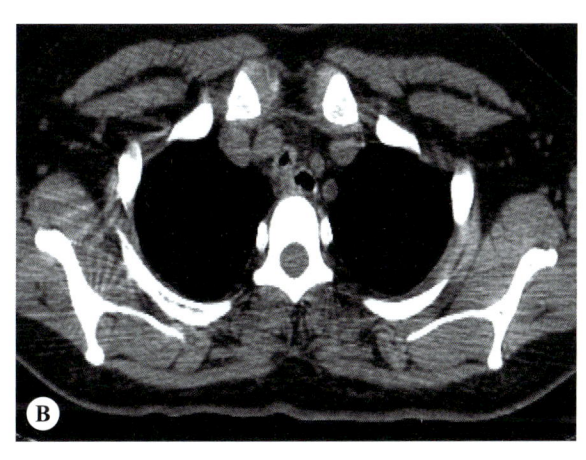

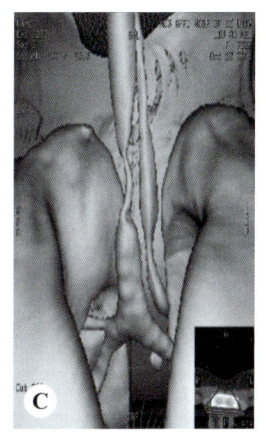

▲ 图 8-2 气管切开选择气管套管直径粗大，气管节段性狭窄的 X 线片与 CT
A. X 线片显示气管套管下方气管狭窄；B. 胸部 CT 显示气管狭窄如细线状；C. 胸部 CT 三维成像显示气管中段严重节段性狭窄

为强迫坐立前倾位时狭窄较轻,这种体位使附着在胸椎和食管前方的气管呈自然放松状态,内腔自然开放,呼吸困难缓解。其他体位,尤其卧位时气管周围脏器压挤在软化的气管上,狭窄加重乃至闭塞,导致呼吸困难加重甚至窒息。

气管主支气管肿瘤腔内消融治疗,经呼吸内镜消融肿瘤、消融范围过大或者肿瘤生长于管壁、破坏管壁结构如环状软骨,消融后创面愈合,继发性肉芽组织增生纤维化,纤维瘢痕组织挛缩或瘢痕组织挛缩合并软骨环塌陷,出现管腔狭窄。

气管支气管内支架置入,为解除狭窄或封堵瘘口置入内支架,迄今无论何种材料制作的内支架,其生物相容性皆不如人意,内支架作为异物损伤与炎症刺激内膜反应性增生、过度增生,内支架区域和(或)两端纤维瘢痕性再狭窄。

**2. 特殊感染** 最常见的是气管支气管内膜结核。我国结核发病率仅次于印度,居全球第二位,每年新发肺结核大约 150 万例,其中 15% 有可能累及气管支气管,将有 10 万~20 万例内膜结核引起的气管支气管狭窄患者,临床表现为阻塞性肺气肿、阻塞性肺炎反复发作、阻塞性肺不张或肺毁损。结核杆菌易于破坏管壁上的软骨环,并继发大量纤维瘢痕组织增生,软骨环塌陷和瘢痕组织挛缩导致支气管和(或)气管顽固性狭窄,或者管壁破坏破裂形成瘘、肺空洞、胸膜腔结核等。

气管支气管结核成为我国良性气道瘢痕狭窄最主要病因,虽然目前尚无单独针对良性气道瘢痕狭窄病因学的统计调查数据,但据国内有限资料的统计调查提示,良性中央气道狭窄患者中因支气管结核引起者高达 64.25%,结核侵犯的部位几乎都是以左侧主支气管为中心,左主支气管受累狭窄、左主支气管合并上叶支气管狭窄、左支气管合并下叶支气管狭窄或者左主支气管与上叶和下叶支气管都受累及而狭窄(图 8-3)。

当气管支气管狭窄原因不明时,真菌感染(如组织胞浆菌和酵母菌的感染)也应被列入考虑范围。血清学和组织病理有利于明确诊断。其他少见的感染因素还包括鼻硬结病、梅毒及白喉等。

**3. 气道良性肿瘤** 主要有多形性腺瘤、软骨瘤、纤维瘤、鳞状细胞乳头瘤、血管瘤等。气管周围甲状腺肿瘤、巨大甲状腺肿和胸腺肿瘤引起的外压性狭窄(图 8-4 和图 8-5),邻近大血管动脉瘤如主动脉弓和降主动脉动脉瘤、头颈动脉动脉瘤也可形成气管外压性狭窄(图 8-6)。

**4. 非感染性炎症** 比较常见的是复发性多软骨炎和韦格纳肉芽肿。其他少见原因包括原发性淀粉样变、硬化性纵隔炎等。这些气道狭窄患者往往同时伴有疾病本身特有的临床表现(图 8-7)。

**5. 先天性气道狭窄** 十分少见,大多因为气管软骨环在气管后壁膜部融合形成的环状狭窄。其他的先天因素还包括环状主动脉弓及其他心血管畸形(如锁骨下动脉异常等压迫气道)。该类患者一般发病年龄比较早。

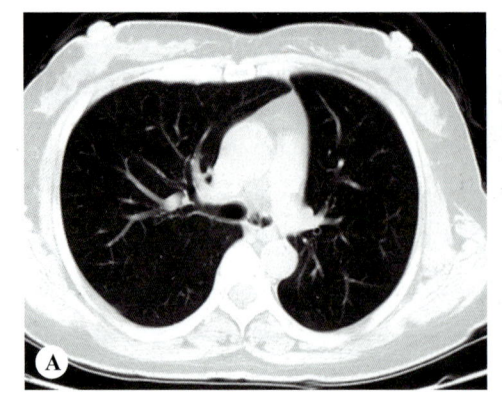

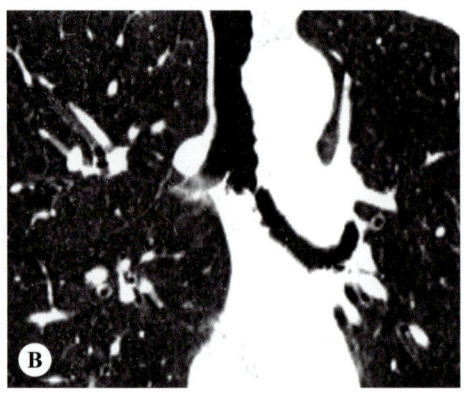

▲ 图 8-3 左主支气管内膜结核瘢痕性狭窄的 CT
A. 轴位肺窗;B. 冠状位肺窗

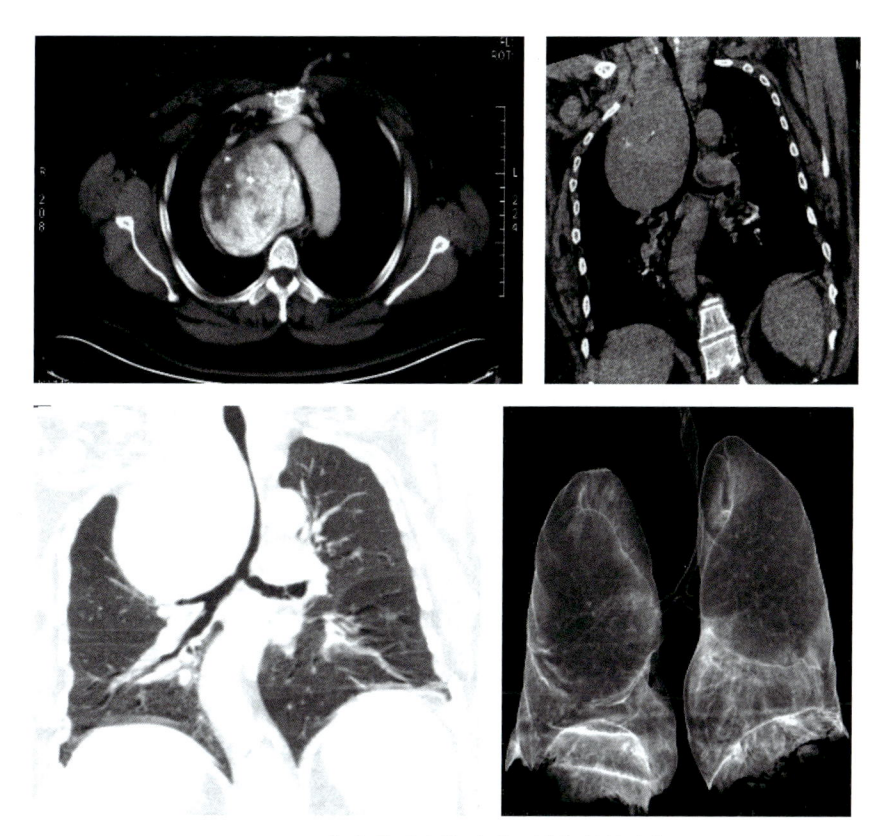

第 8 章　气管支气管良性狭窄介入放射学内支架治疗

▲ 图 8-4　巨大胸骨后甲状腺肿压迫气管的胸部 CT
气管全程受压狭窄

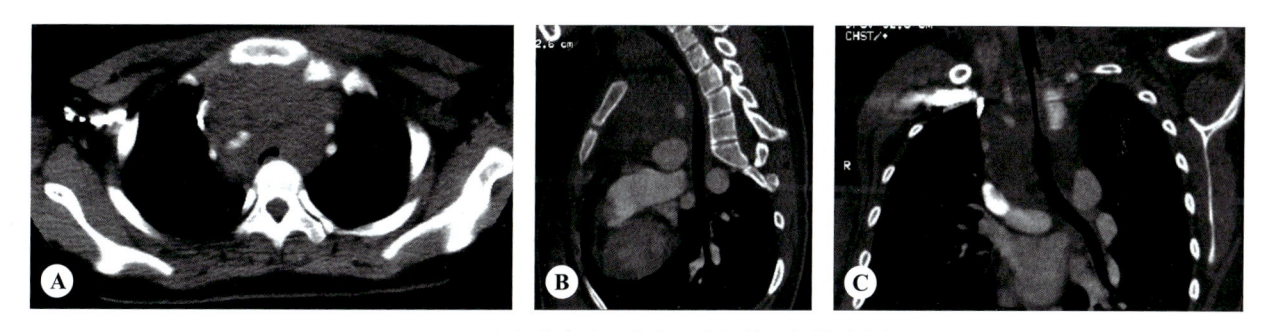

▲ 图 8-5　16 岁女孩胸腺巨大淋巴瘤压迫，气管狭窄的 CT
A. 轴位 CT 显示巨大胸腺肿瘤将气管压迫至脊柱上，呈裂隙样；B 和 C. 矢状位与冠状位 CT 显示胸上段气管严重节段性外压狭窄

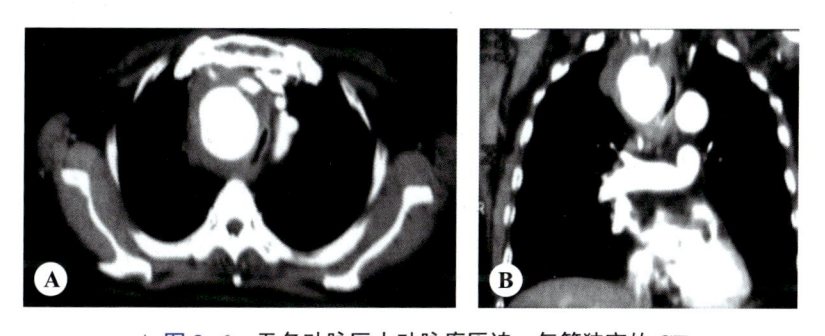

▲ 图 8-6　无名动脉巨大动脉瘤压迫，气管狭窄的 CT
A. 轴位 CT 显示动脉瘤将气管推压至左后侧，呈裂隙状狭窄；B. 冠状位 CT 显示动脉瘤将气管压迫在主动脉弓上，呈裂隙样狭窄

121

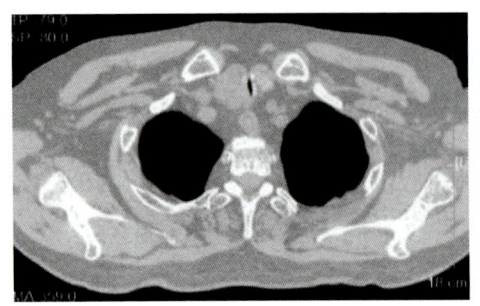

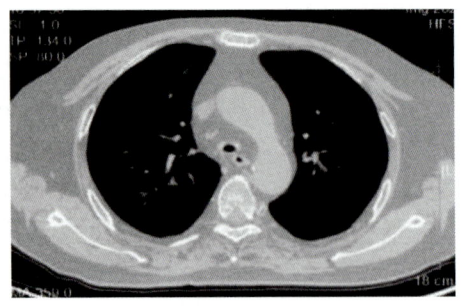

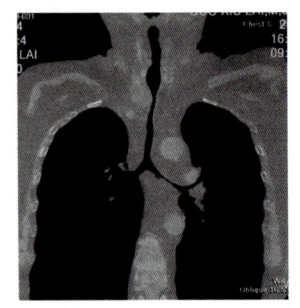

▲ 图 8-7　复发性多软骨炎胸部 CT
气管主支气管软骨环变性塌陷

## 二、气管支气管良性狭窄发病机制

**1. 良性瘢痕性狭窄**　气管支气管良性狭窄最常见原因是外伤炎症刺激引起的纤维组织过度增生，其发病机制主要包括气道的慢性炎症、机械压迫、遗传因素等造成管壁深层结构受损，从而触发一系列以成纤维细胞异常活化为主的纤维性修复反应，由于异常活化的成纤维细胞，失去凋亡信号的控制作用，其能不断分泌胶原蛋白纤维等细胞外基质，从而导致大量瘢痕性增生。气管插管或气管切开术后，管壁过度损伤后的局部严重炎症及全身炎症反应互为因果，加剧管腔狭窄的发生。

气管支气管损伤后过度修复及失控，最终导致管壁过度纤维化而管腔狭窄通气功能障碍，其中胃食管反流性疾病、感染、外伤、高压压迫、局部缺血、外科损伤及腔道病变的激光治疗等因素，可导致、延长和恶化上述过程。

气管支气管瘢痕狭窄的形成是组织损伤修复后纤维化畸形愈合的典型例子，这种形式在皮肤的损伤修复中也普遍存在，并且两者的形成过程极为相似。当前皮肤瘢痕形成的研究较为广泛，认为瘢痕的本质是以细胞外基质过度表达、排列紊乱及成纤维细胞功能活跃为特征的异常愈合形式。其具体形成机制尚不十分清楚，但目前认为与炎症反应及免疫反应极为密切，涉及许多促炎因子、生长因子，并伴有基因表达的紊乱。

适度的炎症、免疫反应有利于促进伤口愈合，但严重创伤、反复感染及长期持续炎症反应时，机体内大量炎症细胞、免疫细胞（如中性粒细胞、巨噬细胞、肥大细胞、郎格汉斯细胞、T 淋巴细胞等）将被激活，并产生大量促炎因子 [ 如组胺、白介素（interleukin，IL）-1α、IL-1β、IL-6、肿瘤坏死因子（tumor necrosis factor，TNF）-α 等 ] 及一些生长因子 [ 如转化生长因子（transforming growth factor，TGF）-β、血小板衍生生长因子（platelet derived growth factor，PDGF）、干扰素、促纤维化因子等 ]，进而刺激成纤维细胞、肌成纤维细胞增殖分化及大量合成细胞外基质成分（如 I、III 胶原蛋白及蛋白多糖等），并抑制细胞外基质降解酶的产生，引起细胞外基质大量沉积及组织纤维化，最终导致病理性瘢痕形成。*Bcl-2*、*p53* 分别是调控细胞抑制死亡与增殖的基因，Sayah 等发现瘢痕组织中 *Bcl-2* 基因表达过度，而 *p53* 表达显著减少，此外，还发现瘢痕患者中存在多个细胞凋亡相关基因的表达降低。

**2. 良性软骨变性狭窄**　放射损伤、持续性压迫、自身免疫反应等导致软骨环变性失去弹性。

(1) 放射损伤：中上段食管癌放射治疗照射野波及气管软骨接受了较大剂量辐射，个体差异对辐射较为敏感而软骨环变性；肿瘤外生性生长向前推移气管或气管隆突、规划的放射野较大、随着治疗肿瘤体积缩小、原来受推压移位的气管恢复正常位置被包括在照射野之内，接受超过耐受剂量的辐射而软骨环变性；复发性食管癌第二次实施放射治疗，辐射总剂量的累积性损伤，紧邻食管癌的气管接受的总剂量超过生理耐受的最大剂量，辐射损伤，气管壁上的 C 形软骨或气管隆突区的马鞍状软骨环发生变性，弹性减低或失去弹性，软骨环塌陷、气管或气管隆突的纤维环和纤维膜壁收缩管腔狭窄（图 8-8）。

这种辐射性的气管、气管隆突、主支气管的损伤变性是永久性、不可恢复性的，将伴随终身，若腔内支架置入治疗，需要长期置入或定期更换。辐射后置入气管内支架，异物刺激，反应性肉芽组织增生、纤维瘢痕组织过度形成现象不太明显，再狭窄发生率较低。

辐射性损伤，也伴随着一定程度的纤维组织增生，管腔挛缩性狭窄。

(2) 持续性压迫：气管周围占位性病变如巨大甲状腺肿、环绕压迫气管，久而久之软骨环发生变性失去 C 形外形，弹性支撑力会有一定程度、一定时间段地下降，一旦切除外来压迫的肿瘤，气管失去周围组织的依托，反而出现气管狭窄引发呼吸困难。需要在术前或围术期结束麻醉、拔除气管插管后及时置入内支架，一般可在 2~4 周软骨环恢复正常支撑力后取出内支架。

气管旁巨大占位如胸骨后巨大甲状腺肿、动脉瘤等推压，气管周围与纵隔其他结构之间疏松的结缔组织连接，气管具有较大的活动余地，气管能够躲避来自一侧的推压，发生弧形移位，正常软骨环良好的弹性，气管内腔不发生狭窄。如图 8-4 巨大胸骨后甲状腺肿，发现气管受推压 4 年，肿瘤逐渐增大，气管推压移位进行性加重，严重的推压超出了气管生理移位、躲避推压的最大限度，近期才出现严重的呼吸困难症状。

气管后方占位，直接推压 C 形软骨环缺口区的气管膜壁，易于导致气管管腔狭窄，出现呼吸困难症状（图 8-9 和图 8-10）。

还有气管腔内的持续性压迫如气管插管的球囊充盈压力过大，连续充盈时间过长，持续的外膨胀性使软骨环缺血缺氧、变性乃至坏死，失去弹性而塌陷，气管狭窄。

(3) 自身免疫损伤、复发性骨软骨炎、淀粉样变性等：原因不是十分清楚，导致局部或广泛性的软骨环变性，软骨塌陷而气管支气管狭窄。

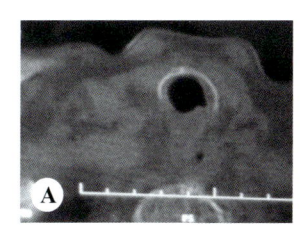

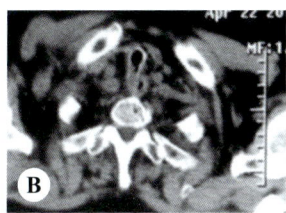

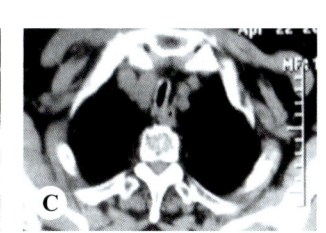

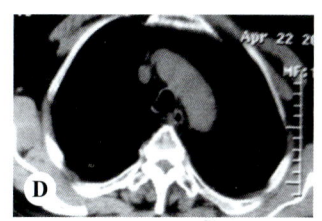

▲ 图 8-8 食管癌复发第二次放射治疗后，软骨环变性塌陷、呼吸困难的胸部 CT
A. 病变以上的上段气管内腔正常；B. 复发性食管癌放射治疗后，显示同水平气管变形狭窄，食管壁不均匀增厚；C. 气管变形狭窄；D. 病变以下气管内腔正常

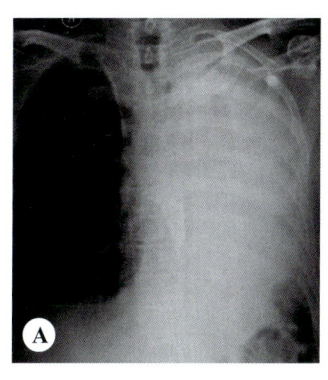

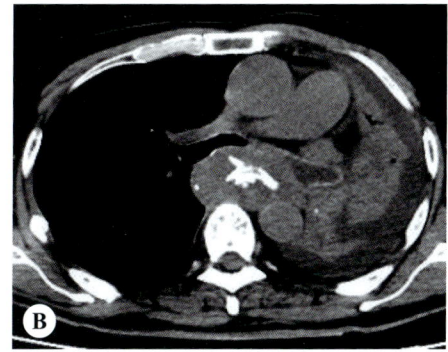

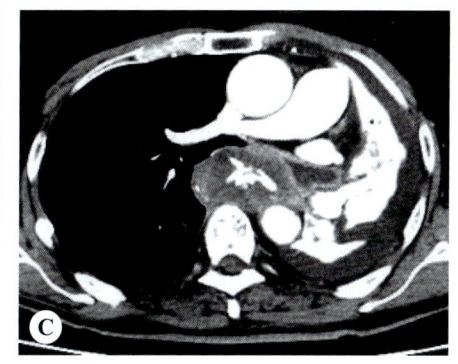

▲ 图 8-9 左主支气管外压性闭塞肺不张的 X 线片与 CT
食管癌手术后并发后纵隔脓肿，压迫气管隆突和左主支气管，左侧肺不张。A. 胸部 X 线片显示左肺不张实性变、纵隔左移；B. 胸部 CT 显示后纵隔混杂密度占位，推压气管隆突和左主支气管，左主支气管闭塞左肺不张、左侧胸膜腔积液；C. 胸部增强 CT 显示后纵隔混杂密度占位未强化，不张的左肺组织在肺动脉期均匀强化

**3. 异物性刺激与损伤** 误咽误吸入异物进入气管支气管，如圆柱笔帽、橡皮头、回形针、硬币、糖块、食物团等，异物本身机械阻塞气管支气管，导致管腔狭窄或闭塞；异物较长时间留置气管或支气管内，刺激管腔内膜损伤、炎症反应内膜水肿、肉芽组织增生、瘢痕组织收缩等导致管腔狭窄（图8-10）。

## 三、气管支气管良性狭窄病理

气管支气管良性狭窄几乎都有程度不同的肉芽组织增生、瘢痕性狭窄，典型的病理学改变如支气管内膜结核。增生性狭窄、瘢痕性狭窄、动力性狭窄的处理，综合考虑狭窄的病因、机制、部位、程度、远端肺组织情况、镜下表现及各治疗方法的特点选择治疗方式。在积极治疗原发病的同时，介入放射学置入内支架解除狭窄、恢复通气功能是必需的治疗方案之一。

**1. 炎症浸润型** 气管支气管黏膜充血、水肿，表面可见灰白色粟粒样结节，可引起管腔轻度狭窄，是支气管内膜结核的早期镜下表现。行纤维支气管镜清除管腔内分泌物，此时管腔狭窄轻，软骨环结构未被破坏，经过有效抗结核治疗后可恢复，一般无须处理。狭窄导致患者严重呼吸困难时可行气管或支气管内支架置入术。

**2. 溃疡坏死型** 气管支气管黏膜在充血、水肿的基础上，局部出现溃疡，触之易出血，表面常覆盖干酪样坏死物、黏液栓，可阻塞支气管致远端肺不张，需及时经纤维支气管镜清除坏死物及黏液栓，避免阻塞气道。活检钳难以清除的坏死物，根据狭窄部位是气管或主支气管及以下腔道，采用热消融或冷冻消融清除，对病变较长或狭窄较重的患者需适当行球囊扩张，必要时暂行覆膜内支架置入。

**3. 肉芽增殖型** 黏膜水肿减轻，溃疡修复，可见不同程度的肉芽组织增生，并可阻塞管腔。使用热消融或冷冻消融增生肉芽组织，明显狭窄的管腔可使用球囊扩张成形，扩张成形后管腔狭窄复发者，暂行覆膜内支架置入。

**4. 瘢痕狭窄型** 支气管结核的愈合阶段，增生的瘢痕组织及瘢痕挛缩使管腔收缩性狭窄，镜下可见光滑的白色瘢痕组织。轻度瘢痕增生、局限性的环形管腔狭窄可单纯使用球囊扩张。若狭窄的瘢痕组织较韧、狭窄范围较长、普通单纯球囊扩张可能导致球囊破裂而扩张失败，此时使用高压（耐受10~20个大气压）球囊，以求充分扩张成形；这种高压扩张成形，几乎管壁黏膜都会被撕裂。扩张后置入覆膜内支架。

**5. 管壁软化型** 好发于左主支气管和气管中下段，病变部位的C形环形软骨结构被破坏，失去对气管支气管腔的支撑作用，管壁塌陷引起呼气性呼吸困难及病变远端阻塞性病变。需要及时置入覆膜内支架，借内支架的支撑力维持气管或支气管呈扩张开放状态，改善塌陷气道远端的阻塞性肺不张、肺炎或肺气肿。

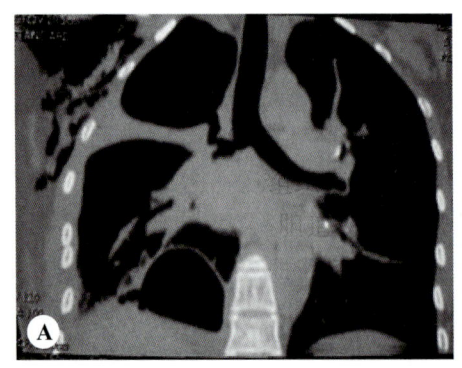

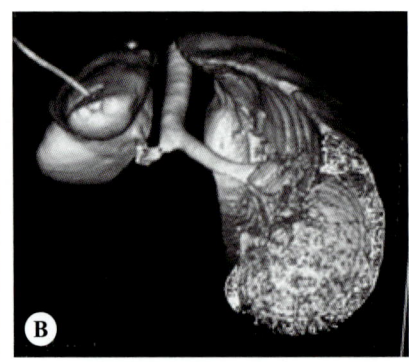

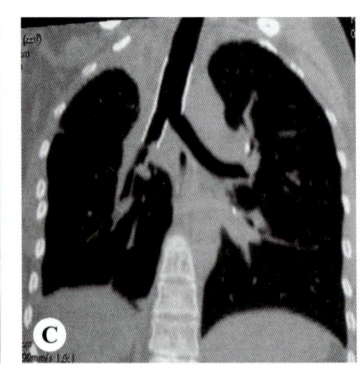

▲ 图8-10 右中间支气管与中下叶支气管炎性狭窄的CT
A.胸部冠状位CT，显示右上叶切除后继发支气管胸膜瘘、大量炎性胸腔积液反流右侧中间支气管、内膜炎性水肿、管腔狭窄、右下肺不张；B.胸部CT三维成像，中间支气管与中下叶支气管闭塞不显影；C.覆膜内支架封堵上叶瘘口愈合，炎症内膜水肿消退，中间支气管通畅

溃疡坏死型和肉芽增殖型支气管内膜结核患者，在选择热消融或冷冻消融病变时，应充分考虑狭窄的部位。因气道管壁含水量少，与热消融相比，冷冻消融治疗对气道损伤小，并能减少瘢痕组织增生，降低再狭窄风险，推荐主支气管及以下部位的狭窄选用冷冻消融病变。反过来，冷冻治疗起效慢，在长期临床实践中发现它可引起气道的急性反应性水肿甚至阻塞气道，引起窒息，因此，位于气管的内膜结核需要切除病变时，仍首选择热消融。管壁软化型支气管结核狭窄多由含水量少的瘢痕组织造成，对冷冻治疗反应差，单纯球囊扩张无法持久解除狭窄，选择覆膜内支架置入。

## 四、气管支气管良性狭窄临床表现

### （一）症状与体征

**1. 直接症状** 表现为呼吸困难，气管支气管内腔结构狭窄、通气功能受阻的直接临床表现为气促、气急、呼吸费力、呼吸困难或濒死窒息感，出现的临床症状在不同患者中存在较大差异，这与多种因素如管道狭窄的程度和范围、狭窄发生的速度、肺的功能状态、心脏功能情况、呼吸肌力量和个人耐受能力，还有身体的活动状态等有关。

(1) 主支气管以远支气管狭窄：对于大部分主支气管以远叶支气管单纯狭窄的患者而言，任何程度与范围的狭窄都可能无任何自觉症状，人体具有左右两侧5个肺叶，去除一个肺叶或去除一侧肺组织都不会影响正常生理活动，不会产生明显的呼吸困难临床症状。

(2) 主支气管狭窄：轻中度狭窄时也可无任何不适，多数一侧主支气管狭窄阻塞性肺不张的患者几乎毫无症状，体检发现时追问病史都难以回忆出呼吸系统症状；这是因为人体具有强大的代偿机制，肺部也是一样具有代偿功能，一侧肺阻塞性不张无呼吸功能，而对侧肺代偿性膨胀、发挥潜在的代偿性功能，依然能够满足正常的呼吸生理功能。我们有2个鼻孔、完全遮盖一侧鼻孔（如同突然阻断呼吸道管径50%）平静活动呼吸时依然毫不费力，但是剧烈活动如跑步时将会表现出呼吸困难。若患者年龄大、原有肺部功能差、心功能不全、体质衰弱，一侧主支气管狭窄或闭塞会出现明显呼吸困难。

双侧主支气管狭窄，影响双侧肺的正常通气功能，也影响双侧肺的潜在代偿功能，即便狭窄率不超过50%，也会出现不同程度的呼吸困难症状。

(3) 气管狭窄：从体外到肺内的呼吸道结构中，只有喉腔和气管是单一通道，如同"华山一条道"，一旦完全阻塞，致死无疑。气管的内腔粗大，具有巨大的潜在代偿能力，如判断血管狭窄一样，一般管腔狭窄一半（50%）的轻度狭窄，不会出现通气受阻的有关症状。缓慢的逐渐进展的超过一半（51%~75%）的中度狭窄，中青年患者、心肺功能良好者，一般也不会出现通气受阻的有关呼吸困难症状；若年老体弱、心脏或肺功能不佳者，会出现一定程度的呼吸困难表现，影响正常工作和运动。若气管重度狭窄（76%~99%），无论患者年龄、体质、心肺功能如何，都会出现不同程度的呼吸困难症状，影响正常活动和工作。

(4) 气管隆突区狭窄：这里是单通道气管走向双通道主支气管的分叉区，是气管主支气管的三叉口区，其软骨环、纤维环和膜壁结构均比较特殊。气管隆突区不同狭窄程度产生的呼吸困难症状与气管类似。

若因气管或支气管狭窄出现气促、气急、呼吸困难症状时，尤其安静状态下出现呼吸困难症状，起初表现为喘息、气短、呼吸费力，随着狭窄程度的加重，最终任何轻微活动乃至静息状态均可气短，甚至严重缺氧肺性脑病导致昏迷，引起呼吸衰竭，只要气管和（或）主支气管有狭窄，不管狭窄程度如何，已经说明狭窄对呼吸功能的影响程度严重，即需要尽快治疗、解除狭窄。

具体狭窄程度临床分级，参照第3章"韩氏分级标准"。

**2. 间接症状** 气管支气管内腔结构狭窄的间接临床表现有慢性咳嗽、刺激性呛咳、咳痰、反复发作肺炎、发热等相关表现。

**3. 体征** 气管支气管狭窄程度较轻时，可没有明显体征；中重度狭窄时出现吸气性"三凹征"，并常伴有干咳和高调吸气性喉鸣音。可在气管或主支气管狭窄区闻及吸气相或双相的喘鸣音，双肺闻及干湿性啰音。发绀，气管支气管重度狭窄、通气功能严重障碍，皮肤黏膜缺氧失去红润颜色；表情痛苦、大汗淋漓。

### （二）实验室检查

**1. 动脉血气分析** 多数轻度良性气道狭窄患者无实验室检查异常。当气道严重狭窄，患者重度缺氧时动脉血气分析可见氧分压降低，二氧化碳分压增高。

**2. 肺功能** 流速容量曲线可作为区分胸腔内、外中心气道固定或可变性狭窄的依据之一，有助于肺脏基础状况的评价以及介入手术治疗安全性的判断，同时也是决定术中气道管理措施的重要因素之一。

### （三）影像学检查

**1. 胸部X线片** 普通胸部X线片对气管狭窄的诊断价值有限，理想的胸部X线片可以显示患者喉腔、气管、气管隆突和主支气管的低密度气体影狭窄，可显示阻塞性肺气肿、阻塞性肺炎或阻塞性肺不张，通过这些间接征象判断狭窄支气管的部位及程度。

**2. 颈胸部多排螺旋计算机断层扫描** 气道狭窄首选的影像学检查技术，MSCT要一次性包括颈胸部，涵盖咽腔、喉腔、气管、主支气管和全肺与胸膜腔，以全面判断上呼吸道和下呼吸道与肺部结构。多排螺旋CT的国产化、快速容积扫描和强大的后处理技术，是胸部疾病、特别是气管支气管疾病的常规性检查，已经成为诊断气管支气管狭窄性疾病不可或缺的重要检查方法。

轴位CT图像可以清楚地显示整个气管支气管树的解剖结构，显示狭窄区的部位、范围和程度，显示阻塞远端肺组织有否阻塞性肺炎或肺不张改变，判断狭窄的病因，进行冠状面、矢状面、曲面和三维重建，多窗位整体性显示气管支气管腔内、管壁、壁外结构与狭窄病变，并进行内腔径线的准确测量，这是选择内支架规格型号的依据。

**3. 内镜** 对于轻中度气管主支气管狭窄，内镜可以直接观察病变，显示狭窄的长度、程度和对邻近支气管的波及，并在必要时进行活检病理学定性诊断。

然而，对于重度气管主支气管狭窄，无法耐受平卧体位者无法接受纤维支气管镜检查，严重的管腔狭窄内镜也无法通过，难以进行钳夹活检，难以观察狭窄段和狭窄段以远内腔结构；对于外压性狭窄，只能显示狭窄，难以观察腔外和管壁外情况（图8-11）。

## 五、气管支气管良性狭窄诊断

良性气管支气管严重狭窄患者病情危重，易造成缺氧窒息，因此需早期明确诊断，查明病因并进行狭窄部位和严重程度评估。准确诊断和对气管支气管狭窄严重程度评价分级，对于选择介入治疗方法至关重要，直接涉及患者预后的判断和并发症的预测。确诊需要综合分析患者病史、体检、影像学检查和心肺功能指标等。

**1. 病史** 气管支气管狭窄患者的临床表现为随着管腔狭窄程度递增导致的进行性加重的呼吸困难，这种顽固性的呼吸困难几乎对所有保守治疗，如抗感染、解痉、平喘等均无效，呼吸困难从不能耐受剧烈活动、轻微活动，逐渐发展加重到不能耐受正常生活、平卧休息，病情继续加重会出现强迫端坐呼吸、端坐呼吸辅助吸氧依然大汗淋漓，濒死窒息感。部分患者可出现刺激性干咳、咳痰、痰中带血、寒战、高热等。此外，还可表现为与体位有一定关系的呼吸困难。

**2. 体格检查** 根据狭窄病变部位、范围和方

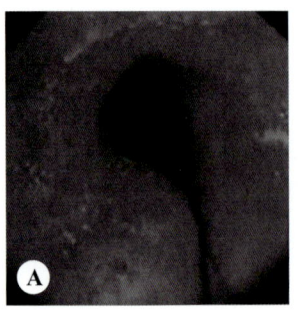

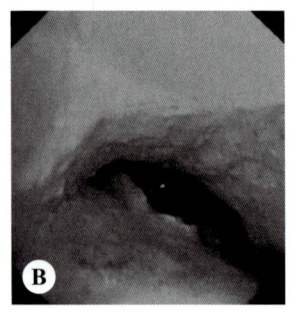

▲ 图8-11 气管外压性狭窄（食管癌置入内支架压迫气管）的纤维支气管镜
A. 气管外压性狭窄；B. 气管隆突区外压性狭窄

式不同，可表现为吸气性、呼气性或两者均存在的呼吸困难，严重者出现发绀和"三凹征"。听诊可听到局限性哮鸣音、吸气性高调哮鸣音或肺不张的有关体征。

**3. 影像检查** 影像学检查是诊断气管支气管狭窄的金标准。传统的胸部 X 线片对狭窄病变的诊断价值有限。随着 CT 技术的发展普及，胸部 CT 已经成为气道狭窄的关键诊断方法，研究显示其对气管主支气管狭窄的敏感性接近 100%，对远端支气管的敏感度大于 97%。

多排螺旋 CT 具有强大的后处理功能，容积扫描实现任意切面图像重建同质化，可重建多种模式（最大密度、最小密度、曲面成像等）的三维立体图像，通过其数据构建的虚拟气管以及支气管图像，可以作为评价病变程度、了解病变形态以及病变侵及范围、与周围结构空间关系的依据，尤其是在判断远端气道通畅程度和病变范围中起着重要作用。特殊窗宽窗位（脂肪窗）条件下的气管支气管正常径线、狭窄程度和病变范围测量，也是内支架置入、科学选择内支架规格型号的依据（图 8-12）。

MRI 主要用于评价喉部、气管近端、纵隔和肺门肿瘤易于分辨血管和软组织肿物；可以判断支气管狭窄的类型和程度，在判断支气管外压性狭窄方面具有较高的准确性，例如可能压迫气管的血管或血管瘤；而且在指导介入治疗方法的选择方面也有重要作用。

**4. 内镜检查** 支气管镜检查是气管支气管轻中度狭窄诊断的重要手段，重度狭窄者不能耐受和通过内镜。内镜检查可以直视病变位置、形态及狭窄程度，进行组织活检病理学定性、灌洗吸取分泌物进行生物学诊断。

**5. 气管主支气管狭窄程度分级** 狭窄程度的临床分级目前国内外尚没有针对大气道（中心气道）狭窄阻塞严重程度的分级标准，2008 年韩新巍教授介入团队结合美国胸科协会气促临床评价标准，制订了适应于大气道狭窄性呼吸困难的 8 度 7 级临床分级标准，对不同程度狭窄是否选择内支架置入治疗具有准确的临床指导价值（表 8-1）。

**6. 狭窄部位类型** 气管支气管良性狭窄根据狭窄部分不同分为以下几类。

（1）单纯型狭窄：气管良性狭窄、气管隆突区良性狭窄、右主支气管良性狭窄、右上叶支气管良性狭窄、右中间支气管良性狭窄、右中叶支气管良性狭窄、右下叶支气管良性狭窄，左主支气管良性狭窄、左上叶支气管良性狭窄和左下叶支气管良性狭窄，还有各种亚段支气管狭窄等。

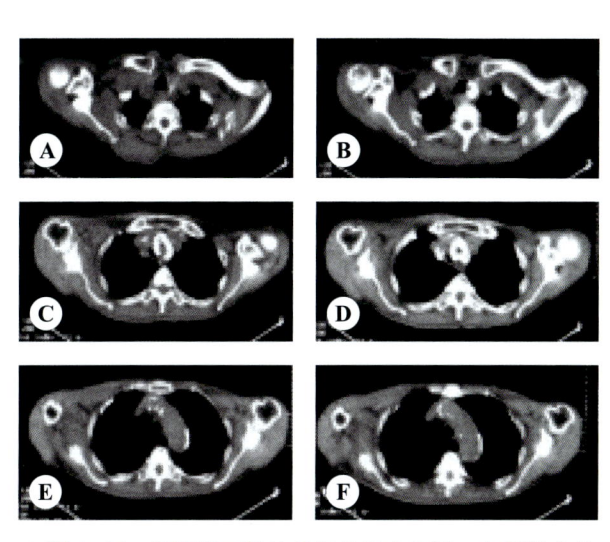

▲ 图 8-12 纵隔淋巴结结核复发肿大压迫，气管狭窄的胸部 CT
A. 胸锁关节平面气管管腔正常；B. 胸骨上窝平面气管左侧钙化淋巴结；C 和 D. 胸骨柄节段淋巴结肿大压迫气管，管腔严重狭窄；E 和 F. 主动脉弓平面气管管腔正常

表 8-1 大气道狭窄程度临床分级与治疗对策

| 分级 | 表现 | 对策 |
|---|---|---|
| 0 | 无呼吸困难症状 | 无须医疗干预 |
| I | 快步行走时出现呼吸困难 | 治疗原发病 |
| II | 平常速度行走时出现呼吸困难 | 治疗原发病 |
| III | 平常速度行走时出现呼吸困难，被迫停止行走 | 治疗原发病 |
| IV | 轻微活动即出现呼吸困难 | 治疗原发病 |
| V | 平静平卧状态下出现呼吸困难 | 紧急解除气道狭窄 |
| VI | 平静坐立位出现呼吸困难 | 紧急解除气道狭窄 |
| VII | 平静坐立位吸氧状态下出现呼吸困难 / 濒死感 | 紧急解除气道狭窄 |

(2) 复合型狭窄：气管和气管隆突及单侧主支气管复合狭窄、气管和气管隆突及双侧主支气管复合狭窄、气管隆突和单侧主支气管复合狭窄、气管隆突和双侧主支气管复合狭窄、左主支气管和上叶支气管复合狭窄、左主支气管和上叶及下叶支气管复合狭窄、右主支气管和上叶支气管复合狭窄、右主支气管和上叶及中间支气管复合狭窄、中间支气管和中叶支气管复合狭窄、中间支气管和下叶支气管狭窄、中间支气管和中叶及下叶支气管复合狭窄等。

## 六、气管支气管良性狭窄鉴别诊断

良性气道重度狭窄患者病情危重，表现为严重性、顽固性、进行性加重的呼吸困难，易造成窒息缺氧。需与引起气短、喘息的其他疾病相鉴别。

**1. 支气管哮喘** 反复发作喘息、气急、胸闷或咳嗽，与所接触变应原、冷空气、物理、化学性刺激、病毒性上呼吸道感染、运动有关。发作时在双肺可闻及散在或弥漫性、以呼气相为主的哮鸣音、呼气相延长。胸部CT检查可以清晰地看到气管支气管管腔径线正常，排除狭窄。

**2. 心力衰竭** 心力衰竭的症状和体征也可表现为呼吸困难和强迫性端坐呼吸，右心衰竭的体循环淤血引起的颈静脉怒张、肝大、水肿等心力衰竭的重要依据，超声可以显示心脏收缩功能下降、射血分数明显下降，胸部CT显示心脏影扩大。而胸部CT可以很清晰地显示气管支气管管腔都正常。

**3. 肺动脉栓塞** 不明原因的突发性呼吸困难，重者可出现突发晕厥昏迷，伴或不伴下肢静脉血栓与水肿，胸部增强CT或肺动脉CTA可以看到肺动脉内低密度影，而气管支气管管腔正常。

## 七、气管支气管良性狭窄内支架置入治疗

### （一）适应证与禁忌证

**1. 适应证** 只要有可能挽救生命，无论多大风险都是适应证。

(1) 严重的气管主支气管狭窄影响正常生活，危及患者生命，只要有一线希望就要尽早解除气管狭窄。

(2) 气管主支气管狭窄韩氏临床分级Ⅴ～Ⅶ者，要立即气道内支架置入解除气道狭窄，稳定生命体征，然后再治疗原发病。

(3) 一侧或一叶肺阻塞性肺不张，胸部CT增强扫描肺动脉期，肺不张组织均匀明显强化者，内支架置入解除主支气管或叶支气管狭窄，恢复正常通气，不张的肺组织结构和功能能够完全恢复。

**2. 禁忌证** 解除气道狭窄，尤其是解除致命性气道狭窄没有绝对禁忌证。只要有一线生机，即便患者缺氧昏迷，大小便失禁不省人事也要尽力抢救性的气道内支架置入，恢复患者肺部通气，挽救生命。

以下情况为相对禁忌证，不易首选内支架置入。

(1) 大气道狭窄韩氏临床分级Ⅰ～Ⅳ级者，可先以治疗原发病为主，不必急于内支架置入。

(2) 一侧或一叶肺阻塞性肺不张，胸部CT增强扫描肺动脉期，肺不张组织无强化，或不均匀、不规则轻微强化者，反应不张肺组织结构已经毁损，即便置入内支架、解除狭窄恢复通气，不张的肺组织也不能再恢复正常。

(3) 段支气管或亚段支气管及以远支气管狭窄，目前内支架和内支架置入技术尚不够成熟，不推荐内支架置入治疗。

### （二）介入前准备

**1. 实验室检查** 常规查血常规、肝肾功能、电解质、血凝实验、传染病四项等，痰细菌培养与药物敏感试验以选用敏感抗感染药物以及心电图检查，必要时行心脏超声检查。紧急抢救情况下，只要床旁生理监护仪显示心脏与呼吸指标基本正常即可。

**2. 胸部MSCT** 充分利用各种后处理功能，明确狭窄部位、长度以及程度；明确肺部炎性病变分布与范围，判断肺损伤的严重程度；准确测量气管、双侧主支气管和病变叶支气管的直径与长度，选择合适规格的覆膜内支架。

**3. 胃肠道准备** 术前8h禁食、禁水，防止支架置入过程中患者呕吐出现误吸，进而导致患者窒息。危重患者急救情况下，不考虑胃肠道是

否准备，介入操作中做好负压抽吸、吸痰、吸呕吐物准备。

**4. 术前用药** 提前 10～30min，肌内注射地西泮 10mg，减少患者紧张情绪和心肺异常反射。山莨菪碱 10mg 肌内注射抑制自主神经反射，防止平滑肌痉挛，减少呼吸道与消化道腺体分泌。气管主支气管重度狭窄、呼吸困难韩氏临床分级 V～Ⅷ、不能平卧者，甲泼尼龙 30mg 静脉注射，减轻狭窄区水肿，以使患者能够平卧接受内支架介入操作。

**5. 介入器械** 开口器、5F 椎动脉导管、0.035 英寸亲水膜导丝（180cm）、0.035 英寸加强导丝（180～260cm）、相应规格高压球囊、圆管状或分支状全覆膜支架（如南京微创、韩国太雄、美国波科等）、支架取出钩、吸痰管、14F 输送鞘、气管插管等。

**6. 内支架选择** 根据胸部轴位 MSCT（特殊纵隔窗 - 脂肪窗）图像测量气管支气管前后径（纵径）和气管左右径（横径），选择管形、L 分支形或倒 Y 形双分支全覆膜内支架，支架直径大于相应气管支气管管径的 10%，支架长度以两端至少超出狭窄段各 10mm 以上。不同狭窄部位适用不同形状的支架，也就是狭窄区气管、主支气管、叶支气管什么形状，就选择什么形状或形状接近的内支架类型（图 8-13），具体如下。

(1) 气管良性狭窄：圆管样结构的气管中上段狭窄选择管状部分覆膜或全覆膜内支架，下段狭窄接近于双侧主支气管开口，选择倒 Y 形一体化双分支全覆膜内支架。

(2) 气管隆突区（复合型）良性狭窄：三叉口结构选择倒 Y 形部分覆膜或全覆膜内支架，气管隆突区狭窄累及气管下段者、气管隆突区狭窄累及左主支气管或双侧主支气管者，均选择倒 Y 形一体化部分覆膜或全覆膜内支架（图 8-14）。

(3) 右主支气管良性狭窄：若狭窄位于右主支气管开口处且狭窄远端距离右上叶支气管开口≥1cm 可选择倒 Y 形部分覆膜或全覆膜支架；若狭窄靠近右上叶支气管开口且狭窄近端距离气管隆嵴≥1cm 可选择 y 形（枝丫状）全覆膜支架（即支架的主体和延长部分支置入于右主支气管

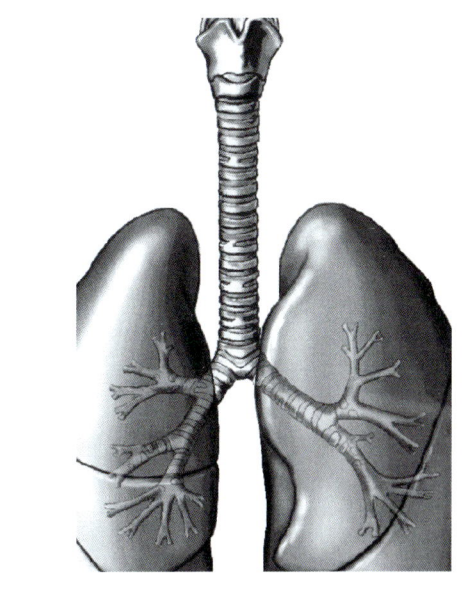

▲ 图 8-13 气管、气管隆突区、主支气管、中间支气管、叶支气管走行

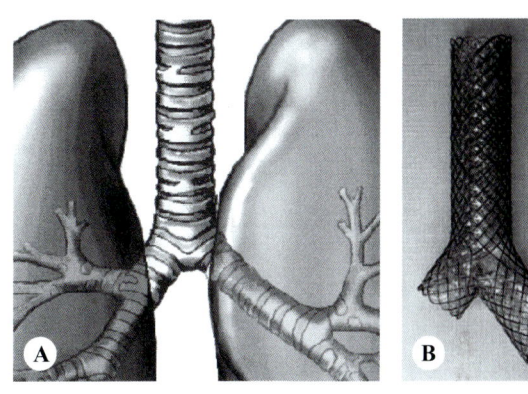

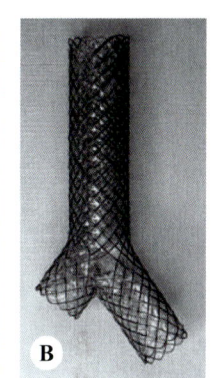

▲ 图 8-14 气管隆突区三叉口的倒 Y 形结构，适合倒 Y 形一体化内支架
A. 气管隆突区倒 Y 形三叉口示意；B. 倒 Y 形一体化内支架

和右中间支气管、枝丫分支置入右上叶支气管）；若狭窄累及右主支气管全程或合并中间支气管或合并上叶支气管狭窄，为不影响右上叶和左肺通气可选择 Y 形覆膜支架和 y 形覆膜支架叠加置入，大的倒 Y 形支架的右主支气管分支与 y 形支架的主体部重叠（图 8-15）。

(4) 右上叶支气管良性狭窄：若狭窄靠近右上叶支气管开口，且远端气道通畅，可选择 y 形（枝丫状）覆膜支架；若狭窄累及远侧段支气管，则不适宜内支架置入（图 8-15）。

(5) 中间支气管良性狭窄：若狭窄位于中间

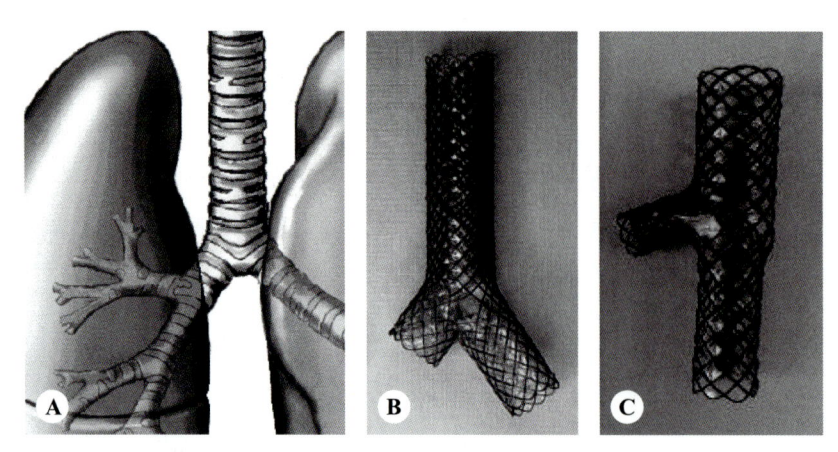

▲ 图 8-15 右主支气管、上叶支气管、中间支气管结构形态与适合的内支架类型
A. 右主支气管、上叶支气管、中间支气管邻近结构示意；B. 倒 Y 形一体化内支架；C. y 形（枝丫状）内支架

支气管近心端，且狭窄远端距离右侧上下叶支气管开口≥1cm，可选择 y 形（枝丫状）覆膜支架；若狭窄位于中间支气管远心端，且狭窄近端距离右上叶支气管开口≥1cm，可选择气道 y 形（枝丫状）覆膜支架（即支架的主体和延长分支分别置入于中间支气管和右下叶支气管内、枝丫分支置入右中叶支气管）；若狭窄累及右中间支气管全程，则可选择 2 个 y 形覆膜支架叠加置入，较大 y 形支架的中间支气管分支与较小 y 形支架的主体部重叠（图 8-15）。

（6）右中叶支气管良性狭窄：若狭窄靠近右中叶支气管开口，且远端气道通畅，可选择 y 形覆膜支架（图 8-15）；若狭窄累及远侧段支气管，不适合内支架置入。

（7）右下叶支气管良性狭窄：若狭窄靠近右中叶支气管开口，且远端气道通畅，可选择 y 形覆膜支架（图 8-15）；若狭窄累及远侧段支气管，不适合内支架置入。

（8）左主支气管良性狭窄：若狭窄位于左主支气管近段，且狭窄远端距离上叶支气管开口≥1cm，可选择 Y 形部分覆膜或全覆膜内支架，也可选择部分覆膜或全覆膜气管 - 主支气管分支防滑脱支架（也称 L 形支架）。若狭窄位于左主气管远段，且狭窄近端距离气管隆嵴≥1cm，可选择 y 形覆膜支架。若狭窄累及左主支气管全程，并波及上叶和下叶支气管，可选择 Y 形覆膜支架和 y 形覆膜支架置入，Y 形支架的左主支气管分支与 y 形支架的主体部重叠（图 8-16）。

（9）左上叶支气管良性狭窄：若狭窄靠近左上叶支气管开口，且远端气道通畅，可选择 y 形覆膜支架（图 8-16）；若狭窄累及远端支气管，不适合内支架置入。

（10）左下叶支气管良性狭窄：若狭窄靠近左下叶支气管开口，且远端气道通畅，可选择 y 形覆膜支架（图 8-16）；若狭窄累及远侧段支气管，则不宜内支架置入。

（三）介入操作

详细操作参见第 7 章内容，这里仅简单介绍操作步骤和个别特殊操作过程。选择合适形状和规格型号的气管支气管内支架后，以气管良性狭窄、气管隆突区良性狭窄、双主支气管狭窄为例介绍内支架置入的介入操作过程。

**1. 气管良性狭窄** 术前胸部 CT 图像见图 8-17，以推送释放的方式置入直管状内支架。

（1）患者体位，患者放松身体仰卧于 DSA 检查台上，去除上半身体表金属物质，下移枕头垫高肩部，头尽力后仰并偏向右侧 30°以上。全身覆盖一大手术单，固定经鼻高流量吸氧管，连接多导生理监护仪，备负压吸引器以随时清除气道和口腔分泌物，置开口器，必要时咽喉部利多卡因喷雾麻醉。

C 臂左侧倾斜 10°～20°（配合头右侧偏斜 30°，相当于身体左前斜 45°以上），调整 DSA 的有效视野为上下长方形，包括口咽、气管、双侧

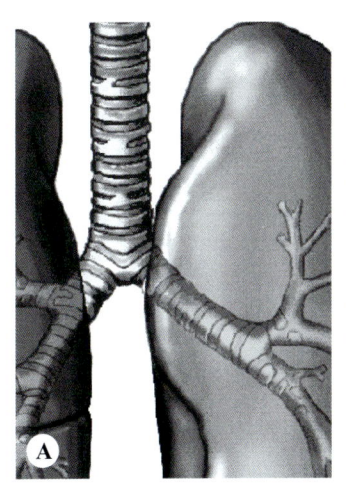

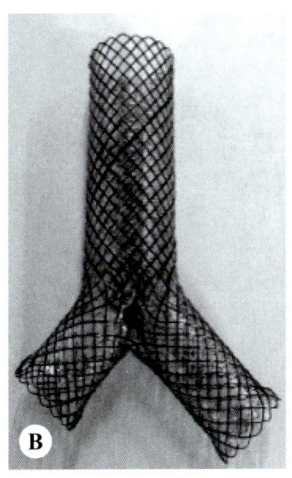

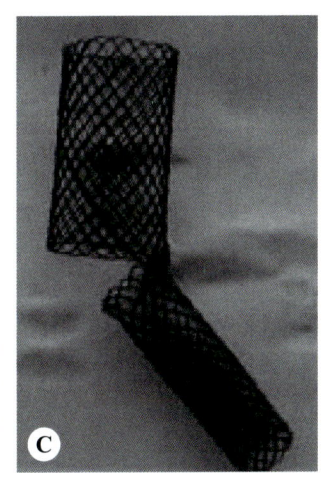

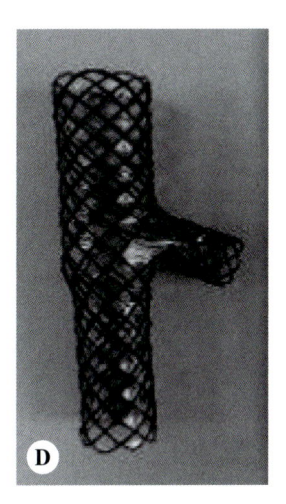

▲ 图 8-16 左主支气管、上叶支气管和左下叶支气管结构形态与适合的内支架类型
A. 左主支气管与肺叶分支形态示意；B 至 D. 倒 Y 形、L 形分支、y 形（枝丫状）内支架

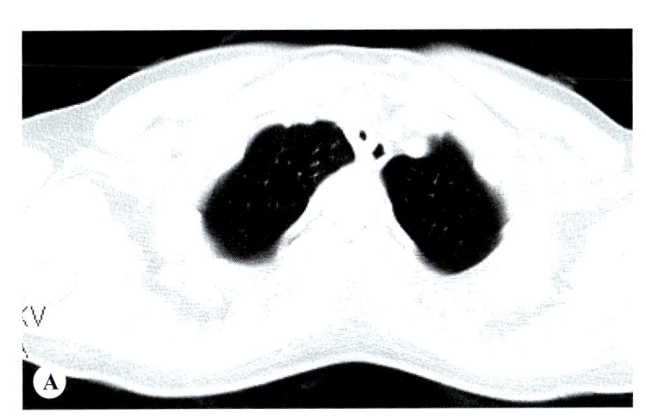

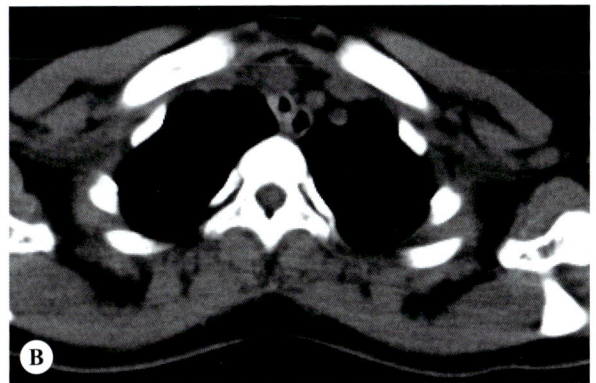

▲ 图 8-17 气管插管后呼吸困难患者的胸部 CT
A. 肺窗显示气管上段严重狭窄如针眼状；B. 纵隔窗显示气管壁不均匀增厚、管腔狭窄

主支气管和下叶支气管。

(2) 建立路径图，透视下亲水膜导丝与导管相互配合，经开口器沿气体透亮影依次通过口、咽、喉、声门下腔至气管中段，经导管快速推注利多卡因与碘对比剂的混合液 3ml 行气管支气管造影和麻醉，显示气管狭窄的位置、长度以及狭窄上下距离声门和气管隆突的距离，也可显示主支气管和下叶支气管。确定内支架置入的位置，建立操作路径图（置入内支架操作对照图）（图 8-18A）。

(3) 建立加强导丝轨道，在路径图指引下，以导管导丝交换技术，交换引入加强导丝至一侧主支气管深部或下叶支气管，保证加强导丝远端在 X 线的有效视野监测之内。

(4) 预扩张，良性瘢痕性狭窄，瘢痕组织坚韧都需要进行球囊预扩张，选择直径小于或等于正常气管直径的高压球囊扩张狭窄段。

(5) 引入内支架递送器，沿加强导丝送入递送器套装，保证加强导丝在主支气管内位置固定不变，前推递送器依次经过口腔、咽腔至喉室声门区，此时递送器遇到阻力，患者出现剧烈呛咳反应并躁动，助手或护士密切配合，嘱咐患者深吸气或咳嗽并保证体位不动，深吸气或咳嗽的瞬间声门开放，顺势推进递送器至气管达气管隆突上方，固定递送器和导丝位置不变（8-18B）。

(6) 释放内支架，X 线监测下，以狭窄段为中心定位内支架位置，固定加强导丝和支架递送器后手柄不变，回拉递送器外鞘上的前手柄释放支架前 1/3，再次透视确认内支架前端位置位于狭窄下方至少 10mm 以上；再释放支架中 1/3，透视下确认内支架位置覆盖狭窄区域无误，快速释放全部内支架，缓慢退出递送器，防止倒挂内支架移位（图 8-18C）。

(7) 气管复查造影，经加强导丝引入导管至内支架中部，经导管快速注射 30% 的碘对比剂 3~5ml 气管造影，证实内支架位置是否准确到位，狭窄段是否被完全覆盖，气管隆突和左右主支气管是否通畅等。必要时调整内支架位置或后扩张。

(8) 充分吸痰，交换导丝，引入吸痰管分别至左右主支气管深部，彻底抽吸支气管内残留造影剂及聚集的痰液，拍打胸背部助力痰液排出，吸痰至肺部啰音明显减轻或消失，血氧饱和度达到或接近 100%。

(9) 定期复查，内支架置入 5 天左右，复查胸部 CT，了解内支架膨胀情况和肺部炎症、不张恢复情况（图 8-19）。

**2. 气管隆突区（复合型）良性狭窄** 以捆绑拉线和推送释放的联合方式置入倒 Y 形内支架（图 8-20）。

(1) 参照气管狭窄内支架置入操作，经口腔引入导管导丝，完成气管主支气管造影，建立路径图，交换引入加强导丝。

(2) 建立双加强导丝轨道：保留加强导丝并牢固固定；同法引入另一根加强导丝进入对侧下叶支气管保留和固定。

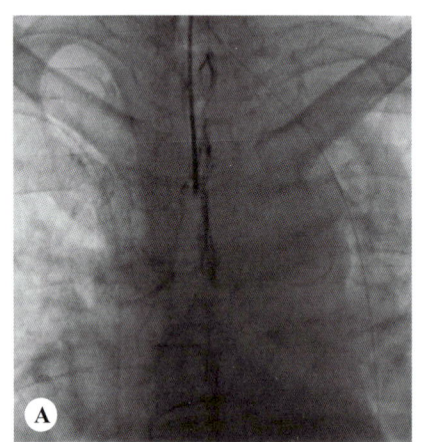

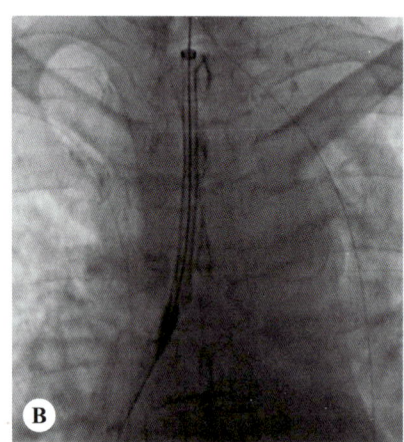

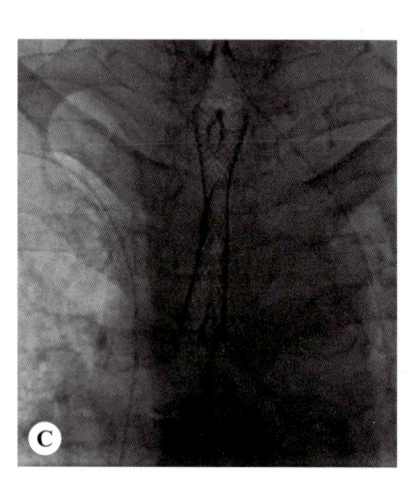

▲ 图 8-18 与图 8-17 同一患者的气管直管状内支架置入过程
A. 经导管气管造影显示狭窄和气管隆突与主支气管结构；B. 递送器套装推送到达气管隆突区；C. 气管置入内支架，退出递送器，狭窄区尚未完全膨胀

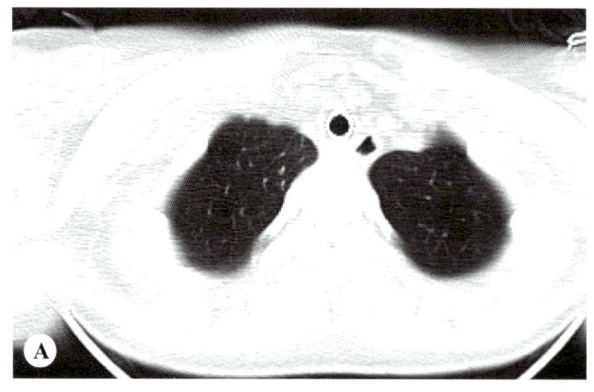

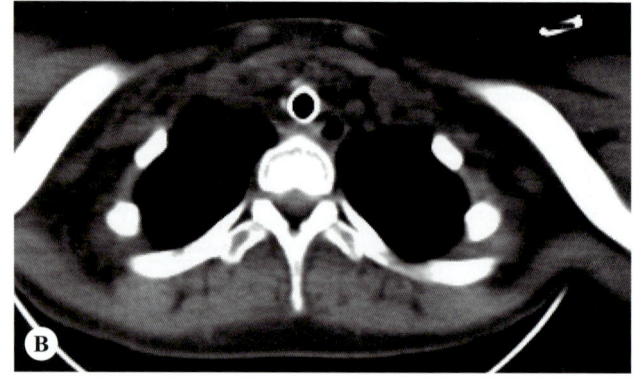

▲ 图 8-19 气管直管状内支架置入后复查的胸部 CT
A. 肺窗；B. 纵隔窗，显示气管狭窄区内支架膨胀解除狭窄

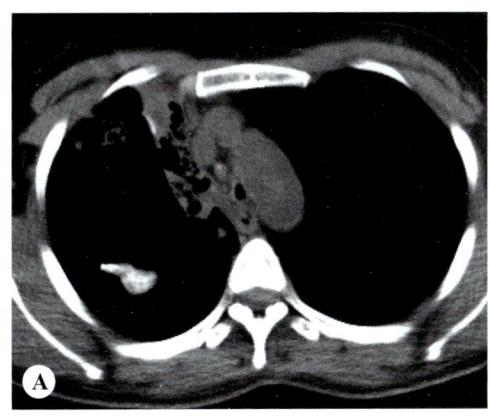

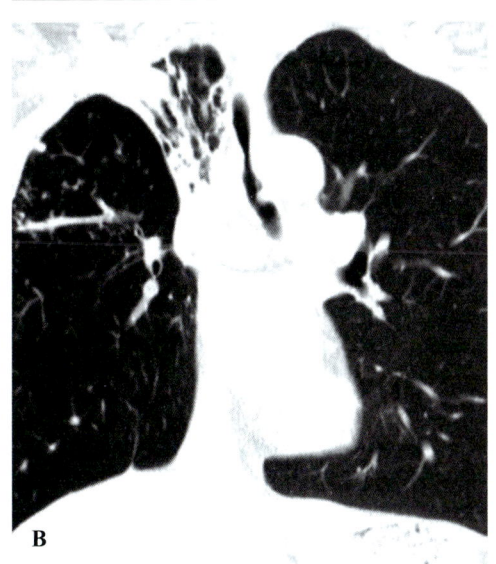

第8章 气管支气管良性狭窄介入放射学内支架治疗

▲ 图 8-20 胸部 CT
A. 轴位纵隔窗显示气管隆突区复合狭窄，右上肺不张呈不均匀的毁损状；B. 冠状位肺窗显示气管下段近气管隆突区严重狭窄，右上肺不张

也可沿第一根加强导丝，向气管内置入 9F 长鞘管至气管下段或气管隆突上方，导管与水膜导丝配合经鞘管进入气管和对侧下叶支气管，交换引入另一根加强导丝并保留导丝固定，标记左右两根加强导丝（图 8-21A）。

(3) 引入 Y 形支架递送系统：X 线监测下牢靠固定两根加强导丝在支气管内的位置不变。经左右两侧加强导丝引入装载有支架的捆绑与推送多功能内支架递送器套装，递送器侧臂导管连接高压氧气管供氧。

透视监测下，固定加强导丝前推递送器进入口腔至口咽部，嘱咐患者尽力头部后仰，前推递送器进入喉咽、喉腔，触及声带遭遇阻力时，患者反应性刺激性呛咳，维持一定前推力适当旋转递送器，使递送器的双内芯处于前后方位与声门前后径一致，嘱咐患者深吸气或咳嗽，此时声门开放、顺势前推递送器进入气管至气管隆突上方。旋转调整支架方位使左右分支部与左右主气管和其内的加强导丝居于同侧，内支架左右分支与左右支气管内的导丝方向一致，倒 Y 形内支架上的黄金标记点也位于左右两侧缘（图 8-21B）。

(4) 释放内支架，牢固固定加强导丝和递送器后手柄，将倒 Y 形内支架的双侧分支部推出外鞘管至气管隆突上方的气管下段内。固定加强导丝，整体性前推递送器，将内支架两个分支部分别前推进入左右主支气管内，前推递送器遇到阻力提示内支架分支部完全进入主支气管、倒 Y 形内支架分叉部抵达气管隆突，透视或必要时造影进一步证实支架分叉部紧贴气管隆嵴。固定递送器和加强导丝，分别牵拉拔除左右侧支架捆绑线、释放支架双侧分支部。最后快速回拉前手柄和外鞘管释放倒 Y 形内支架主体部于气管内，缓慢退出支架递送器，至少保留一侧支气管内加强导丝以备后续介入治疗操作（图 8-21C）。

(5) 置入内支架的后续操作，复查造影，充分吸痰，必要时后扩张、止血等。

(6) 复查 CT，5 天左右进行颈胸 MSCT 扫描，观察支架膨胀、肺部炎症、肺不张恢复情况等（图 8-22）。

**3. 左主支气管良性狭窄** 左主支气管的正常结构较长，一般在 40~50mm，有较大的操作空间，选择内支架的类型规格范围较大。根据狭窄范围与是否累及邻近的气管隆突、叶支气管，可选择倒 Y 形一体化内支架、L 形分支内支架或倒 y 形（枝丫状）内支架等形状的内支架类型。

此处主要介绍气管主支气管 L 形分支内支架（也称支气管防滑脱分支内支架）的置入操作，L 形分支内支架可以使用单纯推送释放的方式置入，也可以使用捆绑拉线和推送释放的联合方式置入，后者的操作与倒 Y 形内支架置入操作类似，只是双导丝轨道引导的双分支置入操作变成了相对简单的双导丝引导单分支置入操作；使用

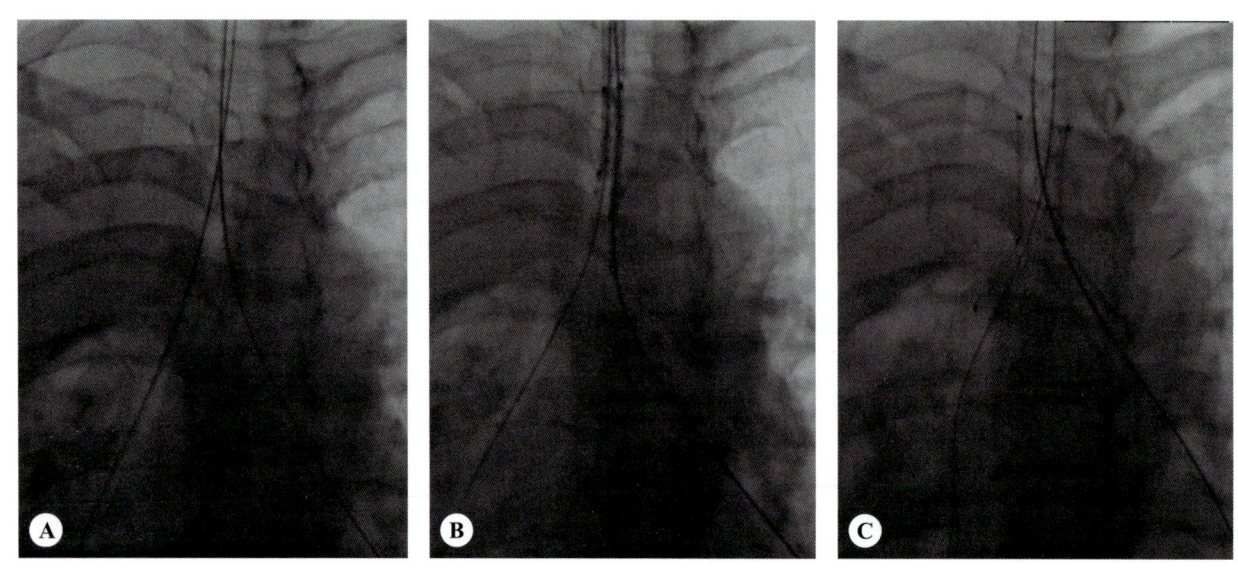

▲ 图 8-21 气管主支气管倒 Y 形内支架置入过程

A. 双侧下叶支气管建立加强导丝操作轨道；B. 递送器到达气管隆突上方，内支架双分支与导丝方位调整一致；C. 倒 Y 形内支架释放置入到位，还保留着导丝以进行下一步介入操作

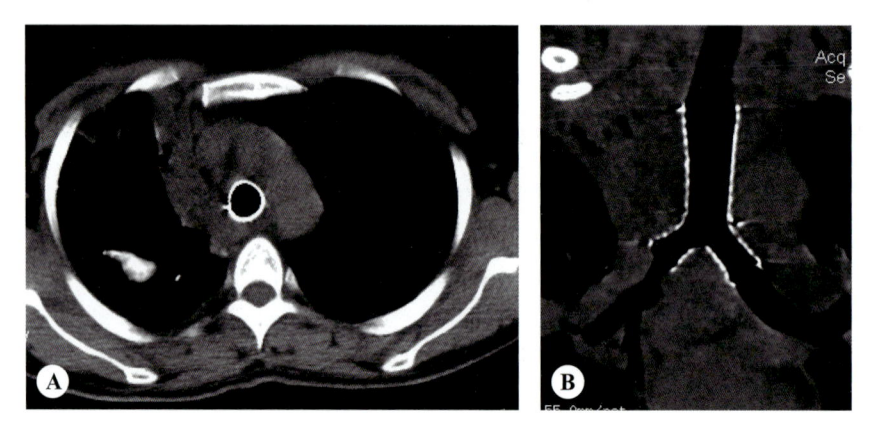

▲ 图 8-22 气管主支气管倒 Y 形内支架置入后复查胸部 CT

A. 轴位纵隔窗显示气管狭窄完全膨胀，右上叶肺不张无变化；B. 冠状位纵隔窗显示气管、气管隆突、双主支气管狭窄完全膨胀，右上叶肺不张无变化

捆绑拉线和推送释放的联合方式操作过程较为烦琐，但是易于定位。本文介绍单纯推送释放的方式置入操作如下（图 8-23 和图 8-24）。

（1）造影和建立加强导丝轨道，经口腔送入导管导丝进入气管和左主支气管，完成造影并交换加强导丝进入病变侧下叶支气管（图 8-24）。

（2）预扩张，瘢痕性狭窄质地坚韧，应进行高压球囊预扩张，既便于顺利通过递送器，也利于内支架置入后完全膨胀解除狭窄（图 8-24）。

（3）引入支架递送器套装：固定加强导丝，沿加强导丝送入内支架递送器套装至左主支气管狭窄段以远，旋转支架递送器使支架主体部下缘两侧的 X 线标记（Mark 点）分居左右两缘，并位居双侧主支气管开口的上缘，这样可使支架主体部和分支部之间的开口准确对准正常的右主支气管的开口（图 8-23 和图 8-24）。

（4）释放分支内支架：牢固固定加强导丝和递送器推送杆后手柄，回拉递送器外鞘前手柄开始释放 L 形内支架的分支，再定位内支架主体部下缘的 2 个 X 线标记点位置无误；继续推送完全释放支架分支部至左主支气管，释放的过程中不断调整支架递送器，确保主体部和分支部支架的开口对准右主支气管的开口，最后完全推送释放内支架（图 8-23 和图 8-24）。

L 形内支架释放完毕，透视下缓慢退出递送器，注意后退递送器过程中避免倒钩内支架而移位。保留加强导丝，以便完成后续介入操作。

经导管完成造影复查和充分吸痰。

**4. 右主支气管良性狭窄**　与左主支气管长度相比，右主支气管较短，而且长度和分支结构变异还大，波及邻近结构如气管隆突、上叶或中间支气管的复合性病变较多，选择内支架类型较为复杂，多数情况下需要 2 个支架或 2 个分支内支架对接叠加使用。此处主要介绍倒 Y 形内支架和小 y 形支架的同时置入操作。操作顺序：先置入远侧端的 y 形内支架，再对接叠加置入 Y 形内支架，以 Y 形内支架的分支从内重叠套压在小 y 形内支架的主体腔内（图 8-25）。

(1) 造影建立加强导丝轨道，摆放体位，调整影像视野，连接多导心电监护仪、吸氧管和吸痰管，经口腔送入导管至右主支气管完成造影，建立操作路径图，交换向右下叶支气管引入导丝建立第一个加强导丝轨道，同法或以鞘管法交换引入导丝至右上叶支气管远端，建立第二根加强导丝轨道，并分别明确标记。

(2) 引入装载小 y 形内支架的递送器套装，透视监测下固定两根加强导丝在支气管内的位置不变，经两根加强导丝分别引入装载小 y 形内支架的递送器套装上下叶分支部内芯，先平稳地沿双加强导丝将小 y 形内支架的递送器套装送达开口器进入口腔。

持续性影像监测下，固定加强导丝、前递送器套装进入口咽部，向前推递送器依次通过咽腔、喉腔，旋转调整递送器，使递送器的双内芯处于前后方位与声门前后径一致，维持一定前推力等待患者深吸气或咳嗽时声门开放，顺势前推递送器进入气管至接近气管隆突。整体性旋转调整支架方位使支架分支部与上下叶支气管内的加强导丝居于同侧，两根导丝分居左右两侧相互平行、没有任何交叉。小 y 形内支架主体上的黄金标记点分别位于左右两侧缘，前推递送器使内支架双分支部进入右主支气管内（图 8-25A）。

(3) 置入小 y 形内支架，固定加强导丝和递送器推送杆后手柄，回拉递送器外鞘前手柄和外鞘管，将小 y 形内支架的双分支完全退出外鞘至右主支气管内。

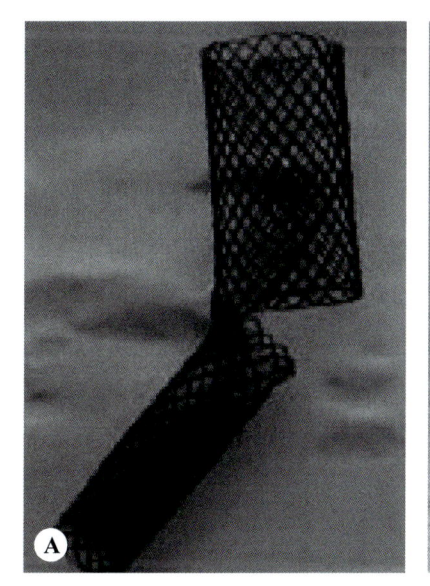

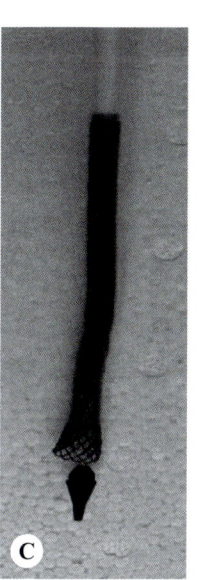

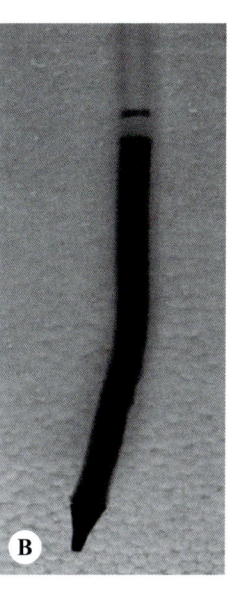

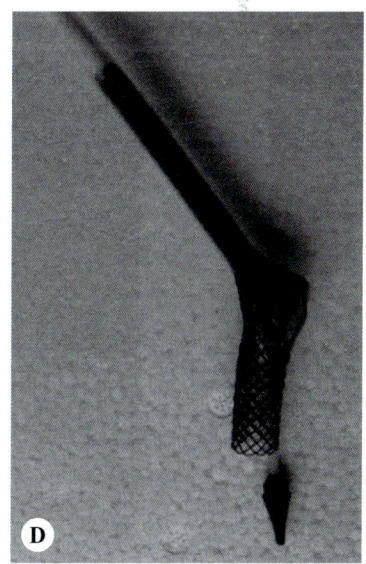

▲ 图 8-23　气管支气管 L 形分支防滑脱支架与装载推送释放实物

A. 气管主支气管 L 形分支内支架，原称主支气管防滑脱内支架；B. L 形分支内支架装载在递送器内；C. L 形分支支架开始推送释放；D. L 形分支内支架推送释放出分支部

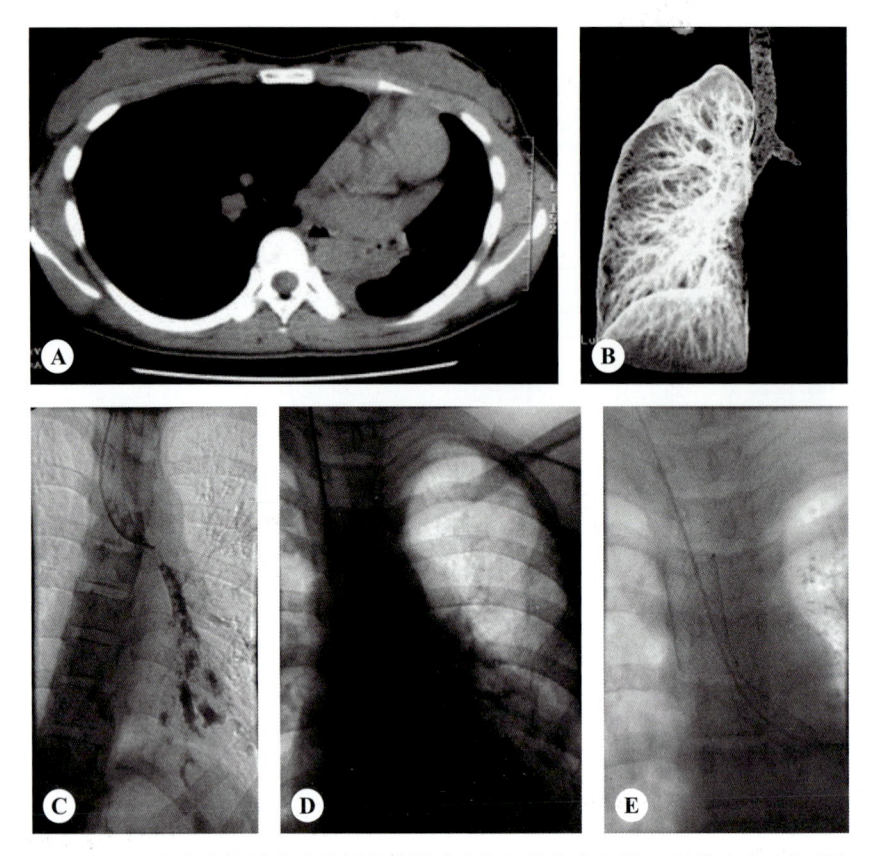

▲ 图 8-24 左主支气管内膜结核瘢痕性狭窄与气管主支气管 L 形分支内支架置入

A. 胸部轴位 CT 显示左主支气管狭窄、纵隔左移、左侧肺膨胀不全；B. 虚拟三维成像显示左主支气管严重狭窄闭塞；C. 左主气管造影显示重度狭窄；D. 左主支气管狭窄段球囊扩张成形；E. L 形分支内支架置入左主支气管与气管下段

整体性前推递送器沿双导丝将小 y 形内支架两个分支部小心轻柔地分别引入右上叶支气管及中间支气管内，递送器前推遇到阻力即提示内支架分叉部抵达上叶与中间支气管分叉处，内支架分支部完全进入上叶和中间支气管内。透视和造影进一步证实支架分叉部紧贴上叶与中间支气管分叉，说明内支架递送到位，分别牵拉和拔出内支架两分支的捆绑线，释放支架双分支部，透视和造影证实内支架双分支位置准确。固定递送器后手柄，回拉外鞘管前手柄释放内支架主体部于右主支气管内，小 y 形内支架置入完毕，缓慢退出支架递送器（图 8-25B）。

保留下叶支气管内金属加强导丝，依次完成后续介入操作。

(4) 引入 Y 形分支一体化内支架以及释放、置入操作与气管隆突区狭窄操作相同（图 8-25C 和 D）。

(5) 完成造影复查和充分吸痰、必要止血操作。

(6) 定期复查胸部 CT，观察内支架膨胀和肺部炎症、肺不张是否恢复（图 8-25E）。

（四）介入后处理

**1. 雾化吸入** 内支架术后每日多次（生理盐水 10ml+ 利多卡因 5ml+ 氨溴索 30mg+ 阿米卡星 0.2g），稀释痰液，减轻支架刺激，局部抗感染。

**2. 咳痰、祛痰** 勤翻身、多拍背，鼓励用劲咳嗽，帮助排出各级支气管内痰液。不用担心内支架移位，补充液体，给予祛痰剂、痰液稀释剂等，利于痰液咳出。

**3. 抗感染** 有阻塞性肺炎者依据细菌培养选用敏感抗生素控制感染，药物控制无效者进行纤维支气管镜支气管肺泡灌洗，清除支气管内痰液、脓液，支气管肺泡局部使用高浓度敏感抗生素。

**4. 控制复张性肺水肿** 因主支气管或多个叶

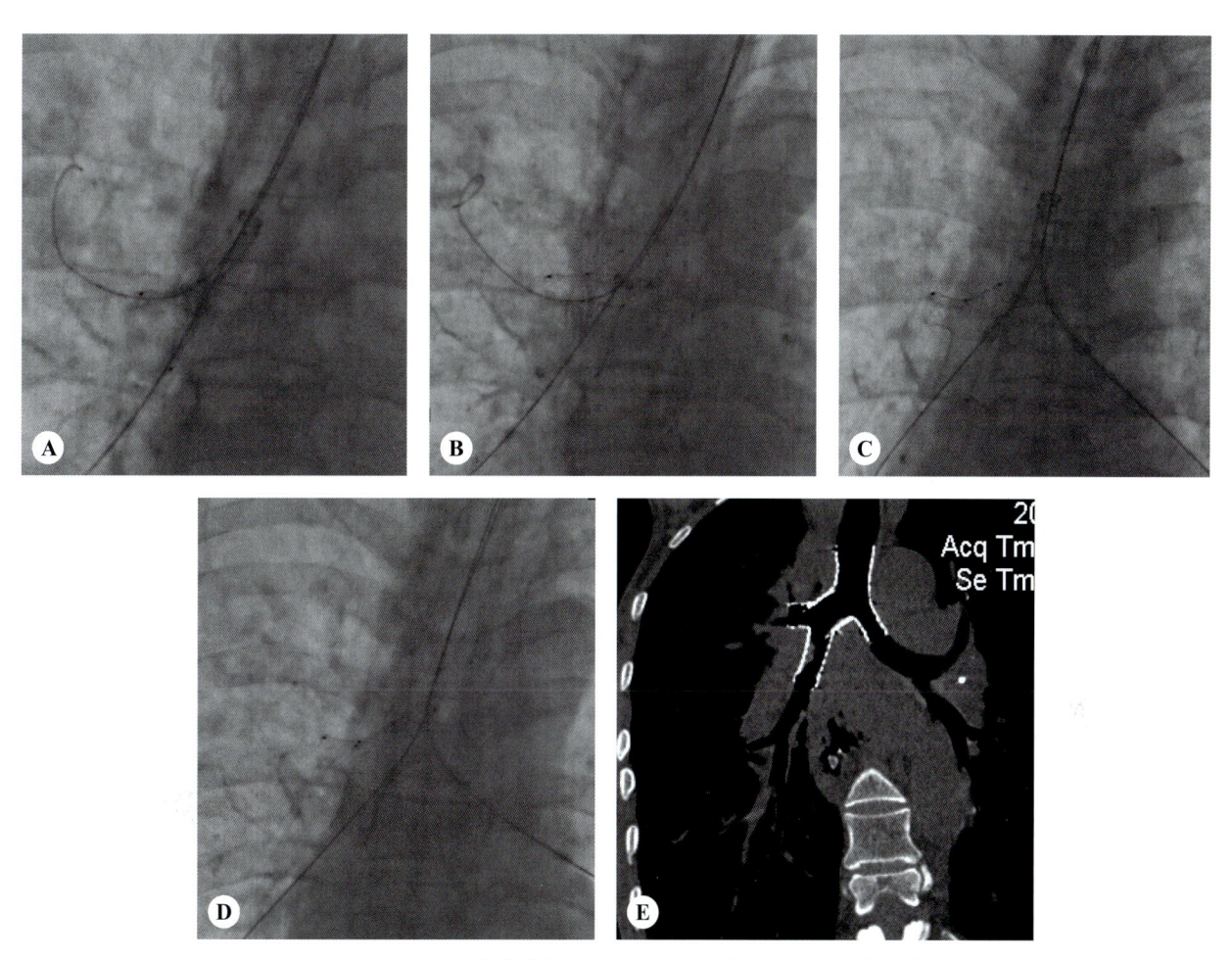

▲ 图 8-25 右主支气管狭窄波及右上叶和右中间支气管的支架置入过程

A. y 形内支架递送到位；B. y 形内支架完全释放置入；C. Y 形分支一体化内支架递送到位；D. Y 形分支一体化内支架完全释放置入；E. 胸部 CT 气道冠状位重建显示内支架置入对接良好，狭窄得到解除

支气管严重狭窄和闭塞，阻塞区域肺通气量严重降低，发生大范围的阻塞性肺膨胀不全或阻塞性肺不张，球囊扩张或支架置入解除狭窄后，患者通气量突然增加，肺泡与间质血液供应量也大幅度增加，原来肺不张时肺组织缺血缺氧，内膜、间质、毛细血管通透性均有异常，可出现复张性肺水肿，影响气血交换，患者解除气管支气管狭窄后呼吸困难得到一过性改善，突然呼吸困难又加重。出现术后胸闷气短，缺氧发绀，吸氧难以改善。

若患者解除气管支气管狭窄后呼吸困难症状得到缓解，术后 10~30min 又出现胸闷加重，即刻胸部 CT 检查，若发现原阻塞性支气管肺叶渗出、模糊、云雾样阴影，证实有肺水肿，立即静脉输注白蛋白配合利尿药；并给予静脉激素应用，消除水肿，改善患者呼吸状况，度过复张性肺水肿的危险期。

**5. 胸部计算机断层扫描** 术后 3~5 天复查颈胸部 CT 并气管支气管三维重建，判断内支架置入后是否完全膨胀、狭窄是否彻底解除，合并的肺炎、肺不张是否恢复正常等。重新评价原发疾病，为后续治疗提供参照。

（五）并发症防治

气管支气管记忆合自膨胀式金内支架置入是治疗严重管腔狭窄的急救手段，可以立即解除狭窄，恢复正常管腔通气，缓解呼吸困难和缺氧症状。但在术中、术后也存在一些难以避免的并发症，术前充分评估患者病情和身体状况，做好精心准备，以最大限度地防止并发症发生。

1. **窒息** 易于在术前或术中发生，窒息在于预防，而一旦发生，除非即刻解除气管主支气管狭窄，其他治疗都难以奏效。

(1) 内支架置入前缺氧窒息：气管主支气管大气道严重狭窄的患者在术前存在严重的缺氧，即便高流量纯氧吸入，体内氧气储备依然严重不足。若黏稠痰液聚集、呼吸疲乏无力，都会持续性加剧缺氧，在术前准备过程中发生窒息；尤其基层医疗机构遇到大气道严重狭窄患者，在转往上级医院途中缺氧窒息。对于韩氏临床分级V～Ⅶ的呼吸困难患者，为预防内支架置入前缺氧窒息，静脉注射常规剂量2倍以上糖皮质激素，地塞米松10mg或甲泼尼龙60mg，减轻气管与主支气管狭窄区水肿，降低肺泡内渗出，提高机体应激能力，一般可维持2h的呼吸平稳状态。

(2) 内支架置入过程中窒息：气管、气管隆突和（或）主支气管大气道严重狭窄患者，几乎麻醉医师都拒绝实施麻醉和气管插管。介入放射学的内支架置入操作是在患者清醒、无机械辅助通气、无重建呼吸通路的情况进行的，内支架递送器插入狭窄段会加剧内腔阻塞和通气障碍，严重者缺氧窒息。其预防措施有四：①精准熟练的内支架置入技术，这要求介入医生具备娴熟的内支架操作技术，尽可能缩短狭窄气道内操作时间，作者团队可以在1min内完成气管或主支气管内支架置入操作，操作速度快、阻塞狭窄管腔时间短，避免缺氧窒息的发生。②术前大剂量静推激素，10～20mg地塞米松或30～60mg甲泼尼龙静脉注射，消除狭窄气道水肿和渗出，提高患者对缺氧的耐受能力。③先置入给氧保命导管，以介入技术经鼻腔向狭窄气管以远插入多侧孔导管，连接高压输氧管道向气管隆突或一侧主支气管输注氧气，以使内支架递送器通过狭窄段形成完全阻塞时，依然有氧气供应肺部，避免缺氧窒息。④递送器侧臂高压供氧，气道内支架递送器都有与外鞘管内腔相连的侧臂，侧臂的作用是内支架置入前使用生理盐水冲洗湿润内腔，减少导丝与内支架推送释放的阻力。也可连接高压输氧管作为输氧通路，在内支架置入操作尤其通过狭窄段阻塞内腔时，经外鞘管内腔向阻塞远端气管隆突或主支气管内供氧，预防递送器阻塞狭窄气管，引发的缺氧窒息。

手术操作台上还要备用合适型号的气管插管，必要时以介入的导管导丝技术引导气管插管辅助通气。

2. **肉芽组织增生** 内支架置入、异物刺激引起损伤修复和炎性修复，肉芽组织过度增生形成瘢痕，致使管腔再狭窄，甚至顽固性再狭窄。

瘢痕组织形成过程包括：创伤后—炎症反应—伤口修复愈合—瘢痕形成期—瘢痕增生期—瘢痕稳定期—瘢痕消退成熟期。瘢痕组织增生主要在形成前采取有效措施预防，在局部创伤48～72h后成纤维细胞迁入创面，7天内是大量增殖、分泌胶原纤维的高峰期，增生期的成纤维细胞对放射线非常敏感，赵欣欣等报道了78例皮肤瘢痕切除术后，2～6天行局部放疗后能防止瘢痕复发。我们前期对实验兔气管狭窄模型置入镍钛合金支架后进行外照射，发现X线外照射可以有效抑制气道支架置入后黏膜肉芽组织增生。

感染也是气管支气管内支架介入治疗后创面愈合不良导致再狭窄原因。苏柱泉等认为介入治疗后，抗感染治疗可以减低术后再狭窄率。Mazhar等研究表明，患者气管黏膜上的生物膜和细菌数量与再狭窄发生密切相关，若感染未能控制，可影响气管狭窄内支架置入的疗效。李莉华等研究认为自第1次气道介入治疗到气道黏膜基本修复大概需3～6周，介入治疗第2周是黏膜创伤后的修复期，若此时气道感染未控制且正处于黏膜修复期，导致气道内支架介入治疗再狭窄。采用长时间静脉使用抗生素治疗（通常1个月），抗生素敏感性覆盖铜绿假单胞菌、鲍曼不动杆菌等，待黏膜基本修复正常后改用雾化吸入阿米卡星，随访得到6个月内的气道再狭窄明显下降。

为了解决感染导致再狭窄问题，国内外有学者尝试在气道黏膜瘢痕处注射激素或抑制增生药物，取得了不错的效果。本中心成功研制西罗莫司涂层气道支架，并且通过兔气道狭窄动物模型实验结果，显示西罗莫司涂层支架置入后的再狭窄程度明显轻于单纯镍钛合金支架组。另外本中心采用镁合金丝编织气道支架，并进行了动物实验，在可降解气道支架研发方面获得了宝贵资料，但还存在一些问题，有待解决和改进。

3. **出血** 内支架置入过程中难免对咽喉、气管黏膜造成不同程度的损伤，出现黏膜毛细血管床渗血，多数患者出血量小仅为痰中带血或出血少于10ml，可自行停止。若出血量较大，大口咯血或咯出血块，经导管局部喷洒（1:10 000）～（1:1000）肾上腺素或凝血酶几乎均可止血，作者20余年呼吸道内支架置入经验尚未遇到大出血、不能以肾上腺素盐水喷洒止血者。

除非原有大出血基础疾病，如支气管动静脉畸形、支气管动静脉瘘者，畸形血管团破裂导致的大出血，需要经动脉穿刺插管途径，经导管栓塞止血。

4. **气道管腔内分泌物阻塞** 痰液黏稠形成痰栓或痰痂，覆膜内支架潴留痰液，气管支气管腔内分泌物阻塞常见于介入后1～2天，由于内支架尤其覆膜内支架置入，影响了气道内膜纤毛的排痰功能，造成痰液潴留，并且气道内支架没有湿化功能，在支架上容易形成痰痂，特别是气道覆膜支架置入后易出现痰液潴留。

雾化吸入、稀释痰液、辅助咳痰，严重时以支气管镜清除坏死组织及分泌物，进行支气管抗菌盐水冲洗抽吸，即可排出积聚的痰液，也利于肺部感染控制。

5. **支架膨胀不全** 支架膨胀不全是由于金属内支架支撑力不足以抵抗瘢痕组织的收缩力，在支架放置后不能完全膨胀，常见于大量瘢痕组织挛缩性气管狭窄，良性瘢痕性气道狭窄通常应在支架置入前采用高压球囊进行必要的预扩张，以便支架置入后有足够大的内腔直径便于内支架推送器顺利退出，也有助于支架置入后充分扩张膨胀。内支架置入观察1～3天后仍不能完全膨胀者，基本上不会再继续扩张，及时在支架腔内实施高压球囊后扩张使支架充分膨胀，气管狭窄彻底解除。

6. **支架移位** 需及时调整支架位置或取出后重新置入。支架移位与气道狭窄部位好转、支架与气管壁组织间膨胀力不足或支架规格——直径选择偏小有关，一旦怀疑支架移位，应立即行胸部CT或支气管镜检查，发现支架移位应及时调整支架位置或支架取出再置入新支架。

7. **支架断裂** 支架断裂是少见的并发症。支架断裂与患者反复剧烈咳嗽时气道平滑肌的强力收缩引起金属内支架的金属丝产生疲劳性断裂有关，一般发生在气道膜部，一旦发生支架编织丝断裂、解体，尽可能将支架取出，减轻患者担忧。

8. **气胸** 少见发生，多是由于操作过程中导丝插入过深，穿透末梢支气管进入胸膜腔导致气胸。一般导丝穿破肺组织与胸膜形成的气胸量不大，不需特殊处理可自行愈合吸收。注意内支架置入整个操作中都要确保导丝远端在X线视野之内，确保插入不要太深，不要突破肺野外带。

9. **气道穿孔和纵隔气肿** 罕见发生，一般卧床休息、吸氧后好转。覆膜内支架的应用越来越多，内支架的覆膜本身就对气管黏膜和管壁具有保护作用。

10. **胸痛** 术前过度用力呼吸，术中、术后胸痛与球囊扩张、支架置入等介入操作刺激、扩张、撕裂气管壁有关，一般疼痛较轻微，无须特殊处理，疼痛明显者可口服镇痛药。

11. **咽痛、声嘶** 内支架置入过程中粗大的递送器对咽腔、喉腔局部的刺激所致，雾化吸入或休息几天即可缓解，一般无须特殊处理。

**（六）复查与随访**

1. 良性气管主支气管狭窄支架置入后1个月、2个月时，嘱患者入院复查，行胸部CT和气管镜检查，了解患者症状恢复情况、气道支架位置及膨胀情况，了解痰液潴留和肺部感染情况、气道黏膜肉芽组织增生及气道再狭窄情况。必要时行球囊扩张或气管镜下冷冻消融肉芽组织。

2. 由于良性气管主支气管狭窄患者生存期较长，而支架长期留置并发症较多，严重影响患者远期生活质量，所以建议良性气道狭窄者以覆膜金属支架临时性留置，待狭窄改建塑形完成后回收取出支架。本中心动物实验发现气管支架置入后肉芽组织增生最重的时间是支架置入后2个月，而3个月时已基本稳定，3个月内做好内支架瘢痕组织过度增生的预防措施。纤维瘢痕组织改建塑性一般需要6~9个月，支架的取出技术参照第7章。

3. 支架取出后1个月、2个月、3个月时入院复查，行胸部CT和气管镜检查，了解患者症状恢复情况，有无出现气道再狭窄。必要时行球囊扩张或支架再置入。

## 八、预后

1. **近期疗效** 呼吸困难症状明显好转或消失、气管主支气管内径扩大恢复到原来的正常直径，韩氏呼吸困难临床分级评分下降0~Ⅳ级及以下，可以正常休息，独立正常生活。

2. **远期疗效** 由于目前无统一评价标准，参考张杰、梁毅林等文献进行评估。治愈：气道狭窄治疗后内径稳定，症状缓解维持时间大于12月；有效：气道治疗后管腔通畅，症状缓解维持时间3~12个月；无效：气道治疗后管腔通畅，症状缓解维持时间小于3个月，需再次扩张治疗或支架置入等治疗。

(1) 良性病变引起的中央气道狭窄，其长期疗效一直是重要的临床问题，局限性（20mm以内）环状狭窄首选手术重建。新型抗增生和抗瘢痕组织过度增生的药物涂层内支架已经显示光明前景，携带单种抗增生药物、携带双重抗增生与抗感染药物显示出更久的管腔通畅率。

内镜治疗对于姑息治疗和被认为无法手术的患者很重要，内支架可以在这些患者中提供及时有效的狭窄缓解率，尤其是与其他内镜疗法如激光、烧灼、机械扩张联合使用。气管支气管支架置入前确定阻塞的位置、原因及程度，加强内支架置入的后续治疗，是提高长期内支架通畅率的重要因素。特殊的冠状动脉药物涂层内支架的一系列研发，值得借鉴。

(2) 手术或介入内支架治疗均会给气道黏膜带来不同程度的损害，最终导致瘢痕的形成。随着近年来瘢痕抑制药物的不断发展，有研究表明重组TGF-$β_3$治疗可使瘢痕面积变小，愈合后组织结构更接近正常组织，但目前正处于实验研究阶段。瘢痕的形成涉及基因表达的紊乱，Mizokami等通过抑制动物 *c-myc* 基因的表达，显示可预防气道黏膜损伤后气道瘢痕狭窄，但仍需更深入的研究。

(3) 理想的气道支架是固定良好不会移位，不会刺激瘢痕组织过度生长，不会促进肉芽组织形成，不会被感染，同时可以通过介入技术容易放置和取出，宜根据每例患者情况进行个人定制。目前各种新型支架如生物可降解支架、药物涂层支架、个性化三维打印气道支架等已相继发明，相信随着生物学技术的发展、高度生物学相容的内支架的改进，开发理想的气管支气管支架不是梦。

## 参考文献

[1] 陈斌，郭述良. 良性气道瘢痕狭窄治疗现状及研究进展[J]. 临床肺科杂志, 2017, 22(1):165-167.

[2] 余丽丽，贾晋伟，肖洋，等. 良性气道狭窄病因分析[J]. 临床肺科杂志, 2019, 24(8):1394-1398.

[3] 牟江，李静. 良性气道狭窄的病因分析及治疗[J]. 医学前沿, 2015, 5(29):145-146.

[4] 郭鹏. 良性气道狭窄与支架置入研究进展[J]. 医学信息, 2017, 30(14):45-46.

[5] 蒋荣芳，徐明鹏，李莉华，等. 良性气道狭窄治疗现状及研究进展[J]. 吉林医学, 2018, 39(5); 967-969.

[6] 王鲲遥，王广发. 良性中心气道狭窄的形成机制[J]. 国际呼吸杂志, 2019, 39(8):607-609.

[7] 金发光. 良性中心气道狭窄诊治规范的理解与认识[J]. 山东大学学报(医学版), 2017, 55(4):7-12.

[8] 梅波，张齐武. 气道内支架在良性气道病变中的应用探讨[J]. 黑龙江医药, 2016, 29(1):137-139.

[9] 申楠，季洪健，冯建聪. 气道内支架在良性气道狭窄中的应用进展[J]. 介入放射学杂志, 2016, 25(4):367-370.

[10] 宋润旭，周颖，万毅新. 中央气道良性狭窄介入治疗进展概况[J]. 临床肺科杂志, 2017, 22(5):923-926.

[11] 李宗明,吴刚,韩新巍.可取出气管内支架置入治疗气管狭窄性拔管困难[J].郑州大学学报(医学版),2013,22(1):46-49.

[12] 李宗明,路慧彬,任克伟,等.透视下气管管状金属内支架取出45例的临床分析[J].介入放射学杂志,2017,26(1):40-43.

[13] 李宗明,刘耿,张全会,等.可降解镁合金气管支架在兔气管狭窄模型中的初步应用[J].介入放射学杂志,2018,27(4):353-356.

[14] 韩新巍,马骥,吴刚,等.气管支架置入后并发症及处理分析[J].中原医刊,2008,35(6):18-19.

[15] 陈清亮,李宗明,韩新巍,等.良性气道狭窄的自膨式金属支架置入疗效探讨[J].中国实用医刊,2013,40(18):19-21.

[16] HU H H, WU F J, ZHANG J S, et al. Treatment of secondary benign airway stenosis after tracheotomy with Montgomery T-tube[J]. Math Biosci Eng, 2019, 16(6):7839-7849.

[17] GUIBERT N, DIDIER A, MORENO B, et al. Treatment of complex airway stenoses using patient-specific 3D-engineered stents: a proof-of-concept study[J]. Thorax, 2019, 74(8):810-813.

[18] XIONG X F, XU L, FAN L L, et al. Long-term follow-up of self-expandable metallic stents in benign tracheobronchial stenosis: a retrospective study[J]. BMC Pulm Med, 2019, 19(1):33.

[19] OBERG C L, HOLDEN V K, CHANNICK C L. benign central airway obstruction[J]. Semin Respir Crit Care Med, 2018, 39(6):731-746.

[20] FIORELLI A, MESSINA G, SANTORIELLO C, et al. Endobronchial ultrasound for benign tracheal stenosis[J]. Thorac Cardiovasc Surg, 2019, 67(3):232-234.

[21] BI Y, YU Z, REN J, et al. Metallic stent insertion and removal for post-tracheotomy and post-intubation tracheal stenosis[J]. Radiol Med, 2019, 124(3):191-198.

# 第9章 气管支气管恶性狭窄介入放射学内支架治疗

气管支气管恶性狭窄最常见原发病因是原发性支气管肺癌，常见的继发性病因是肺癌纵隔淋巴结转移、食管癌直接压迫和纵隔淋巴结转移、甲状腺癌和胸腺癌直接压迫、纵隔恶性淋巴瘤压迫、胃肠道癌和腹盆腔恶性肿瘤纵隔淋巴结转移等。

气管支气管恶性狭窄起病隐匿，当患者出现呼吸困难症状时，恶性肿瘤常常已发展至晚期，失去手术根治的机会。一般来说，对于肿瘤早期导致的并且能耐受手术的恶性气道狭窄患者，手术彻底切除肿瘤仍是首选的治疗方法，但患者因气管支气管严重狭窄就诊时，肿瘤能够手术切除者不多。控制肿瘤进展、阻止气管支气管狭窄程度加重和防止再狭窄是治疗气管支气管恶性狭窄、改善患者预后的关键。全身化疗、免疫靶向治疗对部分恶性肿瘤有效，但部分患者却难以耐受，可能增加患者痛苦、加重气管支气管狭窄，甚至有患者在化疗过程中因为严重的并发症而死亡。外放射治疗是一种较好的辅助治疗，疗效明显，但体外放疗除了靶器官接受射线外，周围组织放射受累，有可能引起放射性肺炎、放射性食管炎和气管环状软骨环变性塌陷等并发症。

随着气管支气管介入技术的发展和内支架新产品的应用，对于晚期支气管肺癌和纵隔转移瘤合并气管支气管严重狭窄的患者，内支架已成为一种有效解除气管主支气管狭窄不可替代的治疗方式，支架置入可快速缓解患者呼吸困难症状。待患者呼吸困难症状和身体素质改善，再配合有效的抗肿瘤治疗，可获得比较好的长期疗效。文献报道，姑息性气道内支架置入术后，患者呼吸困难症状明显缓解，生存期得到延长，但是由于肿瘤控制不理想和支架刺激肉芽组织生长，可出现气道再狭窄，有学者参照食管粒子支架和胆道粒子支架，进行 $^{125}I$ 放射性粒子置入治疗恶性气道狭窄，利用 $^{125}I$ 放射性粒子持续释放的 γ 射线杀灭处于 DNA 合成期及有丝分裂期的肿瘤细胞，并对静止期进入繁殖期的肿瘤细胞有持续杀伤作用，从而达到治疗肿瘤的目的，大大延长了气管支气管内支架的远期通畅率。

本章节就气管支气管恶性狭窄的病因、病理、诊断及内支架治疗进行介绍。

## 一、气管支气管恶性狭窄的病因

气管支气管恶性狭窄的常见病因为气管支气管原发性恶性肿瘤和纵隔与肺门淋巴结转移性肿瘤。

原发性气管支气管肿瘤，依次为鳞状细胞癌、腺样囊性癌、类癌、黏液表皮样癌及腺癌。

纵隔淋巴结，可以收纳下肢、盆腔、腹腔与腹膜后淋巴回流，也直接收纳胸壁、胸膜和肺部淋巴回流，头颈五官区域的一些淋巴也可向中上纵隔回流，所以纵隔淋巴结转移性肿瘤可来自从头颈五官到盆腔下肢的全身各处。最易转移至气管支气管的肿瘤包括上呼吸道肿瘤、上消化道肿瘤、乳腺癌、肾细胞癌、宫颈癌、转移性黑色素瘤及淋巴瘤等。

气管支气管邻近肿瘤压迫，一是远端支气管病灶累及近端叶支气管、主支气管和气管隆突，或邻近脏器食管、纵隔、甲状腺、胸腺等肿瘤累及或压迫气管支气管。

关于气管支气管恶性狭窄的病因构成，国外已有多篇文献报道。其中局部直接浸润气管支气管占73.96%，主要是肺癌、纵隔肿瘤、甲状腺癌、食管癌和间皮瘤；转移性恶性肿瘤压迫占26.04%，主要为肾癌、甲状腺癌、肉瘤、乳腺癌以及其他。有文献报道，转移性恶性肿瘤的常见病因是肾癌和乳腺癌。与国外报道不同的，我国首位病因是肺癌，第二位病因为食管癌，且所占比例较大，可能与我国食管癌高发有关，这提示我们在临床工作中，对于肺癌、食管癌患者，应当常规行胸部CT或支气管镜等检查明确气管支气管受累情况，以尽早发现，有效预防和处理。

## 二、气管支气管恶性狭窄的发病机制

气管支气管恶性狭窄的致病原因根据肿瘤位置分为管腔外肿瘤、管道壁间肿瘤和管腔内肿瘤，不同位置的肿瘤导致管腔狭窄的机制不同。

### （一）气管支气管腔外肿瘤压迫

尽管气管与主支气管周围是疏松结缔组织包绕，气管主支气管等结构具有较大的活动度，有一定能力躲避邻近占位性病变的推压，但是，若占位病变巨大，超出能够躲避的范围，就会导致气管、气管隆突、主支气管被推压狭窄。

还有气管与支气管均具有弹性软骨环，依靠软骨环的弹性支撑着管腔，维持管腔处于持续性开放状态，若外来压力超过了软骨环的支撑力，管腔就会受压塌陷，管腔狭窄；或者持续性的外部压力，使软骨环变性弹力下降甚至软骨环失去弹性，即便去除外来压力，管腔依然失去支撑力而狭窄，后者辅助一定的内支撑力（置入临时性内支架），2~4周后软骨环有恢复弹性的可能。

腔外推压、压迫最多见于颈部和纵隔淋巴结转移癌，其次是邻近脏器肿瘤直接压迫或直接浸润。

**1. 气管支气管邻近脏器肿瘤压迫** 颈部的甲状腺位于气管的前方和左右两侧，胸部的胸腺位于气管前方，颈胸部的食管位于气管、气管隆突和左主支气管后方，原发肿瘤向外生长，巨大的肿瘤直接压迫气管或主支气管，导致中央大气道即气管、气管隆突、双侧主支气管单纯或复合性管腔狭窄，气体通过受阻，出现呼吸困难症状。多见于食管癌、胸腺癌、甲状腺癌和恶性淋巴瘤。

食管癌是我国高发的恶性肿瘤之一，年发病率达到25万例，约1/3患者就诊时已经是晚期，食管癌向腔外生长，后方是坚硬的椎体，其主要是向前方生长，食管前方紧邻气管的C形软骨缺口处气管膜部，肿瘤极易推压膜部导致气管管腔严重狭窄（图9-1）。

胸腺恶性肿瘤也不少见，胸腺的恶性肿瘤在病理学分为上皮癌和淋巴细胞肉瘤两类，胸腺前方是坚硬的胸骨，巨大的胸腺恶性肿瘤只能向后扩展压迫气管，恶性度高的肿瘤会环绕压迫气管甚至浸润气管，导致气管重度狭窄（图9-2）。

甲状腺癌的发病率越来越高，许多地区已经把甲状腺作为常规体检项目，每年定期体检者可以早期发现甲状腺恶性病变，超声多参数成像如回声、钙化、弹性、动脉血流频谱的综合分析，使甲状腺癌的诊断水平得到极大提高。但是，依然有大量人群没有定期体检能力，也有一些人对体检结果的恶性病变提示置若罔闻，致使恶性病变从早期发展到进展期，到了疯狂生长的时期，直到压迫气管、出现呼吸困难才就诊（图9-3）。

纵隔是淋巴结最丰富的区域，纵隔淋巴瘤作为全身病变的一部分也会发生在气管、气管隆突和主支气管周围，肿大的淋巴结推压、环绕导致管腔狭窄。恶性淋巴瘤80%以上是可以达到终身控制的，纵隔淋巴结肿大压迫气管支气管一般发生在淋巴瘤晚期或复发性淋巴瘤，淋巴瘤药物控制无效或治疗后复发的病例。

**2. 纵隔淋巴结转移瘤压迫** 纵隔淋巴结丰富，主要分布于气管、气管隆突和主支气管周围，尤以气管下段与左右主支气管开口之间的三叉口区域气管隆突周围最密集，一旦肿瘤发生纵隔淋巴结转移，往往气管隆突周围、气管与双侧主支气管周围多发淋巴结都肿大，导致气管下段、气管隆突区、左右主支气管多处复合性狭窄（图9-4和图9-5）。

纵隔淋巴结可以引流收集几乎全身的淋巴液回流，这就标志着几乎全身的恶性肿瘤都会发生纵隔淋巴结转移，多见于呼吸道的肺癌和上消化道的食管癌与胃癌。主要是纵隔淋巴结转移瘤体

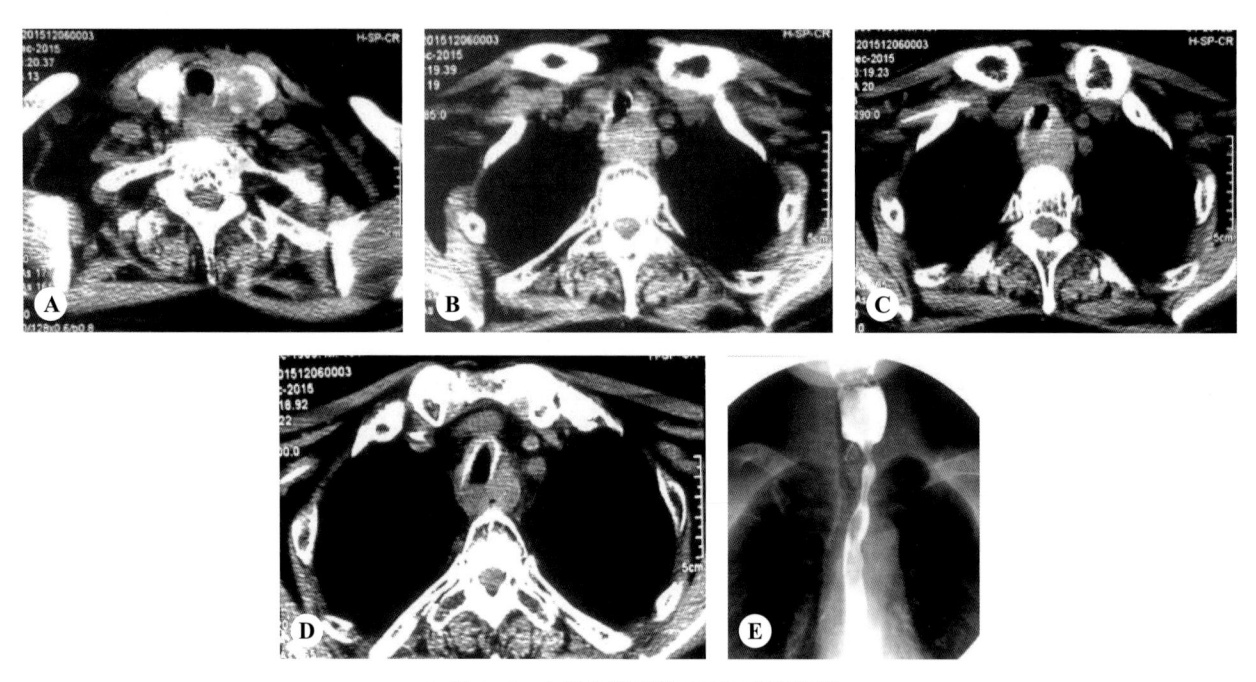

▲ 图 9-1 上段食管癌的 CT 与食管造影

A. 食管癌上端轻度推压气管膜部；B 和 C. 食管癌中部严重推压气管致重度狭窄；D. 食管癌下端轻度推压气管；E. 食管造影显示局限性重度狭窄和狭窄上方食管明显扩张

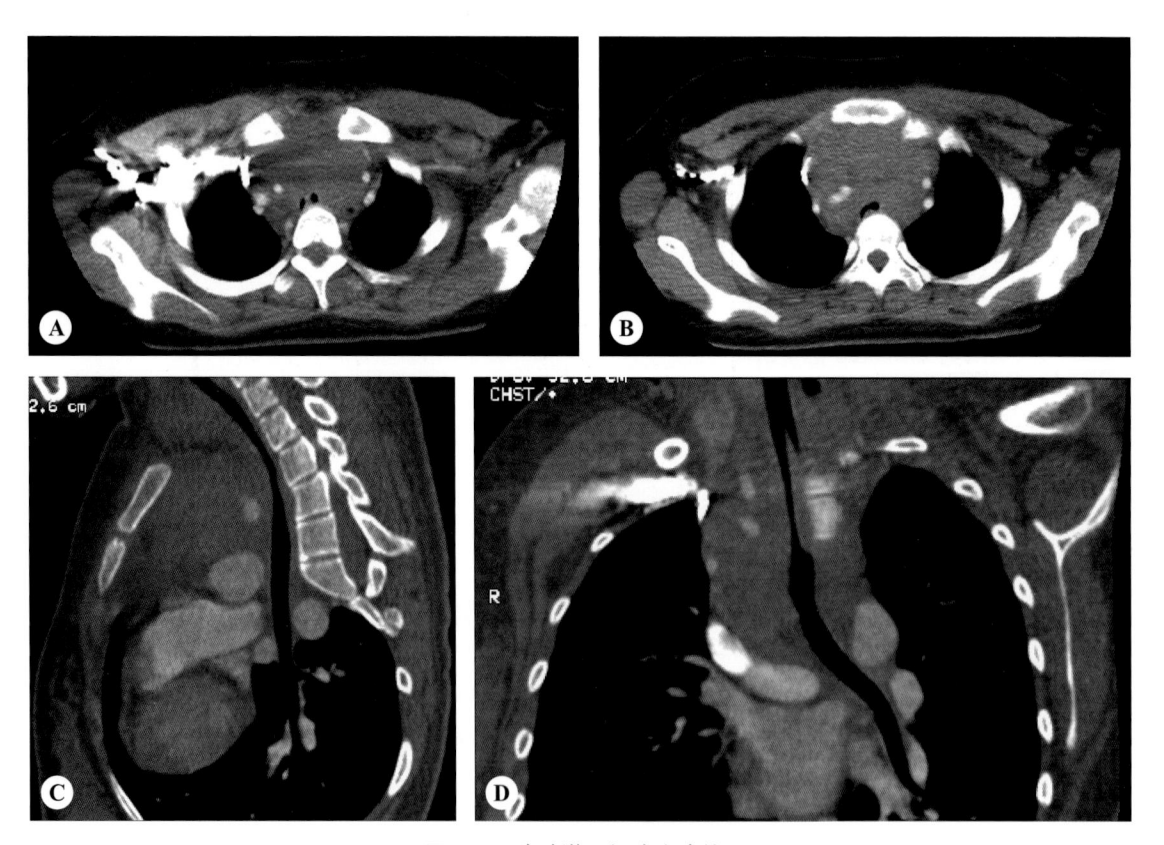

▲ 图 9-2 胸腺淋巴细胞肉瘤的 CT

A 和 B. 胸部轴位 CT 显示巨大胸腺肿瘤环绕气管，压迫浸润气管，气管管腔严重狭窄；C 和 D. 矢状位与冠状位 CT 显示巨大胸腺肿瘤环绕压迫，浸润气管，气管节段性重度狭窄

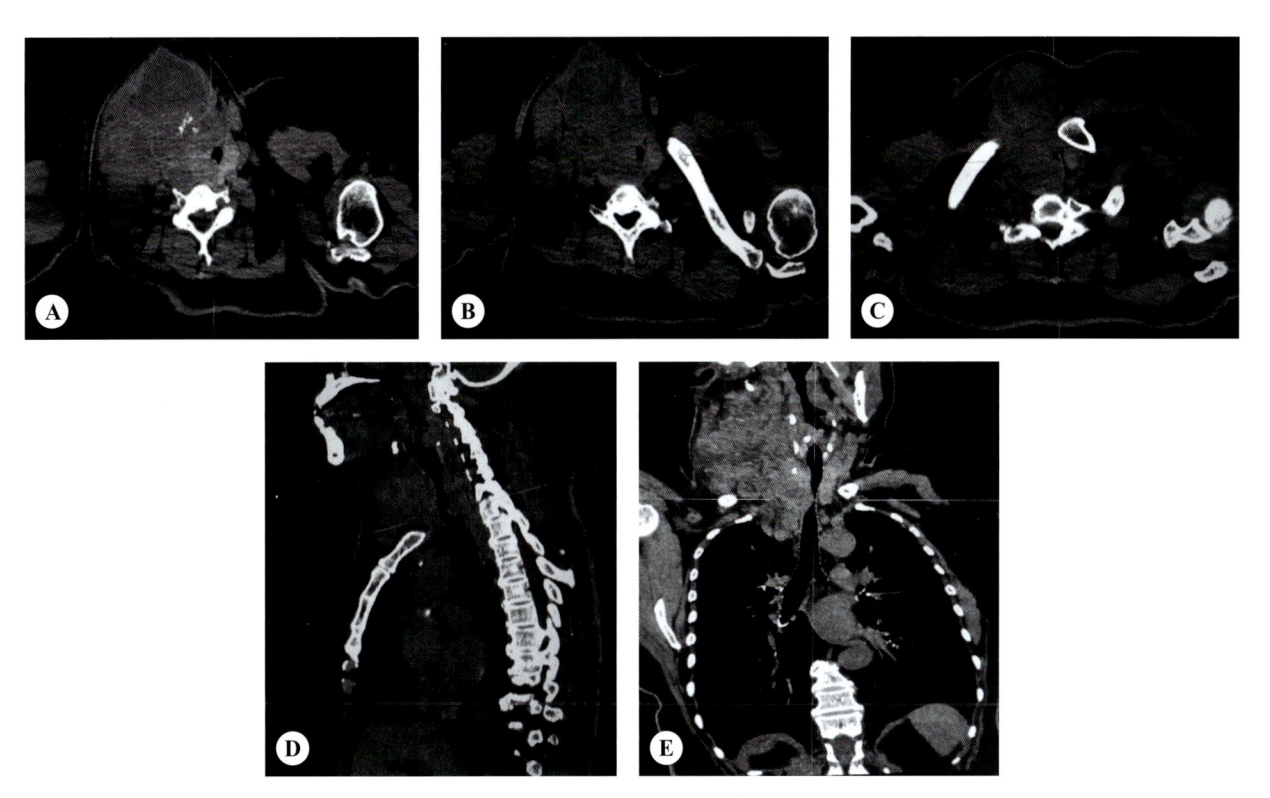

▲ 图 9-3 甲状腺癌压迫气管的 CT

A 至 C. 轴位 CT 显示甲状腺右叶巨大肿瘤压迫气管，气管受压移位并严重狭窄；D 和 E. 矢状位与冠状位 CT 显示颈段气管受压不规则严重狭窄，近于闭塞

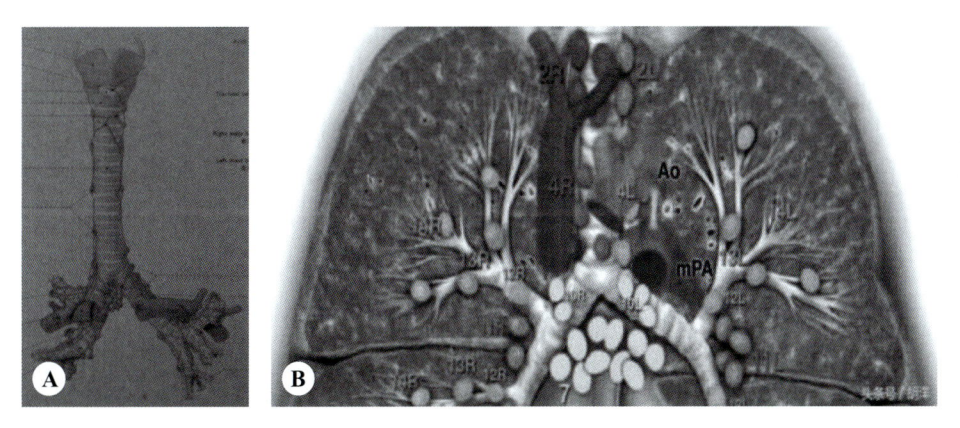

▲ 图 9-4 纵隔内、气管主支气管周围淋巴结分部解剖示意

A. 气管主支气管淋巴结分部示意，显示气管隆突周围淋巴结最丰富；B. 气管支气管树淋巴结分部示意，显示各个支气管分叉处淋巴结丰富

积巨大，从一侧推压气管或者多个肿大淋巴结环绕压迫气管、气管隆突、主支气管，导致气道软骨失去支撑力，引起患者通气障碍，导致严重呼吸困难（图 9-6）。

（二）气管支气管壁间肿瘤向管腔内生长

气管支气管管壁组织结构复杂，含有多种腺体、纤维组织、平滑肌、血管、淋巴管、神经等多种组织成分。相应组织都有可能发生恶性病变，形成恶性肿瘤性肿块，肿瘤破坏气管壁软骨环，气管软骨失去支撑力导致气管塌陷、管腔狭窄，通气受阻，出现呼吸困难；或是肿瘤生长形成肿块直接阻塞气管内腔，导致呼吸通路狭窄，

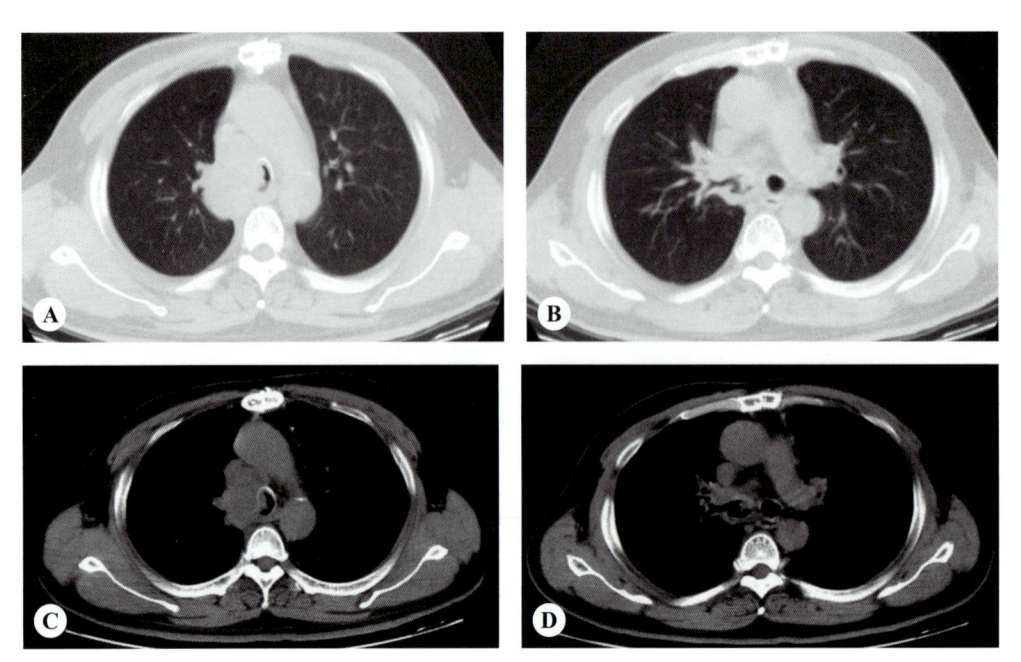

▲ 图 9-5 肺癌中、后纵隔多发淋巴结转移推压、浸润气管与右主支气管的 CT

A. 肺窗显示气管下段严重狭窄如新月形；B. 肺窗显示右主支气管狭窄如缝隙状；C 和 D. 纵隔窗显示气管右前、右侧、右后侧肿大淋巴结融合成块，并浸润气管和右主支气管

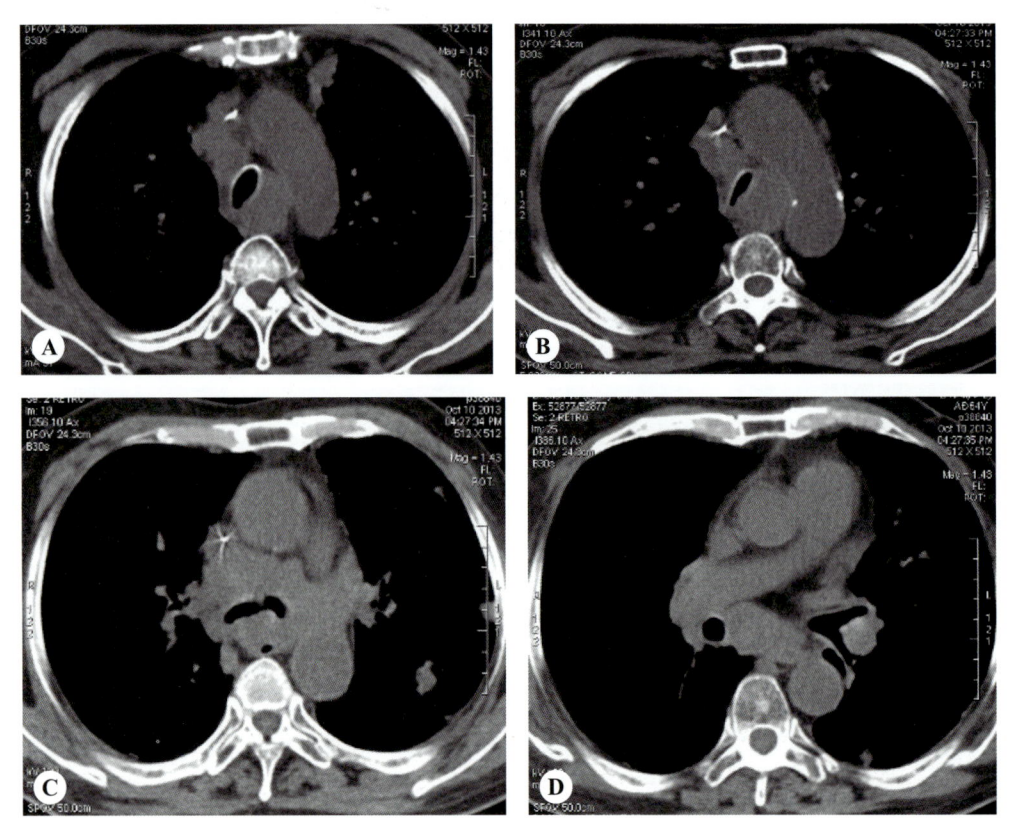

▲ 图 9-6 广泛纵隔淋巴结转移，气管、气管隆突、双侧主支气管复合狭窄的 CT

A 和 B. 显示气管右前方与上腔静脉之间、左后方与脊柱和主动脉弓之间肿大淋巴结挤压气管导致气管严重狭窄；C. 显示气管隆突和双主支气管前后多发淋巴结肿大挤压气管，管腔严重狭窄；D. 显示气管隆突下方，双侧主支气管之间淋巴结肿大

通气障碍，引起患者呼吸困难（图 9-7）。

#### （三）气管支气管腔内肿瘤占据管腔

气管支气管内膜发生的各种肿瘤，向管腔内生长产生占位效应，挤压正常管腔空间，物理性阻塞气管主支气管通路，气体通过受阻导致呼吸困难（图 9-8）。

#### （四）气管支气管狭窄的部位、程度和范围

**1. 狭窄阻塞部位** 气管支气管树具有 24 级支气管分支，各处管腔狭窄的部位不同、程度不同、范围不同，所产生的呼吸困难症状和对呼吸系统的危害具有巨大差异。

狭窄累及的管腔越大，产生呼吸困难的症状越严重，反之累及的管腔越小，如肺叶支气管、肺段支气管，其呼吸困难症状越轻甚至毫无自觉症状。一般正常人一侧主支气管狭窄甚至完全闭塞，可能会出现一过性的气促或胸闷，一般不会出现缺氧，而且很快就得以完全代偿。多数患者来医院体检，偶然间发现一侧肺不张，询问病史，患者自己都难以回忆起过去有过什么胸部不舒服感觉，这也是外科手术可以切除一侧肺，而不影响正常生活、生存的解剖学和生理学基础。单一的 1 个肺叶、2 个肺叶甚至 3 个肺叶支气管狭窄或完全闭塞，多数也不会产生明显缺氧的呼吸困难症状，会有并发症状如反复发作的阻塞性肺炎。

中央大气道（即气管、气管隆突和双侧主支气管）受累狭窄，对气道的通气功能影响大，一

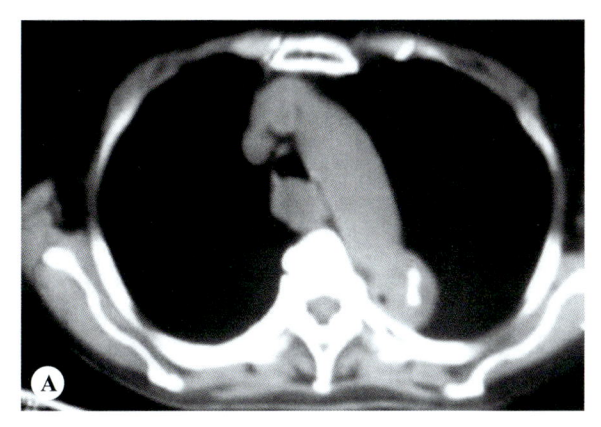

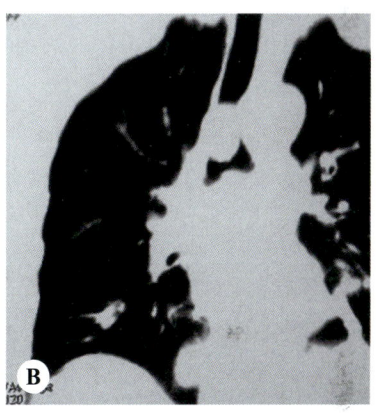

▲ 图 9-7 气管膜部纤维肉瘤的 CT
A. 轴位纵隔窗显示气管膜部软组织肿块向腔内外生长；B. 冠状位肺窗显示气管腔内占位阻塞正常管腔

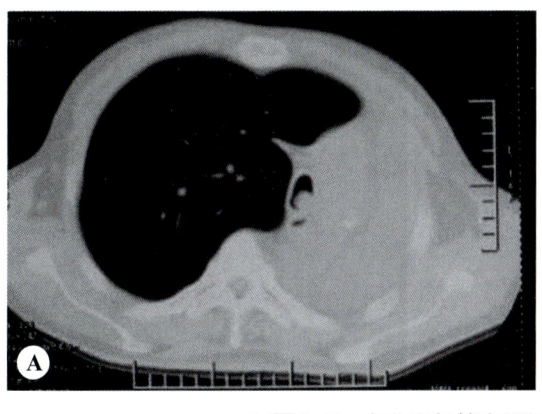

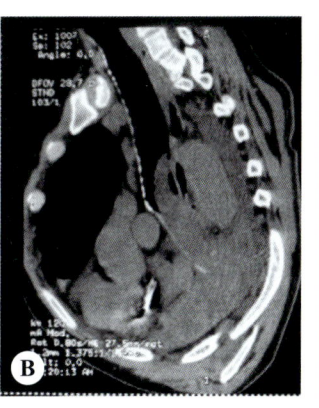

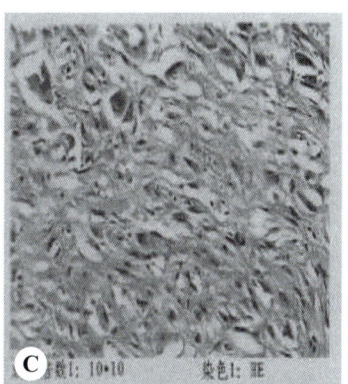

▲ 图 9-8 左主支气管内网织细胞肉瘤向气管下段延伸生长的 CT 与病理
A. 轴位肺窗显示气管下段管腔内占位合并左肺不张；B. 矢状位曲面成像纵隔窗显示左主支气管内占位向气管延伸生长；C. 活检后病理显示为典型的网织细胞肉瘤

般都会产生明显的缺氧和呼吸困难症状(图9-9)。

**2. 狭窄阻塞程度** 中央大气道狭窄，狭窄程度越重，通气功能受阻也越严重。若中度狭窄，影响正常活动与生活，要及时检查，发现原发病变，治疗原发病，阻止气管支气管管腔狭窄加重。若重度狭窄，影响正常生活与休息，要及时解除狭窄，避免严重呼吸困难，一旦黏稠痰液阻塞，易造成严重缺氧而导致患者窒息死亡。

**3. 狭窄阻塞范围** 一个部位（如气管）单纯性中度狭窄，气体通过一个局限性狭窄段阻力不会太大，可能没有缺氧和呼吸困难症状；若几个部位(气管与气管隆突、双侧主支气管)同时狭窄、复合性多发狭窄，气体先后通过几个狭窄节段的阻力就会增加许多，痰液咳出困难、出现缺氧和呼吸困难的可能性更大，不仅要及时治疗，还要解除气管主支气管等全部狭窄阻塞（图9-10）。

外压、管壁增厚、管腔内占位等各种原因导致气管、气管隆突、主支气管管腔等大气道狭窄，直接引起气体通过困难，超过身体的代偿程度或者身体的耐受程度，血液内氧气含量不足，就会出现呼吸困难症状。

**（五）原有心肺功能异常**

心肺功能密切相连，氧气从空气经过气管支气管进入肺泡，在肺泡内与血液接触进行气血交换，将肺泡内空气中的氧气吸入血液，将血液中的二氧化碳排出至肺泡内，再经支气管和气管排出体外。进入肺泡的气体与肺血流量具有稳定的比例，这称为通气血流比例。正常的通气血流比例保证充分的氧合作用，使肺泡内的氧气与血液达到充分氧合，血液离开肺部时携带足够的氧气，供应全身使用。进入肺组织、肺泡血管床的血液既受肺部结构和功能影响，也受心脏循环功能影响。

**1. 肺组织结构受损** 若原有肺气肿、肺纤维化、肺大疱，胸膜肥厚、胸廓变形，或继发肺炎、肺不张，将导致肺泡组织结构的氧气交换功能受到损伤，需要增加气管支气管的通气量，使进入肺泡的氧气量增加以代偿肺泡氧气交换功能不足。若此时气管主支气管狭窄，即便狭窄程度不是很严重，只要进入肺泡的有效气体减少，氧

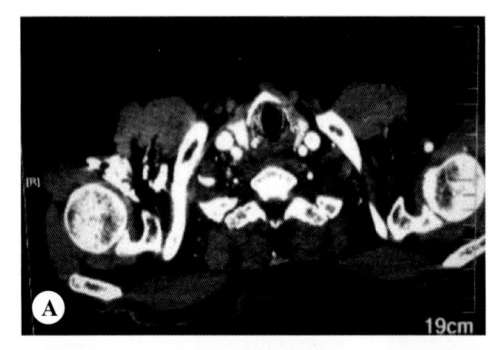

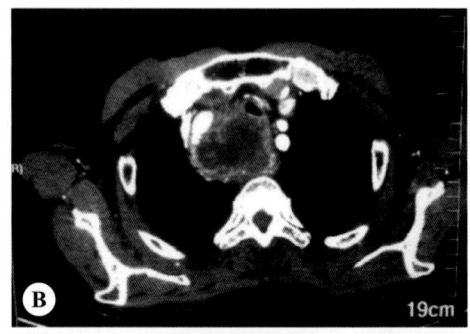

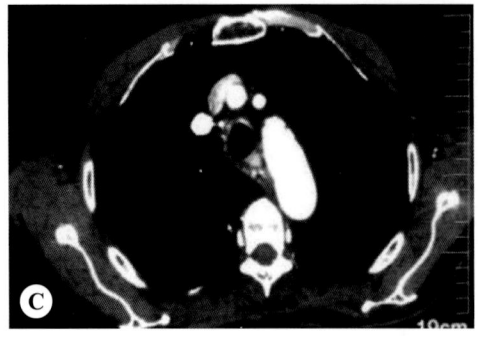

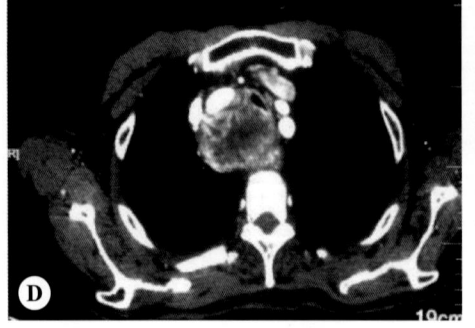

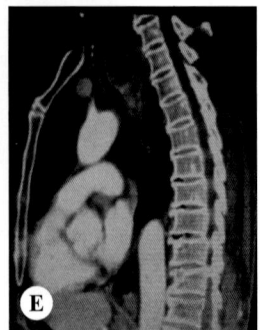

▲ 图9-9 后纵隔肿瘤压迫大气道，单纯气管狭窄的CT
A.轴位纵隔窗显示肿瘤上端颈部气管正常管径；B和C.轴位纵隔窗显示肿瘤向左前方推压胸上段气管、管腔严重狭窄；D.轴位纵隔窗显示肿瘤下端、主动脉弓水平胸部气管正常管径；E.矢状位纵隔窗显示后纵隔肿瘤向前推压气管，胸上段气管严重狭窄

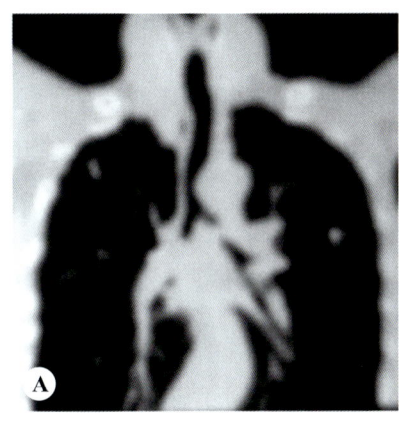

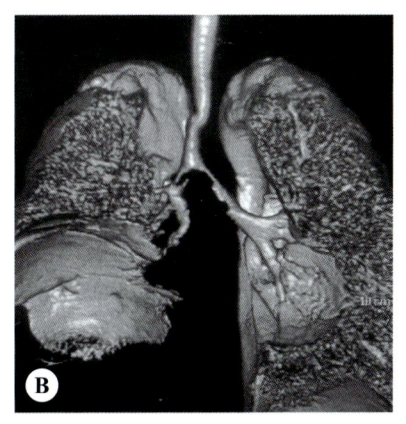

▲ 图 9-10　气管、气管隆突、双侧主支气管多发性、复合狭窄的 CT
A. 胸部冠状位肺窗显示气管下段、气管隆突下、双侧主支气管受压狭窄；B. 胸部 CT 最低密度三维成像，显示气管下段、气管隆突、双侧主支气管多发性狭窄

合交换作用就会受到严重影响，会较早出现缺氧、呼吸困难症状。

**2. 心脏功能受损**　如肺动脉高压或者心脏功能不全，将使进入肺部循环的有效血容量减少，若此时气管主支气管狭窄，即便狭窄程度不是很严重，只要进入肺泡的有效气体量减少，通气血流比例同时下降，氧合交换作用就会受到严重影响，会较早出现缺氧、呼吸困难症状。

**3. 气管支气管狭窄引起的危害**　该危害需临床综合评价，单纯看气管主支气管大气道狭窄程度，其表现出来的呼吸困难症状，对呼吸系统的危害差异极大。有些患者严重气管主支气管狭窄（狭窄率在 75% 以上），却只有轻微的呼吸困难症状和轻度缺氧，并不急于采取措施解除气管或主支气管狭窄，这些患者心肺功能良好，具有强大的代偿功能。而有些中度狭窄（狭窄率在 50%~75%），呼吸困难症状却十分严重，血氧饱和度严重下降；需要紧急采取有效措施，以最快的速度解除气管或主支气管狭窄，因为这类患者原来就有心肺功能不好，对缺氧的代偿能力较差。

因此，中央大气道（如气管、气管隆突和双侧主支气管）狭窄，对呼吸功能影响最大；单纯气管主支气管狭窄，心肺功能良好者，耐受性大，即便狭窄程度严重，其呼吸困难和缺氧症状可能较轻；若气管主支气管狭窄，同时合并肺纤维化或者心功能不全者，尽管狭窄程度较轻，但是呼吸困难、缺氧症状可能会很严重，需要积极治疗，解除狭窄，恢复心肺功能。

## 三、气管支气管恶性狭窄的临床表现

气管支气管有两大功能，其一是气体通道，通过正常呼吸从大气中吸入气体让人体获取氧气，并排出人体产生的二氧化碳进入大气；其二是排出痰液，通过正常咳嗽动作，由痰液带出呼吸气体进入支气管和肺泡里的污物与尘埃微粒，发挥清理与洁净作用，以预防肺部炎症反应和感染。

若气管支气管狭窄、阻塞、闭塞，直接影响到的就是呼吸通气与咳嗽排痰功能。间接影响是肿瘤对气管支气管的刺激，还有狭窄继发的一系列肺部改变。

### (一) 症状与体征

**1. 症状**　包括管腔狭窄引起通气障碍、咳痰困难和肿瘤刺激等症状。

(1) 气管支气管恶性狭窄通气功能障碍症状：进入肺部的气体减少，肺部的气血比率失常，肺部氧合作用不全，出现低氧血症，人体缺氧。反射性的呼吸频率加快，试图通过呼吸频率加速增加气体吸入量，缓解缺氧，表现为气急、气促、喘息；若缺氧症状仍不能得到缓解，就出现不同程度的呼吸困难。肿瘤进展，对气管支气管的推压加重，表现为进行性加重的呼吸困难，开始大幅度或剧烈的活动时呼吸困难，逐渐进展到轻微活动也呼吸困难，再加重至静息平卧休息都呼吸困难，不得不强迫端坐位呼吸，甚至端坐位辅助吸氧也难以缓解呼吸困难（图9-11）。这种呼吸困难抗感染、抗过敏、解痉平喘治疗都无效，使用糖皮质激素静脉注射可暂时性缓解。

(2) 气管支气管恶性狭窄排痰功能障碍症状：一个正常的成年人每天气管支气管和肺泡内分泌的各种液体和黏液混合一起多达500～1000ml，大量是通过支气管黏膜的纤毛运动到达咽部而吞咽进入胃内，少部分经过咳嗽以痰液的方式排出体外。痰液中既有肺部寄生的正常菌丛和病毒等微生物，也有随空气进入的大量物理化学性尘埃颗粒和病毒、细菌。若管腔狭窄严重影响正常痰液排出，将集聚在支气管和肺泡内，其内的细菌大量繁殖，导致肺部感染、肺炎，患者出现寒战、高热、胸痛、气短、咳嗽大量脓痰等一系列感染症状。

(3) 肿瘤相关症状：无论肿瘤外压或直接浸润气管支气管，早期都会产生持续性的刺激性呛咳，干咳无痰或干咳吐出来唾液样泡沫液；刺激性咳嗽越来越重，以至于夜间咳嗽无法休息。随着狭窄加重，咳痰困难，痰液潴留支气管与肺内继发感染，刺激性干咳转变为咳嗽和咳出大量脓痰，伴随发热和寒战。肿瘤浸润管壁或破坏内膜会伴随着咳嗽咯血等症状。肿瘤压迫食管也会出现吞咽和进食困难，压迫上腔静脉会出现上肢和头颈部肿胀、表浅静脉曲张等改变。肿瘤压迫喉返神经出现声音嘶哑。

**2. 体征** 包括管腔狭窄引起的通气障碍、咳痰困难和肿瘤刺激等三类体征。

(1) 管腔狭窄通气障碍：狭窄处可闻及"呼呼"吹气样的喘鸣音，若痰液潴留还可闻及两肺湿啰音，若一侧肺不张，则呼吸音消失，叩诊呈实音。呼吸困难表现为吸气性困难为主，可见三凹征，即胸骨上窝、锁骨上窝和肋间隙在用力吸气时被巨大的胸腔负压抽吸凹陷，严重呼吸困难、缺氧发绀，端坐呼吸，大汗淋漓。

(2) 管腔狭窄排痰困难：早期为咳嗽咳出泡沫样痰，进而继发感染咳出大量脓痰，两肺满布湿性啰音。

(3) 肿瘤相关症状：原有肺癌、食管癌、胃癌的有关体征。颈部或锁骨下淋巴结肿大等体征。

**（二）实验室检查**

**1. 动脉血气分析** 多数轻度中央大气道狭窄患者无实验室检查异常。当中央大气道严重狭窄，患者重度缺氧时动脉血气分析可见氧分压降低，二氧化碳分压增高。

**2. 肺功能** 流速容量曲线可作为区分胸腔内、外中心气道固定或可变性狭窄的依据之一，有助于肺脏基础状况的评价以及介入手术治疗安全性的判断，同时也是决定术中气道管理措施的重要因素之一。

**（三）影像学检查**

**1. 胸部X线片** 随着多排螺旋CT的普及与推广，普通胸部X线片在胸部疾病的应用越来越少，其对气管主支气管狭窄的诊断具有一定价值，可以显示气管内腔低密度气体影局限性或节段性狭窄，也可显示阻塞性肺炎、肺不张等征象，以间接判断狭窄部位及程度。

**2. 胸部多排螺旋计算机断层扫描** 已经成为胸部疾病的常规影像学检查手段，是最重要也是必须使用的检查方法，胸部CT可以清楚地显示气管、气管隆突、主支气管和叶支气管等狭窄部

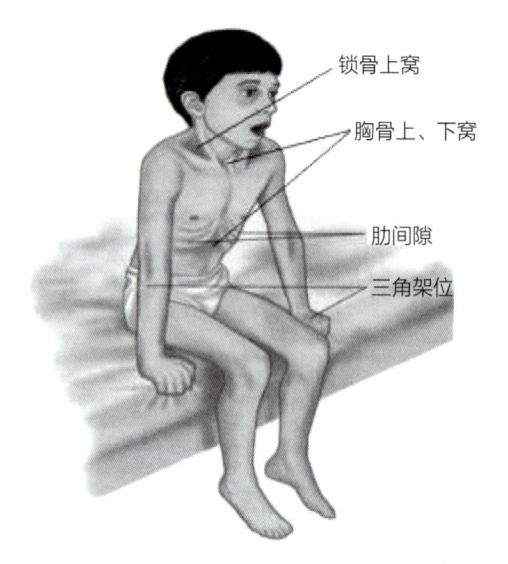

▲ 图9-11 严重气管狭窄引起重度呼吸困难时患者端坐呼吸的表现

位和程度，并且进行正常管腔内径、病变长度等准确测量，以选择内支架的规格与类型。若合并肺不张，通过增强扫描的肺动脉期不张肺叶是否显示均匀强化，而判断不张的肺叶组织是否结构和功能完整，决定置入内支架解除狭窄后不张的肺组织是否能够恢复正常。

3. **纤维支气管镜** 可以直接观察气管支气管狭窄病变，判断狭窄的长度和程度，并进行病理组织活检定性诊断，对于管腔的外压性病变、纵隔占位病变，可以腔道超声引导下经气管壁穿刺活检。但是严重的气管支气管狭窄，重度的呼吸困难、难以平卧者，无法耐受纤维支气管镜检查；或者严重狭窄，纤维支气管镜无法通过，难以观察狭窄病变全程。

## 四、气管支气管恶性狭窄的诊断

气管支气管恶性狭窄尤其重度狭窄患者，病情危重，呼吸困难、缺氧发绀，强迫性端坐位呼吸，极易造成严重缺氧、窒息昏迷。提醒各个临床医生、各科临床医生尤其急诊科医生、心血管内科与呼吸科医生、心胸外科医生、肿瘤科与放疗科医生等，提高对强迫体位端坐呼吸的全面认识，端坐呼吸不仅是心脏功能不全，还有大量患者属于中央大气道狭窄与阻塞病变。

强迫体位端坐呼吸，难以缓解的呼吸困难，是中央大气道狭窄的典型表现。食管癌、胃癌等上消化道癌症进展期出现呼吸困难、端坐呼吸，肺癌进展期出现呼吸困难、端坐呼吸，既往没有任何心脏病史，突然出现呼吸困难、端坐呼吸，首先要考虑中央大气道狭窄、通气障碍、呼吸困难，而非心脏功能不全。

因此，提高气管支气管狭窄的认识，早期明确诊断，查明病因并进行狭窄严重程度评估分级。及时诊断、选择科学而有效的介入治疗方案至关重要，这直接影响着患者致命性并发症的预测和预后的判断。有无气管支气管狭窄阻塞，胸部螺旋CT一看便知，当然还要综合分析患者临床资料，包括病史、体格检查、心肺功能、纤维支气管镜等。

1. **病史与症状** 气管支气管恶性狭窄无外乎管腔内外肿瘤压迫或浸润，无论外压或是浸润都对气管支气管产生明显的异物性刺激，全呼吸道对异物刺激的最敏感反射就是呛咳，通过呛咳动作，试图将异物咳出气道之外。

(1) 刺激性呛咳：患者临床常常表现为刺激性干咳，以及随着管腔狭窄逐渐加重导致的进行性加重的呼吸困难，给予抗过敏、解痉和平喘等对症治疗无效。随着外来压迫范围扩大或者管腔内病变浸润加重，还有合并的肺部感染与炎症，反而气管支气管对异物刺激的敏感性降低，也或者部分性适应了这种异物刺激，刺激性呛咳有所缓解，而呼吸困难进一步加重。

(2) 进行性加重的呼吸困难：肿瘤对管腔的压迫或浸润程度越来越重，范围越来越广，患者全身体质越来越差，气管支气管狭窄、阻塞加重，通气障碍加剧，呼吸困难进行性加重，从不影响活动与工作，逐步发展到影响正常生活，最后连平卧休息都不能，最严重的是强迫性端坐前倾位才能正常呼吸。

(3) 咳痰、咯血：部分患者可出现咯血，咯血量不等，轻者仅为痰中带血丝，重者满口咯血。随着管腔阻塞程度加重，痰液潴留支气管与肺泡合并感染，痰液量增多，由泡沫样痰逐渐变为脓痰。

2. **体征** 根据肿瘤压迫或浸润部位、体积大小和生长方式的不同，可表现为吸气性、呼气性或双期性呼吸困难、三凹征，严重者端坐呼吸、大汗淋漓，缺氧发绀伴有濒死感。可听到局限性哮鸣音、吸气性高调哮鸣音或满肺啰音。

3. **影像学检查** 胸部螺旋CT是诊断气管支气管狭窄的金标准。目前，胸部螺旋CT容积扫描（无间隔扫描）对气道狭窄的显示敏感度几乎达到100%。螺旋CT具有冠状面、矢状面、曲面等任意层面同质性重建图像和三维立体图像重建的优势，通过数据构建的虚拟气管支气管图像，可以精确评价狭窄病变程度，了解狭窄病变形态以及病变侵及范围与周围邻近器官关系。不仅在判断气管支气管通畅程度和狭窄病变范围中起着重要作用，还是显示整体气管支气管树解剖结构的无创技术，也是测量正常管径、分叉角度，狭窄程度与长度的可靠技术，是气管支气管狭窄病变内支架治疗前和治疗后随访不可或缺的关键技术。

MRI 主要用于评价喉部、气管近端、纵隔和肺门肿瘤，易于分辨血管和软组织肿物；可以判断支气管狭窄的类型和程度，在判断支气管外压性狭窄方面具有较高的准确性，例如可能压迫气管的血管或血管瘤，而且在指导介入治疗方法的选择方面有重要作用。

**4. 纤维支气管镜检查** 纤维支气管镜是诊断气管支气管腔内病变的重要检查手段，可以早期发现管腔内占位病变，直接查看病变位置、大小、大体形态及狭窄程度，同时对病变组织活检或灌洗吸取分泌物进行定性诊断。

纤维支气管镜对腔外病变和管腔严重狭窄性病变的诊断价值极低，严重狭窄者内镜无法通过，操作难以完成；重度呼吸困难、端坐呼吸、不能平卧者，内镜操作也无从谈起。

**5. 大气道狭窄呼吸困难程度分级** 气道狭窄程度的临床分级，目前国内外尚没有针对气管或大气道（中心气道）狭窄阻塞程度的临床分级，2008年韩新巍教授介入团队结合美国胸外科协会气促临床评价标准，在此基础上制订了适用于大气道狭窄导致呼吸困难的8级临床分级标准（韩氏分级），并针对不同狭窄程度的缺氧和呼吸困难提出了相应的治疗对策（表9-1）。

**6. 恶性狭窄分型** 气管支气管恶性狭窄能够产生严重呼吸困难者，几乎都是大气道或中央大气道严重狭窄，根据狭窄部位不同可分为单纯气管恶性狭窄、单纯右主支气管恶性狭窄和单纯左主支气管恶性狭窄，气管与气管隆突区恶性复合型狭窄，气管与一侧主支气管复合性恶性狭窄，气管与双侧主支气管恶性复合性狭窄，双侧主气管恶性复合性狭窄，右主、右上叶和中间支气管恶性复合狭窄，左主、左上叶和左下叶支气管恶性复合性狭窄，右中间、中叶和下叶支气管恶性复合性狭窄等。

## 五、气管支气管恶性狭窄的鉴别诊断

气管支气管恶性狭窄患者因呼吸困难就诊时，已经狭窄严重、病情危重，时刻有缺氧窒息风险，因此需及时明确诊断，并进行严重程度评估和制订急救方案。恶性肿瘤导致大气道重度狭窄，引起严重呼吸困难一般都诊断明确，多数是从肿瘤科、放疗科或呼吸科转诊而来的进展期肿瘤患者。对于缺乏明确病史的呼吸困难患者，需与引起气短、喘息、端坐呼吸的其他疾病相鉴别。

**1. 支气管哮喘** 具有多年反复发作喘息、气急、胸闷或咳嗽，与接触变应原、冷空气、物理性刺激、化学性刺激、病毒性感染等有关。发作时在双肺可闻及散在或弥漫性、以呼气相为主的哮鸣音。上述症状可经治疗缓解或自行缓解。而恶性气道狭窄的呼吸困难症状呈进行性、持续性加重，保守治疗难以缓解。胸部螺旋CT的检查

表9-1 大气道狭窄程度临床分级与治疗对策

| 分 级 | 表 现 | 对 策 |
| --- | --- | --- |
| 0级 | 无呼吸困难症状 | 无需医疗干预 |
| Ⅰ级 | 快步行走时出现呼吸困难 | 治疗原发病 |
| Ⅱ级 | 平常速度行走时出现呼吸困难 | 治疗原发病 |
| Ⅲ级 | 平常速度行走时出现呼吸困难，被迫停止行走 | 治疗原发病 |
| Ⅳ级 | 轻微活动即出现呼吸困难 | 治疗原发病 |
| Ⅴ级 | 平静平卧状态下出现呼吸困难 | 紧急解除气道狭窄 |
| Ⅵ级 | 平静坐立位出现呼吸困难 | 紧急解除气道狭窄 |
| Ⅶ级 | 平静坐立位吸氧状态下出现呼吸困难/濒死感 | 紧急解除气道狭窄 |

可清晰显示中央大气道管腔的狭窄，易于做出鉴别诊断。

**2. 心力衰竭** 左心衰竭导致肺淤血，引起肺泡间质水肿、气血交换、氧合作用功能下降，也会出现严重的呼吸困难，呈强迫性端坐呼吸伴泡沫样血痰。左心衰竭都有长期的心脏病，如顽固性高血压、冠状动脉粥样硬化性心脏病、心肌梗死、二尖瓣病变等病史，左心衰竭的呼吸困难采用强心药、利尿药可以缓解，而恶性大气道狭窄的呼吸困难呈进行性、持续性加重，胸部螺旋 CT 可以很清晰显示大气道管腔狭窄。若是左心衰竭，可以显示左心室扩张、左心房扩张和围绕两侧肺门的肺部云雾状渗出影，如蝴蝶翼状分部。

**3. 肺动脉栓塞** 不明原因的突发性呼吸困难和心慌闷气，尤以活动后明显是肺动脉栓塞最常见的症状，伴发胸痛、咯血、咳嗽、心悸等，重者可出现突发晕厥，伴或不伴下肢水肿，胸部 CT 平扫可见肺动脉内偏高密度的血栓影，增强 CT 肺动脉期可以看到肺动脉内低密度充盈缺损影，而恶性大气道狭窄患者胸部 CT 明确显示气管或主气管管腔的狭窄。

## 六、气管支气管恶性狭窄的内支架置入治疗

### （一）适应证与禁忌证

**1. 适应证**

(1) 中央大气道恶性狭窄呼吸困难分级≥Ⅴ级，时刻有生命危险者。

(2) 中央大气道恶性狭窄呼吸困难分级≥Ⅶ级，意识障碍昏迷不醒者。

(3) 单侧主支气管恶性狭窄肺不张，CT 增强肺动脉期均匀强化者，挽救不张的肺组织。

(4) 单叶或二叶以上顽固性阻塞性肺炎，药物治疗无法控制者，开通狭窄支气管，便于控制感染。

**2. 禁忌证**

(1) 阻塞性肺不张的肺组织在增强 CT 肺动脉期，无强化或不均匀强化者，反映阻塞时间过长，肺组织结构已经严重破坏，即使开通也不能再恢复正常，反而引发已破坏肺叶感染。

(2) 中央大气道恶性狭窄呼吸困难分级≤Ⅳ级，近期没有生命危险者，以治疗原发病为主，是内支架置入的相对禁忌证。

### （二）介入前准备

**1. 实验室检查** 完善血常规、肝肾功能、电解质、血凝实验、传染病四项等检查，完善痰细菌培养与药物敏感试验以选用敏感抗感染药物以及心电图检查，必要时行心脏超声检查。紧急救治挽救生命性操作，可省去这些操作。

**2. 影像学检查** 胸部 MSCT 扫描，充分利用多平面重建和曲面重建技术等后处理功能分析图像，明确狭窄部位、长度以及程度；判断肺损伤的严重程度；准确测量气管及双侧主支气管直径与长度，选择合适的内支架规格。

**3. 胃肠道准备** 术前 8h 禁食、4h 禁水，防止气道支架置入过程中患者呕吐造成误吸，加重呼吸困难导致患者窒息。紧急急救性操作，不需要考虑这些因素，但要做好排痰、吸痰准备。

**4. 术前用药** 配合用药的目的就是保证内支架置入的过程顺利，操作安全，内支架成功置入到位。

(1) 糖皮质激素，常规剂量的 2~4 倍提前 5~10min 静脉推注，比如地塞米松 10mg 静脉注射，或者甲泼尼龙 60mg 静脉注射，以减轻狭窄区炎症水肿、减少渗出，一定程度缓解狭窄和通气障碍，增加患者的应激能力，提高操作耐受性。

(2) 地西泮 10mg 提前 10~30min 肌内注射，减少患者恐惧，消除紧张情绪，提高对内支架置入操作的耐受性，尤其是中青年女性情绪敏感患者；但是地西泮具有一定抑制呼吸中枢的不良反应，严重呼吸困难、低氧血症、反应低下、意识模糊者，不可使用。

(3) 山莨菪碱 10mg 肌内注射减轻平滑肌痉挛，防止气管支气管通气障碍加重；减轻迷走神经反射，预防介入操作中刺激咽喉、气管支气管引起心、肺、脑剧烈异常反射；减轻消化道与呼吸道的腺体分泌，避免内支架置入操作过程中过多分泌物产生和潴留气管与肺泡中加重通气阻力和氧合障碍。

**5. 介入操作器械** 开口器、5F 椎动脉或单弯导管、0.035 英寸亲水膜导丝（180cm）、0.035 英寸加硬导丝（260cm）、个体化选择的直管状或分支形覆膜支架、可携带粒子支架与配套的推送器、支架取出钩、吸痰管、14F 长鞘管、气管插管套管等。

**6. 内支架选择** 根据胸部轴位 MSCT（特殊纵隔窗 – 脂肪窗）图像测量气管支气管径线直径、长度和分支角度选择支架大小和规格。

（1）支架规格（直径与长度）选择基于气管前后径（纵径）和左右径（横径）、主支气管与叶支气管前后径，选择支架直径大于相应气管支气管内径的 10%～15%，支架长度大于狭窄段 20mm 以上，以保证支架两端至少超越狭窄病变各 10mm 以上。

（2）支架覆膜部的分布，自膨胀式金属内支架，无论现代镍钛记忆合金丝一体化编织型或是不锈钢丝 Z 形弯曲焊接型，这些金属丝的生物相容性都比较差，对气管支气管的内膜均有比较严重的异物刺激和损伤作用，异物刺激炎性反应，损伤修复反应都会导致内膜组织过度增生，易形成肉芽组织过度增生而导致管腔再狭窄；肿瘤组织也易沿支架的金属丝网格浸润性生长突入管腔内，出现恶性狭窄复发。

支架金属丝框架上覆盖硅酮塑料薄膜，硅酮膜具有较好的生物相容性，覆膜后的金属内支架不仅对气管支气管内膜的异物刺激性和损伤性都大为降低，而且将金属框架的网眼完全密封。这样覆膜内支架既可极大地避免肉芽组织过度增生，又可有效阻挡肿瘤组织向支架内腔生长。但是，覆膜后的内支架光滑度得到极大提高，同时其摩擦力大大下降，内支架置入后的固定性能较差而移位率相对较高，为了兼顾生物相容性和抗移位性，多使用部分性覆膜内支架，即在内支架的一端或两端，各保留 10mm 左右的裸露区。随着两端膨大形管状覆膜内支架、L 形防滑脱内支架、倒 Y 形一体化内支架等结构稳定的特殊类型内支架的开发与应用，对于恶性狭窄的内支架置入治疗，临床应用正从部分覆膜内支架走向全覆膜内支架。

（3）可携带粒子支架的粒子分布：可携带粒子支架采用的粒子分布形式为环形平行分布，根据管腔大小、肿瘤浸润深度、必要时参考放射治疗计划系统每环形层安装 4～6 粒放射性 $^{125}$I 粒子，两排粒子间距 15mm，层数根据病变长度确定，确保粒子照射长度范围全部覆盖肿瘤。

（4）支架类型选择：气管支气管如同树干树枝的分支状结构，不同部位的狭窄、单纯型或复合型狭窄选择不同形状的支架，以达到内支架形状与气管支气管的解剖结构基本一致（图 9-12），选择如下。

①气管恶性狭窄：气管中上段病变可选择管

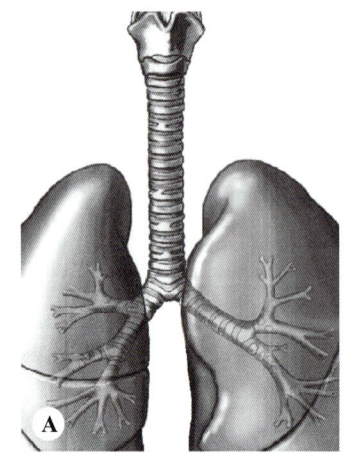

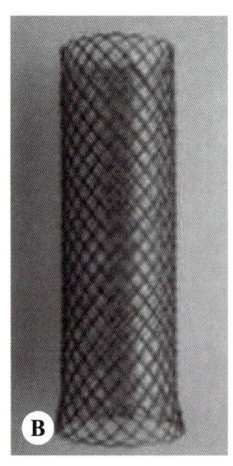

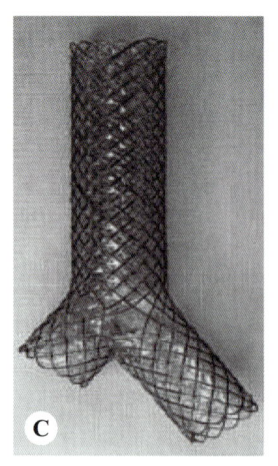

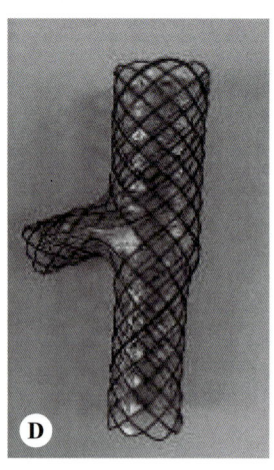

▲ 图 9-12 气管支气管树与常用内支架类型
A. 气管、气管隆突、主支气管、叶支气管不同分支、分叉部位解剖结构特征；B. 直管状覆膜内支架；C. 倒 Y 形一体化覆膜内支架；D. 小型倒 y 形（枝丫状）覆膜内支架

状覆膜支架或管状粒子支架，下段病变邻近双侧主支气管开口部，管状覆膜支架一旦定位不好易于遮挡主支气管，应选择倒Y形一体化覆膜内支架。

②气管隆突区（复合型）恶性狭窄：可选择倒Y形覆膜支架或倒Y形覆膜可携带粒子支架。

③右主支气管恶性狭窄：右主支气管的长度较短而且长度变化大，成年人在10～30mm。若狭窄位于右主支气管开口处且狭窄远端距离右上叶支气管开口≥1cm可选择倒Y形覆膜或倒Y形粒子支架；若狭窄靠近右上叶支气管开口且狭窄近端距离气管隆嵴≥1cm可选择y形（枝丫状）全覆膜支架（即支架的主体和分支部分别置入右主支气管、右上叶支气管和右中间支气管）或y形覆膜可携带粒子支架；若狭窄累及右主支气管全程为不影响右上叶和左肺通气可选择Y形覆膜支架和y形覆膜支架联合置入，Y形支架的右主支气管分支与y形支架的主体部重叠，或选择相应的粒子支架。

④右上叶支气管恶性狭窄：若狭窄靠近右上叶支气管开口，且远端气道通畅，可选择y形覆膜支架或y形覆膜可携带粒子支架；若狭窄累及叶支气管远端气道，则不适宜内支架置入。

⑤右中间支气管恶性狭窄：中间支气管是右主支气管的直接延续，若狭窄位于右中间支气管近心端，且狭窄远端距离右上下叶支气管开口≥1cm，可选择y形覆膜支架或y形粒子支架；若狭窄位于右中间支气管远心端，且狭窄近端距离右上叶支气管开口≥1cm，也可选择气道y形覆膜支架（即支架的主体和分支部分别置入于右中间支气管、右中叶支气管和右下叶支气管内），此时气道管腔较小，不适宜用或y形覆膜可携带粒子支架；若狭窄累及右中间支气管全程，则可需要选择两枚y形覆膜支架置入，一枚置入右中间支气管—右中叶支气管—右下叶支气管，一枚置入于右主支气管—右上叶支气管—右中间支气管，此时气道管腔较小，不适宜用或y形覆膜可携带粒子支架。

⑥右中叶支气管恶性狭窄：右中叶支气管是从中间支气管走向前外下方的分支，若狭窄靠近右中叶支气管开口，且远端气道通畅，可选择y形覆膜支架或y形覆膜可携带粒子支架；若狭窄累及叶支气管远端气道，则不适宜气道支架置入。

⑦右下叶支气管恶性狭窄：右下叶支气管是中间支气管的直接延续，若狭窄靠近右下叶支气管开口，且远端气道通畅，可选择y形覆膜支架或y形覆膜可携带粒子支架；若狭窄累及叶支气管远端气道，则不适宜气道支架置入。

⑧左主支气管恶性狭窄：左侧主支气管的长度显著长于右侧，成人在40mm左右，而且长度较为恒定。若狭窄位于左主支气管近心端，多数也会累及气管隆突区，可选择倒Y形覆膜或Y形覆膜可携带粒子支架；若狭窄位于左主支气管远端，且狭窄近端距离气管隆嵴≥1cm，可选择y形覆膜支架或y形覆膜可携带粒子支架；若狭窄累及左主支气管全程，可选择倒Y形覆膜支架和y形覆膜支架置入，倒Y形支架的左主支气管分支与y形支架的主体部重叠。

⑨左上叶支气管恶性狭窄：上叶支气管是从主支气管分出斜向外上方走行的叶支气管，若狭窄靠近上叶支气管开口，且远端支气管通畅，可选择y形（枝丫状）覆膜支架，或y形覆膜可携带粒子支架；若狭窄累及远端气道，则不适宜支气管支架置入。

⑩左下叶支气管恶性狭窄：左下叶支气管是左侧主支气管的直接延续，若狭窄靠近左下叶支气管开口段，且远端支气管通畅，可选择y形（枝丫状）覆膜支架，或y形覆膜可携带粒子支架；若狭窄累及远端气道，则不适宜支气管支架置入。

（三）介入操作

按以上方案选择合适形状和型号的气道支架后，以气管恶性狭窄置入管状内支架、气管隆突区与主支气管复合性恶性狭窄置入倒Y形内支架，主支气管与叶支气管复合性恶性狭窄置入y形内支架的操作过程分别作介绍。

**1.气管恶性狭窄管状携带粒子内支架置入** 详细的操作流程参考第7章内容。见图9-13至图9-16。

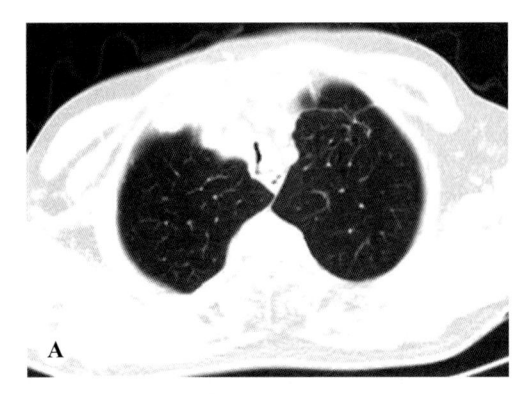

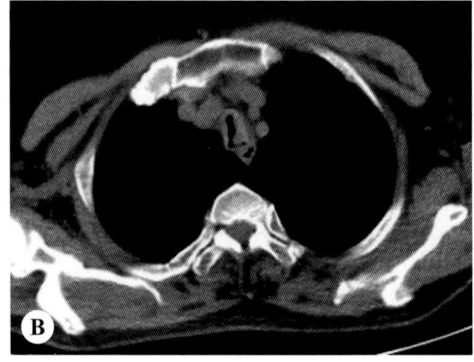

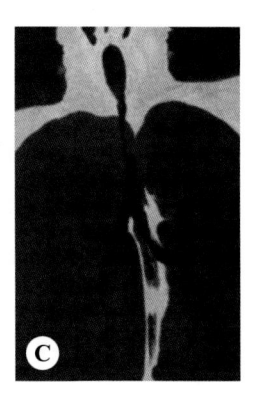

▲ 图 9-13 气管中段癌的胸部 CT

患者气管中段左侧管壁增厚，管腔严重狭窄。A. 轴位肺窗显示气管左右径重度狭窄，呈缝隙状；B. 纵隔窗显示管壁增厚、管腔狭窄；C. 冠状位肺窗显示气管节段性狭窄

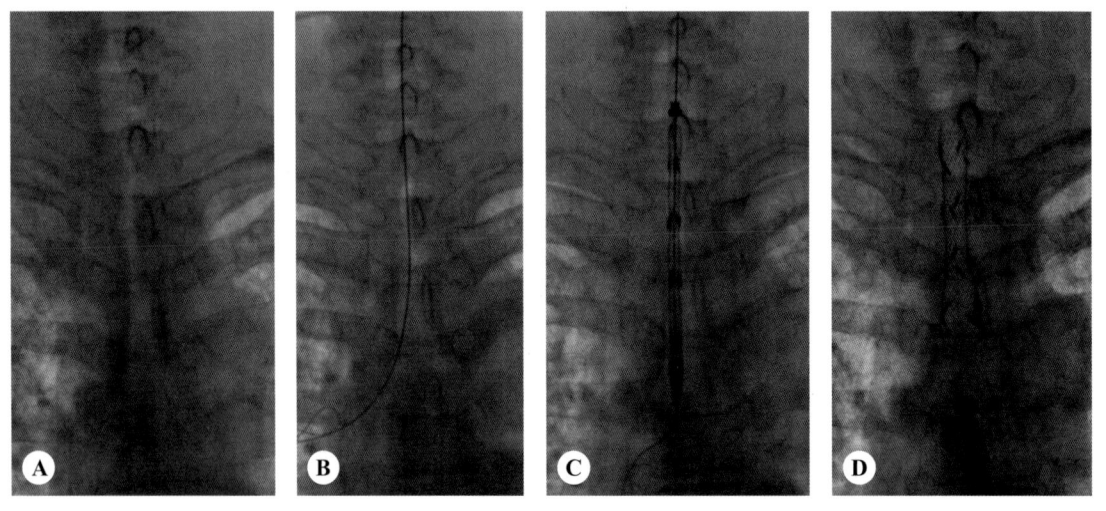

▲ 图 9-14 气管管状粒子内支架置入过程（与图 9-13 同一病例）

A. 透视下显示气管中段气体负影狭窄；B. 加强导丝引入右下叶支气管内；C. 装载粒子的管状内支架递送器推送到位，跨越狭窄区；D. 装载粒子的管状内支架成功置入，定位和膨胀良好

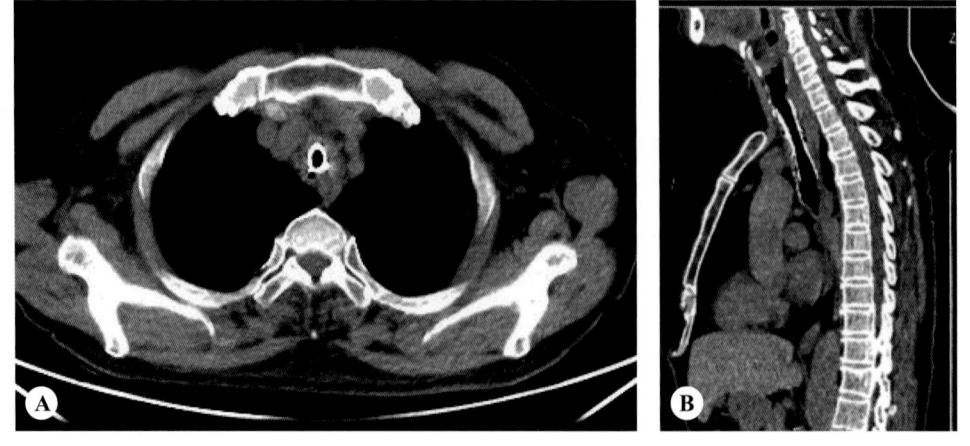

▲ 图 9-15 气管管状粒子内支架置入后的胸部 CT（与图 9-13 同一病例）

A. 轴位 CT 显示气管内的内支架膨胀良好；B. 矢状位 CT 显示内支架位置良好，狭窄解除

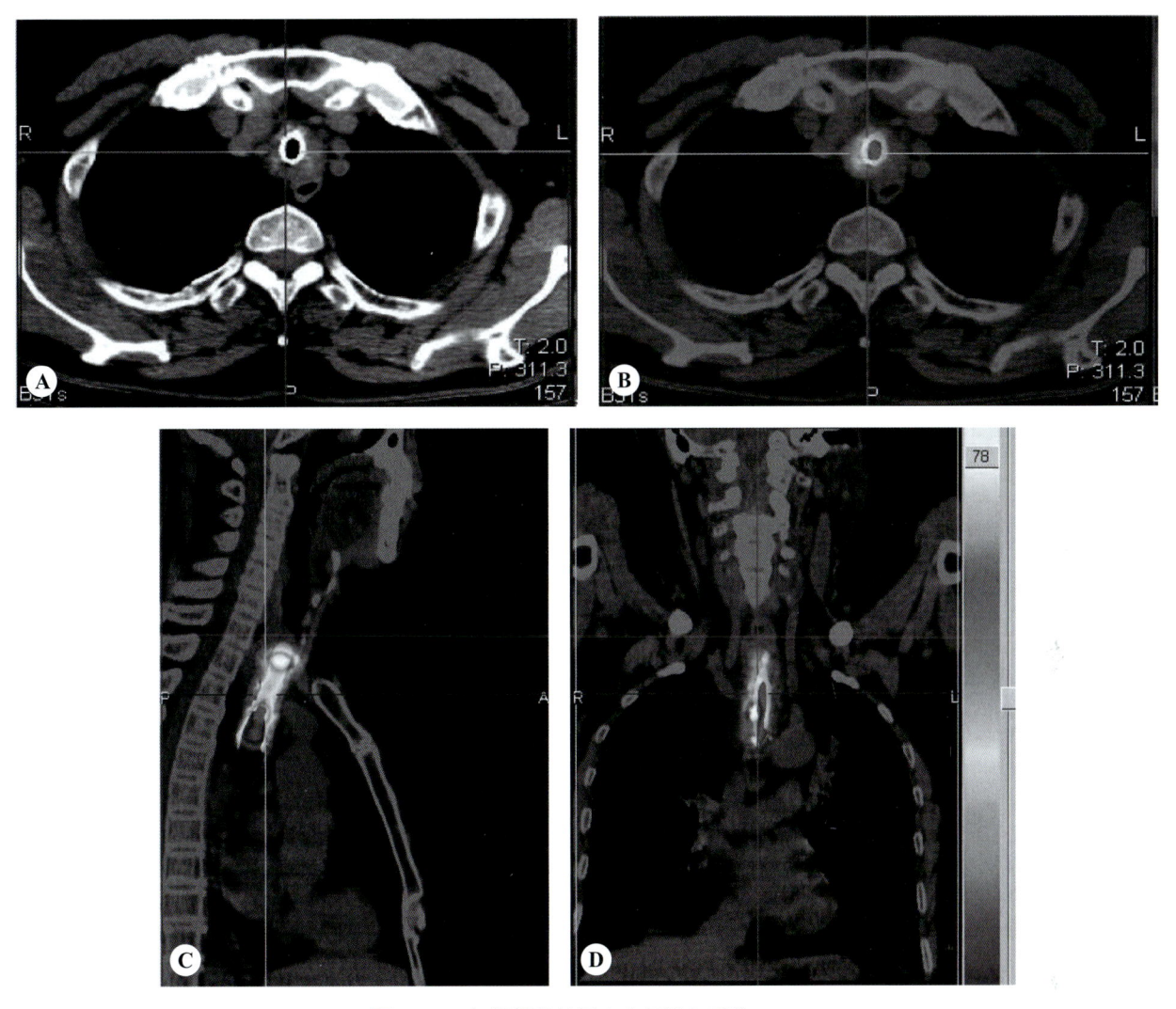

▲ 图 9-16 气管管状粒子内支架置入后的 PET-CT
A. 轴位 CT 显示气管中段内支架环状致密影；B. 轴位 PET-CT 显示内支架粒子辐射区覆盖病变；C 和 D. 矢状位与冠状位 PET-CT 显示内支架粒子辐射区完全覆盖病变

(1) 患者体位：患者放松身体仰卧于 DSA 检查台上，去除枕头，颈肩部略抬高，头尽力后仰并偏向右侧 20°～30°。全身覆盖无菌手术单，固定经鼻吸氧管，连接多导心电监护仪，咽喉部利多卡因喷雾麻醉，置开口器，备负压吸引器以随时清除气道和口腔分泌物。

C 臂左侧倾斜 20°～30°（配合头右侧偏斜 20°～30°，相当于身体左前斜 45°～60°），调整 DSA 的有效视野上下包括口咽、气管、双侧主支气管，透视下可见咽腔 - 喉腔 - 气管 - 主支气管气体负影。

(2) 经导管造影：透视下，经口腔开口器，亲水膜导丝与单弯导管相互配合，沿气体透亮影依次通过口腔、口咽、喉咽、喉前庭、声门、声门下腔至气管到达气管下段气管隆突附近，固定并保留导管退出导丝，经导管快速推注利多卡因与碘对比剂的混合液 3～5ml 行气管主支气管造影，显示气管狭窄的位置、长度以及狭窄上下距离声门和气管隆突的距离与空间关系，选择清晰的整体性气管主支气管造影图像，建立气管内支架置入路径图。

(3) 引入加强导丝：完成造影后，经导管引入亲水膜导丝，导丝与导管配合进入左或右侧主支气管内，退出导丝保留导管，经导管注射碘对比剂 1ml 造影证实导管位于主支气管位置无误后，交换引入加硬导丝至主支气管深部，保证加硬导丝远端在 X 线的有效视野监测之内。

(4) 引入粒子支架递送器：沿加硬导丝送入装载有粒子内支架的递送器套装，透视监测下保证加强导丝在主支气管内位置固定不变，前推递送器，依次经过口腔、咽腔至喉室声门区，此时递送器遇到阻力，患者呛咳反应并躁动，助手或护士密切配合，嘱咐患者深吸气并保证体位不动，深吸气或咳嗽动作瞬间声门开放，顺势推进递送器至气管隆突上方，固定递送器和导丝位置不变。

(5) 释放内支架：X 线监测下，以狭窄为中心定位支架位置，牢固固定加强导丝和支架递送器后手柄于操作者前胸部，回拉递送器前手柄释放支架前 1/3，再次透视确认内支架前端位置位于狭窄下方至少 10mm 无误，释放支架中 1/3，再次透视下确认内支架载粒子区覆盖狭窄区域无误，快速完全释放内支架。置入内支架的技术关键，就是定位、定位、再定位，内支架未释放前的定位，释放支架前 1/3 段定位，释放支架中段 1/3 定位，最后释放全部支架。

保留导丝，细心缓慢将内支架递送器退出体外。

(6) 经导管造影复查：经加强导丝引入导管，经导管注射碘对比剂 3ml 气管造影明确内支架位置是否准确到位，狭窄段是否被载粒子区完全覆盖，气管隆突和左右主支气管是否通畅等。必要时进行内支架位置调整或再扩张等操作。

(7) 充分吸痰：再次经导管交换引入加硬导丝，经导丝引入吸痰管分别至左右主支气管深部，彻底抽吸左右侧支气管内残留造影剂及痰液，拍打胸背部助力痰液排出，吸痰至肺部啰音消失、血氧饱和度达到或接近 100%。

**2. 气管隆突区与主支气管复合型恶性狭窄倒 Y 形一体化内支架置入** 详细的气管支气管倒 Y 形一体化内支架置入介入操作流程，参考第 7 章内容。

(1) 经口腔引入导管导丝，完成造影操作，建立路径图，引入加强导丝与前述气管管状支架置入操作相同。

(2) 引入双加强导丝：同法引入另一根加强导丝进入左下叶支气管内，或者沿第一根导丝引入鞘管，经鞘管引入导丝导管，并交换引入另一个加强导丝，保留导丝在 X 线视野之内，标记左右两根加强导丝并牢靠固定之。

(3) 引入倒 Y 形支架套装递送器：X 线监测下牢靠固定两根加强导丝，保持在支气管内的位置不变。经左右两侧加硬导丝，分别引入装载粒子的倒 Y 形内支架递送器左右分支部内芯，递送器侧臂导管连接高压氧气管供氧。分别在体外开口器处和导丝末端牢牢固定导丝，沿双加硬导丝将 Y 形内支架递送器送至开口器处。

透视监测下，固定导丝前推递送器进入口腔至口咽部，嘱咐患者尽力头部后仰，前推递送器依次进入喉咽、喉腔、触及声带遭遇阻力、患者反应性呛咳，维持一定前推力适当旋转递送器，使递送器的双内芯处于前后方位与声门前后径一致，嘱咐患者深吸气或咳嗽，此时声门开放，前推递送器进入气管至气管隆突上方。旋转调整支架方位使支架分支部与左右主支气管和其内的加强导丝居于同侧，两根导丝分居左右两侧完全分离、平行。倒 Y 形内支架主体部上的黄金标记点也位于左右两侧缘。

(4) 释放内支架：牢固固定加强导丝和递送器后手柄，回拉递送器前手柄和外鞘管完全释放倒 Y 形内支架的双侧分支部于气管下段内。

固定递送器前后手柄相对位置不变，固定加强导丝，沿导丝将内支架两个分支部分别前推引入左右主支气管内，前推递送器遇到阻力提示内支架分支部完全进入主支气管，内支架分叉部抵达气管隆突，透视进一步证实支架分叉部紧贴气管隆突。固定递送器和加强导丝，快速操作，先后分别牵拉左右侧支架捆绑丝线、完全释放支架双侧分支部；固定递送器后手柄、快速回拉前手柄和外鞘管释放内支架主体部于气管内。倒 Y 形内支架释放完毕，缓慢退出支架递送器。至少保留一侧支气管内加强导丝，以进行后续止血、吸痰等介入操作。

(5) 完成复查造影和充分吸痰；沿导丝送入吸痰管分别进入双侧主支气管内彻底吸痰。等

第 9 章 气管支气管恶性狭窄介入放射学内支架治疗

待 1~3min，待患者呼吸平稳，血氧饱和度升至 90% 以上时，方可撤出导丝导管等介入操作器械，手术结束（图 9-17）。

**3. 左主支气管恶性狭窄 L 形分支一体化内支架置入** 左侧主支气管的长度在 30~40mm，长度恒定变异小，左侧中心性肺癌、左主支气管周围淋巴结转移癌易于导致单纯性左主支气管恶性狭窄，若狭窄邻近气管隆突，病变远端距离左上下叶支气管分叉在 1cm 以上，可以选择气管主支气管 L 形分支内支架（气管 – 主支气管防滑脱内支架）置入（图 9-18）。若病变在左主支气管远端，邻近左上下叶支气管分叉，且病变近端距离气管隆突在 1cm 以上时，可以选择气道 y 形内支架置入。

详细的气管主支气管 L 形分支一体化内支架置入介入操作流程，参考第 7 章内容。

(1) 经口腔送入导管导丝，完成气管主支气管造影建立操作路径图，交换引入加硬导丝建立

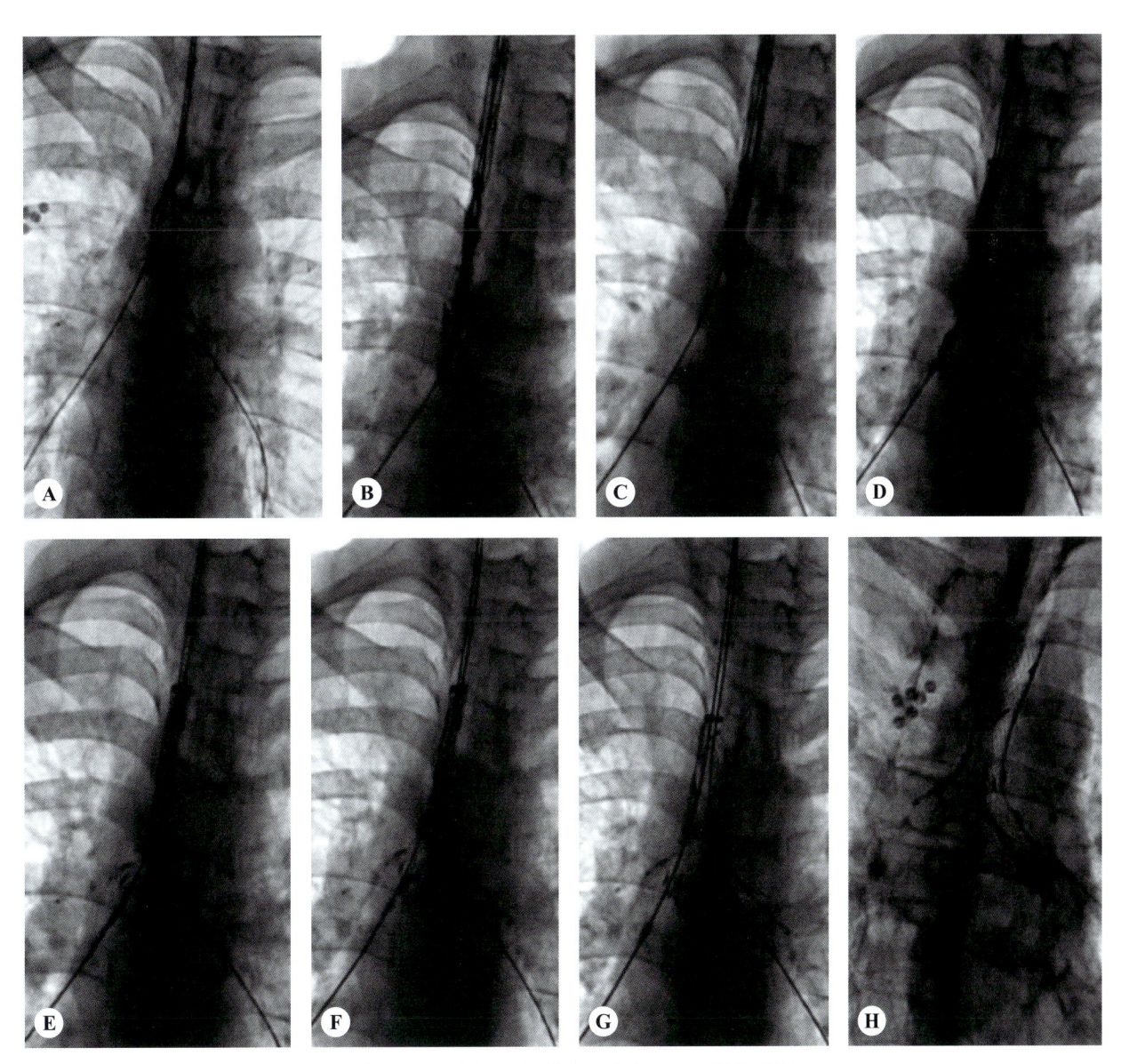

▲ 图 9-17 倒 Y 形携带粒子内支架置入操作过程
A. 导管导丝配合引入双加强导丝至双侧下叶支气管；B. 装载到倒 Y 形内支架的递送器送至气管下段；C. 调整倒 Y 形内支架双分支与相应导丝居于同侧；D. 将内支架双分支部推入双侧主支气管内；E 和 F. 分别释放内支架双分支于主支气管内；G. 释放内支架的主体部于气管内；H. 装载粒子的倒 Y 形内支架置入到位，膨胀良好

操作轨道，同气管狭窄内支架置入操作。

(2) 引入装载支架的递送系统：牢靠固定加强导丝，透视监测下保持加强导丝在左下叶支气管内的位置不变。沿加强导丝送入气管主支气管L形分支一体化内支架及其递送系统，旋转支架递送器，使支架主体部和分支部之间的黄金标记点准确对准左主支气管的开口外上缘，支架主体部和分支部上的黄金标志点都居于左侧缘，内支架递送器递送支架到位。

(3) 释放分支内支架：牢固固定加强导丝和递送器后手柄，回拉递送器前手柄和外鞘管缓慢、稳定释放L形内支架的分支部于左主支气管内，使内支架分支的近心端接近或刚好达到气管隆嵴位置，然后再缓慢释放内支架的主体部至气管内。释放的过程中不断调整支架递送器，确保支架分支部和主体部分别释放与左主支气管和气管下段（图 9-19 和图 9-20）。

L形分支一体化内支架释放完毕，透视下缓慢退出递送器，注意后退递送器过程中避免倒钩内支架而移位。保留加强导丝，以便完成后续介入操作。

(4) 经导管完成造影复查和充分吸痰。

4. 右主支气管恶性狭窄双Y形内支架对接置入　右主支气管直径较粗，长度较短而且变异

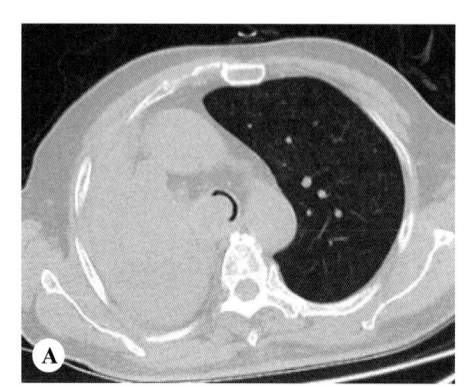

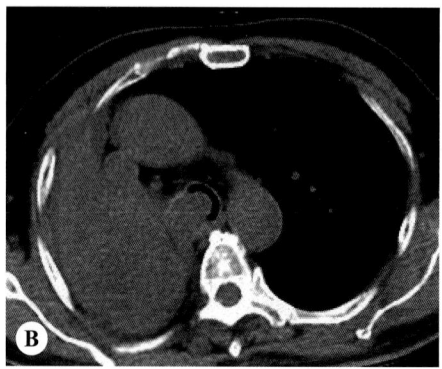

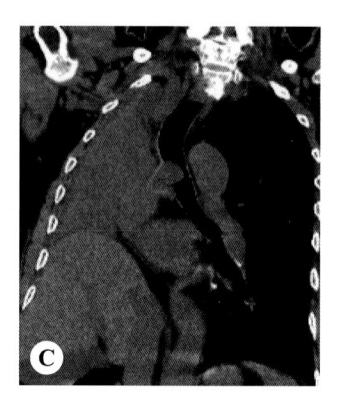

▲ 图 9-18　右主支气管肺癌的胸部 CT
A. 轴位肺窗显示肿瘤完全阻塞右主支气管，并向气管隆嵴和左主支气管浸润生长，造成左主支气管严重狭窄；B. 轴位纵隔窗显示右肺不张，右主支气管肿瘤突入左侧主支气管开口部；C. 冠状位纵隔窗显示右主支气管肿瘤突入左主支气管开口部

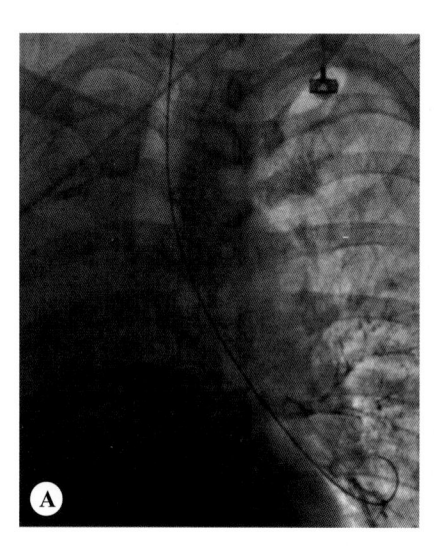

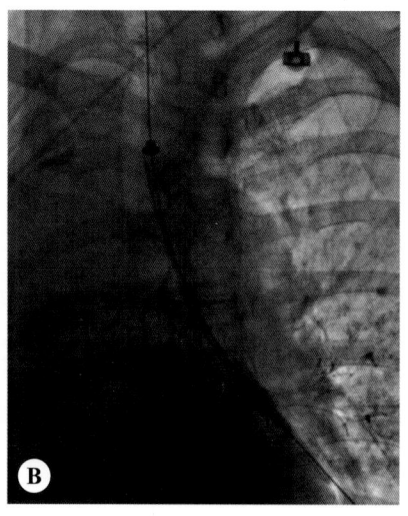

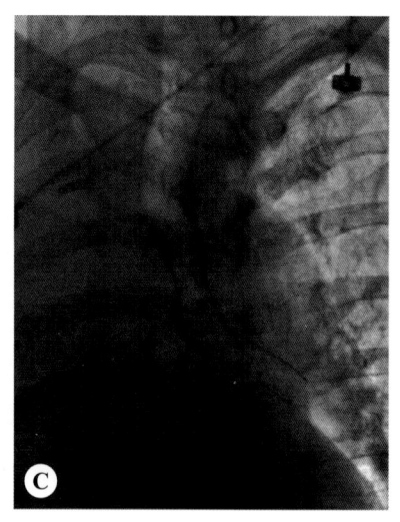

▲ 图 9-19　气管主支气管 L 形分支一体化内支架置入过程
A. 胸部正位 X 线片显示导丝到达左下叶支气管；B. 显示装载内支架的递送器到达左主支气管，支架跨越气管、气管隆突、左主支气管；C.L 形分支一体化内支架置入到位，膨胀良好

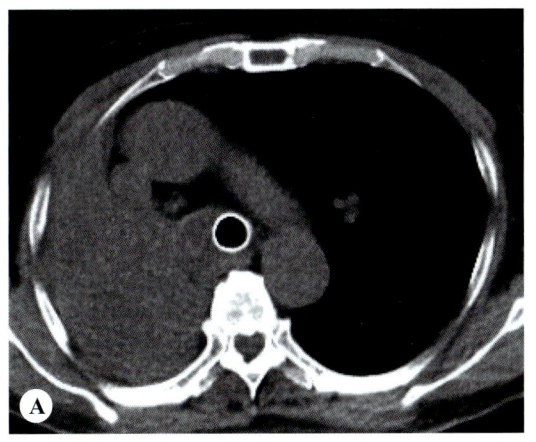

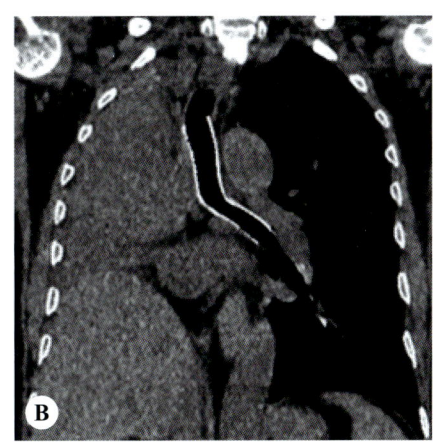

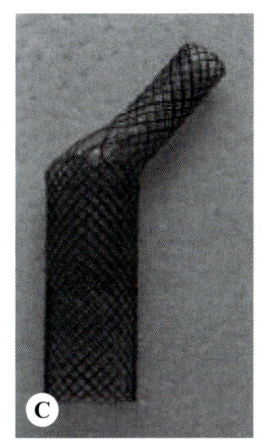

▲ 图 9-20 气管主支气管 L 形分支一体化内支架置入后的胸部 CT
A. 轴位纵隔窗显示内支架膨胀良好，狭窄解除；B. 冠状位纵隔窗显示 L 形一体化内支架整体位置良好，狭窄解除；C. L 形分支一体化覆膜内支架实物

大，右上叶支气管可直接从气管发出，可紧邻隆突发出，右上叶支气管发出前的右主支气管少则仅有 1~2 节软骨环，多则有 4~5 节软骨环。右主支气管的恶性狭窄极易于累及邻近的气管隆突和中间支气管，乃至上叶支气管，即单纯性右主支气管恶性狭窄不多见，多数都是复合性恶性狭窄。

此处主要介绍倒 Y 形支架和倒 y 形（枝丫状）支架对接置入操作过程：先置入倒 y 形内支架，再置入倒 Y 形支架。详细操作过程参见第 7 章内容。

(1) 经口腔向气管右主支气管送入导管导丝，完成气管主支气管造影，建立操作路径图，同气管恶性狭窄管状内支架置入。

(2) 引入加强导丝：导丝与导管配合越过右主支气管狭窄进入右下叶支气管内，造影证实后交换引入金属加强导丝至下叶支气管深部，退出导管保留导丝并牢固固定；沿右主支气管内的金属加强导丝，向气管内置入 9F 长鞘管至气管下段或气管隆突上方，退出鞘管内芯，导管与亲水膜导丝配合经鞘管进入气管，进入右主支气管至右上叶支气管深部，交换引入亲水膜加强导丝，退出导管与鞘管保留加强导丝并固定。

(3) 引入倒 y 形（枝丫状）支架递送器：倒 y 形（枝丫状）内支架递送器与倒 Y 形内支架递送器一样，也是四内芯、捆绑与推送一体化的递送器。透视监测下牢靠固定两根加强导丝，保持加强导丝在支气管内的位置不变。经上下叶两根加硬导丝，分别引入装载倒 y 形内支架递送器上叶与中间支气管分支部内芯，递送器侧臂导管连接高压氧气管供氧。在体外开口器处和导丝末端分别固定牢固导丝，先平稳的沿双加硬导丝将倒 y 形内支架递送器经开口器进入口腔。

透视监测下，固定加强导丝，前推递送器进入口腔至口咽部，嘱咐患者尽力头部后仰，前推递送器依次进入喉咽、喉腔，到达声带遭遇阻力，患者反应性呛咳，维持前推力旋转递送器，使递送器的双内芯处于前后方位与声门前后径一致，嘱咐患者深吸气或咳嗽，此时声门开放、前推递送器进入气管至气管隆突上方。旋转调整支架方位使支架双分支部与上叶支气管和中间支气管内的加强导丝居于同侧，两根导丝分居左右两侧完全分离、近乎平行走行没有任何相互交叉。倒 y 形（枝丫状）内支架上的黄金标记点也位于左右两侧缘，前推递送器使内支架双分支部进入右主支气管内。

(4) 释放倒 y 形（枝丫状）内支架：牢固固定加强导丝和递送器后手柄，回拉递送器前手柄和外鞘管，完全释放倒 y 形内支架的双分支部于右主支气管内。

固定递送器前后手柄相对位置不变，固定加强导丝，沿双导丝将内支架两个分支部缓慢前推小心轻柔地分别引入右上叶支气管及右中间支气管内，前推递送器遇到阻力提示内支架分支部完全进入上叶和中间支气管，内支架分叉部抵达上叶支气管与中间支气管分叉处，透视进一步证实支架分叉部紧贴上叶与中间支气管分叉。固定递送器和加强导丝，先后分别牵拉内支架两侧分支捆绑丝线的拉线环，完全释放支架双侧分支部，透视证实内支架双分支位置无误；而后固定递送器后手柄、回拉递送器前手柄和外鞘管释放内支架主体部于右主支气管内。倒y形内支架释放完毕，缓慢退出支架递送器（图8-25）。

保留下叶支气管内金属加强导丝位置不变，调整上叶支气管内亲水膜加强导丝进入左侧主支气管至下叶支气管内，建立倒Y形内支架置入的操作轨道。

(5) 引入气道倒Y形支架递送器以及释放、置入操作与气管隆突区良性狭窄操作相同（图8-25）。

选择倒Y形内支架的右主支气管分支部直径与倒y形内支架的右主支气管主体部直径相同，2个支架的右主支气管部长度都略短于右主支气管长度5～10mm；倒Y形内支架右侧分支短于右主支气管长度，是为了避免遮盖右上叶支气管开口部；倒y形内支架主体部短于右主支气管长度，是未来避免遮盖对侧（左侧）主支气管开口部。将倒Y形一体化内支架的右主支气管分支部叠加在倒y形内支架的右主支气管的主体部内，两者相互重叠至少10mm以上。倒Y形内支架分支套在倒y形内支架内腔，以增加倒y形内支架的稳定性。

(6) 完成造影复查和充分支气管内吸痰。

### （四）介入后处理

**1. 雾化吸入** 内支架术后每日至少2次（生理盐水10ml+利多卡因5ml+氨溴索30mg+阿米卡星0.2g），以稀释痰液促使排出，减轻支架异物刺激反应，降低刺激性呛咳，局部抗感染，减轻炎性反应。

**2. 咳痰、祛痰** 多翻身改变体位，帮助拍打胸背部，彻底排出肺内感染性、黏稠的脓性痰液。不用担心内支架移位，要用力深吸气咳嗽咳痰。给予祛痰剂、痰液稀释剂等，以利于痰液咳出。

**3. 抗感染** 依据细菌培养结果选用敏感抗感染药物雾化吸入或全身应用，控制肺部感染，顽固性感染必要时定期进行纤维支气管镜支气管灌洗，清除支气管内痰液、脓液，支气管局部使用高浓度的敏感类抗生素。

**4. 胸部计算机断层扫描** 术后2～3天复查胸部CT并气道三维重建，由于患者气管支气管狭窄，导致双肺通气量低，可伴有不同程度肺不张，支架置入狭窄解除后，患者通气量增加，肺动脉的血流量也会增加，可能出现复张性肺水肿、再灌注性肺损伤肺水肿，影响气体交换，导致患者术后胸闷再次加重，缺氧发绀。若患者术后呼吸困难缓解，然后又出现胸闷加重，胸部CT证实有肺水肿，立即给予激素或者白蛋白应用，配合利尿药，以消除水肿，改善患者呼吸状况。

**5. 原发病治疗** 原发性肺癌、食管癌可选择支气管动脉灌注化疗栓塞术，淋巴结转移癌经皮穿刺放射性粒子置入术、经皮穿刺消融术或全身化疗、免疫靶向治疗、放疗等。

### （五）并发症防治

气管支气管自膨胀式金属内支架置入是治疗严重气道狭窄的一种有效急救手段，可以快速而有效地解除气管支气管狭窄缓解患者呼吸困难，但是也存在一些术中及术后的并发症。

**1. 窒息** 气管支气管狭窄的患者在术前就存在严重的缺氧，体内氧气储备严重不足。X线引导下的支架置入术一般是在患者清醒、无机械辅助通气的情况完成的，所以操作过程中当内支架递送器通过狭窄段时加重阻塞和通气功能障碍，患者呼吸困难会瞬间进一步加重，这就要求介入医生具备精准熟练的技术，配合密切的团队，尽可能缩短手术时间，降低患者术中气管支气管阻塞、通气障碍窒息的发生率。另外，术前可给患者静推10～20mg地塞米松以提高患者对缺氧的耐受能力，操作前给予纯氧吸入提高患者体内氧气储备，使血氧饱和度达到100%或接近100%水平，以提高对瞬间通气障碍的耐受性。手术操作台上还要备用合适型号的气管插管，必要时气管插管、吸痰及机械辅助通气。

**2. 气道再狭窄** 气道再狭窄的一个原因是肿

瘤进展超过了支架的长度，再次阻塞气管或主支气管导致呼吸困难，内支架置入呼吸困难缓解后，及时有效地控制肿瘤至关重要。这既可保持气管支气管长期的通畅率，又能延长患者生存期。

气道再狭窄的另外一个原因是支架异物刺激肉芽组织增生，包括损伤修复和炎性修复。瘢痕形成过程包括创伤后—炎症反应—伤口修复愈合—瘢痕形成期—瘢痕增生期—瘢痕稳定期—瘢痕消退成熟期。瘢痕预防主要在形成前，一旦形成只有采取物理学技术进行消融。在局部创伤48～72h后成纤维细胞迁入创面，7天内是其大量增殖、分泌胶原纤维的高峰期，增生期的成纤维细胞对放射线非常敏感，赵欣欣等报道了78例皮肤瘢痕疙瘩切除术后，2～6天行局部放疗后能防止瘢痕复发。我们前期对实验兔气管狭窄模型置入镍钛合金支架后进行外照射，发现X线外照射可以有效抑制气道支架置入后黏膜肉芽组织增生。

感染被认为是气道介入治疗后创面愈合不良导致再狭窄原因。苏柱泉、李莉华认为介入治疗后，抗感染治疗可以减低术后再狭窄率。Mazhar等的研究表明，气管狭窄者的气管黏膜上的生物膜和细菌数量与其狭窄密切相关，若感染未能较好控制，则可影响气管狭窄的疗效。李莉华等研究认为自第1次气道介入治疗到气道黏膜基本修复大概需3～6周，介入治疗第2周黏膜创伤后正处于修复期，如按常规抗感染疗程在2周后停药，由于此时气道感染未控制且正处于黏膜修复期，从而黏膜修复受影响，导致气道介入疗效下降或再狭窄可能。采用长时间静脉使用抗生素治疗（通常1个月），抗铜绿假单胞菌、鲍曼不动杆菌感染感染等，待黏膜基本修复正常后改用雾化吸入阿米卡星，随访得到6个月内的气道再狭窄明显下降。为了解决这一问题，国内外有学者尝试在气道黏膜瘢痕处注射激素或抑制增生药物，取得了不错的效果。本中心成功研制西较莫司涂层气道支架，并且通过兔气道狭窄动物模型实验结果显示：西较莫司涂层支架置入后的再狭窄程度明显轻于单纯镍钛合金支架组。另外本中心采用镁合金丝编织气道支架，并进行了动物实验，在可降解气道支架研发方面获得了宝贵资料，但还存在一些问题，有待进一步改进。

**3. 出血** 内支架置入过程中难免对声门、气管支气管黏膜造成不同程度的损伤。大多数患者出血量仅为痰中带血，通过导管局部喷洒（1∶10 000）～（1∶1000）肾上腺素或凝血酶即可有效止血，出血量大而气道局部及静脉使用止血药无效，应气管插管后急诊介入栓塞出血血管。

大多数恶性气道狭窄病变部位血管较少，但极少数患者病灶内有较大血管，介入术中损伤可能导致大出血，应引起术者高度重视，手术室应常规备有心肺复苏仪、气管插管及简易人工呼吸机，以减少大出血等各种致命性并发症的发生。术后间断性痰中带血，服用云南白药2～3天后即可停止。

**4. 气管支气管管腔内分泌物阻塞** 气道腔内分泌物阻塞常见于介入术后1～7天，由于气管支气管内支架置入后，影响了内膜纤毛柱状细胞的分泌和摆动的排痰功能，易造成痰液潴留，尤其黏附在内支架上，并且内支架没有湿化功能，在支架上容易形成痰痂，特别是覆膜支架置入后易出现痰液潴留。以支气管镜及时清除坏死组织及分泌物后即可缓解。狭窄段气管支气管经内支架介入治疗后局部组织水肿、坏死、分泌物潴留，阻塞气管，应及时复查支气管镜，清理坏死组织及分泌物。

**5. 支架膨胀不全** 这在恶性狭窄很少发生，支架膨胀不全是由于金属内支架支撑力不足以抵抗肿瘤组织的收缩力，在支架放置后不能完全膨胀，观察1～3天后一般都能够完全膨胀，仍不能完全膨胀者同样可以在支架腔内实施球囊扩张使支架充分膨胀。

**6. 支架移位** 需及时调整支架位置或取出后重新置入。支架移位与气管支气管狭窄部位好转、支架与气管壁组织间膨胀力下降或支架规格型号选择不当有关，一旦怀疑支架移位，应立即行胸部CT或支气管镜检查如发现支架移位应调整支架位置或支架取出后更换新的支架。

**7. 支架断裂** 支架断裂是少见的并发症。支架断裂与患者反复剧烈咳嗽时气道平滑肌的强力收缩引起金属内支架的金属丝产生疲劳性断裂有关。支架置入后几周就会发生内膜化，内支架金属丝被包埋于黏膜内，即便发生支架断裂，甚至咳嗽出来断裂的金属丝，也无须大惊小怪，给患者解释清楚，消除顾虑即可。

8. 气胸　多是由于操作过程中导丝固定不牢、导丝跑出影像监测视野进入过深，在穿透末梢支气管进入胸膜腔导致气胸。气管支气管支架置入过程既要快速，又要精确，整个操作过程中都要确保导丝远端在 X 线视野范围内，确保导丝不要太深。少量气胸无须特殊处理，多数患者卧床休息后可以好转。若气胸较大，需要进行胸腔闭式引流。

9. 气道穿孔和纵隔气肿　气管支气管恶性狭窄多选用覆膜内支架置入，发生气管主支气管穿孔与破裂者极为罕见。极少数患者在气管内支架置入后可致气管黏膜撕裂，导致纵隔、皮下气肿，多是由于暴力操作导致，一般卧床休息、吸氧后缓解，若气肿加重，必要时行覆膜气管内支架置入或经皮穿刺置管引流。

10. 胸痛　术中、术后胸痛与高频电刀、球囊扩张、支架置入等介入治疗刺激、扩张、撕裂气管壁有关，一般疼痛较轻微，无须特殊处理，疼痛明显者可口服镇痛药。

11. 咽痛、声嘶　内支架置入过程中对局部的刺激所致，雾化吸入或休息几天即可缓解，一般无须特殊处理。

（六）复查与随访

恶性气道狭窄支架置入后如果患者身体状况允许，应尽早进行原发肿瘤的治疗，并且于支架置入后 1 个月、2 个月、3 个月、6 个月和 1 年时嘱患者入院复查，行胸部 CT 和气管镜检查，了解患者症状恢复情况，了解原发肿瘤控制情况，了解气道支架位置及膨胀情况，了解痰液处理和肺部感染情况，了解气道黏膜肉芽组织增生及气道再狭窄情况。必要时行球囊扩张或气管镜下冷冻消融肉芽组织。

## 七、气管支气管恶性狭窄内支架置入治疗的预后

1. 近期疗效　呼吸困难症状明显好转或消失，气管支气管内径扩大达到正常或接近正常，呼吸困难评分下降至韩氏分级 4 级以下。

2. 远期疗效　由于目前无统一评价标准，参考张杰、梁毅林等文献进行评估。治愈：气道治疗后内径稳定，症状缓解维持时间大于 12 个月；有效：气道治疗后管腔通畅，症状缓解维持时间 3~12 个月；无效：气道治疗后管腔通畅，症状缓解维持时间小于 3 个月，需再次扩张治疗或支架置入或外科手术治疗；总体有效率为治愈率与有效率相加。

恶性气道狭窄的预后很大程度上取决于原发肿瘤的控制情况，随着治疗手段的多样化，晚期恶性肿瘤导致的气道狭窄除了可以使用放射性粒子支架外，还可以配合供养动脉局部灌注化疗栓塞术、经皮穿刺放射性粒子置入术、经皮穿刺消融术等。

由于恶性气道狭窄患者生存期有限，气道支架置入后多数不再取出，但是仍需定期复查胸部 CT 和气管镜，如若出现肉芽组织增生和痰液潴留等并发症，需要给予气管镜下处理或再次气道支架置入，以期延长患者生存期。

## 参考文献

[1] 宫原, 高宝安, 官莉, 等. 气道支架的应用现状与前景 [J]. 临床肺科杂志, 2013, 18(10):1884-1885.

[2] 金发光, 李时悦, 王洪武. 恶性中心气道狭窄经支气管镜介入诊疗专家共识 [J/CD]. 中华肺部疾病杂志(电子版), 2017, 10(6):647-654.

[3] 官莉, 高宝安, 陈世雄, 等. 放射性 $^{125}$I 粒子支架治疗恶性中心气道狭窄的临床研究 [J]. 巴楚医学, 2018, 1(1):54-58.

[4] 韩新巍. 气道病变内支架置入治疗研究进展 [J]. 山东医药, 2009, 49(40):114-115.

[5] 韩新巍, 吴刚, 马骥, 等. 气道倒 Y 型一体化自膨胀式金属内支架的递送技术研究和初步临床应用 [J]. 介入放射学杂志, 2007, 16(2):92-94.

[6] 吴刚, 马骥, 韩新巍, 等. 倒 Y 型金属气道支架置入治疗晚期恶性肿瘤隆突部狭窄 [J]. 中华结核和呼吸杂志, 2008, 31(10):771-773.

[7] 任克伟, 吴刚, 韩新巍, 等. 气道重度狭窄：介入放射学钳夹活检技术探讨 [J]. 临床放射学杂志, 2012, 31(6):872-875.

[8] 吴刚, 李莉, 韩新巍, 等. 介入放射法引导严重气道狭窄患者气管插管的效果 [J]. 中华麻醉学杂志, 2010, 30(6):692-693.

[9] 王洪武. 金属支架置入治疗气道再狭窄及发生再狭窄的相关因素 [J]. 中国组织工程研究与临床康复, 2008, 12(13):2551-2555.

[10] 王赛斌, 周韧志, 盛怡俊, 等. 镍钛合金支架置入后恶性气道再狭窄的时间窗分析 [J]. 浙江实用医学, 2017, 22(4):271-273.

[11] 牛津牧, 张杰. 生物可降解气道支架的研究进展 [J]. 中华结核和呼吸杂志, 2017, 40(10):777-779.

[12] 魏宁, 陈启鸿, 徐浩, 等. 通气导管辅助下 $^{125}$I 支架置入术治疗恶性气道狭窄 24 例 [J]. 介入放射学杂志, 2017, 26(12):1118-1121.

[13] 王勇, 朱海涛, 郭金和. 支架植入治疗恶性气道狭窄的研究进展 [J]. 介入放射学杂志, 2015, 24(2):172-176.

# 第10章 气管（支气管）食管瘘介入放射学内支架治疗

气管（支气管）食管瘘又称食管气管（支气管）瘘，指各种病因造成的气管支气管与食管之间形成异常通道，经食管下咽的唾液、食物，经胃反流入食管的消化液等通过瘘口溢入气管支气管内，产生刺激性呛咳、损伤气管支气管和肺泡内皮结构，引起支气管痉挛、继发肺部感染等一系列危害。因其发病原因复杂、患者症状痛苦、并发症多、病情凶险、治疗困难、死亡率高，一直是传统内外科治疗的棘手难题。气管（支气管）食管瘘分为先天性及后天性2种，先天性气管（支气管）食管瘘是胚胎前原肠发育异常造成的一种严重的消化道和呼吸道畸形，常见于婴儿，以外科治疗为主，本文不做过多叙述。

后天性气管（支气管）食管瘘多见于成年人，可由炎症感染、肿瘤侵袭、放疗、外伤或医源性损伤等原因引起。进展期食管癌是最常见的病因，食管癌放疗后，肿瘤坏死、肿瘤血管闭塞、肿瘤缩小可能导致瘘管形成。特别是大剂量三维适形调强放疗后，放射性食管炎、食管溃破穿孔等食管放射性损伤的发生率明显升高。唾液、食物和消化液通过瘘口外溢、侵蚀破坏邻近的气管（支气管），气管（支气管）管壁破溃形成窦道，消化液经食管流入气管（支气管）内。微小瘘口患者吞咽唾液或进食流质食物后出现呛咳，大直径瘘口进食任何食物都会出现呛咳，并出现发热、咳出带有食物残渣痰液、胸闷、呼吸急促等症状，严重者导致呼吸困难甚至危及生命。含有细菌的食物或消化液不断进入气管支气管，可出现肺部腐蚀性损伤和继发性、顽固性感染、多重感染，患者最终因感染性呼吸功能衰竭而死亡。

食管内置入覆膜内支架治疗食管瘘具有立竿见影的良好效果。食管覆膜支架依靠内支架的外膨胀力和完整硅胶膜以物理学原理紧贴管壁封闭瘘口，彻底阻断食物和消化液溢出食管进入气管支气管，既除去了酸性消化液化学性刺激，也阻断了食物与唾液中的多种细菌感染源，使肺部感染得到有效控制，恢复正常进食，保证良好营养，提高生活质量。

对于气管（支气管）食管瘘的治疗，需要早发现并尽早置入覆膜内支架封堵治疗，首选食管覆膜内支架置入，如高位气管食管瘘可选择气管覆膜支架置入，覆膜支架及时以物理学手段堵住瘘口，既可彻底消除化学刺激，也能切断感染源，使肺部感染得到控制，恢复进食，提高生活质量，使患者有机会接受进一步原发肿瘤治疗。

虽然食管覆膜支架置入是目前首先推荐治疗气管食管瘘的方法，但对于良性气管食管瘘如食管憩室手术或胸腔镜治疗后穿孔、继发感染、破坏气管壁形成气管食管瘘等，食管支架长期放置会造成支架两端再狭窄、支架贴壁不良等问题。因此，寻找其他安全、有效的治疗方法尤为重要。目前，笔者团队根据先天性心脏病双蘑菇封堵伞应用技术，成功将封堵伞技术应用于良性气管食管瘘中，取得了较为理想的临床治疗效果。

## 一、气管（支气管）食管瘘的病因

### （一）肿瘤侵袭

进展期食管癌、纵隔恶性肿瘤等，直接侵犯食管壁和（或）气管（支气管）壁，肿瘤生长过快而缺血坏死，局部缺乏正常组织修复，从而导致气管（支气管）和食管异常沟通，形成病理性窦道——瘘（图 10-1）。

**（二）放疗损伤**

食管癌、纵隔肿瘤或气管支气管肿瘤大剂量三维适形放疗后，肿瘤组织辐射性变性大面积坏死，而正常组织修复未能跟上，或邻近正常组织遭受辐射损伤再生障碍不能修补肿瘤坏死区域而出现瘘口；放射性食管炎、食管溃破穿孔，消化液外溢腐蚀气管（支气管）壁而穿孔形成瘘；食管和气管（支气管）同时遭受放射性损伤，糜烂溃破而穿孔形成瘘；食管和纵隔肿瘤立体放射治疗如三维适形调强、X 线刀、射波刀等高剂量局部放射治疗技术的应用，食管气管（支气管）瘘的发生率明显增加，且呈剂量依赖性反应关系。食管癌或纵隔肿瘤放射治疗，气管（支气管）壁也会受到一定剂量的辐射损伤，食管与气管的共同损伤极大增加了气管（支气管）食管瘘的发生率。放射治疗后形成的瘘口由于邻近区域都在放射野之内，导致邻近正常组织的再生能力严重受损，瘘口自行愈合的概率几乎为零。故而放射治疗后继发性食管气管（支气管）瘘，不仅瘘口难以愈合，还有可能逐渐扩大，几乎都需要终身以覆膜内支架封堵治疗（图 10-2）。

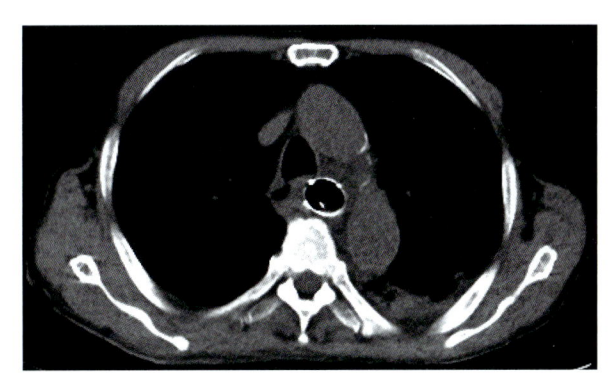

▲ 图 10-2　气管 - 纵隔 - 食管瘘的胸部 CT
食管覆膜内支架封堵气管食管瘘

**（三）纵隔感染**

纵隔感染包括纵隔内的细菌感染和结核，肺、气管、食管、纵隔淋巴结等部位的细菌感染或结核，可致食管周围或气管（支气管）周围炎症、食管与气管（支气管）周围淋巴结炎、食管憩室炎症、手术后纵隔感染等，最终使邻近食管发生粘连、牵拉，导致食管与气管穿通，形成瘘管。

**（四）手术损伤**

外科手术或胸腔镜食管癌切除、纵隔肿瘤切除、肺癌切除和淋巴结清扫，直接损伤气管（支气管）壁和（或）食管壁，和食管、气管附近血管结扎导致周围组织缺血坏死，从而形成气管食管瘘（图 10-3）。

**（五）外伤和物理损伤**

食管和气管的外伤或物理损伤可导致窦道形成。物理损伤包括摄入强酸性或碱性液体，如误服硫酸、盐酸、过氧乙酸或空调清洗剂等强酸、强碱腐蚀剂，导致食管黏膜和肌层的细胞脱水，诱导碱性离子和蛋白质结合形成碱性蛋白质，可以渗透到深层组织，产生热量，直接损伤食管和气管壁引起气管（支气管）食管瘘。

**（六）医源性损伤**

医源性气管食管瘘通常发生在长期气管插管、机械通气或同时放置鼻胃管的患者，气管插管球囊长时间持续性、过度高压充盈将气管膜部和食管前壁挤压在鼻胃管之上，导致该处管壁全层坏死从而形成气管食管瘘。在大多数情况下在气管套囊水平的气管壁发生环状损伤（图 10-4）。

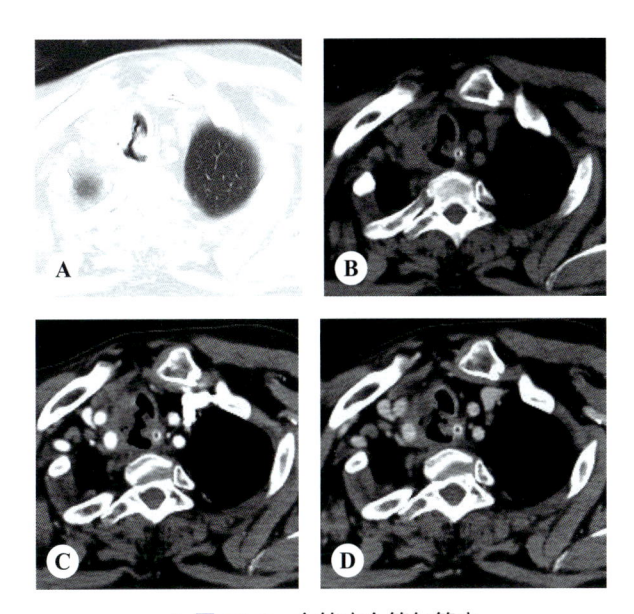

▲ 图 10-1　食管癌食管气管瘘
A. 肺窗示食管气管瘘形成；B 纵隔窗示食管气管瘘；C 和 D. 增强后动脉期及静脉期显示食管肿物侵犯气管，可见轻度不均匀强化

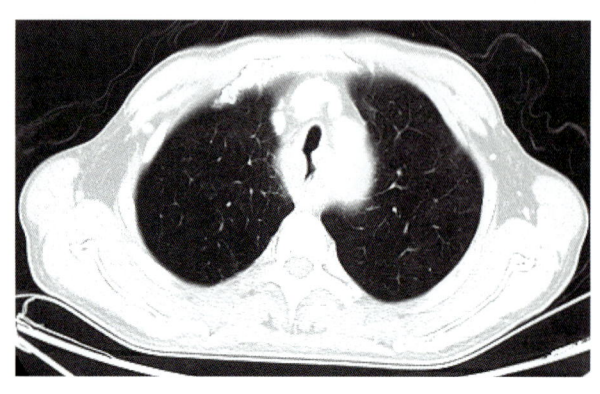

▲ 图 10-3 食管上段气管食管瘘形成

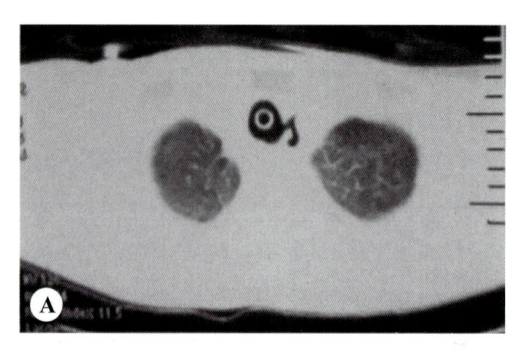

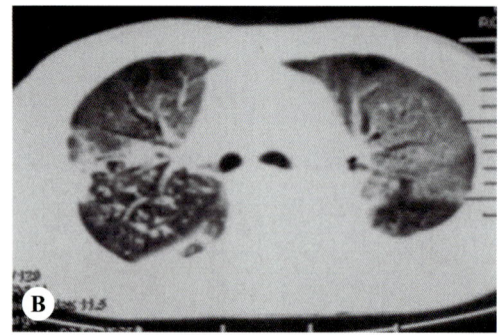

▲ 图 10-4 气管长期插管后继发性气管食管瘘和肺部误吸感染的 CT 肺窗
A. 气管插管球囊持续过度充盈压迫气管与食管壁至气管破裂形成气管-纵隔-食管瘘；B. 唾液等消化液经瘘口溢入气道导致双肺弥漫性感染渗出

### （七）其他病因

包括自发性食管破裂、食管或气管异物刺破管壁等。

## 二、气管（支气管）食管瘘的发病机制

### （一）放射性损伤

食管癌食管放射治疗的耐受量和治疗量为 6000~7500cGy，而气管、支气管和肺的耐受量较低仅为 3000~3500cGy，只相当于食管放射剂量的一半。在食管癌放射治疗期间，如果患者接受的剂量超过 6000cGy，放射治疗过程中体位的微小变化、呼吸幅度的不同甚至心脏跳动、肿瘤体积回缩等，都会影响到辐射野的偏移，气管和支气管接受过多的辐射损伤，环状软骨可能会变性失去弹性乃至变性坏死。尤其是现代的立体定向放射治疗，气管支气管壁（邻近食管、气管和支气管）不能完全排除在靶区放射野之外，辐射会对气管软骨、纤维环等造成损伤，甚至在接受过多辐射后导致坏死和穿孔，食管癌的肿瘤组织放射坏死，周围正常食管组织遭受一定剂量的辐射损伤，失去再生能力不能及时修复坏死的肿瘤区管壁，都将形成气管（支气管）食管瘘。

如果肿瘤放射治疗后复发，无论期间间隔时间多长（数月至数年），若在同一个部位进行第二次放射治疗，都会使局部组织累计接受过多剂量的射线，极易出现气管食管瘘乃至邻近大血管破裂引发致命大出血。

### （二）肿瘤侵袭破坏

进展期食管癌直接向前浸润破坏气管支气管壁，肿瘤快速生长而缺血坏死溃破，形成气管食管瘘。气管后壁肿瘤向后生长直接侵袭食管，破坏气管壁和食管壁，肿瘤组织快速生长而缺血坏死溃破，形成气管食管瘘。后纵隔肿瘤（尤其位于气管与食管之间）分别浸润气管和食管，肿瘤至溃破而引起气管与食管穿孔。形成气管与食管瘘，导致咽下的食物或反流的消化液通过瘘口溢出至气管支气管内进入肺部，酸性消化液的消化腐蚀作用引起局部气管（支气管）和肺泡内膜损伤炎症反应，形成良好的细菌培养基，导致顽固性肺部感染、多重细菌感染。

### （三）细菌感染

气管（支气管）食管瘘可能继发于纵隔感染，纵隔感染、细菌与炎症侵蚀破坏食管和（或）气管壁，管壁炎性破坏而溃破形成瘘。气管和（或）食管周围淋巴结炎、淋巴结结核等溃烂并侵蚀气管和食管壁，也可形成气管（支气管）食管瘘。咽下的食物和唾液经瘘口进入气管支气管内，引

起刺激性呛咳和剧烈咳嗽，导致患者恐惧进食。下咽、贲门功能异常可出现胃食管反流，无论吞咽唾液还是进食都可导致咳嗽、肺部损伤和严重感染，若胃液反流食管再溢入气管支气管，将导致呼吸困难乃至窒息死亡。机体能量消耗增多而补充减少，身体营养不足，导致身体抵抗能力急剧下降。如不积极治疗，大多数患者会出现严重的营养障碍、反复吸入消化液、支气管痉挛、化学性肺炎、感染性肺炎、肺脓肿、腐蚀性肺炎，从而导致呼吸衰竭、机体衰竭，多器官衰竭失去生命。

气管（支气管）食管瘘应尽早诊断及治疗。一旦确诊，应立即采取措施封闭瘘口，阻挡唾液、食物和胃液流入气管（支气管）造成肺部腐蚀性损伤，预防继发的顽固性肺部感染。有效的治疗措施包括禁食水、避免吞咽动作，以杜绝唾液下咽溢入气管支气管；尽快插入胃管以负压抽吸减轻胃内压力和排出胃内分泌液，预防胃食管反流，插入空肠营养管、在禁食禁水的情况下以维持足够的肠道营养。瘘口要尽快用物理方法如覆膜内支架封堵等，阻断消化液和食物继续漏入气管、支气管所导致的一系列损伤和继发性感染。

### （四）化学损伤

化学损坏包括由误服强酸性或碱性液体造成的损伤。强酸性物质如硫酸、盐酸、过氧乙酸等腐蚀管壁内膜与肌层，破坏食管全层结构，再进一步向外渗透腐蚀气管壁，导致气管食管瘘。强碱性液体如烧碱、空调清洗剂等使食管黏膜和肌层细胞脱水，碱性离子与蛋白质结合形成碱性蛋白质，这些碱性蛋白质渗透到深层组织，产生热能，可能导致食管壁与气管壁相继破坏出现气管食管瘘。

当上段食管癌患者或有肺癌或纵隔肿瘤放疗史的患者出现咳嗽症状并恐惧进食或饮水时，要高度怀疑气管（支气管）食管瘘。使用口服碘造影剂后的动态食管造影、胸部多层螺旋CT、纤维支气管镜检查和（或）纤维胃镜检查来明确诊断。

## 三、气管（支气管）食管瘘的临床表现

### （一）咳嗽、咳痰

典型表现为吞咽（唾液）动作和进食后出现剧烈的刺激性呛咳。瘘口较小时，咳嗽症状轻，或只有饮水后会发生呛咳，进食半流质和固体食物时不出现呛咳，很容易被忽视或误诊。当瘘口较大时，患者有吞咽和进食动作时，即出现强烈的刺激性呛咳。

患者夜间无法睡眠，一入睡就会被产生剧烈的刺激性呛咳，这是因为清醒状态时，患者口腔分泌的唾液主动吐出体外不被下咽食管；而睡眠状态下，口腔分泌的唾液会生理性、不自主地自然下咽食管，由食管溢入气管支气管，产生强烈的刺激性呛咳。部分患者剧烈咳嗽，可咳出胃内食物、各种胃内容物，气道内吸痰可能吸出液体或食物。后期患者继发肺部顽固性多重感染会咳出大量脓臭痰液。

### （二）肺部感染

携带有大量细菌的食物、唾液，具有消化腐蚀作用的消化液可以通过瘘口进入气管支气管和肺泡，导致严重的吸入性（腐蚀性）肺炎。唾液和食物的混合物会导致支气管黏膜和肺泡内皮细胞的损伤和通透性增加。大量的肺间质和肺泡渗出物形成一个良好的细菌培养基，导致继发性、多重细菌肺部感染，形成难治性肺炎和肺脓肿。肺部感染常见于两侧肺野，以下肺野为重。

### （三）呼吸困难

当瘘口较大时，大量的食物和消化液流入气道，强酸性消化液可能会导致严重的支气管痉挛，呼吸困难，危重者患者有濒死感。过度的肺泡内皮细胞损伤、肺泡间质损伤和肺毛细血管损伤引起大量渗出和实性变，进而影响肺通气，严重时可导致呼吸困难、低氧血症、全身发绀。如果不加以控制，食物和消化液持续进入气道，导致肺氧合功能受损，血氧饱和度降低，可导致呼吸衰竭。肿瘤压迫气管合并有气管狭窄，会加剧呼吸困难。

### （四）机体衰竭和电解质紊乱

因吞咽和进食后可引起刺激性呛咳，多数患者会恐惧或拒绝进食进水。补充营养物质少，感染高热消耗营养大，机体呈现负氮平衡，这会导致营养不良、抵抗力下降，出现发热、肺部炎

症。此外，患者肺部感染、发热还会消耗大量的水，导致脱水和电解质紊乱、营养衰竭或其他恶病质症状。

**（五）发热**

由于化学性肺损伤合并严重肺部感染，肺段、肺叶性炎症、气管食管瘘患者常伴有高热。发热也可能由长期营养不足导致机体抵抗能力减弱所致。

## 四、气管（支气管）食管瘘的诊断与分类

对于突然出现吞咽、饮水或进食性呛咳的患者，要尽早明确诊断是否为气管（支气管）食管瘘引起食物溢入气管引起的刺激性呛咳，进行准确的瘘口定位与病变定性诊断，并进行病变严重程度和其他合并症评估，还要鉴别其他如声带麻痹、喉返神经损伤等引起误咽、呛咳，气道狭窄引起胸闷、喘息、呼吸困难等相关疾病，应及时诊断、尽早采取措施有效治疗。

**1. X 线食管造影**　可疑气管食管瘘或者误咽者，传统检查食管造影是首选诊断技术。切记可疑气管食管瘘者，一定杜绝使用硫酸钡进行食管造影，选用可吸收性、无刺激性的水溶性碘对比剂（这类对比剂即便溢入支气管和肺泡，会很快被吸收进入血液循环，经肾脏排出，不会对支气管和肺泡造成二次损伤），食管造影可见吞咽后食管内的碘对比剂经瘘口进入气管内产生刺激呛咳、对比剂被快速喷射进入各级细支气管和肺泡内。造影必须数字影像、快速采集图像（4～10 帧/秒以上），方可明确瘘口的位置和大小，同时显示合并的食管狭窄或者气管狭窄等病变（图 10-5）。

可疑食管瘘者严禁使用不能吸收的常规 X 线消化道造影的钡剂，尤其是钡胶浆。口服钡剂食管造影，若钡剂经瘘口进入支气管和肺泡内，将永久潴留在肺泡和细支气管局部，不仅阻塞细支气管和肺泡，而且沉积于肺泡而加剧肺部感染，形成顽固性肺部感染乃至出现致死性肺炎。对于出现呛咳症状，可疑食管气管瘘者，需用 30%～40% 的水溶性碘对比剂进行口服或食管插管造影。

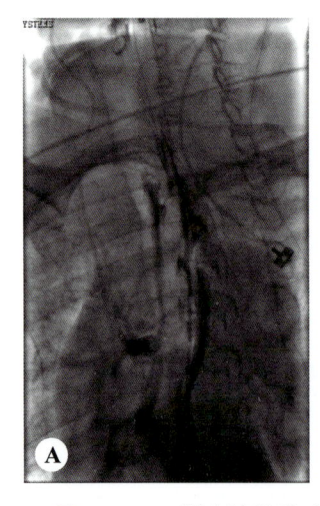

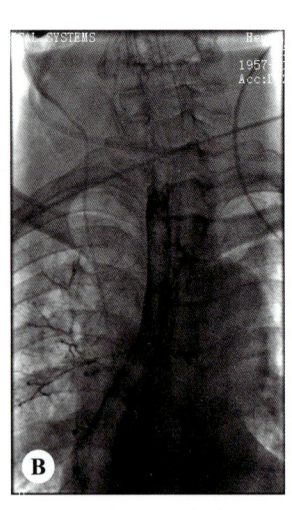

▲ 图 10-5　口服水溶性碘对比剂食管造影显示食管中段气管瘘
A. 食管中断，对比剂外漏溢入右主支气管；B. 对比剂喷射进入各级细支气管

**2. 胸部螺旋计算机断层扫描检查**　螺旋 CT 容积扫描（无间断扫描）可直接显示食管和气管支气管的完整管壁结构破坏，两者间的正常软组织间隔局部缺损，气管支气管与食管直接相互沟通，出现瘘口，并显示瘘管的大小、位置，显示瘘口与气管支气管相交通的具体位置，测量气管、支气管的内径大小，以便进行下一步内支架定制。全面清楚地显示肺部继发性感染部位与范围、严重程度，判断有无肺部转移以及其他病变等。螺旋 CT 扫描后多平面重建、三维重建和仿真内镜等显像技术，显示和评价气管食管瘘的空间位置准确可靠，能对气管食管瘘提供更加可靠的近似于解剖学的影像学依据，为全面评估病变、科学制订正确的治疗方案提供可靠的影像学依据（图 10-6 和图 10-7）。

**3. 纤维胃镜检查**　纤维胃镜检查可发现食管气管支气管瘘口，也可直观显示邻近结构，安全而有效。一般都可以直接显示食管一侧的破溃瘘口（图 10-8），个别微小或潜在性扭曲走行的瘘口可能显示不清，当患者呼气或吸气时可见食管瘘口区域有气泡产生，胃镜检查同时也能发现肿瘤、炎症等原发病。

**4. 纤维支气管镜检查**　纤维支气管镜可直接观察到气管一侧的破溃瘘口（图 10-9），瘘口较

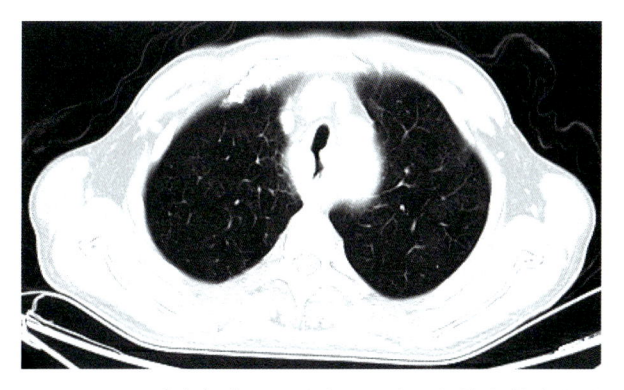

▲ 图 10-6 胸部螺旋 CT 肺窗显示中段气管食管瘘合并食管气管狭窄

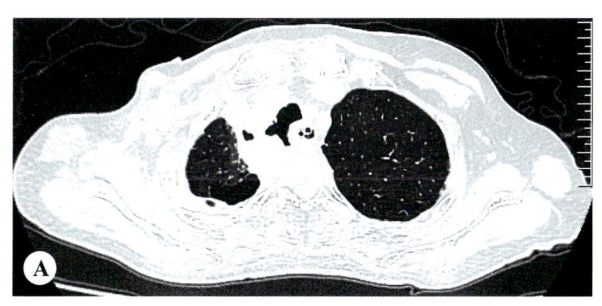

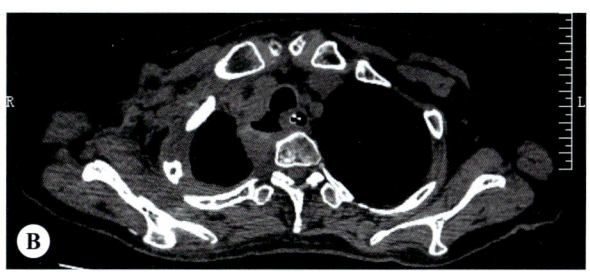

▲ 图 10-7 气管食管瘘胸部螺旋 CT
A. CT 肺窗显示巨大气管食管瘘，食管前壁与气管后壁几乎完全沟通；B. CT 纵隔窗显示食管前壁与气管后壁巨大瘘口，后纵隔内还有潜在的窦道

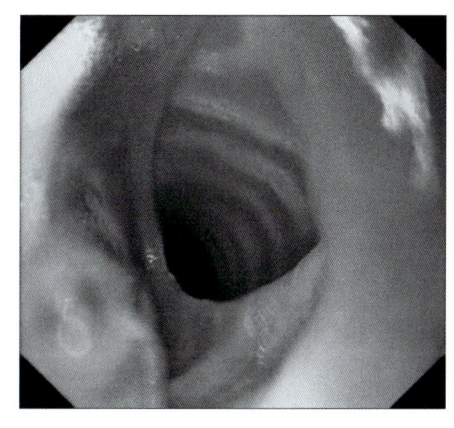

▲ 图 10-8 纤维胃镜显示食管侧壁溃破形成瘘口

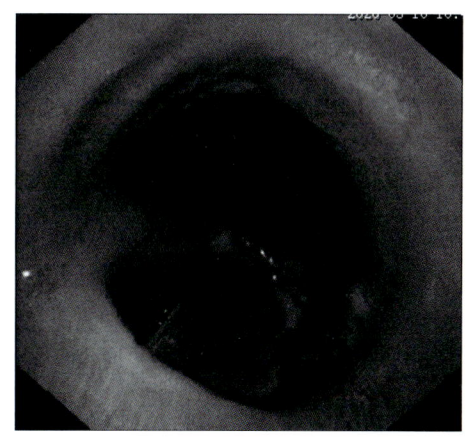

▲ 图 10-9 支气管纤维镜显示左主支气管旁边巨大瘘口

小或者怀疑有瘘时，经导管向食管内注入亚甲蓝溶液，往往能看见深蓝色液体从气管或支气管瘘口溢出。

**5. 气管（支气管）食管瘘分类** 根据瘘口的具体位置，将气管（支气管）食管瘘分为以下 6 种类型。

(1) 气管食管瘘：食管瘘口直接与气管后壁的膜部相通，进一步分为颈部瘘、胸部瘘等，颈部气管食管瘘属于高位食管瘘，瘘口以上的正常颈段食管很短，经食管置入覆膜内支架治疗困难较大，必要时经气管置入覆膜内支架。

(2) 气管隆突食管瘘：新的解剖学与影像学都认为，气管隆突区是一个完全独立的解剖学结构，食管瘘口与气管隆突区直接相通，多数与气管隆突后壁或内侧下壁相通。

(3) 右主支气管食管瘘：瘘口直接与右主支气管相通，因为正常食管走行于脊柱前方偏左侧部位，食管与右侧主支气管距离较远，这类瘘较为罕见，为食管前壁与右主支气管后壁或后下壁相连。

(4) 左主支气管食管瘘：瘘口与左主支气管直接相连，正常食管走行与脊柱前方偏左侧部位，食管与左侧主支气管形成密切的毗邻关系，这类瘘较为常见，多为食管前壁与左主支气管后壁相连。

(5) 叶支气管食管瘘：正常食管不会与叶支气管形成毗邻关系，这类瘘极为少见，一般是食管侧壁溃破、消化液进入纵隔，进而形成窦道，窦道沿纵隔潜在间隙蔓延形成窦道，窦道又与叶支气管相通形成瘘，瘘口可与任何一叶支气管的主干直接相通。

(6) 细支气管肺泡食管瘘：食管侧壁溃破、浸润破坏穿破纵隔胸膜进入胸膜腔，破坏脏胸膜与肺泡贯通，形成细支气管肺泡食管瘘或细支气管肺泡-胸膜腔食管瘘。

## 五、气管（支气管）食管瘘的内支架置入治疗

食管气管（支气管）瘘的治疗原则是：①封堵瘘口，彻底阻断食物和酸性消化液进入碱性环境的气管支气管内；②完成消化道及呼吸道的完整管状结构的重建和营养支持；③有效控制肺部感染。目前治疗气管（支气管）食管瘘的主导方法已经从传统姑息性内科保守治疗与二次创伤的外科修补治疗发展至微创伤的介入放射学治疗。

内科治疗一般是禁食禁水、鼻饲营养和肺部抗感染治疗，因为食管与气管（支气管）间的瘘口持续性存在，仅靠禁食、禁水无法避免唾液下咽或误咽引起的刺激性呛咳和肺部顽固性感染；鼻饲营养无法足量补充瘘口炎症与肺部感染的能量消耗；含有大量细菌的唾液误咽或反流食管的胃酸液经瘘口持续进入气管支气管，引起剧烈刺激性呛咳，唾液与胃酸进入深部细支气管和肺泡，肺部消化、腐蚀性损伤合并顽固性感染，单纯药物控制难以奏效。

外科手术治疗的方式是气管食管瘘修补术，患者术前如果有较长时间不能进食，全身营养状况差，贫血、低蛋白血症、水电解质紊乱或者肺部感染等，术前准备改善身体基本状态极为困难；机体严重消耗，难以耐受开胸手术的巨大创伤；瘘口炎症、肺部感染、手术后的创面继发性感染率居高，手术风险大、成功率低，几乎没有外科医生愿意进行此类手术。

介入放射学治疗的主要方法是置入食管和（或）气管覆膜内支架，从管腔内以物理学原理遮盖封堵瘘口，恢复气管与食管的管腔完整性，达到治疗目的。原则上首选从消化道食管一侧置入覆膜内支架封堵瘘口，可有效封堵瘘口。中晚期食管癌合并气管食管瘘患者常伴发严重的食管狭窄，食管癌放疗后气管食管瘘也常并发不同程度的食管狭窄，化疗或局部动脉灌注化疗后气管食管瘘常并发食管狭窄，上述患者使用食管覆膜支架既可以封堵瘘口，又可以同时解除食管狭窄，还能够保证食管内支架固定牢靠不移位，并且置入食管的内支架出现狭窄、移位、内膜组织增生再狭窄等并发症也易于处理。

对于高位食管瘘或瘘合并气管支气管狭窄的患者，瘘口以上的正常食管部分太短，不仅不足以固定食管覆膜内支架，而且瘘口上方的覆膜支架也难以完全贴壁遮盖瘘口。选择置入气管覆膜支架，从气道一侧封堵瘘口也是一种选择。气管一侧的覆膜内支架虽然能够封堵瘘口，阻挡食物和消化液溢入气管支气管，却不能阻挡消化液对瘘口的刺激与腐蚀，瘘口区组织持续遭受消化液破坏，瘘口遭受消化液腐蚀继续扩大，甚至腐蚀破坏血管，引发大出血的致命性风险。而且气管内支架出现移位、痰液潴留、内膜过度增生再狭窄等并发症时，处理的技术难度和风险都较大。

### （一）适应证与禁忌证

#### 1. 食管覆膜内支架置入适应证

(1) 进展期（中晚期）食管癌、食管狭窄合并气管（支气管）食管瘘。

(2) 食管癌放射治疗后食管狭窄合并气管（支气管）食管瘘。

(3) 食管癌化疗或局部动脉灌注化疗后合并气管（支气管）食管瘘。

(4) 外伤性（胸部挤压、刺破、撞击等）气管（支气管）食管瘘。

(5) 医源性（气管插管、气管切开、内镜诊疗后等）气管（支气管）食管瘘。

(6) 纵隔炎症感染性气管（支气管）食管瘘。

(7) 食管溃破—纵隔—叶支气管瘘。

(8) 食管溃破—纵隔—胸膜腔—肺泡—细支气管瘘。

(9) 食管狭窄或内支架置入后复发性瘘。

(10) 食管狭窄和（或）气管（支气管）食管瘘合并气管狭窄者，需要同时置入气管内支架。

**2. 气管支气管覆膜内支架置入适应证**

(1) 高位气管食管瘘，食管一侧瘘口上方正常食管短于15～20mm。

(2) 气管（支气管）食管瘘合并气管或气管隆突区中央大气道中重度狭窄者。

(3) 巨大气管（支气管）食管瘘，食管内支架突入气管，阻塞气道引起Ⅳ级以上呼吸困难者。

**3. 封堵伞适应证**　对于呛咳症状严重、不愿或无法进行外科手术的良性气管食管瘘患者，食管覆膜内支架置入疗效不佳者，气管支架置入疗效不佳者，DSA引导下使用室间隔或房间隔封堵器是近年探讨的一种新的瘘口封堵治疗方式。

**4. 食管与气管覆膜内支架置入禁忌证**　介入放射学食管或气管内支架置入封堵瘘口没有绝对的禁忌证，患者只要具有生命体征，就应该积极治疗封堵瘘口，改善呼吸功能，恢复正常进食和营养，控制肺部感染，以挽救生命。

**（二）介入前准备**

**1. 实验室检查**　实验室检查进行血、尿、粪三大常规，生化检查如肝肾功能和凝血全套，心电图，了解身体的基本状况和心、脑、肾功能。

**2. 影像学检查**

(1) 食管造影：尽可能以介入技术食管插管经导管注射水溶性碘对比剂进行食管造影，使用碘对比剂与局麻药利多卡因的混合液（碘含量300mg的对比剂10ml混入2%的利多卡因5ml，相当于碘浓度40%），导丝与导管配合下将导管经口腔、咽腔、食管、贲门区域进入胃腔内，一般总量5～10ml的对比剂一边注射一边回拉导管，完成食管全程造影。这样经食管内导管造影不仅以最少量的对比剂完成食管全程清晰造影，避免大量对比剂经瘘口溢入气管支气管内引发刺激性呛咳，还可减轻口服对比剂食管造影的多种不良后果。

一是患者有剧烈的吞咽性刺激性呛咳，因此惧怕咽下对比剂，致使不敢大口下咽，每一处咽下的对比剂量少、不连续，食管和瘘口都达不到清晰显影；二是经口腔吞咽对比剂混合有大量唾液，食管造影质量大受影响；三是唾液内含有大量细菌，这些携带细菌的对比剂溢入气管支气管会加剧肺部感染。

完成食管插管造影后，尽可能一次性完成食管覆膜内支架置入封堵瘘口。若各种原因不能同步完成食管支架置入，以导丝导管交换技术经鼻腔引入胃管或空肠营养管，在禁食禁水的情况下，经营养管维持肠道营养。

(2) 胸部螺旋CT：需要至少3～5天以内的胸部CT资料，若时间间隔较长需要在介入放射学内支架置入前再做一次，以全面了解食管、瘘口窦道、气管支气管、纵隔和肺部结构特征与病变细节。身体条件好者平扫与增强同时进行，身体较差者仅做平扫即可。

**3. 术前用药**　抑制腺体分泌和预防平滑肌痉挛，术前10～30min注射阿托品或山莨菪碱和镇静药，减少异物刺激应激反应，以便患者安静地配合完成内支架置入操作，一般肌内注射地西泮。合并重度气管支气管狭窄并呼吸困难或者肺部大范围感染氧合功能差者，静脉推注糖皮质激素，如地塞米松或泼尼松龙，以消除水肿，提升机体耐受能力。

**4. 器械准备**　5F椎动脉导管、亲水膜导丝0.035英寸×150cm、加硬导丝0.035英寸×（180～260）cm；相应长度和直径的覆膜食管支架或气管支气管覆膜支架以及开口器等。

(1) 食管管状覆膜内支架的常见类型与规格：现在依然在临床上应用的食管覆膜内支架根据支架金属丝不同有3大种自膨胀式内支架类型。

Z形自膨胀式覆膜内支架：是由不锈钢丝折曲而成的一节节管状结构，每节长20～25mm，由尼龙线彼此连接而成的不同长度的管状结构，位居两端的两节支架呈锥形（喇叭口）膨大，硅胶薄膜包绕粘贴在金属支架内外表面形成覆膜，为防止滑脱在支架外面不同节段加有倒刺样结构。如气管内支架一样装载于递送器内，以推送方式释放与置入食管。

这是一款美国Cook公司最早推出的食管覆膜内支架，由于硬度大、顺应性较差，置入食管后异物感反应严重，对气管支气管发生推压，引起气道狭窄的发生率较高。目前在国际上已经大多数停用，由于手工生产工艺简单，价格低廉，国内尚有个别小企业厂家依然在生产，在基层医院销售使用（图10-10）。

机织型覆膜内支架：是纤细的镍钛记忆合金丝由机器编织而成圆管状，两端呈杯口样膨大，其物理性能与Z形内支架刚好相反，顺应性很好而膨胀性较差，为增加与食管的贴敷力和摩擦力，两端往往有15mm长的裸露区。由于质地过于柔软，只能使用特殊的捆绑式递送器置入与释放，捆绑式解脱释放分为远端释放式和近端释放式两种，以方便内支架远端或近端准确定位，使用时注意其特征。这是美国波士顿科学技术公司产品，目前依然在全球范围内使用，内镜医生使用的较多，支架两端裸露区易于刺激食管产生内膜过度增生，引起食管再狭窄，介入放射学医生已经较少使用（图10-11）。

镍钛记忆合金编织型覆膜内支架：为镍钛记忆合金丝整体性编织而成的管形结构，而后特殊温度下塑形成不同管径和两端呈膨大头（蘑菇样）的结构，然后浸泡在硅酮液体内、反复浸泡，拉出完成不同厚度的涂膜。镍钛记忆合金内支架的质地在0℃左右柔软如面条状，没有任何膨胀力，可以折曲成任何形状；而随着温度上升，逐渐恢复原有合金丝的记忆弹性功能，当温度≥30℃是完全恢复记忆弹性，支架结构恢复至两端有膨大头的圆管形。镍钛记忆合金编织型覆膜内支架与前述两款支架的物理学特性相比，达到了自膨胀性与顺应性的良好结合；但是随着临床应用的增多，置入人体内的时间延长，暴露出了具有良好的自膨胀性但是具有较差的顺应性。镍钛记忆合金编织型覆膜内支架置入食管后，难以完全适应食管的弧形弯曲走行，支架两端对正常食管发挥一定的剪切刺激作用，导致内膜损伤、炎症反应、内膜过度增生管腔再狭窄；并且对前方邻近的气管会产生过度推压，导致气管、气管隆突狭窄的严重并发症（图10-12）。

新型的分节型镍钛记忆合金编织型覆膜内支架，每一节之间依靠质地柔软、韧性牢固的特殊高分子医用薄膜连接，在保持镍钛记忆合金丝内支架良好膨胀力的基础上，极大地提高了柔软度即顺应性，开发出分节型镍钛记忆合金编织型覆膜内支架（图10-13）。分节型镍钛记忆合金编织型覆膜内支架良好的膨胀力和顺应性，大有逐渐替代其他现有食管内支架的发展趋势，食管狭窄或食管瘘，尤其是合并有气管疾病者，多选择柔顺性良好的食管分节型镍钛记忆合金编织型覆膜

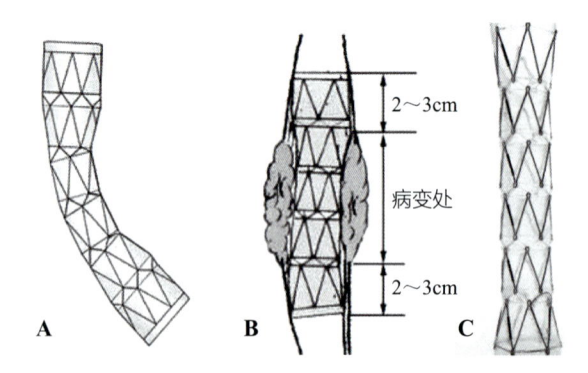

▲ 图10-10 食管Z形不锈钢丝自膨胀式覆膜内支架
A. Z形内支架结构示意；B. Z形支架置入病变食管示意；C. Z形内支架实物

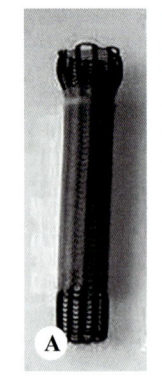

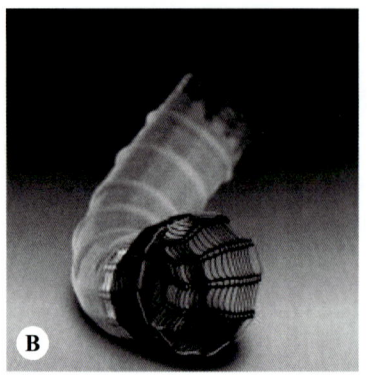

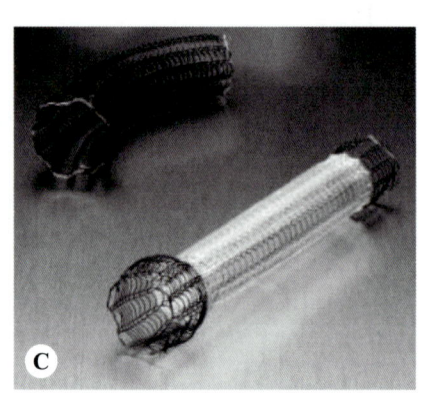

▲ 图10-11 镍钛记忆合金丝机织型食管内支架

内支架。其直径 18~22mm，两端呈蘑菇状膨大，支架总长度 10~16cm，具体选择至少保证两端跨越瘘口和食管狭窄区 20~30mm。

(2) 气管管状覆膜支架：根据胸部轴位 MSCT（特殊纵隔窗 - 脂肪窗）测量气管支气管的前后径（纵径）和左右径（横径），选择或必要时定制个体化气管（支气管）覆膜支架。封堵气管支气管瘘口的气道支架的直径比相应气道的正常直径大 10%~15%，以保证足够的外膨胀力，使覆膜内支架与气管支气管壁良好贴合，彻底封堵瘘口，支架的两端各跨越瘘口至少 10~15mm。

(3) 封堵伞：这是用于先天性心脏病室间隔缺损、房间隔缺损等的封堵伞，也叫封堵器，是由超弹性的镍钛合金丝密集编织而成的自膨胀性双盘结构，两盘之间有腰部相连，腰部直径与所需封堵的瘘口直径一致。为增加其闭合能力，盘和腰内有填充物或阻塞膜。填充物用医用缝合线安全牢固地缝到每个圆盘上。其分为房间隔封堵器和室间隔封堵器，房间隔封堵伞腰部很短，只有 3mm 左右，室间隔封堵伞腰部较长，有 5~8mm（图 10-14）。

**（三）介入放射学手术操作**

**1. 食管覆膜内支架置入** 患者取平卧位，使用利多卡因凝胶口咽部麻醉，也可不做局部麻醉，经口置入开口器，引入导丝导管进入食管上段，经导管注射少量碘对比剂与利多卡因的混合液进行食管造影，确定瘘口的具体位置和瘘口上下端正常食管空间结构。导丝导管配合进入胃腔，撤出导丝，经导管注入造影剂显示胃黏膜，证实导管路径经过食管并顺利进入胃腔无误后（排除经瘘口至纵隔误至腹腔或腹膜后腔），交换引入加强导丝，撤出导管，建立食管内支架置入

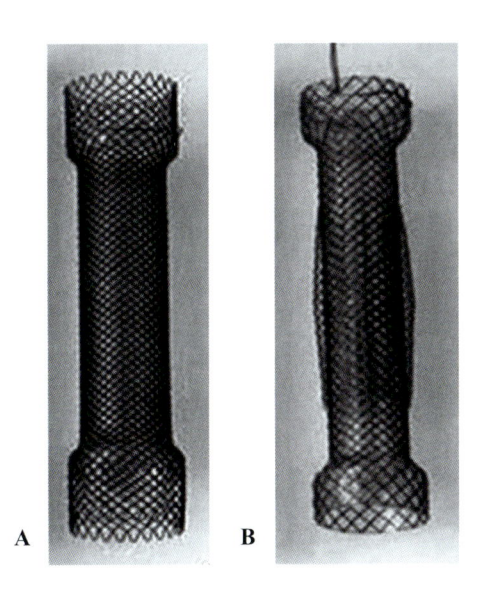

▲ 图 10-12 食管镍钛记忆合金编织型覆膜内支架
A. 双端杯口状膨大头内支架（国产有南京微创等多个品牌）；B. 双端膨大头，中段双侧合金丝防滑脱，一段带有可回收线（韩国、太熊）

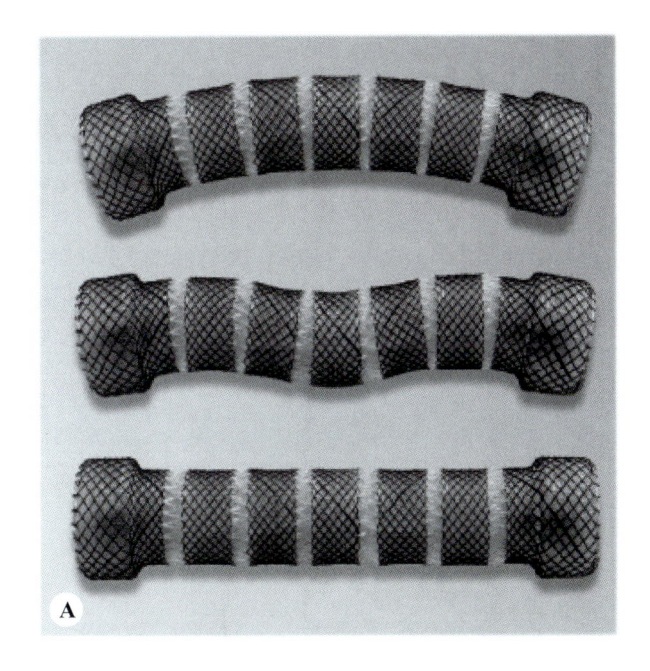

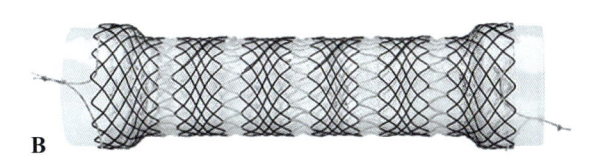

▲ 图 10-13 分节型镍钛记忆合金编织型覆膜内支架
A. 内支架整体覆膜与金属丝框架等长；B. 内支架两端覆膜较内支架金属丝长 2~3mm，两端均带有可回收线

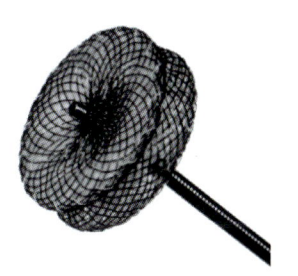

▲ 图 10-14 先天性心脏病室间隔缺损的封堵伞

的加强导丝操作通路。

沿加强导丝引入支架递送器套装至食管瘘口段，内支架的中心段正对瘘口中心，支架远端超出瘘口病变 2cm 以上，上缘最高只要不超过咽食管前庭上缘水平即可；支架下缘尽可能不要跨越贲门，以防止影响贲门括约肌功能，出现顽固性胃食管反流；若食管瘘口位置过低邻近贲门，支架远段需跨越贲门进入胃腔，但胃内不宜太多，一般仅使内支架远段的膨大头跨越贲门位居胃腔内即可。支架释放后保持推送器、导丝等位置稳定不变，少许停顿操作，待体温下记忆合金恢复膨胀力，内支架完全膨胀与食管壁紧密贴合满意后，撤出支架递送器及导丝，口服碘对比剂食管造影了解支架位置及瘘口封堵情况，瘘口封堵完全者，结束介入操作（图 10-15）。

术后给予抗感染、镇痛、抑酸、保护消化道黏膜等对症处理，术后 4h 后可进流食，3 天后可恢复进普食，禁止食用黏稠及粗长纤维的食物，如黏糕、香蕉、烤红薯等，以防止黏堵内支架。

2. 气管支气管覆膜内支架置入　透视下患者取平卧位，使用利多卡因咽喉部表面麻醉，也可不做局部麻醉直接进入操作。一般选择经口腔进入气管支气管内进行支架置入操作，置入开口器，经口腔引入导丝导管一次进入口咽、咽腔、喉腔和气管上段，撤出导丝，经导管注入造影剂与利多卡因的混合液造影，显示气管瘘口位置及与声门、气管隆突的空间关系，建立内支架操作路径图。导丝配合越过瘘口进入下叶支气管，而后交换引入加强导丝，撤出导管，建立气管支气管内支架置入的导丝操作轨道。

沿加强导丝送入支架递送器至瘘口，内支架中心段正对瘘口，支架两端各超出瘘口 2cm 以上。嘱患者深吸气或辅助吸氧使血氧饱和度达到 100% 时，透视监测下释放支架前端 1/3，再次定位确定支架跨越瘘口以远 20mm；继续释放支架中间 1/3，证实支架覆盖瘘口；快速释放剩余支架。保持支架递送器和导丝位置不变，稍事休息，缓解内支架置入操作引起的缺氧状态，并依靠体温使记忆合金内支架完全膨胀，紧密贴壁。撤出支架输送器，经导丝再次引入导管，再次造影了解支架位置及瘘口封堵情况。并交换引入吸痰管至左右主支气管深部，充分吸痰，排出支气管内潴留的痰液和脓液，以便内支架封堵瘘口后，肺部感染得到及时有效的控制（图 10-16）。

3. 气道倒 Y 形一体化覆膜内支架置入（图 10-17）　患者仰卧位于 DSA 检查台上，颈肩部抬高，头尽力后仰并偏向右侧。咽喉部利多卡因喷雾局部麻醉或不麻醉，置开口器。

(1) 透视下，导丝与导管配合依次经口腔、咽腔、喉腔进入气管上端，经导管快速推注利多卡因与碘对比剂的混合液 3ml 行气管支气管造

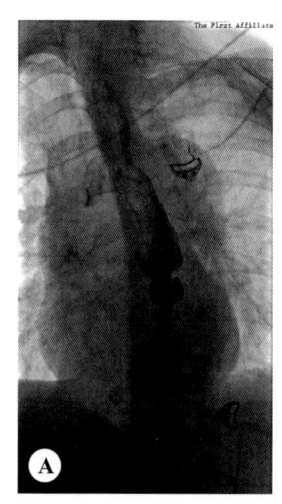

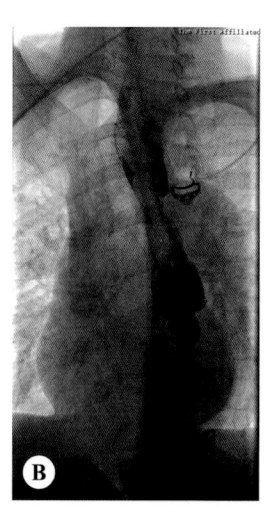

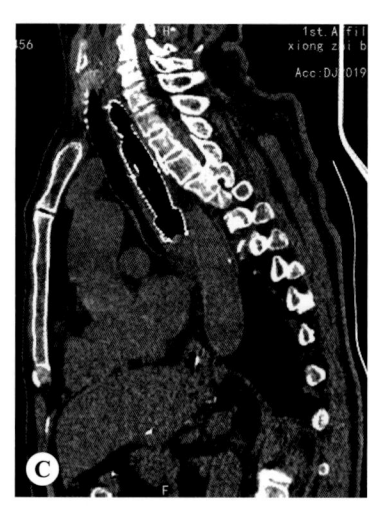

▲ 图 10-15　气管食管瘘食管内支架封堵
A. 食管造影显示食管中段气管瘘；B. 食管内支架置入后封堵瘘口；C. 食管内支架置入后 CT 显示其位置

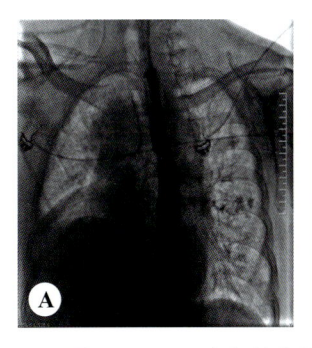

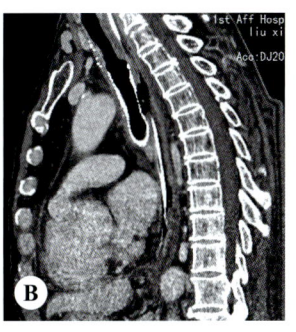

▲ 图 10-16 巨大气管食管瘘气管覆膜内支架置入后
A. 食管造影显示瘘口封堵完全；B. 胸部 CT 显示气管内支架覆盖气管后壁巨大瘘口

影，了解气道瘘口的部位与主支气管分支开口的空间位置关系。导丝与导管配合越过瘘口进入右下叶支气管内，造影证实后交换入加强导丝，退出导管。沿导丝置入 9F 鞘管至气管，导管导丝配合下经鞘管进入左下叶支气管，交换引入加强导丝，建立双侧加强导丝操作轨道。

(2) 沿双导丝送入一体化双分支倒 Y 形内支架递送套装至气管隆突处，调整支架位置使左右支架分支部与左右主支气管居于同侧，加强导丝相互平行，支架黄金标记点位于左右两侧缘，释放支架的双侧分支部于气管下段。整体固定递送器套装，沿导丝将 2 个分支部分别引入左右主支气管部，直至支架分叉部抵紧气管隆突，固定递送器，先后牵拉左右分支部捆绑丝线完全释放支架两分支部于主支气管内。最后固定递送器后手柄，回拉前手柄释放支架气管部于气管内。支架

释放完毕后，固定导丝和递送器位置不变，医护人员与患者休息 3~5min，待患者恢复平静呼吸，此时记忆合金内支架完全膨胀，缓慢退出支架递送系统。

(3) 沿导丝引入吸痰管至主支气管深部充分吸痰，使患者血氧饱和度达到或接近 100%，肺部啰音完全或基本消失。

术中密切观察患者有无呼吸困难以及血氧饱和度变化情况，术后经导管复查气道造影或经食管复查造影，了解瘘口封堵及气道通畅情况。

**4. 封堵伞置入** 患者仰卧于 DSA 检查台上，咽喉部表面黏膜麻醉，经口置入开口器，引入导丝导管进入食管上段，经导管注射少量碘对比剂与利多卡因的混合液进行食管造影，确定瘘口的具体位置。导丝导管配合下经食管通过瘘口进入气管内，造影证实气管位置后，交换引入加强导丝，撤出导管，经导丝引入封堵伞递送长鞘管。退出导丝和内芯，经鞘管引入合适型号的封堵伞（选择室间隔封堵伞类似规格），进入鞘管远端后，先释放气管内一侧伞面，然后轻轻回撤，使气管壁与伞面，紧贴，确定后再释放封堵伞腰部和食管一侧伞面至全部伸展开来。少许用力轻推、轻拉确认封堵伞形态位置固定良好，经鞘管注射对比剂食管造影显示瘘口封堵满意后，逆时针旋转解脱释放封堵伞，后撤退出递送钢缆和递送鞘管。最后让患者口服对比剂造影，了解封堵效果，观察有无对比剂经瘘口进入气管内。

封堵伞置入后即刻食管造影复查，可能会有

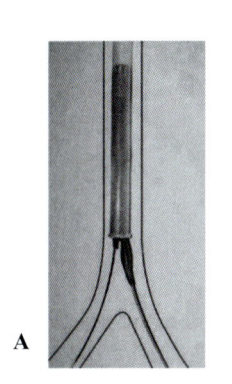

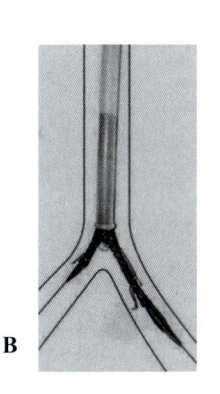

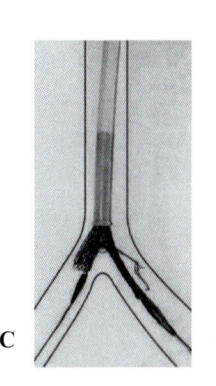

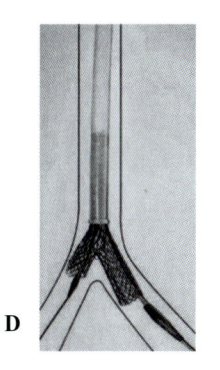

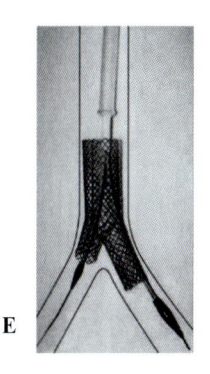

▲ 图 10-17 气道倒 Y 形一体化覆膜内支架置入模式
A. 双导丝引导下内支架分支推送至气管隆突上方；B. 导丝引导下双分支推送至双侧主支气管内；C. 外拉捆绑线释放右主支气管内支架分支；D. 外拉捆绑线释放左主支气管内支架分支；E. 推送释放气管内支架主体部

少量对比剂溢入气管,这是封堵伞的半阻塞膜部的潜在间隙,随着封堵伞局部炎症反应,几天后瘘口都会得到彻底封堵。

### (四)内支架置入后处理

**1. 食管内支架置入** 常规给予收敛液口服(生理盐水 500ml+2% 利多卡因 5ml+ 地塞米松 5mg+ 肾上腺素 1mg+ 庆大霉素 160U),减轻或消除支架置入后局部炎症、疼痛、出血和水肿,一定程度上也抑制内膜过度增生。

术后给予抑酸、止咳、化痰、消炎和必要的抗感染等处理,术后 3～5 天复查胸部 CT 进一步了解支架的位置、瘘口封堵情况和肺部炎症是否恢复。

**2. 气管内支架置入** 常规给予雾化吸入治疗,减轻或消除支架置入后局部炎症、疼痛、出血和水肿。雾化吸入(生理盐水 20ml+ 地塞米松 5mg+ 糜蛋白酶 8000U+ 阿米卡星 0.2g,1～2 次 / 天),消炎、祛痰,以防浓稠痰液阻塞气道窒息;若患者痰液黏稠,无法排除时,可进行气管镜检查,冲洗抽吸痰液。

**3. 封堵伞置入** 封堵伞跨越食管和气管 2 个腔道,既要从食管一侧促使炎症反应、肉芽组织增生、愈合瘘口,还要防止气管一侧内支架置入类似的反应,一般进行雾化吸入。

### (五)并发症防治

气管食管瘘的介入治疗术中并发症包括术中出血、胸痛、支架膨胀不全等;术后并发症包括瘘口封堵不严、食管支架两端再狭窄、支架移位、气管再狭窄、封堵伞脱落等。

**1. 内支架两端肉芽组织增生** 内支架内肉芽组织增生是食管内支架置入后最常见的并发症,不引起临床症状的肉芽肿一般不需处理,但当肉芽组织增生阻塞食管引起吞咽困难症状时需处理,可采用高频电刀、氩气刀、激光对增生肉芽组织进行烧灼消融,而对于其根部进行冷冻消融治疗以抑制肉芽组织的增生。

**2. 出血** 大多数患者出血量均较少,可口服 1:10 000 肾上腺素及凝血酶而止血,极少数患者病灶溃破有较大量出血,属于肿瘤组织渗血,覆膜内支架置入本身就可以有效压迫止血。

**3. 气管狭窄** 为食管内支架膨胀或内支架膨胀推移肿瘤组织压迫气管所致,轻度受压可以暂时观察,若压迫较重出现Ⅳ级以上的呼吸困难,可给予气管内支架置入治疗。

**4. 内支架移位** 需及时调整内支架位置或取出后重新置入。内支架移位与食管壁组织间压力下降、内支架选择不当有关,一旦怀疑内支架移位,应调整内支架位置或内支架取出后更换新的规格支架。

**5. 胸痛** 轻度或一过性胸痛一般无须特殊处理。术中、术后胸痛与支架置入后膨胀扩张等介入治疗刺激有关,一般疼痛较轻微,无须特殊处理,口服收敛剂即可缓解症状;现在新型分节覆膜食管内支架良好的顺应性极少产生疼痛症状,疼痛明显者可口服镇痛药。

**6. 咽痛、声嘶** 递送器经过咽喉的刺激所致,几天后会自然好转,不需特殊处理。

**7. 发热** 术后少数患者可有反应性或应激性发热,一般不超过 38.5℃,考虑与术中操作及治疗有关,一般不需处理。若寒战、高热,极大可能是肺部感染,少数也可能是纵隔感染,需要依据细菌培养,进行有效的抗菌治疗,必要时进行支气管镜吸痰和冲洗治疗。

## 参考文献

[1] 张宏博,毕锋,韩英,等.上消化道吻合口狭窄原因及内镜球囊扩张疗效分析 [J]. 中华消化内镜杂志,2004,2(1):92-95.

[2] 苏琼. 经胃镜下食管支架置入术在治疗食管狭窄中的临床应用 [J]. 中国内镜杂志,2010,16(5):551-553.

[3] 李小安,赵奎,李晓辉,等. 内镜下金属支架置入术治疗上消化道狭窄 79 例疗效分析 [J]. 西部医学,2012,2(4):543-544.

[4] 付改发,蔡黄全,宋养荣,等. 食管癌并食管气管瘘 47 例 [J]. 肿瘤防治研究,1993,20(4):235.

[5] 高雪梅, 韩新巍, 吴刚, 等. 食管癌性重度狭窄并食管-气道瘘的内支架置入治疗[J]. 介入放射学杂志, 2005, 14(2):153-155.
[6] ENZINGER P C, MAYER R J. Esophageal cancer[J]. N Engl J Med, 2003, 349 (23): 2241-2252.
[7] SHIN J H, SONG H Y, KO G Y, et al. Esophagorespiratory fistula:Long-term results of palliative treatment with covered expandablemetallic stents in 61 patients[J]. Radiology, 2004, 232(1): 252-259.
[8] 韩新巍, 吴刚, 藏卫东, 等. 喉咽、食管入口解剖学观测积气临床意义[J]. 解剖学杂志, 2005, 28(6):709-710.
[9] 韩新巍, 吴刚, 李永东, 等. 喉咽下段的解剖学观测及其在高位食管内支架中的应用[J]. 上海医学, 2007, 30(4):291-293.
[10] 马振禄, 井鹏, 张效民, 等. 覆膜支架治疗158例食管癌贲门癌狭窄及食管瘘患者并发症及疗效分析[J]. 中国肿瘤临床与康复, 2013, 20(7):774-777.
[11] WEIGERT N, NEUHAUS H, ROSCH T, et al. Treatment of esophagorespiratory fistulas with silicone coated self expanding metal stents [J]. Gastrointest Endosc, 1995, 41(5): 490-496.
[12] BALAZS A, GALAMBOS Z, KUPCSULIK P K. Characteristics of esophagorespiratory fistulas resulting from esophageal cancers: a single- center study on 243 cases in a 20-year period[J]. World J Surg, 2009, 33(5): 994-1001.
[13] BALAZS A, KUPCSULIK P K, GALAMBOS Z. Esophagorespiratory fistulas of tumorous origin. Non-operative management of 264 cases in a 20-year period[J]. Eur J Cardiothorac Surg, 2008, 34(5): 1103-1107.
[14] ADAM A, ELLUL J, WATKINSON A F, et al. Palliation of inoperable esophageal carcinoma: a prospective randomized trial of laser therapy and stent placement[J]. Radiology, 1997, 202(2): 344-348.
[15] SARPER A, OZ N, CIHANGIR C, et al. The efficacy of self-expanding metal stents for palliation of malignant esophageal strictures and fistulas [J]. Eur J Cardiothorac Surg, 2003, 23(5): 794-798.
[16] 赵剑波, 曾庆乐, 陈勇, 等. 食管支架术后支架贴壁不良综合征的初步探讨[J]. 介入放射学杂志, 2010, 19(2):141-145.
[17] BARON T H. Expandable metal stents for the treatment of cancerous obstruction of the gastrointestinal tract[J]. N Engl J Med, 2001, 344(22): 1681-1687.
[18] 劳妙蝉, 高兴林, 李静, 等. 获得性呼吸道瘘的介入治疗进展[J]. 中华结核和呼吸杂志, 2016, 39(3):221-222.
[19] 朱明, 秦建军, 韩新巍, 等. 食管胃吻合口-纵隔-左主支气管瘘介入治疗一例[J]. 介入放射学杂志, 2011, 20(7):539-540.
[20] 赵纯, 向述天, 苏伟, 等. 个体化金属覆膜支架治疗气道瘘的临床应用[J]. 介入放射学杂志, 2019, 28(12):1185-1189.
[21] 王子恺, 李淑玲, 李闻. 食管气管瘘消化内镜治疗新进展[J], 中华消化杂志, 2019, 39(1):61-63.
[22] 唐飞, 查显奎, 叶伟, 等. 支气管镜下改良法置入室间隔封堵器治疗气管-胸腔胃瘘一例[J], 中华结核和呼吸杂志, 2019, 42(12):953-955.

# 第11章 气管支气管破裂与纵隔瘘介入放射学内支架治疗

气管支气管破裂常发生于胸部创伤或挤压伤。随着近年交通事故频发，闭合性气管支气管破裂越来越常见，已经成为早期胸部创伤主要的死亡原因之一。气管支气管破裂最易发生于颈胸部闭合性和开放性创伤。有文献报道在200例闭合性气管和主支气管破裂患者中死亡率高达30%，其中半数以上死于伤后1h，随着交通事故等创伤的增多，这类损伤也越来越多。气管破裂或断裂本身引起呼吸困难可以导致死亡，但是伴随气管破裂一般都有周围血管和组织的损伤，导致凝血块或异物吸入破裂的气管而堵塞气管支气管引起窒息；气管破裂继发纵隔气肿，气肿压力增高可压迫气道形成狭窄，或推压气管移位而导致气管狭窄，如果不及时抢救，患者会因严重气道狭窄而窒息缺氧死亡。

穿透性创伤、锐性和钝性损伤都可以造成气管损伤。穿透性气管损伤伤口一般位于颈部，气管在胸腔内位于中央，易受到枪击或其他原因引起的穿透性创伤。在颈部，一个较有力的外界打击就足以引起气管的损伤，首先破裂点在气管软骨和膜状部联合处，典型的是环形和不完全的撕裂，罕见的是沿气管膜部与软骨环连线垂直的撕裂。主支气管和（或）叶支气管外伤性完全离断较常见，而气管离断是比较罕见（古时候战场上大刀砍杀常见），然而近年来因风筝线或各种线体切割颈部引起的气管离断也多有报道。

## 一、气管支气管破裂的病因

**1. 创伤性气管支气管损伤** 可以是车祸、高处坠落伤、利器伤、颈部伤、胸部破裂或爆炸冲击伤等引起。

**2. 医源性损伤** 气管插管、气管切开、球囊扩张等气道内操作都可能导致气道损伤，甲状腺手术、胸腺手术、颈胸椎骨折钢针内固定等手术操作也可能误伤气管支气管和（或）食管。

**3. 气管异物损伤** 尖锐异物刺入气管膜部所致，局部破裂一般不大，局限性破裂形成纵隔瘘。误咽玻璃片至气管支气管，直接刺破气管支气管引起破裂。

**4. 肿瘤浸润** 食管癌侵犯气管膜部或气管隆突后常发生气管支气管破裂。肿瘤直接浸润破坏气管（支气管）壁，并引起缺血性坏死、穿孔。另外，化疗、动脉灌注化疗或放疗可使生长中的肿瘤迅速坏死破溃，而周围正常组织修复缓慢不能及时修复肿瘤组织坏死的组织缺失，气管（支气管）穿孔发展成为气管支气管破裂。

**5. 自发性气管支气管破裂** 自发性破裂较为罕见，仅有少数病例有报道，但大部分由于过度用力突发屏气引起破裂。

**6. 放射性损伤** 食管癌放射治疗、复发性食管癌再次放射治疗、手术切除后食管癌残留或复发进行放射治疗、气管支气管肿瘤放射治疗、纵隔肿瘤接受放射治疗等，邻近的气管支气管组织接受超剂量的辐射损伤而坏死破溃，气管支气管破裂；或者邻近的食管壁、胸腔胃壁遭受放射损伤而溃破，消化液浸润破坏气管支气管，引起气管支气管破溃。

## 二、气管支气管破裂的机制

大刀长矛年代的战场厮杀，极易造成颈部刀

伤和气管断裂。

现代气管和（或）支气管损伤主要由钝性或穿透性损伤引起，也有不少医源性损伤报道。颈段气管后方有椎体和椎体后一定厚度的颈项肌肉保护，前方和两侧方位于相对体表位置，没有足够厚度的软组织保护层，更缺乏骨骼组织保护。来自颈部前方或两侧方的穿透性损伤或钝性损伤易于导致气管损伤破裂。

胸段气管、气管隆突和支气管位于胸骨、肋骨和脊柱的骨性结构之中，两侧受柔软的肺组织保护，受外力伤的可能性很小。文献报道，约80%的胸腔内气管支气管（气管、气管隆突和主支气管）损伤发生在距气管隆嵴2.5cm的范围内。

目前气管支气管外伤破裂的理论解释有以下机制。

**1. 牵引理论** 胸腔由前向后受到强大的外部压力，胸腔横径明显增加，两肺向双侧突发移位，并在气管隆突处形成一个向外拉力，当拉力超过一定限度时，在气管隆突附近发生支气管撕裂性断裂，气体进入胸腔，往往伴随胸腔出血。

**2. 剪切理论** 身体及肺部突然减速，在气管相对固定点、气管与骨性关节（胸廓入口）处产生较大的剪切力，使气管支气管在强大的内压作用下折断，气体进入颈部和纵隔。

**3. 压力理论** 受伤瞬间声门闭合，双肺与支气管内压力剧增，压力传递至远端小气道，然后在气管支气管分叉处产生反向力使支气管膨胀性破裂，气体进入胸膜腔。

**4. 锐器损伤** 锐器直接刺破，颈胸部遭受锐器伤害，损伤颈部或和胸部软组织的同时，累及气管支气管，刺破软骨环、刺破纤维环乃至膜部。

**5. 气管插管损伤** 危急重症患者抢救，持续性气管插管辅助呼吸，气管内插管为避免消化液误咽气管支气管，插管前端有一球囊，在气管插管维持呼吸的整个过程中尽管要保持球囊充盈状态，但是充盈球囊的压力不可过大，还要定时回抽释放球囊，以避免球囊持续性充盈压迫气管软骨和管壁变性坏死、气管壁坏死、出血、气管破裂。较长期气管插管维持呼吸，气管插管球囊持续性过度充盈，已经成为气管损伤破裂不少见的原因，是医源性气管损伤破裂最常见的原因（图11-1）。

**6. 手术误伤** 巨大甲状腺瘤（癌）手术、巨大胸腺瘤（癌）手术切除，由于肿瘤组织与气管关系密切，在分离切除肿瘤时，易误伤气管管壁。因为手术过程中需气管插管麻醉，气管插管前端跨越上胸段手术节段气管处有封闭球囊，所以在手术与麻醉过程中只向下胸段气管通气。手术与麻醉过程中受损伤的气管基本处于未通气的静息状态，当手术结束、解除麻醉、拔除气管插管后，气管恢复正常呼气与吸气功能，分别产生正压与负压，手术损伤的气管被压力冲破，气管破裂，气体进入纵隔（图11-2）。

**7. 肺移植主支气管吻合口破裂** 无论单肺或双肺移植，都是从捐献者主支气管离断取肺，并在受体主支气管吻合移植肺。各种意想不到的原因，包括吻合口出现裂隙乃至破口，气管支

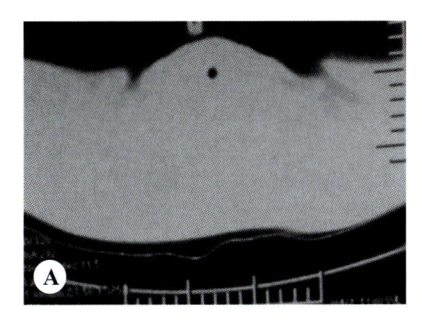

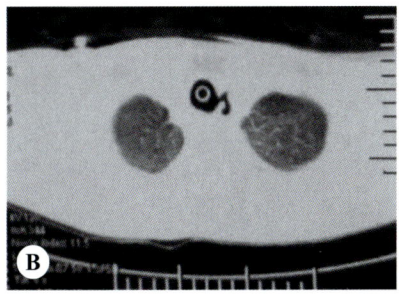

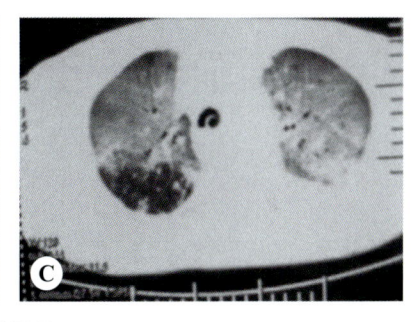

▲ 图11-1 气管内插管球囊过度充盈导致气管破裂的CT
A. 颈部CT显示气管内插管的内腔；B. 胸部CT显示气管内插管球囊过度充盈导致气管破裂；C. 胸部CT显示气管内插管和肺部炎症渗出云雾影

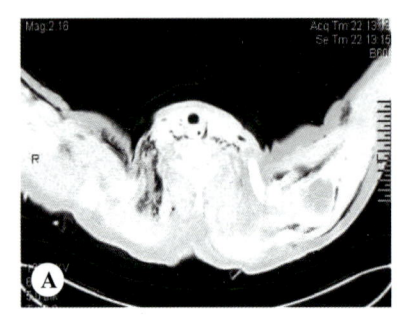

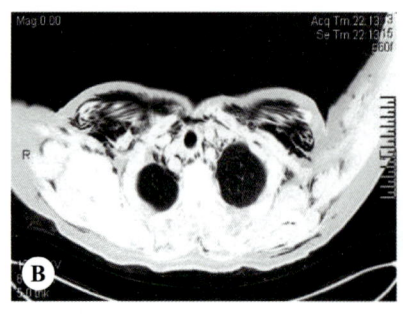

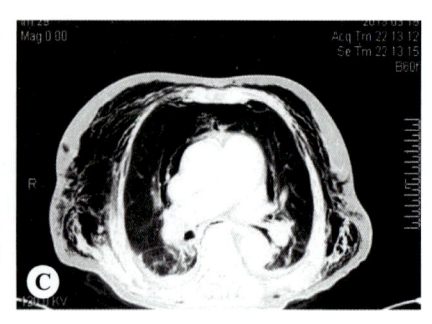

▲ 图 11-2 甲状腺癌手术损伤气管出现广泛纵隔与皮下气肿
纵隔与胸壁内线条样的低密度影，都是聚集的气体影

气管内气体和痰液经破口直接进入纵隔、胸膜腔，导致纵隔气肿、皮下气肿，出现胸膜腔积气感染，严重者导致移植肺失能，受体患者丧命（图 11-3）。

## 三、气管支气管破裂的诊断

早期损伤的诊断依据如下：①胸部创伤后短时间内出现严重呼吸困难、发绀、严重纵隔及皮下气肿；②胸腔闭式引流短时间内漏出大量气体，肺不能迅速恢复；③损伤肺内呼吸音低或消失；④胸部 X 线片中可见"肺坠落"征；⑤纤维支气管镜对早期诊断和定位至关重要，同样重要的还有支气管腔内的血液和分泌物。

支气管破裂的晚期诊断：对于有急性气道损伤病史的患者，晚期支气管破裂表现为胸闷、气短、肺部感染和长期肺不张。胸部 X 线及 CT 检查显示气管支气管破口和肺实变及肺不张，如继发感染可见胸腔积液。纤维支气管镜显示受伤一侧支气管管腔不规则，显示破口、瘘口或合并狭窄等结构变形改变。

### （一）临床表现

胸部创伤后的气管破裂或断裂的临床表现包括呼吸困难、颈部皮下或纵隔气肿、按压皮肤有典型的握雪感，气胸或张力性气胸、血气胸、发绀。逐渐加重的气胸或血气胸引起的进行性呼吸困难是创伤性气管或支气管破裂的突出症状。大多数气管及主支气管破裂后立即出现气胸症状，根据破裂的部位，气胸可为单侧或双侧，并迅速发展为张力性气胸。

部分患者气管破裂而纵隔胸膜尚完整，可仅出现纵隔及皮下气肿而无气胸出现。纵隔气肿和皮下气肿也是气管破裂，尤其是潜在性破裂口常有的体征，开始往往出现在颈前胸骨切迹上方，发展迅速，很快蔓延至整个颈部、胸部、肩部和腹部，甚至严重时扩散到上、下肢。少数伤员严重的气肿压迫气管支气管引起高度缺氧可发生昏迷。

气管损伤均合并不同程度的出血，气管周围

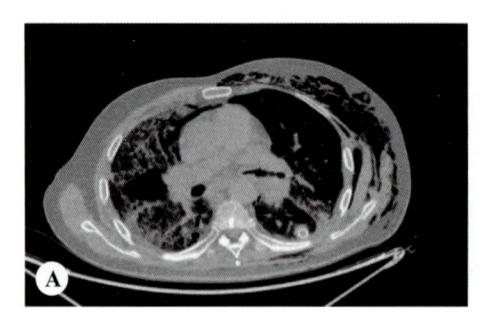

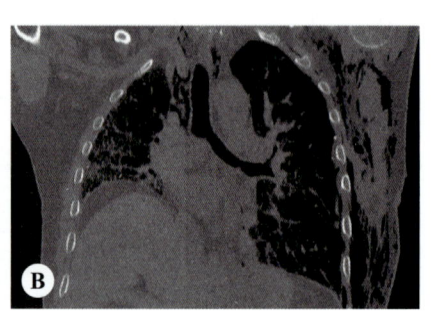

▲ 图 11-3 右肺移植后右主支气管吻合口破裂的 CT
A. 轴位 CT 显示右主支气管壁不规则、破裂，形成纵隔与皮下气肿，胸腔积气；B. 冠状位 CT 显示右主支气管壁不规则，纵隔与皮下气肿，气胸

颈部和纵隔血肿可伴有轻度至中等程度的咯血。当患者来急诊室时，大多数患者的气管出血已经停止或未被咯出，只有大出血时患者才会出现咯血症状。上述临床症状取决于撕裂的位置、大小、气管周围血管有无撕裂和纵隔胸膜是否完整。

部分患者由于气管或支气管的破裂口被血块或软组织阻塞，在早期未能明确诊断，度过急性期后破裂部位反复炎症反应形成瘢痕组织，导致气管支气管狭窄，甚至完全阻塞而引起肺不张，可长达数月或数年才被发现而明确诊断。患者常有胸闷、气短、憋气、发绀等呼吸功能减低的表现。其原因除了肺不张导致呼吸面积减少，更主要是肺不张有右心静脉血不经过肺部氧合就经肺静脉向左心分流，一侧肺不张时肺内从右向左的分流血流量可达20%～30%。

气管支气管破裂，气体和含有细菌的痰液外溢，易于出现感染，包括纵隔感染、颈部感染、胸膜腔感染，出现一系列感染的症状和体征。检查时气管向患侧移位，叩诊呈浊音，呼吸音消失（图11-4）。

### （二）影像学检查

**1. 胸部X线检查** 气管破裂或断裂早期的主要X线改变是大量气胸，皮下及纵隔、颈深部气肿，胸上部肋骨骨折、气管截断或不连续、气管移位、肺不张、肺坠落征等。

**2. 胸部多排螺旋计算机断层扫描** 胸部MSCT检查可确定气管支气管损伤破裂的位置和程度，容积扫描图像可进行气管、主支气管立体成像和任意切面的同质化成像，可明确气管支气管破裂的形态、位置和长度；详细显示气管支气管断裂的直接征象，如气管透亮带的变形和不连续，甚至有管壁错位等征象；还可以显示破裂的间接征象，如纵隔气肿、皮下气肿、气胸、肺不张等。

胸部MSCT连续薄层扫描，多窗宽条件下后处理图像，肺窗（窗宽1000HU，窗位-700HU）可显示肺炎等肺损伤，也可显示较大直径的破口。纵隔窗（窗宽400～500HU，窗位50HU）或脂肪窗（窗宽500HU，窗位-50～100HU）可以显示气管支气管的结构和破裂的大小及位置，并可充分了解并测量破口大小（图11-1至图11-6）。

### （三）纤维支气管镜

当病情允许且诊断有怀疑时，可行纤维支气管镜检查，对诊断和治疗均有帮助。支气管镜检查可明确气管破裂或断裂及狭窄的部位和程度等。对于早期或晚期病例都有确诊价值，但是阴性的检查结果不能排除气管潜在破裂、裂隙状破裂的存在。胸部损伤后严重咯血症状不可忽视，即使没有气管破裂的其他指征，也应立即考虑做支气管镜检查。

### （四）气管支气管破裂的分类

气管支气管破裂的分类指导临床治疗，特别是介入放射学支架封堵。根据气管支气管破裂的具体解剖部位分为4种破裂类型。

**1. 气管破裂** 气管破裂直接与胸膜腔相连。继发于上胸段食管癌手术、胸骨后甲状腺手术、胸腺手术等。破裂的部位多在声门以下20mm，距离气管隆嵴以上20mm处，气管破裂为Ⅰ型。

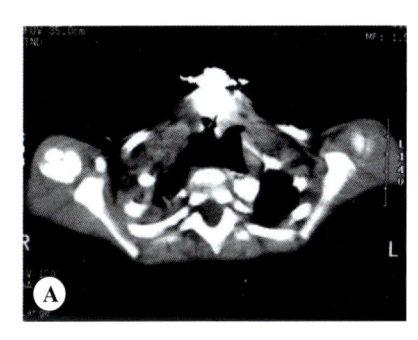

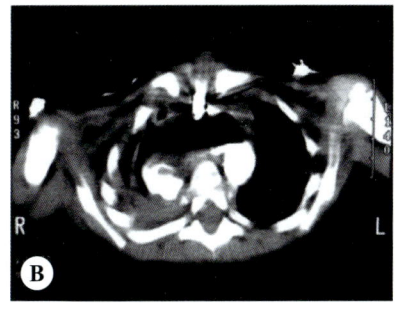

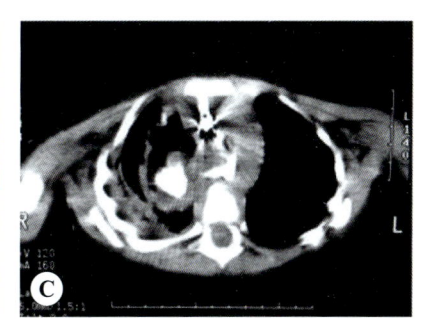

▲ **图11-4 食管、气管破裂继发纵隔感染的CT**
患者，男，3岁，误服玻璃片刺伤食管与气管，合并纵隔气肿与感染。A.显示气管插管和纵隔巨大气肿；B.显示气管插管和纵隔巨大气肿、脓肿腔对比剂；C.显示气管插管跨越破口，纵隔气肿与脓肿（内有高密度对比剂）

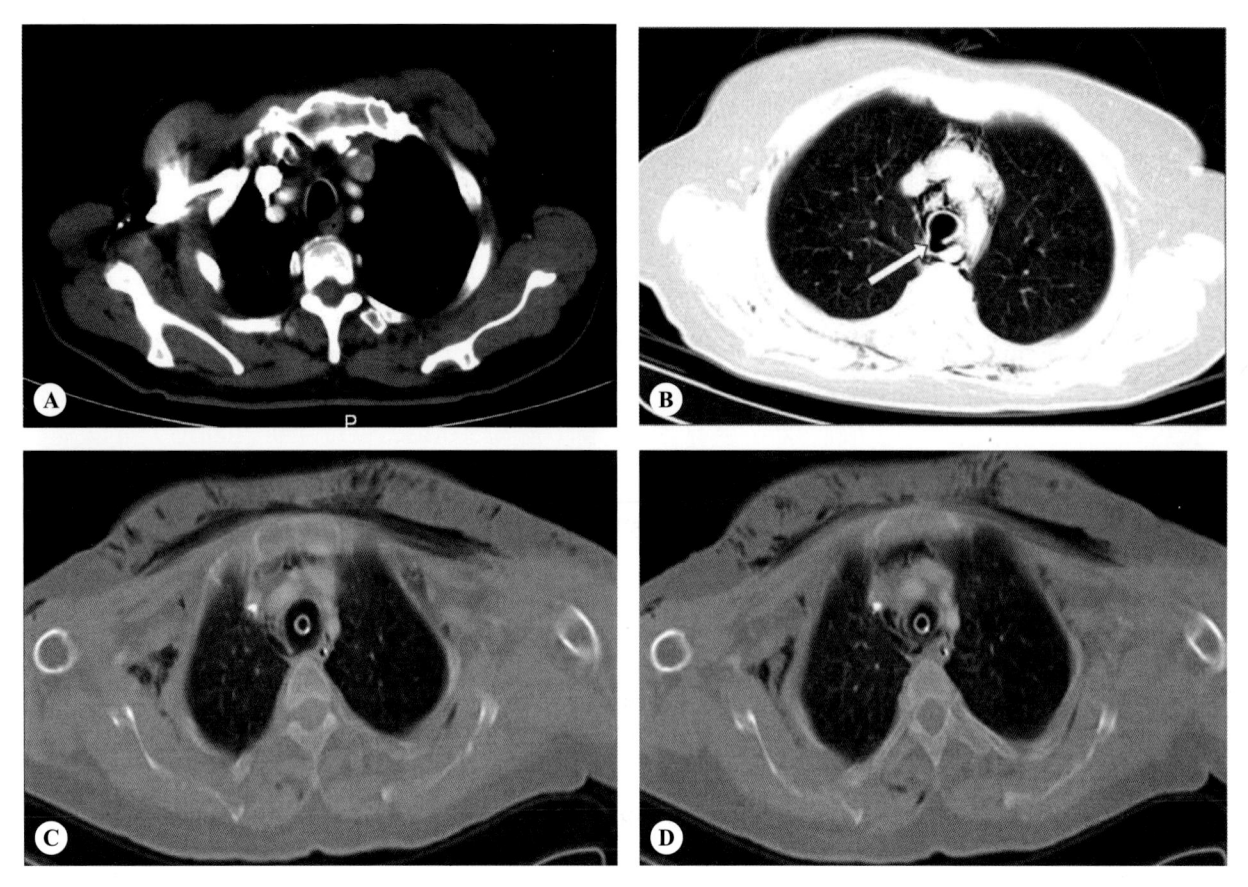

▲ 图 11-5 气管后壁破裂的增强 CT

A. 纵隔窗显示气管后壁破口；B. 肺窗显示气管后壁破口和纵隔气肿；C. 特殊的纵隔（脂肪）窗显示气管后壁破裂、纵隔皮下气肿，气管内插管球囊充盈，封堵破口；D. 特殊的纵隔（脂肪）窗显示气管后壁破裂、纵隔皮下气肿，气管内插管

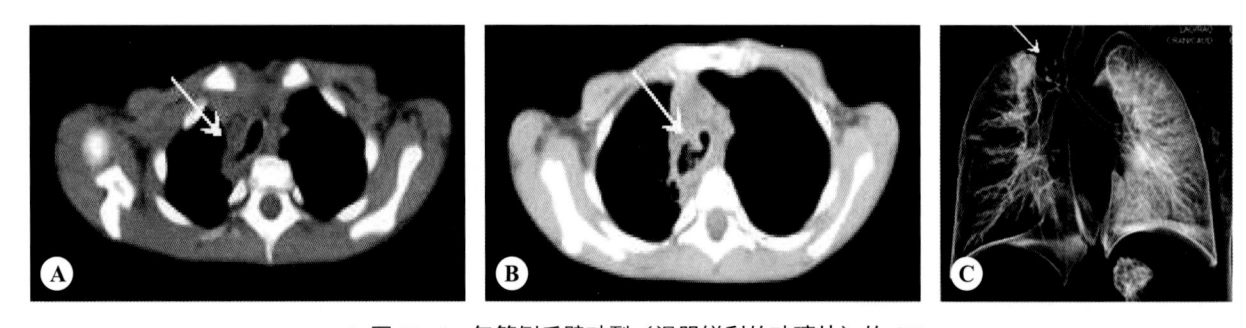

▲ 图 11-6 气管侧后壁破裂（误服锐利的玻璃片）的 CT

A. 轴位纵隔窗显示气管右后壁破裂，形成气管纵隔瘘；B. 轴位纵隔窗显示气管与右主支气管连接部破裂；C. CT 三维成像显示气管下端与右主支气管交界部破裂，形成纵隔瘘

2. **气管隆突破裂** 主要在左右支气管分叉处，气管软骨和膜部联合处，以气管隆突后壁和下侧壁更为常见，位于气管隆嵴附近 20mm 以内，为Ⅱ型。

3. **主支气管破裂** 外伤性破裂以右侧支气管后壁或下壁更为常见。由于右主支气管长度受限，支架放置更为复杂。右侧主支气管破裂为Ⅲa 型，左侧主支气管破裂为Ⅲb 型。

4. **其他类型的支气管破裂** 叶支气管、段支气管、细支气管和终末细支气管破裂则较为少见。

## 四、气管支气管破裂的治疗

气管支气管损伤、破裂会带来严重并发症，并时刻危及生命，应当尽早诊断，尽早治疗。目前治疗气管破裂的方法主要有介入治疗、外科治疗及内科保守治疗。

传统的临床治疗以外科手术为主，气管支气管破裂均为污染性创面，手术带来的二次创伤和继发性感染的概率居高不下，现今胸外科医生已经没有太多医生愿意主动处理这类气管支气管外伤。

对于症状不明显且经过纤维支气管镜检查后损伤范围小于1cm者可以采取保守治疗，保守治疗措施包括抗感染、皮下组织切开排气及闭式引流等多种措施联合治疗。

微创介入放射学技术的发展，尤其是各种类型与规格的气管支气管覆膜内支架的开发应用，介入治疗主要是放置气管支气管覆膜支架封堵破裂口，恢复正常气流通过，若破口过大，可以放置支架为外科手术治疗赢得机会。若合并纵隔瘘、纵隔感染和脓肿，可配合经皮穿刺置管引流，介入内支架治疗具有简单易行、疗效好等优点。

### （一）内科保守治疗

症状轻微、小于1cm的气管支气管损伤可采用内科保守治疗，治疗措施包括抗感染、皮下组织切开或穿刺排气、闭式引流等多种措施联合治疗。

**1. 抗感染治疗** 一旦发生气管支气管破裂，气道分泌物通过破口进入纵隔，此时应给予全身或局部雾化吸入抗感染治疗，控制纵隔感染。

**2. 皮下组织切开或穿刺排气** 皮下气肿通常是由于气体沿纵隔腔破裂进入皮下层所致。如果患者有严重的皮下气肿症状，切开皮肤或用大针穿刺气肿部位并清除空气。

**3. 胸腔闭式引流** 如果患者出现严重呼吸困难，并伴随有严重的纵隔和皮下气肿，应立即行双侧胸腔闭式引流，而不要等待胸部X线片等影像学检查而延误。

**4. 气管插管** 对于疑似气管支气管损伤的患者，气管插管超越破口、旷置破裂的一段气管，也是一种非常有效的治疗方法。①可以保证气道通畅维持正常呼吸功能，有利于清除血液和分泌物；②便于急诊纤维支气管镜检查，证实破裂；③有利于手术麻醉或介入放射学气管支气管内支架置入的实施。

### （二）外科治疗

一旦发现或高度怀疑有支气管破裂或断裂，可以考虑尽快外科处理。早期手术修复可以降低手术难度，并降低肺叶切除的可能性，减少死亡率。支气管早期损伤周围组织炎症较轻，易于缝合裂口或吻合断裂和肺功能恢复。延迟治疗局部感染和纤维瘢痕增生，可导致支气管狭窄、肺萎缩不张、肺功能减退，而不得不行肺叶切除。

手术成功的关键在于：①损伤一侧或两端支气管的组织边缘应修剪整齐，口径要尽量一致；②缝合线或聚丙烯不可吸收缝合线可引起局部狭窄，因此应用可吸收线可减少组织反应；③离断下肺韧带，减少支气管吻合口部的张力；④尽可能采用带蒂纵隔胸膜修补吻合口瘘；⑤对于延误诊断的患者，准确定位创面末端是手术成功的关键，最严重的粘连或瘢痕部位往往是气管支气管破裂的部位；将正常支气管与周围粘连分离，术中联合纤维支气管镜检查有助于发现创面的边缘；⑥彻底清除肉芽组织和膜性瘢痕，保证吻合口在正常支气管环状纤维膜处，否则术后容易发生再狭窄；⑦必要时挤压肺组织，清除多余的气道黏液。

### （三）介入治疗

管状、L形、倒Y形一体化、枝丫状一体化记忆合金自膨胀式覆膜内支架的开发应用，介入治疗在气管支气管破裂治疗中已成为主力军，对于较小或不完全破裂的患者，采用气管覆膜支架来封堵破裂口，恢复气流通过，促进破口和脓腔的愈合。当破口和脓腔完全愈合后取出支架。对于气管支气管完全离断的患者，气管支架也可用于防止气体从破口外漏至纵隔或胸腔，提高血氧饱和度，为进一步手术创造机会。

对于气管隆突或支气管破裂，则主要通过置入气管倒Y形覆膜支架封堵破裂口，减少纵隔和皮下气肿。支架表面的硅胶薄膜具有良好的生物相容性、耐腐蚀性，置入后能很好地粘贴于气管支气管壁，完全封闭破口或裂口，恢复气道呼吸的通畅性，阻止痰液通过破裂口，减少了破口周围组织的感染，便于破裂口的愈合。外科手术后2~3周行胸部CT检查，若发生狭窄，应行球囊扩张或置入内支架。

1. 气管破裂　根据破裂部位分型，气管破裂为Ⅰ型。

(1) 器械准备：包括通用介入手术器械和必要时特制个体化规格的覆膜内支架。

介入操作器械：开口器，5F椎动脉导管或单弯导管，0.035英寸×150cm亲水膜导丝，0.035英寸×（180~260）cm加硬导丝，管状防滑脱覆膜支架（如南京微创、Tae Woong Medical等）或气管支气管L形分支覆膜支架、倒Y形一体化覆膜支架等，吸痰管。还要预备气管插管套装组件，以备紧急抢救、疏通气道、维护正常呼吸使用。

支架的选择：根据胸部轴位MSCT（特定纵隔窗-脂肪窗）测量前后径(垂直径)和左右径(横径)，定制个体化气道覆膜支架，气管中上段破裂选择管状全覆膜防滑脱内支架，气管下段（近气管隆突区）破裂，选择L形分支或倒Y形分支一体化全覆膜内支架。气管支架的内径应比相应气道的直径大15%左右，尽可能保证支架中心部分正对破口中心，两端各超出破口、跨越正常气管管壁15mm以上。

(2) 术前准备：①术前检查：如三大常规、肝肾功能、电解质、血凝试验、动脉血气，必要时痰细菌培养、心电图等。②术前药物：术前10~30min肌内注射地西泮10mg以缓解患者焦虑情绪，山莨菪碱10mg以减少呼吸道和上消化道液体分泌，防止大量分泌物阻塞咽喉和气管，并防止操作过程中气管支气管痉挛。

(3) 支架置入操作技术：①患者的体位：患者若身体和生命体征平稳、允许仰卧位于DSA检查台上，去枕、颈肩部适当垫高，头尽量后仰，并向右侧扭转倾斜20°~30°，将DSA的C臂向左倾斜20°~30°（相当置于患者向左前方倾斜50°，即保持左前斜位50°的X线投照位置，患者头部向右倾斜20°~30°），调整DSA X线视野，涵盖口咽、气管和双侧主支气管。若患者病情危重，也可半卧、斜卧或侧卧于DSA检查台上，依据体位调整DSA的C臂倾斜角度，尽可能暴露出理想的气管主支气管显影图像，便于监测内支架置入操作。用大手术单覆盖身体表面，固定鼻氧气管，连接心电监护。利多卡因咽喉部表面麻醉，经口置入开口器，根据需要准备吸痰管抽吸清理气道和口腔分泌物。②经导管造影：透视下亲水膜导丝配合导管同步经口腔、咽喉、喉前庭、声门下腔进入气道内，直至气管隆突附近。退出导丝保留导管，经导管注入2~3ml 1%利多卡因对气管、气管隆突和支气管黏膜麻醉，并将导管头端调整至气管破口附近，注入40%碘造影剂与利多卡因的混合剂3ml进行气道造影，进一步观察气管破口的位置及大小、气管隆突与破口、破口与声门间的空间位置关系。③建立加硬导丝轨道：以导丝导管交换技术引入加强导丝进入左或右主支气管深部，保留加硬导丝远端位于X线透视范围内，固定加硬导丝，退出导管。④引入支架递送器：将装载气管支架的递送器套装沿加硬导丝送入，固定导丝确保远端位于主支气管不要移位，透视下将递送器前推依次经口咽推至咽喉声门区。嘱患者大口吸气，此时声门裂开放，将递送器顺势推过声门区进入气管内。⑤支架释放与置入：透视下沿加硬导丝操作轨道引入支架递送器至气管破口区，调整支架中心段正对破口中心区，先释放支架的远端1/3长度，透视再次确认支架远端跨越破口至少20mm，而后迅速释放支架全部，维持支架递送器和导丝位置不变，医护人员与患者均稍事休息2~3min，待支架膨胀满意后缓慢后拉撤出支架递送器。⑥造影复查：沿加硬导丝再次置入导管至内支架上缘，经导管注入40%碘对比剂行气管造影了解破口封堵和支架位置与膨胀情况，气管隆突及双侧主支气管是否通畅和被覆膜支架遮挡，必要时调整支架的位置或进行支架内后扩张。⑦充分吸痰：交换导丝引入吸痰管至左右主支气管，负压抽吸清除左右主支气管内残留的对比剂及痰液、脓液，直至肺内杂音消失，血氧饱和度达到或接近100%。⑧胸腔置管引流：如果患者出现气胸，则需要胸腔引流管置入。在透视或DynaCT引导下穿刺同侧胸腔，置入10.2F引流管充分负压抽吸至肺完全膨胀。

(4) 术后处理。

①雾化吸入：支架置入术后每日2次雾化［生理盐水10ml+利多卡因5ml+氨溴索30mg+庆大霉素2ml（8万单位）］，促进痰液排出，减少异物刺激，控制感染和炎症反应。

②祛痰化痰：告知患者及时翻身改变体位，拍胸背部使感染性痰液完全从肺内排出，给予祛痰药、痰液稀释药等，并鼓励患者用力咳痰。

③抗感染治疗：根据细菌培养结果，应选用敏感抗感染药物控制肺部感染。最有效的控制肺部感染措施是定期行支气管镜下抗生素生理盐水的支气管灌洗，以清除支气管内的痰液和脓液，并在支气管局部使用高浓度的敏感抗生素。

(5) 并发症防治：气管支气管破裂支架置入的并发症包括术中出血、胸痛、支架扩张不全等。术后并发症包括破口封堵不严、支架两端再狭窄和支架移位等。

①胸部疼痛：通常不需要特殊处理。这类胸痛是胸部外伤与内支架置入刺激的混合性反应，与支架置入操作的刺激关系不大。严重的疼痛可以用镇痛药或镇静药来治疗。

②支架移位：这与患者剧烈咳嗽、支架选择不当等有关，一旦怀疑支架移位，须及时调整支架位置，或取出并再次置入新规格的内支架。

③损伤出血：手术中靠近破口的纵隔动脉损伤可能导致大出血，操作人员应注意这一点。痰中带血在支架置入后是很常见的，但应在10min内自动停止，不需要特殊处理。如果咯血持续存在，尤其是痰中有大量血及凝血块，可以通过气管插管注射1:1000的肾上腺素盐水2~3ml，促进气管黏膜血管收缩，立即止血，这种治疗方法甚至可以在血管破裂出血时止血。

④咳嗽、咳痰：普通的咳嗽不需要特别处理，属于胸部外伤气管损伤的常见反应；若是剧烈的刺激性呛咳，需要对症处理，以预防支架移位或气管损伤破裂加剧。可给予止咳化痰或加强雾化吸入（雾化液内加大局部麻醉药剂量）等治疗。

⑤发热和肺部感染：若体温较高，超过38.5℃，应确定是否合并肺部感染，必要时可给予全身抗感染治疗或雾化吸入液中加大抗生素剂量。

⑥痰液潴留：这是气管覆膜支架置入术最常见的并发症。覆膜支架完全覆盖于气管内膜上皮，上皮纤毛运动和黏液毯功能完全消失。因此排痰完全依赖于咳嗽的强大气流冲击，如果咳嗽无力，黏稠的痰液会逐渐黏附在支架内膜上，逐渐形成痰栓阻碍气管腔，导致气管狭窄，并可能发生呼吸困难。尽早行纤维支气管镜检查，清除痰栓和痰痂，恢复气道通畅，然后给予雾化吸入，并给予药物和咳嗽训练祛痰，避免痰潴留。

⑦肉芽组织增生气管狭窄：指支架置入后反应性内皮细胞增生，增生主要发生在支架两端形成瘢痕性狭窄。治疗气管破裂不需要长久置入覆膜内支架，支架置入后每周复查胸部CT，破口周围积气消失、破裂合并的纵隔气肿、皮下气肿消失，在稳定1~2周即可回收取出覆膜内支架，短期的覆膜内支架置入，一般不会有严重的肉芽组织过度增生，破口愈合后应尽早取出支架。

若轻度气管狭窄不影响正常呼吸，则不需要治疗，如果狭窄严重，影响呼吸和排痰功能，采用同一直径、长度比原置入支架延长20mm以上的覆膜支架，骑跨覆盖原支架置入，称为支架内再支架术。5~7天后，第一个内支架置入引起的肉芽组织过度增生将完全消失，采用气道内支架可回收技术，同时先后取出内支架。

**2. 气管隆突破裂**

(1) 器械准备：①介入操作器械。普通器械同前述气管破裂内容。需要特别准备9F长鞘，相应长度和直径的自膨胀式气管支气管倒Y形分支一体化全覆膜支架（如南京微创）。②支架的选择：根据胸部轴位多层MSCT脂肪窗（窗宽400HU，窗位-50HU）测量气管的前后径（垂直径）、左右径（横径）和主支气管的前后径，选择或定制个体化的倒Y形支架。

支架参数：气管、主支气管部直径比相应气

道大15%左右，气管支架（主体）长度在气管隆突上40~50mm，右主支气管部分的长度为右上叶支气管开口内侧至气管右侧的距离，左主支气管的长度的选择灵活度较大，一般为20~30mm。

(2) 术前准备：同上述气管破裂、置入管状覆膜支架内容。

(3) Y形支架置入操作技术。

①患者的体位：同上述气管破裂、置入管状覆膜支架内容。

②经导管造影：透视下同步将亲水膜导丝配合导管经口腔、咽喉、喉前庭、声门下腔进入气道内，直至气管隆突附近。退出导丝，保留导管，经导管注入2~3ml 1%利多卡因对气管黏膜麻醉，并将导管头端调整至破口附近，注入30%~40%碘造影剂进行气道造影，进一步观察气管隆突破口的位置及大小、双侧主支气管与破口的位置关系、双侧主支气管及上叶支气管开口的位置关系，选择并建立支架置入的路径图。

③加强导丝的引入：导丝导管配合下进入气管隆突远端右下支气管内，造影证实后引入加硬导丝，并沿导丝置入9F鞘管至气管隆突上方。后同法经鞘管引入亲水膜导丝与导管进入气管，再进入左下支气管，经导管交换引入加强导丝，在左右两根加强导丝上做标记，退出导管及长鞘，保留并固定加强导丝。

④支架递送器：固定两根加强导丝，保持导丝在支气管内的位置不变，在左右两根加强导丝引导下，分别将左右主支气管相应加硬导丝送入倒Y形支架递送器的左右分支内芯管。固定导丝，沿双加强导丝输送倒Y形支架递送器至口深部。透视下固定加强导丝，将递送器向前经口推入咽部，患者保持头部侧向右后，将递送器向前推入咽喉部，再推入喉腔。让患者咳嗽，声门打开后的瞬间将递送器推至气管内，直达气管隆突附近。旋转和调整支架递送器，使支架的左右分支与左右侧支气管内加强导丝相互平行位居同侧，即气道内支架递送器左右分支应与左右侧主支气管内加强导丝相一致，这两根导丝应该完全分开呈平行状走行，不可交叉扭在一起。

⑤支架释放：固定加强导丝与支架递送器手柄，将前手柄向后回拉，Y形支架的两分支充分释放至气管隆突以上区域。整体性前推内支架递送器，将支架左右分支沿导丝分别推入左右主气管内，继续推送递送器至气管隆突上方遇到阻力。进一步透视下证实Y形支架及分支与气管隆突部严密贴合。

固定递送器和加强导丝，分别外拉左右分支支架的捆绑线至体外，释放双侧分支，再固定递送器的后手柄，迅速回拉前手柄和外鞘，推送释放倒Y形内支架的主体部分。

释放支架后稍微休息片刻，依靠气管支气管内体温使内支架充分膨胀，鼓励患者深呼吸使血氧饱和度上升恢复至100%，而后再缓慢取出支架递送器。保留至少一根加强导丝以保留后续的介入操作通路。

⑥造影复查与必要的吸痰：沿加强导丝再次置入导管至气管中下段内支架上缘，经导管注入40%碘对比剂行气管造影，了解支架是否位于既定位置和破口封堵情况，双肺有无肺叶被气管支架覆盖及支架是否充分扩张。支气管内潴留对比剂或痰液较多者，经导丝引入吸痰管充分排痰。

⑦胸腔置管引流：如果患者出现气胸，则需要胸腔引流管置入。在透视或Dyna CT引导下穿刺同侧胸腔，置入10.2F引流管充分抽吸。

(4) 术后处理：同第10章术后处理。

(5) 并发症防治：同第10章并发症防治。

**3. 右侧主支气管破裂** 根据破裂部位分型，主支气管破裂属于Ⅲ型，右主支气管破裂为Ⅲa亚型。

右侧主支气管较短（10~25mm），破口位置近端常与气管隆突相邻。远端与中间支气管或右上叶支气管相邻。为了有效覆盖右主支气管破口，保护右上叶支气管开口，多数情况下需要重叠或跨越式放置一枚倒Y形一体化全覆膜内支架和一枚倒y形（枝丫状）全覆膜支架。气道倒y形支架置于中间支气管、上叶支气管和右主支气管；气道倒Y形支架分别置于左右主支气管和气管内（图11-7）。

(1) 器械准备。

介入操作器械：参照上述气管隆突破裂准备导丝、导管和长鞘等，相应长度和直径的气管倒

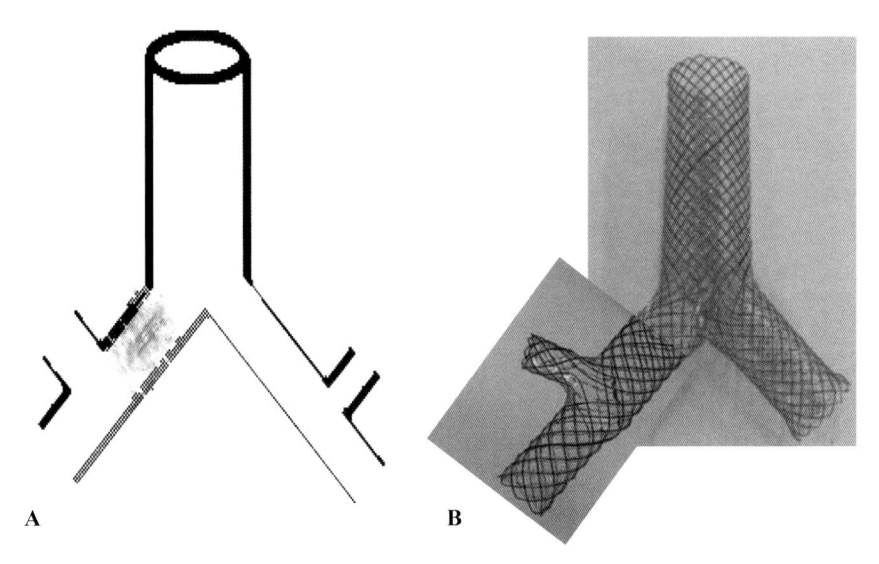

▲ 图 11-7 倒 Y 形一体化内支架与右侧倒 y 形（枝丫状）内支架对接示意
A. 右主支气管破裂示意；B. 倒 Y 形内支架插入倒 y 形内支架的对接

Y 形全覆膜支架和 y 形覆膜支架。

Y 形支架的选择：根据胸部轴位多层 MSCT 脂肪窗（窗宽 400HU，窗位 –50HU）测量气管、主支气管的前后径（垂直径）和左右径（横径），选择或定制个体化的倒 Y 形覆膜金属支架。支架参数：气管、主支气管直径比相应气道大 10% 左右，气管支架（主体）长度在气管隆突上 40~50mm，右主支气管部的长度为右上叶支气管与气管隆突上缘的距离，左主支气管部的长度一般为 20~30mm。

测量右主支气管、右上叶支气管和右中叶支气管径长，选择或定制个体化的 y 形覆膜支架。支架参数：右上叶支气管支架的直径比相应支气管直径大 10%，长度不应超过相应支气管长度的 80%。右侧主支气管（主体）支架部直径比右主支气管直径大 15%，长度不应超过右主支气管下壁的长度，中间支气管支架部直径比右主支气管直径大 15%，长度不应超过中间主支气管长度的 80%。

(2) 术前准备：同第 10 章术前准备。

(3) 双倒 Y 形支架置入操作技术：在手术过程中一次置入两枚双分支 Y 形支架，一般先置入远端主支气管 - 叶支气管 y 形分支支架，再置入气管 - 主支气管倒 Y 形支架，将气管支架倒 Y 形的分支置入 y 形支架的主体内，从而将 y 形支架压迫固定。

① 患者的体位：同上述气管破裂、置入管状覆膜支架内容。

② 经导管造影：同上述气管隆突破裂、置入倒 Y 形双分支覆膜支架内容。

③ 加强导丝的引入：类似上述气管隆突破裂、置入倒 Y 形双分支覆膜支架内容，只是 2 根加强导丝分别引入右下叶支气管和右上叶支气管深部。

④ y 形（枝丫状）支架递送器：透视下固定两根加强导丝，保持导丝在叶支气管内的位置不变，在上下叶支气管内加强导丝引导下，分别将相应支气管内加硬导丝送入 y 形支架递送器的上下分支内。固定导丝，沿双加强导丝输送 y 形支架递送器至口部。

透视下固定加强导丝，将递送器向前经口推入咽部，患者保持头部侧向右后，将递送器向前推入咽喉部，再推入喉腔。让患者咳嗽，借声门打开的瞬间将递送器推进至气管直到气管隆突区。旋转和调整支架递送器，使支架分支与上下侧支气管内加强导丝位居同侧。确定两根导丝完全分开，未交叉扭结在一起。

⑤ 倒 y 形（枝丫状）支架置入：保持加强导丝位置不变，整体性前推支架递送器至右主支气

管内。将加强导丝与支架递关器手柄固定，将前手柄向后回拉，倒 y 形支架的两分支充分释放入右主支气管。保持递关器前后手柄相对位置不变，固定加强导丝，将支架两个分支沿导丝分别推入右上叶支气管和右中间支气管内。继续推送递关器至遇到阻力，并透视确定支架分支已达到右上肺叶支气管和中间支气管分叉处。一起固定递关器和加强导丝，分别拉出 2 个分支支架的捆绑线至体外，透视下完全释放两个支架分支，再固定递关器的后手柄，稳定回拉前手柄和外鞘，推送释放主支气管支架的主体部分，倒 y 形内支架释放完毕。保持导丝和递送器不动，稍事休息 2～3min，依靠气道内的体温使记忆合金内支架恢复记忆形状，充分膨胀与支气管壁相贴；也使紧张操作的医护人员休息一会。再在透视监测下缓慢后撤、退出支架递关器，继续固定导丝于支气管内。

⑥倒 Y 形支架置入：经右上叶支气管加硬导丝引入导管，两者配合下将导丝调整至左下叶气管内，退出导管，固定加硬导丝，分别做好标记后，分别引入倒 Y 形支架相应左右分支内，推送递送器至患者口中。透视下固定加强导丝，将递关器前推依次经口推入咽部、喉部、气管，直到气管隆突附近。旋转和调整支架递关器，确保支架左右支与左右侧支气管内加强导丝相一致。

⑦释放倒 Y 形支架：将加强导丝与支架递关器手柄固定牢，将前手柄向后回拉，倒 Y 形支架的两分支充分释放至气管下段气管隆突处。保持递关器前后手柄相对位置不变，固定加强导丝，透视下将支架左右分支沿导丝分别推入左右主支气管内，细心操作确保倒 y 形支架无移位。在推送过程中遇到阻力应透视下排除上述可能原因，继续推送递送器至气管隆突上方。进一步透视下证实倒 Y 形支架及分支与气管隆突严密贴合。固定递关器和加强导丝，分别拉出体外左右分支架的捆绑线，完全释放双侧支架分支部分，再固定递关器的后手柄，迅速回拉前手柄和外鞘，释放气管支架的主体部分。释放支架后缓慢取出支架递关器，保留一根加强导丝以为后续的介入操作通路。

⑧造影复查：沿加强导丝再次置入导管，经导管注入 40% 碘对比剂行气管造影了解支架是否位于既定位置和破口封堵情况，两枚倒 Y 形支架之间嵌合程度及支架扩张情况。

⑨充分吸痰：再次将加硬导丝引入导管至主支气管，将吸痰管经加硬导丝分别送入左右主支气管及深叶支气管，特别是右支气管，清除左右主支气管内残留的对比剂及痰液，直至肺内杂音消失，氧饱和度升高或接近正常。

⑩胸腔置管引流：如果患者出现气胸，则需要胸腔引流管置入。在透视或 DynaCT 引导下穿刺同侧胸腔，置入 8～10F 的多功能外引流管充分抽吸胸膜腔积气，促使受压缩的肺叶完全膨胀开来。

(4) 术后处理：同第 10 章术后处理。

(5) 并发症防治：同第 10 章并发症防治。

**4. 左侧主支气管破裂** 根据破裂部位分型，右侧主支气管破裂为Ⅲb亚型。

左主支气管长度在 40mm 以上，比右主支气管长得多。因此，当支架置入左侧主支气管病变时可有较大的操作空间。若破裂发生在气管隆突左侧主支气管近段内，且术中发生气管隆突破裂，则可在气管及双侧主支气管内置入一枚气道倒 Y 形覆膜支架。如果破裂发生在左主支气管的远端，靠近左主支气管上叶或下叶分叉处，则在左主支气管和左上叶、下叶支气管内置入一枚气道倒 y 形（枝丫状）覆膜支架（图 11-8）。

左侧主支气管破裂的封堵与右侧主支气管破裂的封堵不同，左侧主支气管破裂一般仅需要一枚倒 Y 形或一枚气道倒 y 形（枝丫状）支架即可。

(1) 器械准备。

①介入操作器械：参见右主支气管破裂。
②倒 Y 形支架的选择：根据胸部轴位多层 MSCT 纵隔窗或脂肪窗测量相应的气管支气管径向线，然后选择或定制支架。

气道小型倒 y 形（枝丫状）支架：参见右主支气管破裂支架选择。气道型倒 Y 形支架选择：参见右主支气管破裂支架选择。

(2) 术前准备：见第 10 章"五、气管支气管食管瘘的内支架置入治疗"。

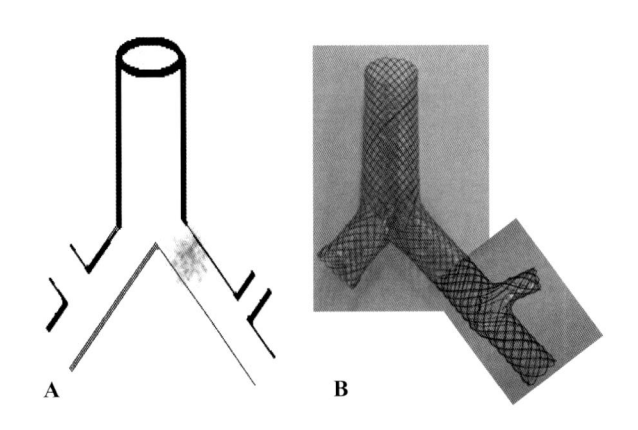

## 第11章 气管支气管破裂与纵隔瘘介入放射学内支架治疗

▲ 图 11-8 倒 Y 形一体化内支架与左侧倒 y 形（枝丫状）内支架对接示意
A. 左主支气管破裂；B. 倒 Y 形内支架插入倒 y 形内支架的对接

(3) 小型倒 y 形支架置入操作技术。

①患者的体位：参见右主支气管破裂。

②经导管造影：参见右主支气管破裂。

③加强导丝的引入：导丝导管配合下进入左侧主支气管远端、左侧下叶支气管内，造影证实后引入加硬导丝，并沿导丝置入9F鞘管至气管隆突上方。后同法经鞘管引入亲水膜导丝与导管进入气管，再进入左主支气管进入左上叶支气管内，经导管交换引入加强导丝，在左右两根加强导丝上做标记，退出导管及长鞘，保留并固定导丝。

④小型倒 y 形（枝丫状）支架递送器：透视下固定两根加强导丝，保持导丝在支气管内的位置不变，在上下两根加强导丝引导下，分别将两叶相应加硬导丝送入倒 y 形支架递送器的上下分支内。固定导丝，沿双加强导丝输送倒 y 形支架递送器至口部。透视下固定加强导丝，将递送器向前经口推入咽部，患者保持头部侧向右后，将递送器向前推入咽喉部，再推入喉腔。让患者咳嗽，声门打开的瞬间将递送器推至气管，然后进入左侧主支气管内。旋转和调整支架递送器，使支架分支与上下侧支气管内加强导丝位居同侧。确保两根导丝完全分开，未有交叉扭结。

⑤倒 y 形（枝丫状）支架释放：将加强导丝与支架递送器手柄固定牢，将前手柄向后回拉，支架的两分支完全释放入左侧主支气管内。保持递送器前后手柄相对位置不变，固定加强导丝，将支架两个分支沿导丝分别推入左上叶支气管和左下叶支气管内。继续推送递送器至遇到阻力，透视定位确定支架分支已完全进入上叶和左下叶支气管内。

固定递送器和加强导丝，保持适当前向力，分别拉动上下分支支架的捆绑线，透视下充分释放两个分支，将捆绑线拉出体外，确认支架位置后再固定递送器的后手柄，迅速回拉前手柄和外鞘，推送释放主支气管支架的主体部分。释放支架后缓慢取出支架递送器，并继续固定导丝于支气管内。

⑥造影复查：沿左主支气管加强导丝再次置入导管，经导管注入40%碘对比剂行气管造影了解支架是否位于既定位置和破口封堵情况，支架分支是否通畅及长度是否合适，有无覆盖气管隆突和右侧主支气管开口。

(4) 倒 Y 形支架置入操作技术。

①建立加强导丝的通路：导丝导管配合下将舌叶内导丝调整至右侧主支气管，进入右下叶支气管内，造影证实后再次引入加硬导丝，保留并固定导丝。

②引入倒 Y 形支架递送器：透视下固定两根加强导丝，在左右两根加强导丝引导下，分别将两侧相应加硬导丝送入倒 Y 形支架递送器的左右分支内。固定导丝，沿双加强导丝输送倒 Y 形支架递送器至口部。而后透视监测下，依次将递送器向前经口推入咽部、喉部、气管，进入气管隆突上方。旋转和调整支架递送器，使支架分支与左右侧主支气管内加强导丝同侧。

③释放倒 Y 形支架：将加强导丝与支架递送器手柄固定牢，将前手柄向后回拉，倒 Y 形支架的两分支充分释放入气管下段。保持递送器前后手柄相对位置不变，固定加强导丝，将支架两个分支沿导丝分别推入左右主支气管内。继续推送递送器至遇到阻力，并透视确定支架分叉已经达到隆突区。

固定递送器和加强导丝，保持适当前向力，分别先后拉出两分支支架部的捆绑线，透视下充分释放两个分支，确认支架位置后再固定递送器的后手柄，迅速回拉前手柄和外鞘，推送释放气管支架的主体部分。释放支架后缓慢取出支架递送器，并保留一根加强导丝为后续的介入操作通路。

④造影复查：经加强导丝交换引入导管至气管隆突附近，经导管注入40%碘对比剂行气管造影了解支架是否位于既定位置和破口封堵情况，双侧上叶支气管开口有无被覆盖及支架是否充分扩张。

⑤充分吸痰：再次将加硬导丝引入导管至主支气管，将吸痰管经加硬导丝分别送入左右主支气管及深叶支气管，清除左右主支气管内残留的对比剂、痰液及血液，直至肺内杂音消失，氧饱和度升高或接近正常。

⑥胸腔置管引流：如果患者出现气胸，则需要胸腔引流管置入。在透视或DynaCT引导下穿刺同侧胸腔，置入8～10F引流管充分抽吸胸膜腔积气，尽快使受压的肺组织恢复膨胀。

(5) 术后处理：同第10章术后处理。

(6) 并发症防治：同第10章相关并发症防治。

## 总结

气管、支气管破裂常发生在严重的胸部创伤或挤压伤中。近年来，随着交通事故的增多，闭合性气管支气管破裂变得越来越常见，是胸部创伤后早期死亡的主要原因之一。锐器或枪击造成的颈部或胸部损伤也会引起气管支气管破裂。破裂可以发生在气管和支气管的任何部位，但一般与损伤部位一致。这类伤害常伴有心脏损伤，通常都非常严重且致命。此外，不少病例是医源性的，如用支气管镜取出钉子、大头针和其他气道异物等引起气管破裂，甚至有麻醉气管插管球囊过度膨胀或麻醉气体爆炸导致气管破裂，肺移植主支气管吻合不当，纵隔镜损伤等。

作为一种微创治疗方法，介入放射学气道支架置入已被广泛应用于治疗气管支气管破裂。对于不完全撕裂或裂开的患者，支架能够立竿见影地封堵裂缝或破口，促进破口、纵隔窦道、瘘口和脓腔愈合，在完全愈合后仍然以介入放射学技术回收取出支架。对于完全断裂或大的破裂，支架可以防止气体外逸形成的严重纵隔或胸膜腔积气，为外科手术赢得机会。

随着科学技术的进步，也许正在开发的一种置入后不需要取出的生物可降解支架在气管支气管破裂治疗中更具优势，该支架可以在体内被完全吸收和分解，并且可以促进气管破裂的组织愈合。开发人员也希望在不久的将来对此进行临床试验。

## 参考文献

[1] TEJERO-MOGENA A, LEGARISTI-MARTINEZ N, ACED-URBANO A. Pneumopericardium in a patient with tracheal rupture after multiple injuries from a traffic accident[J]. Med Intensiva, 2016, 40(1):68.

[2] LAUGHLAND F, BRAND J, ROUND S, et al. Iatrogenic tracheal rupture during cardiac arrest[J]. J Cardiothorac Vasc Anesth, 2018, 32(3):1403-1406.

[3] BAZAROV D V, EREMENKO A A, BABAEV M A, et al. Post-intubation tracheal rupture during transcatheter aortic valve implantation[J]. Khirurgiia (Mosk), 2017,7:54-58.

[4] HEYES R, CERVANTES S S, MATTHAEUS J, et al. Balloon dilation causing tracheal rupture: endoscopic management and literature review[J]. Laryngoscope, 2016,126(12):2774-2777.

[5] GÓMEZ-HERNÁNDEZ M T, RODRÍGUEZ-PÉREZ M, VARELA-SIMÓ G. Acute respiratory distress due to post-tracheostomy tracheal rupture treated with venovenous extracorporeal membrane oxygenation and endotracheal prosthesis[J]. Arch Bronconeumol, 2016, 52(6):337-338.

[6] KUMAR S, GOEL S, BHALLA A S. Spontaneous tracheal rupture in a case of interstitial lung disease (ILD): a case report[J]. J Clin Diagn Res, 2015, 9(6):TD01-TD02.

[7] CAPASSO R, CARBONE M, ROSSI E, et.al. A 4-year-old child presenting morning onset of spontaneous tracheal rupture due to bronchial mucous plug occlusion during the nighttime sleep: a case report[J]. J Med Case Rep, 2016, 10(1):141.

[8] KISER A C, O'BRIEN S M, DETTERBECK F C. Blunt tracheobronchial injuries treatment and outcomes[J].Ann Thorac Surg,2001,71(6):2059-2065.

[9] HAN X, MU Q, LIU C, et.al. Covered stent implantation in the treatment of tracheal rupture after thyroidectomy[J]. J Vasc Interv Radiol, 2016,27(11):1758-1761.

# 第12章 支气管胸膜瘘介入放射学内支架治疗

支气管胸膜瘘临床也习惯称其为支气管残端瘘，是指肺叶或肺段切除后，气管隆突、主支气管、叶支气管、段支气管等各级支气管与胸膜腔之间异常交通形成瘘管的统称。支气管胸膜瘘是各级支气管与胸膜腔之间的病理性连接，也是结构性肺切除术后的一种并不少见的严重并发症。支气管胸膜瘘在一侧全肺切除术后发病率为2%～20%，在肺叶切除术后发病率为0.5%～3%，病死率高达16.4%～71.2%。在右肺全切及右肺下叶切除术中发病率较高。近年来微创介入诊疗技术得到临床普及和广泛应用，肺部肿瘤消融治疗如射频、微波、氩氦刀、放射学粒子植入等对原发性肺癌和肺转移癌治疗的应用增多，消融后肿瘤快速坏死或者损伤邻近支气管，导致支气管胸膜瘘的发生报道日渐增多。

近年来，随着大量二级医院开展胸外科手术或者胸腔镜技术的应用，尽管临床医生对支气管胸膜瘘认识的加深、优化手术方案、高效抗生素应用、营养支持等措施的实施，但肺切除术后支气管残端瘘的发生率未见明显下降。国外文献报道全肺切除术后支气管胸膜瘘的发生率为0.8%～12.5%，而国内的文献报道一侧全肺切除术后支气管胸膜瘘的发生率差别巨大。支气管胸膜瘘一旦发生，由于多数患者营养不良、胸膜腔顽固性感染、残肺感染、心肺功能不全，内外科缺乏有效治疗手段，不仅治疗费用居高不下，而且有较高的致残率和死亡率。

本章将详细阐述介入放射学内支架治疗支气管胸膜瘘的技术与方法。

## 一、支气管胸膜瘘的病因

支气管胸膜瘘发生危险因素有很多，包含部分肺叶或肺段切除术前、术中及术后的影响因素等。

**1. 手术因素** 最主要的是由于支气管残端的缺血、缝合张力过高、缝合缘接近环状软骨、闭合不严，或原有支气管结核、炎症纤维瘢痕增生、手术后愈合能力差，肺脓肿、肺大疱原有感染或继发感染破坏吻合口等；肿瘤消融后并发支气管胸膜瘘是肿瘤组织波及支气管而消融致肿瘤坏死出现瘘，还有消融热辐射损伤了临近的支气管，继发性坏死导致瘘等。

术中和手术操作有关的危险因素主要有：残端处理不当例如残端过长（>10mm）、残端缝合过密或过稀、缝合线打结过紧或过松，局部感染反复刺激形成窦道，造成支气管残端与胸腔相通；术中对气管及肺门游离过多造成残端缺血，例如支气管剥离太广、太光，术中过度使用电凝造成支气管供养血管热损伤等，影响创面愈合而造成支气管胸膜瘘的发生；残端过度挤压等可造成残端对合不良，支气管残端难愈合而形成支气管胸膜瘘；左右支气管的解剖差异也影响支气管胸膜瘘发生。

**2. 术前危险因素** 主要集中在全身性基础疾病，例如糖尿病、营养不良、大量免疫抑制剂应用以及肺癌患者术前接受辅助放化疗。多数肺切除手术患者为肺癌、肺结核，体质较差，术前的放疗、化疗、免疫抑制及糖尿病影响组织修复。特别是术前大范围放疗导致支气管血管的闭塞、组织水肿及纤维化，组织再生能力受影响，影响术后支气管组织的愈合，也成为诱发迟发性支气管胸膜瘘的主要机制。

3. **术后危险因素** 主要是支气管残端压力过高，例如术后机械通气、剧烈刺激性咳嗽等。术后机械通气是形成支气管胸膜瘘的一个重要原因已经被广泛证实。全身感染，特别是胸腔引流不畅导致继发性胸腔感染，引起支气管残端周围组织坏死、增生过度纤维化，均影响支气管残端组织血供，炎性组织过度反应加重机体对缝合线及闭合器的排异反应，也是支气管胸膜瘘的重要危险因素。

4. **其他原因** 在感染或者免疫变态反应条件下，例如结核病、曲霉病、肉芽肿病、多血管炎肉芽肿性病及肺结节病都能导致支气管胸膜瘘；肺部肿瘤消融治疗也是支气管胸膜瘘的常见原因。

## 二、支气管胸膜瘘的发病机制

1. **支气管残端术中处理不当** 这是初开展胸外科肺切除的医生手术经验不足，或者肺癌患者适应证选择不当，造成支气管残端闭合不严，是早期支气管胸膜瘘发生的主要机制。外科手术残端处理不当，例如残端过长（＞10mm），残端缝合过密或过稀，缝合线打结过紧或过松，术中对气管及肺门游离过多造成残端缺血，残端过度挤压等可造成残端对合不良等，直接造成支气管残端与胸腔相通，感染反复刺激形成病理性窦道。

2. **支气管残端组织缺血坏死** 这是影响支气管残端愈合支气管胸膜瘘发生的常见机制。起源于胸主动脉或与肋动脉共干的支气管动脉，以及起始于锁骨下动脉的胸廓内动脉经过纵隔间隙，分支到主气管及左右主支气管和叶支气管。支气管动脉在支气管外膜形成动脉丛，动脉丛发出分支穿透肌层进入支气管黏膜下层，形成营养支气管的毛细血管网。这些毛细血管网是支气管的主要供养血管，为支气管提供近80%的血液与营养供养。

支气管动脉为终末动脉，支气管动脉间缺乏交通支，因此当行肺叶切除时，尤其是在隆凸下淋巴结、主支气管周围淋巴结清扫过程中，不可避免地会一定程度的损伤支气管残端的支气管动脉丛，导致其血供区域的支气管残端缺血、缺氧、营养不足而坏死，造成缝合线脱落，从而出现支气管胸膜瘘。另外术中过多使用高频电刀，由于高频电刀的热效应可破坏支气管外膜下动脉丛，加重支气管残端及毗邻组织缺血，影响残端愈合。

已经证实的是：与左肺全切术后支气管胸膜瘘发生率较低 5% 相比，右肺全切术后支气管胸膜瘘形成风险高达 13.2%。造成这种现象的原因有两个：第一，支气管供养动脉最常见的解剖变异，右侧仅有一条动脉供应，而左侧常有两条动脉组成；第二，左主支气管受到主动脉弓的保护和血管化的纵隔软组织包绕，而右侧支气管残端无这些覆盖物和保护层。

3. **局部或全身感染** 特别是胸腔引流不畅引起胸腔感染，胸膜腔大量脓性液体污染支气管残端缝合线、直接破坏手术损伤的支气管组织或邻近组织，导致支气管残端周围组织坏死、增生过度纤维化，影响支气管残端组织血供，炎性组织过度反应加重机体对缝合线及闭合器的排异反应，促使支气管胸膜瘘发生。

## 三、支气管胸膜瘘的诊断

### （一）症状与体征

1. **急性期** 临床表现可有胸闷、气促、心悸等张力性气胸表现，以及刺激性干咳，大量咳脓痰、咳胸腔积液样痰液、寒战、高热等。刺激性咳嗽考虑是由于胸腔内积液或积脓经支气管残端与胸膜腔窦道逆流至支气管的异物刺激引起。典型支气管胸膜瘘急性期表现为胸膜腔引流瓶引流出脓性液体、深呼吸或咳嗽冒气泡，长期漏气影响呼吸功能，胸膜腔脓性液体反流支气管引起健侧肺吸入性肺炎、多发性肺叶、大叶性肺炎导致急性呼吸衰竭。

2. **亚急性期和慢性期** 临床表现轻重不一，有的仅为轻微咳嗽，有的则出现顽固性高热、胸闷、气促，严重者可出现呼吸衰竭。部分患者表现为顽固性呃逆，考虑为胸膜残腔内脓性积液刺激膈肌导致的迷走神经兴奋痉挛所致。多数迟发性支气管胸膜瘘的临床症状较隐匿，对于有高热、气促、胸腔引流物持续性不消失、呼吸困难或顽固性呃逆患者应警惕支气管胸膜瘘的发生，尽早进行胸部影像学检查或纤维支气管检查。

### （二）实验室检查

实验室检查多无特异性表现。当胸膜腔或者肺部感染时，实验室检查呈现出来白细胞计数升高、全身炎症标志物升高等非特异性表现。痰液和（或）胸膜腔引流物发现大量脓细胞和细菌培养阳性。

### （三）影像学检查

**1. 胸部 X 线检查**　胸部 X 线片是早年检查手术后有无支气管胸膜瘘形成的传统性检查，也是最简单、最经济、最方便的方法。如果发现没有经胸腔穿刺而胸腔内液面水平明显下降，或胸内出现新的气液平面，都间接提示支气管胸膜瘘的发生。胸部 X 线片由于经济、方便、无创，常用于早期支气管残端瘘的筛查。但胸部 X 线片不能直接显示瘘口的存在，也不能显示瘘口大小及周围组织关系。现在随着 CT 技术的普及推广和价格低廉（正侧位胸部 X 线片与胸部 CT 平扫价格接近），胸部 X 线片逐渐退出支气管胸膜瘘的诊断地位。

**2. 胸部 CT 检查**　胸部 MSCT 已经成为支气管胸膜瘘诊断的最权威影像学检查技术。这种无创性检查扫描速度快，容积扫描其空间分辨率与密度分辨率都高，还有今天的低能量 CT 辐射作用也大为降低。容积扫描得到的巨量信息数据，可以取得任意切面或三维立体化的同质化、无差异化成像，能克服常规 CT 漏层和部分容积效应的负面影响，依靠强大、多种参数的后处理功能，如最大密度成像、最低密度成像、曲面成像、仿真内镜成像等，增强了小瘘口、潜在窦道的空间显示率（图 12-1）。

能准确测量气管支气管正常管径和长度以精准选择合适的内支架规格型号；评估残留支气管和残端病变结构特征，了解肺部感染的程度与范围。通过多方位任意角度重建，多层面重组术能克服横轴位对斜行、纵向走行漏口显示的不足，直观显示瘘口，提高支气管胸膜瘘诊断准确性。并且多平面重建和容积再现准确测量气管（图 12-1）和支气管直径，病变与气管隆突的距离，有利于介入内支架型号选择及外科手术方案的制订。

全面诊断和判断支气管胸膜瘘一定要在多窗宽条件下后处理图像，常规肺窗（窗宽 1000HU、窗位 -700HU）可显示肺炎等肺部损伤，也可显示较大直径的瘘口；常规纵隔窗（窗宽 400~500HU、窗位 50HU）可显示气管、支气管结构和残端瘘的瘘口大小与部位；特殊的纵隔窗即脂肪窗（窗宽 500HU、窗位 -100~-50HU）测量气管支气管径线和瘘口大小的数据是最接近解剖尺寸的测量值。联合增强 MSCT 时不仅能确定支气管胸膜瘘，还能评估支气管胸膜瘘的潜在病因（脓肿、肺炎、肿瘤残留与复发、缝钉的开裂、残端血供阻断），用于分辨邻近血管结构的解剖关系。

**3. 纤维支气管镜检查**　最早用于支气管胸膜

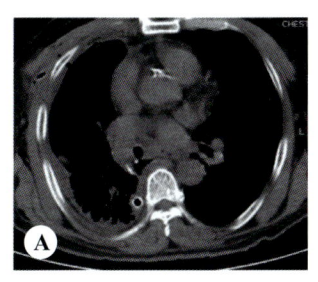

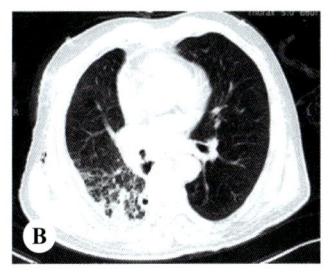

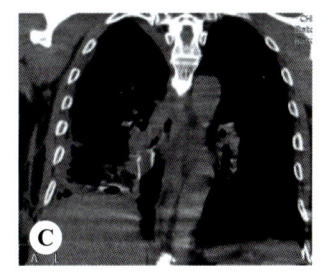

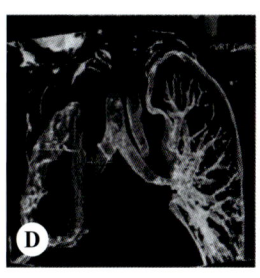

▲ 图 12-1　右下叶支气管胸膜瘘的 MSCT
A. 轴位纵隔窗显示下叶支气管与胸膜腔裂隙状窦道破口；B. 轴位肺窗瘘口显示不清，可见中下肺感染病灶；C. 冠状位纵隔窗显示右下叶支气管吻合钉旁裂隙状窦道；D. 冠状位肺（正位）最低密度立体成像显示右下支气管狭窄和肺充气不全

瘘诊断的方法之一是气管镜，常规行支气管镜筛查支气管胸膜瘘，能发现较小及临床症状十分轻微的瘘口。纤维支气管镜下可以观察到气泡溢出及胸腔内积液逆流，可以观察瘘口大小及周围组织增生情况（图 12-2）。由于支气管镜检查为有创性检查，且多需要麻醉支持，不作为支气管胸膜瘘诊断的常规检查方法。

**4. 支气管造影** 支气管造影检查是通过导管向气道内注入对比剂，X 线透视、拍摄图像观察气管支气管病变的一种方法，传统的支气管造影是利用导尿管盲插管至气管下端，以碘化油和磺胺粉配制糊状对比剂，经导尿管分侧向左侧、右侧主支气管灌注配制的糊状对比剂，这种糊状对比剂进入气管刺激性呛咳，普通 X 线机手动点片，获得清晰图片的机会有限，造影后还要拍打患者胸背部，协助咳出对比剂，患者极为痛苦。支气管造影曾经是确诊支气管扩张的唯一诊断技术，随着 MSCT 容积扫描技术的普及应用，MSCT 诊断支气管扩张的准确率已经接近 100%，完全替代了支气管造影，单纯用于诊断支气管疾病的支气管造影技术早已退出临床。这就像直接插管进行血管造影诊断血管疾病，也被无创伤性 MRA、CTA 所替代一样。

随着气管支气管疾病介入诊疗技术的开发与广泛临床应用，用于治疗的非单纯诊断性支气管造影又得到临床广泛应用。以介入放射学技术进行气管支气管插管和造影操作简单，数字化高速连续动态采集得到的图像清晰，非离子型碘水对比剂可被吸收进入血液而经肾脏排出，安全性高。可以直观、整体性显示气管支气管树，发现气管支气管病变，特别是发现微小、潜在缝隙的支气管胸膜瘘。

支气管造影与 CT 等影像学对比属于有创性检查，需要经口腔或经鼻腔向气管支气管内插管，一般不作为常规诊断方法首选使用，在临床高度怀疑支气管胸膜瘘而 MSCT 和（或）纤维支气管镜检查阴性时，不得已选择支气管插管造影，以诊断微小瘘口、具有潜行窦道的瘘；或在气管支气管内支架置入前、置入过程中造影显示支气管树，进一步确定残端结构和瘘口，监测进行气管支气管内支架操作，内支架置入后即刻造影判断支架置入是否位置准确。

**5. 核素肺通气显像** 肺通气显像可考虑用于临床可疑支气管胸膜瘘的诊断。常用放射性示踪剂包括 $^{99m}$Tc 标记蛋白气雾剂、$^{99m}$Tc 硫化胶体、$^{99m}$Tc 标记五乙酸二乙烯三胺、氪、氙等。但是，肺通气显像需要肺部插管患者花费大量时间并且需要积极配合，而且在小瘘口或并发有慢性阻塞性肺气肿的患者中诊断效果不佳。因此，这种检查只在传统支气管镜检查、MSCT 检查、虚拟支气管镜等失败者，临床过度怀疑支气管胸膜瘘时使用。

典型的支气管胸膜瘘临床表现如持续性胸腔漏气、刺激性咳胸腔积液样痰结合影像学检查，

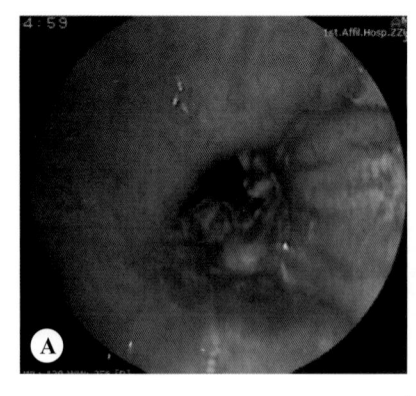

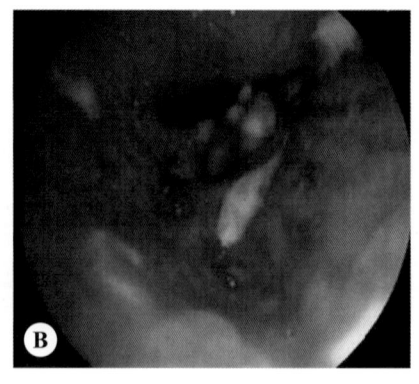

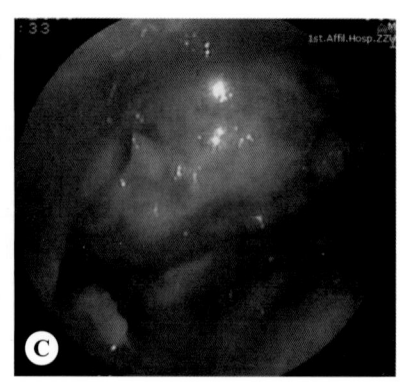

▲ 图 12-2 右侧主支气管瘘的纤维支气管镜

A. 支气管镜下显示瘘口位置，并可见胸腔积液逆流入支气管；B. 支气管镜下显示瘘口周围炎性组织增生；C. 支气管镜通过瘘口可见瘘口周围胸膜增生及部分胸腔积液

最终经过胸部 MSCT、支气管镜检查、支气管造影等观察到瘘口都可证实诊断。

6. **鉴别诊断** 患者持续性胸腔漏气、刺激性咳胸腔积液样痰、顽固性肺部感染或胸膜腔感染，呼吸困难，呼吸功能不全等症状不仅见于支气管胸膜瘘，也见于以下疾病。

(1) 脓胸：是由于病菌侵入胸膜腔，产生脓性渗出液积聚于胸膜腔内的化脓性感染。脓胸多继发于肺部感染，通常有急性肺炎病史。当肺炎引起的发热等症状逐渐好转后，患者再次出现高热、胸痛、大汗、食欲减退和咳嗽加剧等症状；如果为肺脓肿破溃引起的急性脓胸病例常有突发性的剧烈胸痛、高热和呼吸困难，有时还有发绀和休克症状；可合并发生支气管胸膜瘘，此时突然咳大量脓痰，有时有血性痰。脓胸急性期患者呈急性面容，有时不能平卧，患侧呼吸运动减弱，叩诊浊实，听诊呼吸音明显降低或消失。

慢性脓胸为急性脓胸经历 6～8 周未能及时治愈转入慢性期，由于较厚的胸膜纤维板形成，脓液中的毒素吸收减少，临床上急性中毒症状较轻，主要为慢性中毒症状和长期慢性消耗造成的低热、乏力、消瘦、贫血、低蛋白等，并有慢性咳嗽、咳痰、气短和胸痛，活动时呼吸困难。脓胸慢性期患侧胸廓塌陷，呼吸运动减弱，脊柱向患侧侧弯，气管和纵隔移向患侧，叩诊呈浊音或实音，听诊呼吸音明显降低或消失。如果合并支气管胸膜瘘，当患者健侧卧位时可出现呛咳加重。病程长久患者可有杵状指（趾）。胸部 MSCT 检查一般不难区别。

(2) 肺脓肿：肺脓肿是由于多种病因所引起的肺组织化脓性病变。早期为化脓性炎症，继而坏死形成脓肿。根据发病原因有经气管感染、血源性感染和多发脓肿及肺癌等堵塞所致的感染。自抗生素广泛应用以来，肺脓肿的发生率已大为减少。多有感染病史，脓肿多在肺叶内或肺叶间，大多肺的脏胸膜完整，未突破入胸膜腔。

胸部 MSCT 检查可更好地了解病变范围、部位、空腔情况。少数脓肿内脓液未排出，表现为圆形块影，但可见内有小空洞。纤维化明显的肺体积缩小，支气管完全闭塞可有肺不张，而看不到支气管瘘口，易与支气管胸膜瘘进行鉴别。

(3) 自发性气胸：是指因肺部疾病如肺大疱等使肺组织和脏胸膜破裂，使肺和支气管内空气逸入胸膜腔。

气胸发生时常突然出现尖锐性刺痛和刀割痛，可能与胸膜腔内压力增高、壁胸膜受牵张有关。疼痛可局限在胸部，亦可向肩、背、上腹部放射。明显纵隔气肿存在时，可出现持续的胸骨后疼痛。疼痛是气胸患者最常见的主诉，而且在轻度气胸时，可能是唯一症状。胸部 MSCT 检查可见胸膜腔大量积气伴随萎缩压缩的肺组织。而支气管胸膜瘘多发于肺叶切除或肺癌消融后，可见支气管瘘口，较少有不张肺组织。

7. **支气管胸膜瘘分类** 时代不同，对支气管胸膜瘘的治疗理念和有效技术不同，其分类也在不断地变化进行中。

(1) 根据支气管胸膜瘘发生位置大致分类，临床将其分为中央型和周围型两大类，这是基于外科手术治疗的一种粗略分类。中央型支气管胸膜瘘表现为胸膜与气管或主支气管相连，可发生于肺全切、肺移植及肺部分切除术后，也可见于气管支气管树创伤性破裂。周围型支气管胸膜瘘表现为胸膜腔与叶支气管至气道末端细支气管，或与肺实质相通，可发生在肺炎肺组织坏死后、积脓症、放疗、肺大疱或脓肿破裂，以及胸部介入手术后。

(2) 根据外科术后支气管胸膜瘘发生时间分类，分为早期（7 天内），中期（7～30 天）和晚期（30 天后）。早期瘘口的形成主要是外科手术技术问题，中晚期原因各异。

(3) 根据支气管胸膜瘘发生位置精准分类，这是近年随着介入放射学内支架、封堵伞封堵瘘口技术和器械的不断开发，对瘘的治疗也趋于更为精准的分类，也是基于胸部 MSCT 在空间和密度上的高分辨率才达到的精准定位分类，依据我们 20 余年支气管胸膜瘘的介入放射学覆膜内支架置入治疗经验，采用 8 分类法（姑且称其为'韩氏分类法'）。

①Ⅰ型气管隆突胸膜瘘：这是右侧肺全切后，右主支气管残端发生的瘘。因为右主支气管周围

没有任何结构包绕，右肺切除时可将右主支气管完全离断切除，其盲端只剩气管隆突结构，一旦发生瘘，实际是气管隆突区结构的瘘，故而称其为气管隆突 - 胸膜瘘。Ⅰ型即气管隆突胸膜瘘使用L形分支一体化覆膜内支架封堵治疗（图12-3）。

②Ⅱ型主支气管胸膜瘘：最常见于左肺切除、左主支气管残端形成瘘口，因为左侧主支气管后方紧邻降主动脉、前方紧邻左肺动脉，外科手术切除左侧肺，一般都是从降主动脉左侧缘离断主支气管，保留30～40mm长的主支气管残段。为便于手术吻合和缝合，一般右侧主支气管也会保留10～15mm残段，此时一旦发生瘘，即为主支气管胸膜瘘。右侧主支气管胸膜瘘为Ⅱa亚型、左侧主支气管胸膜瘘为Ⅱb亚型。Ⅱ型即主支气管胸膜瘘使用倒Y形单子弹头覆膜内支架封堵治疗（图12-4）。

③Ⅲ型中间支气管胸膜瘘：中间支气管是支气管树中右侧肺的一个独有的管状结构，位于右上叶支气管和中叶支气管之间。右侧中叶与下叶肺一起切除时会保留一段中间支气管，一旦发生瘘，即为中间支气管胸膜瘘。Ⅲ型即中间支气管胸膜瘘依据残留的中间支气管长度不同，分别使用主支气管叶支气管L形分支一体化覆膜内支架或倒Y形单子弹头覆膜内支架封堵治疗（图12-5）。

④Ⅳ型上叶支气管胸膜瘘：右上叶肺切除或左上叶肺切除时形成残端瘘，右上叶和左上叶都

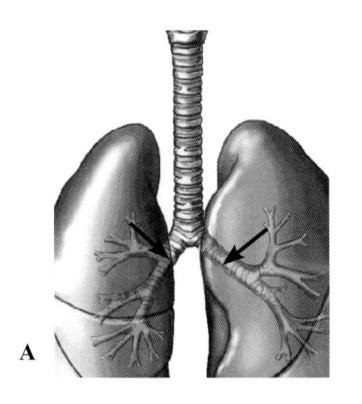

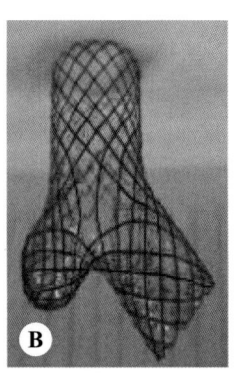

▲ 图12-4　Ⅱ型主支气管胸膜瘘与倒Y形单子弹头覆膜内支架
A. 箭示左或右主支气管胸膜瘘口，残端长度大于15mm；B. 倒Y形单子弹头覆膜内支架

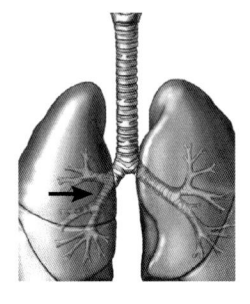

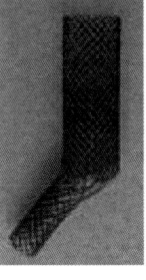

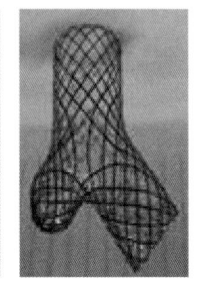

▲ 图12-5　Ⅲ型中间段支气管胸膜瘘与L形分支一体化覆膜内支架和倒Y形单子弹头覆膜内支架
A. 箭示右侧中间段支气管胸膜瘘口；B. L形分支一体化覆膜内支架；C. 倒Y形单子弹头覆膜内支架

是主支气管上的第一个分支，分支走向外上方，其直径与长度类似。右上叶瘘为Ⅳa亚型，左上叶瘘为Ⅳb亚型。Ⅳ型即上叶支气管胸膜瘘，依据残端长度不同，可使用气管主支气管L形分支覆膜内支架、气管主支气管倒Y形双分支覆膜内支架或主支气管叶支气管倒y形分支单子弹头覆膜内支架封堵治疗（图12-6）。

⑤Ⅴ型中叶支气管胸膜瘘：也是右侧肺的一个单独结构，左侧的中叶肺在人类进化过程中与上叶融合为一叶。右中叶肺切除或中叶肺癌消融治疗损伤支气管会出现中叶支气管胸膜瘘。Ⅴ型即中叶支气管胸膜瘘，依据残端长度不同可分别使用中间支气管叶支气管L形分支覆膜内支架或倒y形分支单子弹头覆膜内支架封堵治疗

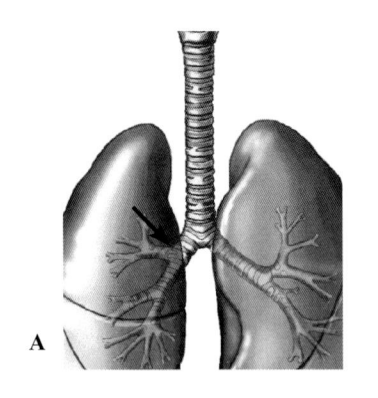

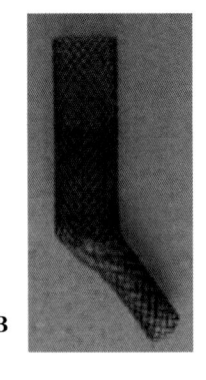

▲ 图12-3　Ⅰ型气管隆突胸膜瘘与L形分支一体化覆膜内支架
A. 箭示气管隆突胸膜瘘口，右侧支气管残端小于15mm；B. 气管主支气管L形分支一体化覆膜内支架

（图12-7）。

⑥Ⅵ型下叶支气管胸膜瘘：两侧肺都有下叶，左下叶支气管是主支气管的直接延续，右下叶是中间支气管的直接延续。下叶肺切除或下叶肺癌消融治疗损伤支气管，出现下叶支气管瘘。右下叶支气管胸膜瘘为Ⅵa亚型，左下叶支气管胸膜瘘为Ⅵb亚型。Ⅵ型即下叶支气管胸膜瘘，依据残端长度不同可分别使用主支气管叶支气管L形分支覆膜一体化内支架或主支气管叶支气管倒y形分支单子弹头覆膜内支架封堵治疗（图12-7）。

⑦Ⅶ型段支气管胸膜瘘：每一叶肺的进一步分支就是肺段，分管肺段通气的都属于段支气管，各叶肺段支气管的直径大概在5.0mm左右，长度在10～20mm。段支气管胸膜瘘起源于胸腔镜肺亚段切除、肺部肿瘤穿刺消融、肺部肿瘤放射治疗、肺大疱破裂、肺外伤破裂、肺脓肿破裂等。Ⅶ型段支气管胸膜瘘都采用单子弹头覆膜内支架封堵治疗（图12-8）。

⑧Ⅷ型细支气管肺泡胸膜瘘：胸膜腔病变波及脏胸膜和肺组织，外周肺野病变累及肺泡和脏胸膜，脏胸膜和胸膜下肺泡组织破裂与各级段以远细支气管相通，形成Ⅷ型瘘即细支气管胸膜瘘。目前的医疗器械工艺和技术，只能生产出来直径最小5.0～8.0mm的单子弹头覆膜内支架。此型胸膜瘘只能在其所属的段支气管使用单子弹头覆膜内支架封堵治疗（图12-8）。

## 四、支气管胸膜瘘的治疗

支气管胸膜瘘的治疗关键在于早期诊断、早期治疗，瘘口越新鲜，越易于愈合。总的治疗原则是及早闭合或阻断瘘口，胸腔闭式彻底引流，抗感染、营养支持治疗等。目前治疗支气管胸膜瘘的方法主要有保守治疗和介入放射学治疗，不提倡外科再次手术治疗，因为二次手术带来的二次伤害巨大，非一般患者能够耐受。对于急性期瘘口、瘘口小于3mm者，可给予抗感染、胸腔闭式彻底引流、营养支持治疗等。

①内科保守治疗：对于瘘口直径小于3mm的支气管残端瘘，无明显健侧肺感染者，可给予

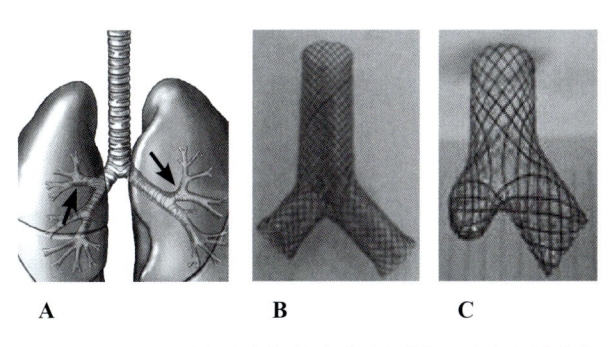

▲ 图12-6 Ⅳ型上叶支气管胸膜瘘与倒Y形分支覆膜内支架和倒y形分支单子弹头覆膜内支架
A.箭示左右上叶支气管胸膜瘘口；B.倒Y形覆膜内支架；C.倒y形分支单子弹头覆膜内支架

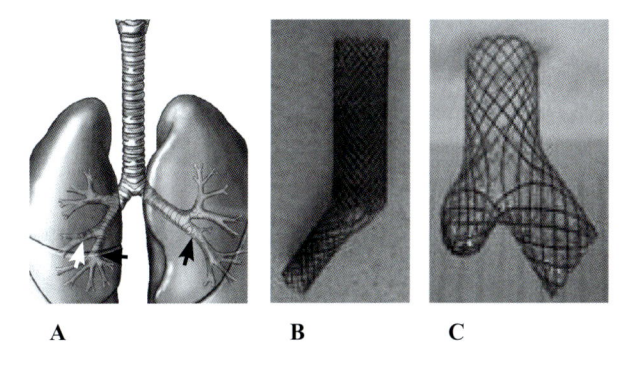

▲ 图12-7 Ⅴ型中叶支气管胸膜瘘、Ⅵ型下叶支气管胸膜瘘与L形分支覆膜内支架与倒y形分支单子弹头覆膜内支架
A.白箭示右肺中叶支气管胸膜瘘；黑箭示双肺下叶支气管胸膜瘘；B.L形分支覆膜内支架；C.倒y形分支单子弹头覆膜内支架

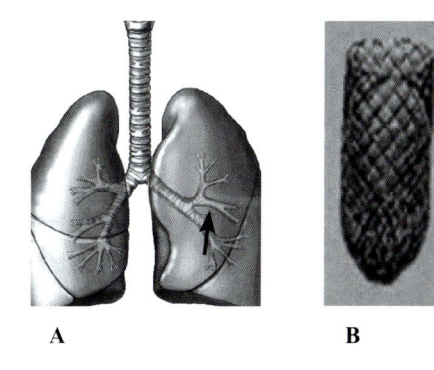

▲ 图12-8 Ⅶ型段支气管胸膜瘘、Ⅷ型细支气管肺泡胸膜瘘与单子弹头覆膜内支架
A.箭示段支气管胸膜瘘；B.单子弹头覆膜内支架

抗感染、彻底胸腔闭式引流、营养支持等措施综合治疗。

②抗感染：一旦瘘口形成，带菌胸腔积液经瘘口进入气道，引起患者呛咳。部分或者大量带菌胸腔积液进入健肺内，造成感染扩散。及时行细菌培养及药物敏感试验，根据细菌培养及药敏试验结果，及时、足量应用抗生素控制感染。

③胸腔闭式引流：支气管胸膜瘘最大危害是气胸和胸腔感染，急性期小瘘口，彻底胸腔闭式引流是关键。彻底的胸腔闭式引流可促进健肺复张，带菌胸腔积液排出，减少胸膜腔和健肺感染发生。为瘘口愈合提供相对无菌的环境，促进瘘口愈合。

④营养支持治疗：在抗感染及胸腔闭式引流的基础上，加强营养支持、维持正氮平衡能促进瘘口愈合，提高患者自身免疫力，也有助于瘘口愈合。

⑤介入治疗：主要是通过气管内置入带膜支架封堵瘘口以达到治疗的目的。韩新巍团队发明设计出L形分支单子弹头覆膜支架、倒Y形双分支单子弹头覆膜内支架、单子弹头覆膜内支架等一系列气管支气管支架。充分利用气管支气管的正常生理及解剖结构，个体化设计。特别是将捆绑与推送融合在一起的多功能内支架递送器的发明，利用气管隆突处支气管残端与气管之间的夹角固定支架，大大降低了支气管支架的移位率，增加了支架的稳定性。

介入放射学内支架置入封堵瘘口效果确切，操作简便、局部麻醉或无麻醉状况下即可操作。几乎对于任何气管支气管树区域发生的胸膜瘘都可以进行封堵治疗，尤其适合那些瘘口巨大、不能耐受外科手术或二次手术后失败者进行封堵治疗。

**介入放射学封堵内支架研发**

2001年Watanabe尝试应用气道内支架置入治疗支气管胸膜瘘，并获得了成功，开辟了介入放射学内支架封堵治疗支气管胸膜瘘的先河。随后出现大量临床研究应用硅酮支架和金属支架治疗支气管残端瘘的报道。尽管支架早期封堵效果良好，但由于管状支架的不稳定性，以及气道的咳嗽过程中巨大的内径变化和活动，支架移位封堵瘘口失败、气道支架刺激气管壁引起肉芽组织增生管腔再狭窄等并发症的发生，支架治疗效果一度遭到了质疑。

**1. L形分支单子弹头部分覆膜内支架的研发** 郑州大学第一附属医院韩新巍教授依据气管支气管树和手术后支气管残端结构的特点，发明设计出气管主支气管L形分支单子弹头覆膜内支架。利用L形分支支架的主体部在气管发挥强大的固定作用，气管、气管隆突和主支气管残端的夹角强化固定作用，分支的全覆膜子弹头发挥密闭的主支气管瘘口封堵作用，大大降低了气管支气管支架的移位率，能够持续性、完全性的封堵瘘口，阻断气管支气管内的气体、含有细菌的痰液进入胸膜腔，也阻断胸膜腔内的感染性胸水反流进入支气管和肺泡内。然后同步配合经皮穿刺脓性胸膜腔置管持续性负压抽吸、生理盐水或抗生素生理盐水冲洗，消除感染，促进支气管残端瘘口愈合。

气管主支气管L形分支单子弹头覆膜内支架具有以下优点：①支架气管部为部分裸支架，能起到良好固定作用，防止主支气管的覆膜子弹头部移位，并且未完全遮盖气管内膜，利于内皮细胞的纤毛排痰能力。②气管部与支气管部连接区域为180°范围、开放区域也有180°范围，置入气管下段和瘘一侧的主支气管残端，满意的位置将避开气管隆突和对侧主支气管，减轻支架对敏感区气管隆突的异物刺激，减轻不适感；保证对侧正常主支气管通畅无阻，以维持正常通气和呼吸功能。③支架气管部上端不带膜，当支架置入位置不合适，利用支架取出器很容易取出，并且具有对机体损伤小，可重复性操作的优点。④单子弹头支架部全被硅胶覆膜包裹，减少对管壁的异物性刺激，加大支架的生物相容性，有效封堵支气管胸膜瘘。⑤支架主体部与分支子弹头部相连的外侧壁附带X线标记，操作定位简单，易于准确定位释放和置入支架。⑥L形分支子弹头支架的置入技术也从传统的单管状推送式置入、改进为四内芯捆绑与推送多功能内支架递送器置入，与气管支气管倒Y形内支架置入技术相似，更易于掌握和操作。

**2. 倒 Y 形双分支一体化单子弹头覆膜内支架的研发**　随着国内外对支气管胸膜瘘研究的进展，外科了解到过长的支气管残端是发生支气管胸膜瘘的诱发因素，从而改进手术方式，将支气管残端缩短（＜15mm），一定程度上降低了支气管胸膜瘘的发生率。但对于这些较短支气管残端的支气管胸膜瘘，气管主支气管 L 形分支单子弹头覆膜支架置入后容易出现移位，移位后的覆膜子弹头部对健侧主支气管有阻挡作用，可导致严重的气道阻塞、发生重度呼吸困难。韩新巍团队为解决该问题，设计出气管主支气管倒 Y 形双分支一体化单子弹头覆膜内支架，该支架的设计可以利用气管、气管隆突区和双侧主支气管的倒 Y 形结构、三叉形分支结构牢靠的固定支架，防治支架移位，这种倒 Y 形一体化支架置入气管主支气管后几乎不会发生移位。全覆膜设计极大提高了支架与气管支气管内膜的生物相容性，大大降低了反应性肉芽组织增生等并发症。特别是对于那些瘘口巨大、不能耐受外科手术或二次手术后失败者以及其他支架封堵失败的患者提供了可靠的治疗方法。

倒 Y 形一体化双分支覆膜单子弹头内支架具备的优点：①比单分支状子弹头支架治疗主气管残端瘘更加合乎解剖学要求。②支架主体部和双分支部为一体化编织而成，Y 形结构既不易滑脱和移位，又相互嵌合支撑，更趋于稳定。③对于气管隆突附近主支气管上的多发瘘口，比如左侧主支气管上叶和下叶瘘、右主支气管上叶和中间支气管瘘等，能够一套支架一次性封堵，减少患者痛苦，降低医疗费用。④特色的四内芯捆绑与推送多功能内支架递送器置入，技术操作简单，定位准确。⑤既可永久留置，也可在一定时期内取出，可重复操作性强，具有易于回收的特点。⑥支架置入技术与一般气道内支架置入技术相似，专业介入医师易于掌握。

**3. y 形（枝丫状）双分支一体化单子弹头覆膜内支架的研发**　在倒 Y 形双分支一体化覆膜单子弹头支架（适应于气管、气管隆突和双侧主气管的解剖结构）的基础上，而后又将倒 Y 形一体化自膨胀式金属覆膜内支架进一步优化设计，设计出了更适合于主支气管和叶支气管解剖结构支气管胸膜瘘的 y 形（枝丫状）一体化自膨胀式双分支金属覆膜内支架，双分支单子弹头覆膜内支架，使支气管胸膜瘘的治疗由气管隆突区和主支气管区，向主支气管和叶支气管区支气管胸膜瘘扩展，其置入技术依然是特色的四内芯捆绑与推送多功能内支架递送器置入，技术操作简单，定位准确。

**4. 单子弹头覆膜内支架的研发**　使支气管胸膜瘘的治疗扩展到段支气管、亚段支气管至细支气管的支气管胸膜瘘全覆盖。全覆膜全封闭的子弹头覆膜内支架，导丝和递送器内芯不能通过内支架内腔，曾经是置入的难点。现在利用特色的四内芯捆绑与推送多功能内支架递送器，将覆膜的盲端子弹头内支架压缩捆绑装载在一侧递送器内芯上，如同倒 Y 形双分支一体化内支架一样，推送至段支气管，牵拉捆绑线释放置入子弹头内支架。

**5. L 形分支一体化覆膜内支架的研发**　这款封堵气管支气管胸膜瘘的覆膜内支架研发历经两个阶段，镍钛记忆合金丝编织型自膨胀式内支架都是由一根丝整体性编织而成，直管状编织时编织丝分布均匀，支架网眼大小均匀一致（图 12-9）；若是 L 形一体化连体编织，在弯曲的大弯侧编织丝分部稀疏、网眼粗大、不易于涂膜，最早使用于主支气管残端极短、近似于气管隆突瘘的右主支气管胸膜瘘，只能编织出直管状、阶梯样的内支架，才能保证编织丝分布均匀一致，支架网眼大小一致的覆膜内支架。以后改进涂膜技术，即便 L 形分支内支架的大弯侧编织丝分布稀疏，也可达到理想的涂膜，才生产出了 L 形分支一体化覆膜内支架（图 12-9C）。

## 五、覆膜内支架介入放射学治疗

### （一）I 型气管隆突胸膜瘘

1. 器械准备

(1) 介入操作器械准备：开口器、5F 造影导管、亲水膜导丝（0.035 英寸×150cm）、普通加硬导丝（0.035 英寸×260cm）、泥鳅加硬导丝（0.035 英寸×260cm）、气管支气管 L 形分支一

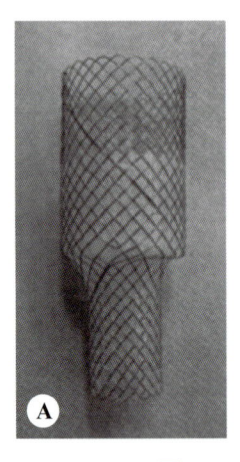

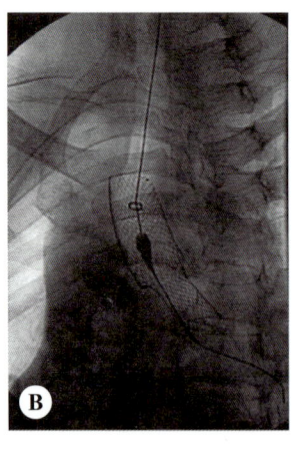

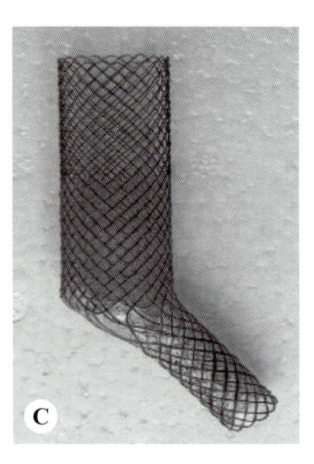

▲ 图 12-9 气管主支气管分支覆膜内支架封堵气管隆突瘘
A. 直管状阶梯状覆膜内支架；B. 直管状阶梯状覆膜内支架封堵右侧气管隆突瘘；C. L 形分支一体化覆膜内支架

体化覆膜内支架、吸痰管等。支架取出套装 2 套（备用）；9F 血管鞘 1 套；9~12F 长血管鞘 1 套（备用），6.5 号或 7.0 号气管插管 1 根（备用）；吸痰器、呼吸机等抢救设备。

(2) 支架型号与规格选择：依据胸部 MSCT 特殊纵隔窗（脂肪窗）、气管支气管三维成像明确瘘口位置、大小，测量正常气管、残段主支气管直径与长度。个体化设计定制 L 形分支一体化覆膜内支架，支架气管部即主体部直径大于正常气管直径 10%~15%，长度 40~50mm，支架分支部直径大于残段主支气管 15%~20%，以保证与残段主支气管充分贴壁封闭瘘口，长度较残段主支气管短 5mm 左右，以免其不完全膨胀时支架分支延伸突出于残段进入胸膜腔。

### 2. 术前准备

(1) 术前检查：血常规、尿常规、粪常规、肝肾功能、电解质、血凝试验、传染病四项、动脉血气、痰细菌培养加药物敏感试验、心电图等。

(2) 术前药物：术前 10~30min 肌内注射地西泮 10mg，以缓解患者焦虑情绪交流，山莨菪碱 10mg 以减少呼吸道和上消化道消化液体分泌，防止大量分泌物阻塞咽喉和气管，并防止操作过程中气管支气管痉挛。利多卡因用于咽喉表面麻醉，备用肾上腺素预防气管支气管内出血。

(3) 胸膜腔引流：若留置有胸腔引流管，负压抽吸尽胸膜腔内积液或积脓；若没有留置引流管，先进行经皮胸膜腔穿刺置入介入放射学专用的多功能柔软引流管，负压抽吸、变换体位，将胸膜腔内积液或积脓完全抽吸干净，以避免气道内支架置入操作过程中，胸膜腔积液反流支气管引发或加剧肺部感染。

### 3. L 形分支一体化覆膜内支架置入操作（图 12-10）

(1) 患者体位：患者若身体和生命体征平稳，尽量仰卧位于 DSA 检查台上，枕头下移至颈肩部适当垫高，头部尽量后仰使咽喉的走行成为大弧形，并向右侧扭转倾斜 20°~30°。固定鼻孔氧气管，连接心电监护。头部以下铺无菌大单。2% 利多卡因喷雾咽喉部表面麻醉，经口置入开口器，根据需要准备吸痰管抽吸清理气道和口腔分泌物。将 DSA 的 C 臂向左倾斜 20°~30°（患者头部向右倾斜 20°~30°，相当于患者向左前方倾

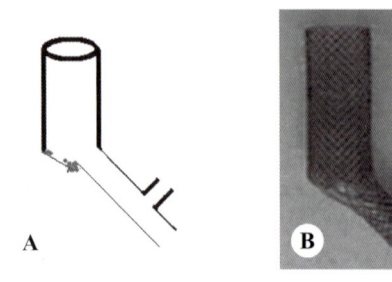

▲ 图 12-10 气管隆突瘘示意及 L 形分支一体化覆膜内支架
A. 右肺右主支气管全切除，瘘口与气管隆突直接沟通，标记处表示瘘口；B. L 形分支一体化覆膜内支架

斜 50°，即保持左前斜位 50° 的 X 线投照位置），调整 DAS X 线视野，涵盖口咽、气管和左侧主支气管。若生命体征危重，也可半卧、斜卧或侧卧于 DSA 检查台上，依据体位调整 DSA 的 C 臂倾斜角度，尽可能暴露出理想的气管主支气管显影图像，便于监测内支架置入操作。

(2) 导管造影：透视下，0.035 英寸超滑导丝与 5F 椎动脉导管相互配合，依次经口腔、咽腔、喉、声门进入气管至气管隆突上方，退出导丝，保留导管并经导管推注利多卡因与碘水混合液 3~5ml 行气管主支气管黏膜麻醉和造影，DSA 采集（7~15 帧/秒，高速采集）气管主支气管造影，显示气管主支气管的解剖结构与瘘口，建立内支架置入操作的路径图（图 12-11A）。

(3) 建立导丝轨道：引入导丝，导管导丝配合下，进入左侧主支气管内，交换成加硬导丝。退出导管调整 DSA 视野，使气管中下段、气管隆突、左主支气管和导丝远端都处于 DSA 的有效视野之内。

(4) 引入支架递送器套装：沿导丝送入 L 形一体化覆膜内支架及递送器至气管隆突处，旋转调整支架递送器位置使支架上小弯侧 3 颗黄金标记点（分别位于主体部头端、主体与分支连接部、分支部远端）位于健侧肺一侧，即左侧的同侧（图 12-11B）。支架方位调整到位，沿导丝前推递送器进入左主支气管内，使中间的黄金标记点位于气管与左主支气管交叉部，支架递送到位（图 12-11C）。

(5) 支架释放与置入：体外固定导丝和内支架递送器套装后手柄（内芯）不动，透视监测下保持内支架深度和方位（3 颗黄金标识点）不变，回拉内支架递送器前手柄和外鞘管，后撤式释放支架分支部和主体部于气道内（图 12-11D）。介入医护人员停止操作略作休息，稳定患者正常呼吸 1~2min，也让内支架充分膨胀。

透视监测下固定导丝，缓慢轻柔地退出支架递送器。避免内支架递送器套装的锥形膨大头端钩挂内支架，导致内支架移位。支架置入全过程中递送器侧臂导管连接氧气管维持高压供氧。支架释放完全后，密切观察患者生命体征，保持导丝导管及患者体位不变，观察 2~3min，再次透视了解支架位置及扩张情况。

(6) 复查造影：沿导丝引入 5F 椎动脉导管，经导管注入碘水对比剂于支架上缘处造影，了解支架位置及膨胀贴壁情况以及瘘口是否完全封堵，了解健侧主支气管与叶支气管是否都通畅（图 12-11E）。

(7) 吸痰及止血：操作过程中刺激患者口腔、咽喉与气管支气管，部分或者大量胸腔积液或痰液涌入健侧支气管内，吸痰是支架置入后的必要操作。经导管引入 0.038 英寸加硬导丝，退出导管，沿导丝引入吸痰管。外接负压装置反复在支气管内抽吸，必要时注射盐水或抗生素盐水冲洗和抽吸。

注意观察痰液中有无出血情况，若有出血可经吸痰管向气道内注射肾上腺素盐水 5~8ml，以收缩血管，止血。继续负压抽吸痰液，直至肺内啰音消失，血氧饱和度达到或接近 100%。逐渐后撤吸痰管，边撤边抽吸，吸出气管及会厌部痰液，拔出开口器。

(8) 调整引流管位置：内支架置入后，若此前留置的是外科闭式引流管和负压引流瓶，更换为介入专用的薄壁大内腔、头端呈猪尾巴状、具有多个引流侧孔、抗压抗折、柔软性强的多功能内固定引流管。调整胸膜腔残腔内引流管位置与深度，使引流管的猪尾巴头端位居病变胸膜腔最靠近纵隔和后肋膈角区域，胸壁专用装置固定，尾端连接胃肠减压的负压引流鼓，进行后续的持续性抽吸和负压引流治疗。

4. 术后处理

(1) 雾化吸入：支架置入术后每日 2 次雾化[生理盐水 10ml+ 利多卡因 5ml+ 氨溴索 30mg+ 庆大霉素 2ml（8 万单位）]，促进痰液排出，减少异物刺激，控制感染和炎症反应。

(2) 祛痰化痰：告知患者及时翻身改变体位，拍胸背部使感染性痰液完全从肺内排出，给予祛痰药、痰液稀释剂等，并鼓励患者用力咳痰。

(3) 抗感染治疗：根据细菌培养结果，应选用敏感抗感染药物控制肺部感染。如有需要，最有效的控制肺部感染措施是定期行支气管镜下抗

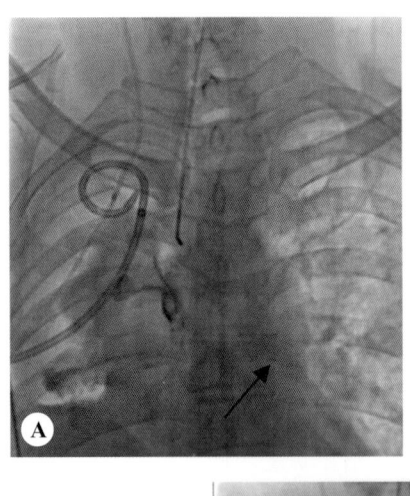

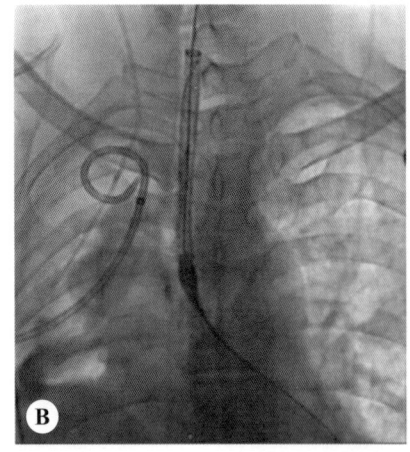

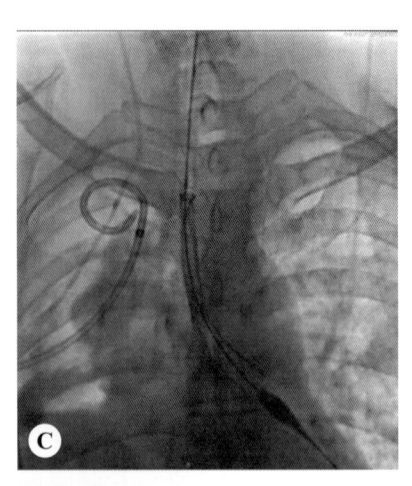

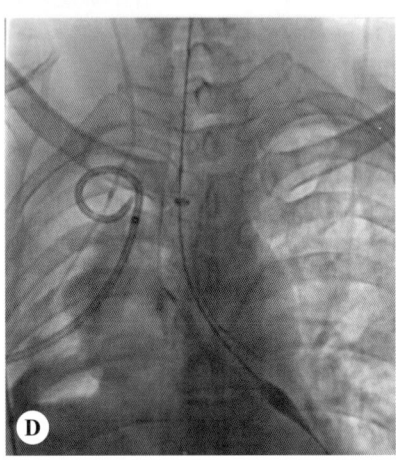

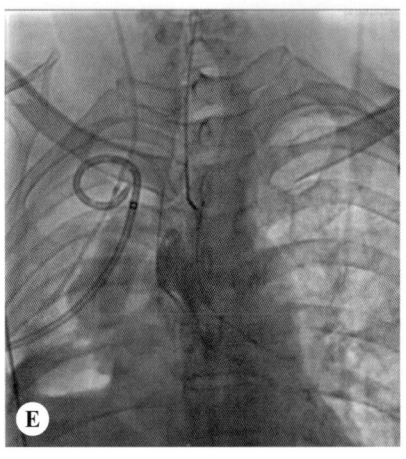

▲ 图 12-11　右肺全切后气管隆突右侧胸膜瘘 L 形分支一体化覆膜内支架置入操作

A. 右侧胸膜腔留置介入专用猪尾多功能引流管，气管插管造影显示气管隆突右侧胸膜腔瘘；B. 引入内支架套装递送器至气管隆突上方，调整内支架方位达目标位置；C. 推进内支架进入左主支气管，使内支架分支部全部进入主支气管内；D. 完全释放置入的 L 形分支一体化覆膜内支架于气管和左主支气管内；E. 经气管内导管注射造影，内支架位置良好，瘘口封堵完全

生素生理盐水的支气管灌洗，以清除支气管内的痰液和脓液，并在建议支气管局部使用高浓度的敏感抗生素。

**5. 并发症防治**　支气管胸膜瘘支架置入的并发症包括术中出血、胸痛、支架扩张不全等。术后并发症包括破口封堵不严、支架两端再狭窄和支架移位等。

(1) 咽喉、胸部疼痛：通常不需要处理。咽喉疼痛是介入操作导管、导丝和递送器局部刺激的反应。胸痛是胸部手术与内支架置入刺激的反应，与支架置入的操作刺激有关，随时间延续可自然好转，严重的疼痛可以使用镇静药处理。

(2) 支架移位：内支架置入后患者剧烈咳嗽或与支架型号大小选择不当等有关，一旦怀疑支架移位，须及时调整支架位置，或取出并再次置入新的规格内支架。

(3) 咯血或痰中带血：手术中靠近破口的支气管动脉损伤可能导致大出血，操作人员应注意这一点。手术室应常规配备心肺复苏仪、气管插管、简易人工呼吸器等，以减少各种致命并发症的发生。痰中带血在支架置入后很常见，但应在 10min 左右自动停止，不需要特殊处理。如果咯血持续存在，尤其是痰中有大量鲜血及凝血块者，可以通过气管插管注射 1∶1000 的肾上腺素盐水 2~3ml，促进气管黏膜血管收缩，立即止血，这种治疗方法甚至可以在血管破裂出血时止血。

(4) 咳嗽、咳痰：一般性的咳嗽不需要特别处理，属于气管主支气管置入内支架的异物刺激常见反应，几小时到几天内即可好转；若是剧烈的刺激性呛咳，对心肺和机体的影响都较大，需要对症处理，以预防支架移位和减轻支架对气管主支气管内皮的损伤和异物刺激。可给予止咳化痰或加强雾化吸入（雾化液内加大局麻药剂量）等，并控制治疗肿瘤。

(5) 发热和肺部感染：若体温较高，超过38.5℃，应确定是否合并肺部感染，必要时可给予全身抗感染治疗或雾化吸入液中加大抗生素剂量。顽固性肺部感染可行纤维支气管镜下支气管抗菌盐水灌洗治疗，或介入导管导丝技术引入导管至感染肺段支气管进行抗生素盐水灌洗与抽吸治疗，也可试用经支气管动脉灌注高浓度抗生素控制感染。

(6) 痰液潴留：这是气管支气管覆膜支架置入术最常见的并发症。覆膜支架完全覆盖于气管支气管内膜上皮，上皮纤毛运动和黏液毯功能完全消失。因此排痰完全依赖于咳嗽动作时的强大气流冲击，如果体力不支、咳嗽无力，黏稠的痰液会逐渐黏附在支架内膜上，从而逐渐形成痰栓、痰痂，阻碍气管支气管内腔，导致管腔狭窄，严重者可发生呼吸困难。尽早行纤维支气管镜检查，清除痰栓和痰痂，恢复气管主支气管内腔通畅，然后给予足够的雾化吸入，并附加药物和咳嗽训练祛痰，以避免痰液潴留。日常性锻炼咳嗽、用力咳嗽促使排痰，必要时胸膝位体位排痰。

(7) 气管肉芽组织增生：支架置入后对气管支气管内膜的异物刺激，反应性内皮细胞增生。全覆膜内支架的异常增生主要发生在支架两端部，支架中间几乎很少发生增生，但两端极易增生，形成瘢痕性狭窄。裸支架的内皮过度增生可发生在支架全程的网眼内。治疗支气管胸膜瘘不需要长久置入覆膜内支架，支架置入后每2～3周复查胸部CT，胸膜残腔消失，瘘口被胸膜纤维结缔组织等软组织生长覆盖，瘘口区增生肥厚的胸膜与整个胸膜腔肥厚的胸膜融为一体，标志着瘘口愈合，气管支气管内瘘口封堵内支架的作用完成，即可取出内支架。

各型封堵瘘口的气管支气管内支架，都是可回收内支架。L形分支一体化覆膜内支架良好的位置稳定性，临床研究证实全覆膜的稳定性依然性能优越，短期的覆膜内支架置入，一般不会有严重的肉芽组织过度增生，破口愈合后应尽早取出支架。若轻度气管狭窄不影响正常呼吸，则不需要治疗，然而如果严重狭窄影响呼吸和排痰功能时，采用同一直径、长度比原置入支架延长20mm以上的覆膜支架，穿越骑跨覆盖原支架置入，称为支架内再支架（stent in stent）技术。5～7天后，在第二个全覆膜内支架的外膨胀力压迫下，第一个内支架置入引起的肉芽组织过度增生将基本消失完毕，此时采用气道内支架可回收技术，同时先后取出2个内支架。

技术要点：L形分支一体化覆膜内支架置入过程中要注意，为了减少对气管主支气管刺激，需准确定位与释放，使内支架的形态结构与气管、气管隆突和左侧主支气管的解剖结构完全对接、吻合一致。术中要点是将3颗黄金标记点置于健侧肺气管支气管的同侧，使L形分支内支架的拐角处的大弯侧贴合气管隆突区右侧主支气管残端瘘口处，支架与瘘口紧密地贴合以保证瘘口区没有残余空间，有利于胸膜增生覆盖瘘口。

支架置入后深部吸痰同样重要，内支架置入过程中造影使用的对比剂、气管支气管刺激所产生的分泌物、原来经瘘口反流溢入正常支气管内的胸膜腔感染物等，堆积潴留在健侧支气管和肺泡内，此时沿导丝将吸痰管引入下叶支气管内，充分吸引和冲洗，使患者改变体位至右侧卧位、右前斜卧位等，并用力拍打健侧胸背部，促使沉积在支气管肺泡深部的分泌物、脓性痰液尽可能彻底地被负压抽吸出体外，有利于改善健肺的呼吸功能，减轻健侧肺感染，减少术后咳嗽咳痰，从而加速患者恢复，也能减少剧烈咳嗽引起的支架异常移位。

L形分支一体化覆膜内支架的置入技术相对于倒Y形一体化覆膜内支架以及倒Y形一体化覆膜单子弹头支架而言，不易于定位，而且还不是三角形稳定结构定位，置入的操作技术要求较高。

## （二）Ⅱ型主支气管胸膜瘘

**1. 器械准备** 参见上述Ⅰ型瘘。

支架选择：根据胸部轴位MSCT脂肪窗（窗宽400HU，窗位-50HU）图像，测量气管的前后径（垂直径）和左右径（横径），测量主支气管的前后径和总长度，选择或定制个体化的倒Y形一体化单子弹头覆膜内支架。支架参数：气管、主支气管部直径比相应测量直径大15%左右，支架气管部（主体部）长度在气管隆突上40~50mm，单子弹头分支部分的长度比瘘口至气管隆突上缘的距离小5mm左右，健侧主支气管分支部的长度的选择灵活度较大，一般为20~30mm或距离上叶支气管开口10~20mm（图12-12）。

**2. 术前准备** 参见Ⅰ型瘘。

**3. 倒Y形双分支一体化覆膜单子弹头支架置入术**

(1) 患者体位：参见Ⅰ型瘘。

(2) 导管造影：透视监测下，0.035英寸超滑导丝与5F椎动脉导管相互配合，依次经口腔、咽腔、喉、声门进入气管至气管隆突上方，退出导丝，保留导管并经导管推注利多卡因与水溶性碘剂的混合液3~5ml行气管支气管黏膜麻醉和造影，DSA高速采集（7~15帧/秒）气道造影动态图像（图12-13A），显示气管、气管隆突和主支气管的结构图像，进一步证实支气管残端的长度和直径、残端瘘口的部位和大小等情况，建立内支架置入操作的路径图。

(3) 建立导丝轨道：引入导丝，沿导丝经口腔、咽喉、声门置于气管内。导管导丝配合，经支气管残端瘘口将导丝置于健侧叶支气管内，交换加硬导丝并牢固固定保持导丝位置不变，退出导管。沿加强导丝引入9F血管鞘进入气管（减少一次导管导丝盲插通过咽喉和声门刺激性操作，减少刺激性喉头水肿发生率），同样技术经9F鞘管引入另一导丝与导管，两者配合经支气管残端和瘘口进入胸膜残腔，交换加硬导丝（图12-13B）。退出导管及鞘管，分别标记和识别健侧叶支气管内及患侧叶支气管残端内的两根导丝，调整DSA视野，使气管中下段、气管隆突、双侧主支气管、病变叶支气管和导丝远端都处于DSA的有效视野之内。

(4) 调整支架方位：沿双导丝引入倒Y形双分支一体化单子弹头覆膜内支架递送器至气管下段，透视下将双分支部推送释放出外鞘管进入气管下段内，整体性旋转支架递送器，使支架双分支部与两导丝解除相互交叉、处于彼此平行状分部（图12-13C），整体推送支架递送器套装，使支架的双分支单子弹头部置于支气管残端，管状分支部置于健侧主支气管内，直至支架分叉部与气管隆突贴紧，继续前推支架递送器受阻。

(5) 释放置入支架：透视维持递送器向气管隆突区前推用力，使分支部贴合气管隆突（图12-13D），先后外拉抽出分支部捆绑线，释放单子弹头分支部及管状分支部支架（图12-13E），紧接着快速推送释放支架主体部（图12-13F）。倒Y形支架释放完毕，停止介入操作略作休息2~3min，缓解患者紧张情绪、恢复平静呼吸，依靠气管支气管内体温使记忆合金自膨胀式内支架达到完全膨胀，透视观察支架膨胀情况及位置无误后，透视下缓慢、细心退出支架递送器，保留至少一侧加强导丝（图12-13G）。

(6) 复查气管造影：沿导丝引入5F椎动脉导管至气管内支架上缘水平，经导管注入碘水对比剂3~5ml行气管主支气管和内支架造影，了解支架位置及膨胀情况以及瘘口是否完全封堵。了

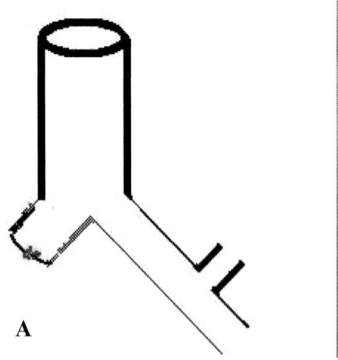

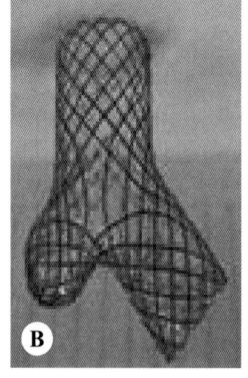

▲ 图12-12 右侧主支气管胸膜瘘示意及倒Y形双分支一体化单子弹头覆膜内支架
A.右侧主支气管胸膜瘘示意，标记处为瘘口位置；B.倒Y形双分支一体化单子弹头覆膜内支架

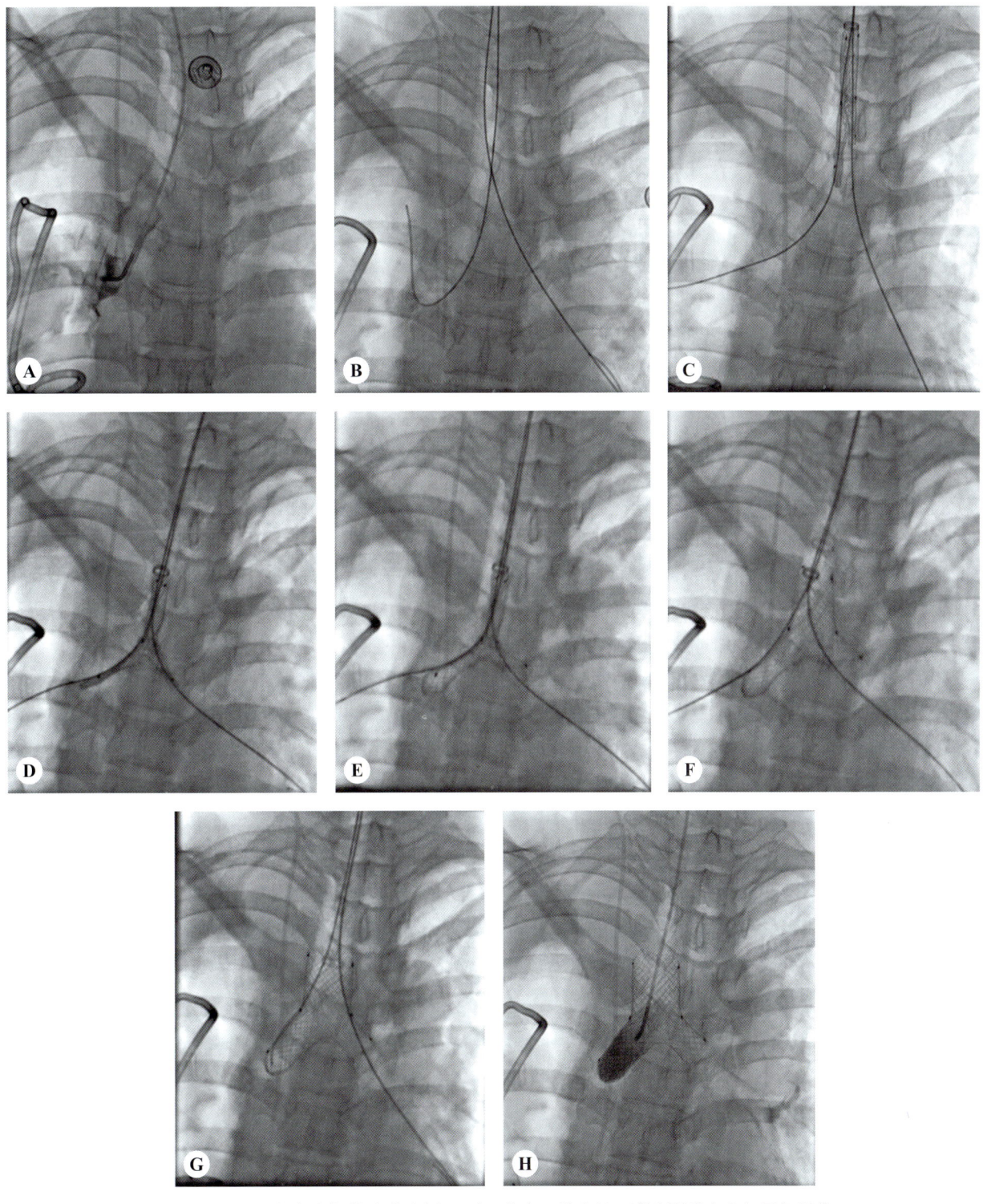

第12章 支气管胸膜瘘介入放射学内支架治疗

▲ 图 12-13 右主支气管胸膜瘘倒 Y 形双分支一体化单子弹头覆膜内支架置入操作

A. 经导管造影可见右侧主支气管残端多个瘘口；B. 导管导丝配合引入两根导丝至左主支气管及右主支气管残段和胸膜残腔；C. 引入倒 Y 形双分支一体化单子弹头覆膜内支架，使两根导丝平行无交叉；D. 前推支架递送器，使双分支部进入主支气管、分叉部，贴合气管隆突；E. 透视下释放管状分支部及单子弹头部；F. 释放气管主体部；G. 等待 2~3min，观察内支架位置及膨胀良好；H. 引入导管复查造影，右侧支气管残端瘘口完全封堵，左侧主支气管通畅

207

解健侧支气管是否通畅（图 12-13H）。

(7) 吸痰及止血：参见 Ⅰ 型瘘。

(8) 调整胸膜腔引流管：参见 Ⅰ 型瘘。

4. **术后处理** 见 Ⅰ 型瘘。

5. **并发症防治** 见 Ⅰ 型瘘。

技术要点：倒 Y 形双分支一体化单子弹头覆膜内支架的置入技术，由于特殊的四内芯捆绑与推送多功能内支架递送器的发明与使用，复杂结构的内支架，其装载与递送和置入过程反而变得简单易行。置入过程中双导丝插入和支架双分支通过狭小和弯曲的气道时要注意减少对咽喉，尤其是声门声带的机械性刺激。

可先通过导管导丝配合通过瘘口进入患侧胸膜残腔建立第一条加强导丝操作轨道。同时将 9F 鞘管沿导丝经咽喉和声门顺利进入气管内，经此 9F 鞘管引入第二根导丝导管进入健侧下叶支气管，经鞘管引入第二根导管和导丝的操作，避免了第一根患侧导丝对声门的刺激，声门容易闭合，再经口进入导管导丝时通过困难，反复试插管对喉部结构尤其声带造成较大刺激。经 9F 长鞘操作进入导管导丝，既减少了一次导管导丝对声门的刺激，也缩短了操作时间，减少了气管隆突等区域刺激。建议先健侧再患侧引入导丝。

倒 Y 形双分支覆膜支架的双分支解脱释放后而主体未释放前，由于支架的全覆膜结构，张开的支架双分支和闭合的主体部将双侧主支气管完全封闭、阻断正常通气，造成短暂性人为窒息状态，此时要以最快的速度、保证准确定位无误情况下推送释放支架主体部，恢复气管正常通气。支架释放后患侧导丝位于支架和气管内膜之间，摩擦力较大，后撤时操作要轻柔并且全程透视监视，防止用力过猛造成支架单子弹头部移位，致使封堵不严而造成前功尽弃。

术后深部吸痰同样重要，吸痰方法与技术见 Ⅰ 型瘘。

**（三）Ⅲ 型中间段支气管胸膜瘘**

1. **器械准备** 见 Ⅰ 型瘘。

内支架准备：中间段支气管胸膜瘘是仅存在于右侧肺手术或消融后的并发症（图 12-14A）。根据胸部轴位 MSCT 脂肪窗（窗宽 400HU，窗位 −50HU）图像，测量右侧主支气管的前后径（垂直径）与长度、上叶支气管的前后径与长度和中间支气管残段前后径与长度，选择或定制个体化的倒 Y 形一体化双分支单子弹头覆膜内支架或 L 形一体化覆膜支架。

如果右侧上叶开口距离气管隆突距离小于 15mm，考虑单纯倒 Y 形支架的稳定性差，可行双倒 Y 形内支架复合置入，双支架包含两种支架组合。

双倒 Y 形内支架（图 12-14B）：当残留有一定长度中间支气管时选择双倒 Y 形内支架，气管主支气管倒 Y 形一体化支架参数：气管、主支气管部直径比相应测量径线大 15% 左右，气管支架（主体）长度在气管隆突上 40～50mm，右主支气管的长度一般 15mm 左右，而左主支气管的长度选择灵活度较大一般为 20～30mm。倒 Y 形一体化单子弹头覆膜内支架参数：主体部直径比右主支气管直径大 15% 左右，单子弹头分支部分的长度为瘘口与右侧上叶支气管开口下缘的距离，分支部直径比右肺上叶支气管直径大 10% 左右。

倒 Y 形与 L 形支架（图 12-14C）：手术切除或损伤无残留段中间段支气管时选择倒 Y 形双分支一体化与 L 形分支一体化覆膜内支架，气管主支气管倒 Y 形一体化支架的直径比相应测量径线大 15% 左右，支架气管部（主体）长 40～50mm，右主支气管长约 15mm，左主支气管的长度一般 20～30mm。L 形分支一体化覆膜支架的主支气管部与上叶分支部直径大于实际测量的 10%，长度短于测量数据的 5mm 左右。

2. **术前准备** 见 Ⅰ 型瘘。

3. **倒 Y 形双分支一体化覆膜内支架 + 倒 Y 形双分支一体化单子弹头覆膜内支架置入术**

(1) 患者体位：见 Ⅰ 型瘘。

(2) 导管造影：见 Ⅰ 型瘘。超滑导丝与 5F 椎动脉导管相互配合，依次经口腔、咽腔、喉、声门进入气管下段完成气管主支气管造影，必要时进一步插管至中间支气管再造影（图 12-15A），进一步证实支气管残端的长度和直径、残端瘘口的部位和大小等情况，并建立内支架置入操作的路径图。

(3) 建立导丝轨道：完成气管支气管造影后，沿导管送入导丝，导管导丝配合经右侧中间段支

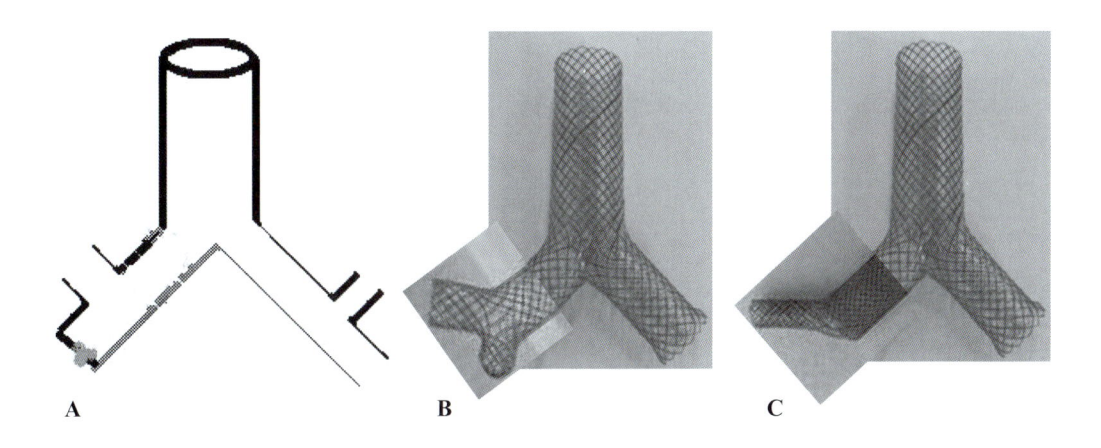

▲ 图 12-14　中间段支气管胸膜瘘示意与双支架置入对接

A. 右侧中间段支气管胸膜瘘示意（标记处）；B. 倒 Y 形双分支一体化支架与 y 形双分支一体化覆膜内支架置入对接；C. 倒 Y 形双分支一体化覆膜内支架与 L 形分支一体化覆膜内支架置入对接

气管残端瘘口，将导丝置于右侧胸膜残腔内，经导管造影明确胸膜残腔情况（图 12-15B），交换加硬导丝至胸膜腔并固定保持导丝位置不变。沿导丝引入 9F 鞘管至气管中下部，经鞘管引入导丝与导管，两者配合经右侧主支气管进入右上叶支气管远端，交换加硬导丝，双加强导丝轨道建立。分别标记和识别右上叶支气管内及右侧中间段支气管残端内的两根加强导丝，调整 DSA 视野，使气管中下段、气管隆突、右侧主支气管、叶支气管和导丝远端都处于 DSA 的有效视野之内。

(4) 递送和释放倒 Y 形子弹头内支架：沿双加强导丝引入倒 Y 形一体化单子弹头覆膜内支架递送器，透视下左右旋转递送器使支架的两分支与两导丝相互平行无交叉（图 12-15C），整体性前推支架递送器，使单子弹头部置于右中间段气管残端，分支部置于右肺上叶支气管内。透视下维持递送器适当前推力，使分支部贴合右上叶支气管和右中间段支气管分叉部，先后回拉抽出双分支部捆绑线，释放支架分支子弹头部和分支管部（图 12-15D），再缓慢释放主体部（图 12-15E）。支架释放完毕，停止操作，稍事休息，医护人员紧张的操作之后平静休息；气管支气管内记忆合金自膨胀式内支架彻底膨胀，而后透视下退出支架递送器。患者体位及导丝不动，等待 2～3min，透视了解支架膨胀情况及位置。

(5) 递送和释放倒 Y 形内支架：小型倒 Y 形子弹头内支架置入后，调整右上叶支气管内加强导丝至左侧主支气管内，建立双主支气管内支架操作轨道，沿双导丝引入倒 Y 形双分支一体化覆膜内支架至气管下段，调整支架双分支和双导丝位于同一侧相互平行避免交叉，前推释放支架双分支，再整体性前推递送器进入主支气管，注意观察右主支气管内已经置入的小形倒 Y 形内支架没有被推起移位而是插入其内腔中。依次释放支架的双分支部和主体部。支架释放完毕，缓慢细心地退出内支架递送器。

(6) 递送与释放 L 形分支一体化覆膜内支架：右侧中下肺切除后，一般也没有残留的中间段支气管，这时发生的支气管胸膜瘘实际上属于中间段支气管起始端瘘。首选建立有上叶支气管加强导丝操作轨道，沿加强导丝将 L 形分支一体化覆膜内支架递送器送入气管下段，调整递送器和内支架方位，使内支架的三个黄金标记点都一致性地位于气管和右主支气管右侧缘，牢靠固定导丝，轻柔、均匀用力前推递送器，使支架分支段进入右上叶支气管内，再次透视监测 L 形内支架上的三个黄金标记点都一致性地位居右侧缘，中间黄金标记点位于主支气管与上叶支气管交叉口区。缓慢后撤支架递送器外鞘，逐渐释放 L 形内支架于右上叶支气管和右主支气管内。而后需要时再对接置入倒 Y 形双分支一体化覆膜内支架于气管和双侧主支气管内。

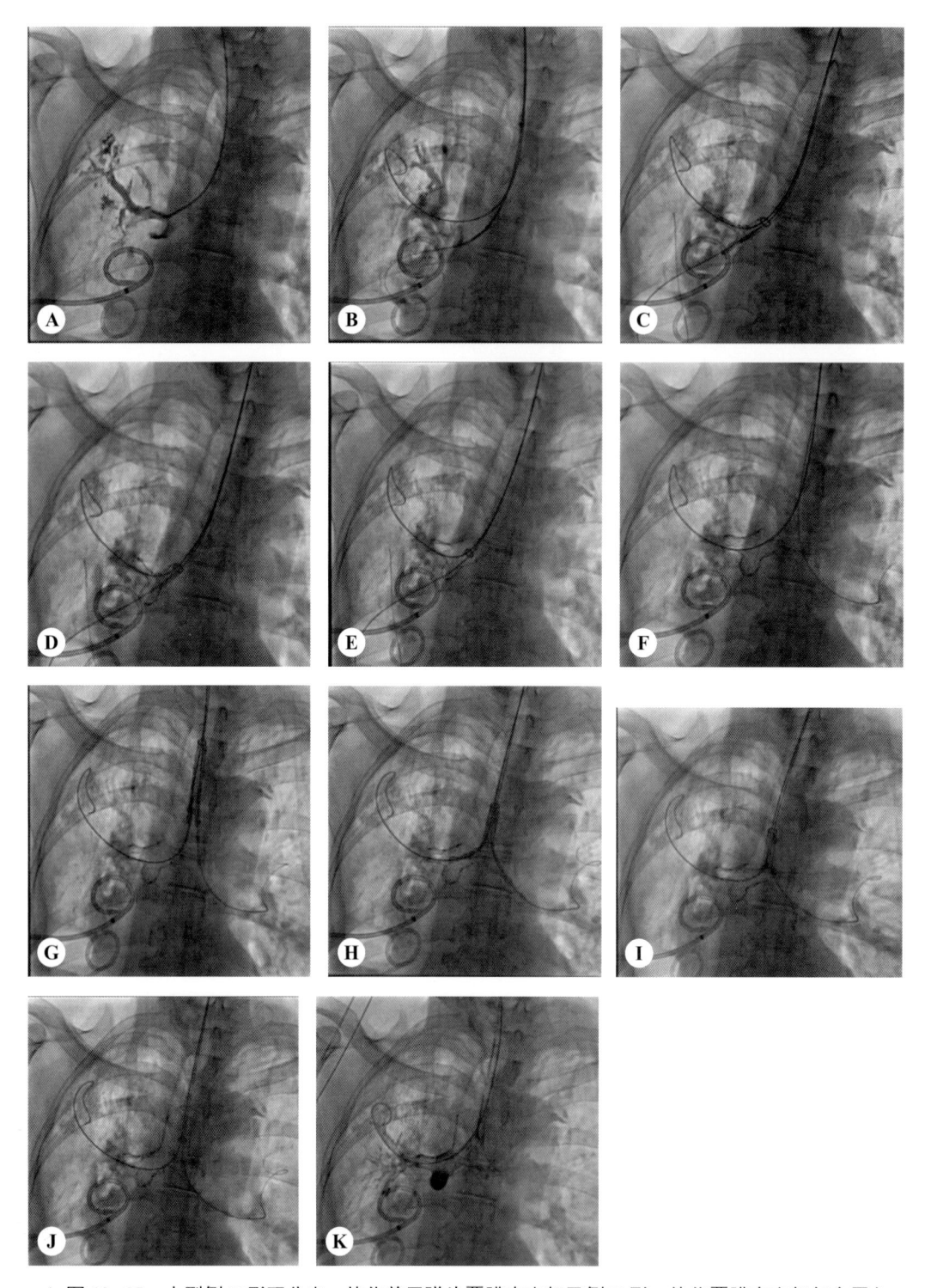

▲ 图 12-15 小型倒 Y 形双分支一体化单子弹头覆膜内支架及倒 Y 形一体化覆膜内支架复合置入

A. 经导管造影可见右侧中间段支气管残端多个瘘口；B. 导管导丝配合将两根导丝分别引入右上叶支气管及右中间叶残端胸膜残腔；C. 引入小型倒 Y 形双分支一体化单子弹头覆膜内支架，使两根导丝平行无交叉，使分支部贴合右肺上叶支气管开口下缘；D. 透视下释放小型倒 Y 形一体化单子弹头覆膜内支架分支部及单子弹头部支架；E. 透视下释放 y 形一体化单子弹头覆膜内支架主体部支架；F. 撤出残端导丝，导管导丝配合将导丝引入左侧主支气管；G. 引入倒 Y 形一体化覆膜内支架，使两根导丝平行无交叉；H. 右侧支架分支与小型倒 Y 形双分支一体化单子弹头覆膜支架主体部重叠；I. 使分支部贴合气管隆突部，释放倒 Y 形一体化覆膜内支架分支部；J. 透视下释放倒 Y 形一体化覆膜内支架主体部；K. 引入导管复查造影，显示右侧中间段支气管瘘口完全封堵，右肺上叶支气管及左侧主支气管通畅

(7) 复查造影与支架再置入：沿导丝引入5F椎动脉导管至右主支气管，经导管注入碘水对比剂造影，了解支架位置及膨胀情况以及瘘口是否完全封堵。了解右上叶支气管是否通畅，决定是否对接置入倒Y形双分支一体化覆膜内支架。若需要置入，调整右上叶支气管内加强导丝进入左侧主支气管至左下叶支气管内（图12-15F）。

沿导丝引入倒Y形一体化内支架系统，透视下旋转支架双分支与两导丝平行分布（图12-15G），整体推送支架递送器使两分支部置于左右主支气管内，使分叉部贴合气管隆突（图12-15H），先后外拉抽出分支部捆绑线，释放分支部支架（图12-15I），前推释放主体部支架（图12-15J）。再次经导管注入碘水对比剂复查造影（图12-15K），了解支架位置及膨胀情况以及瘘口是否完全封堵。了解健侧支气管是否通畅。

(8) 吸痰及止血：参见Ⅰ型瘘操作。

(9) 感染性胸腔引流管置入或调整：参见Ⅰ型瘘。

**4. 术后处理** 见Ⅰ型瘘术后处理。

**5. 并发症防治** 见Ⅰ型瘘并发症防治。

技术要点：因为右上叶支气管开口距离右侧主支气管开口较短并且变异性大，且右上叶支气管向上有较大仰角。小型倒Y形一体化单子弹头覆膜内支架置入时，进入右上叶支气管导丝要尽量置于远端或亚段支气管内，导丝尽量选用硬度较大、头端柔软段30mm以内的加强导丝，支架释放过程中，导丝要在视野范围内，防止导丝穿破脏胸膜造成气胸。右上叶支气管开口距离气管隆突右侧主支气管上缘距离小于15mm，锚定不稳，需要复合支架对接置入。在主支气管内置入倒Y形一体化覆膜内支架，目的为固定小型倒Y形一体化单子弹头覆膜内支架。复合支架一般先置入远端小型倒Y形一体化单子弹头覆膜内支架，而后再置入倒Y形双分支一体化覆膜内支架，将小型倒Y形一体化单子弹头覆膜内支架的主体支架压于倒Y形一体化支架分支下，有利于支架的稳定。

**（四）Ⅳ型上叶支气管胸膜瘘**

右侧主支气管较短（10～25mm）而且变异性大，左侧主支气管较长（25～40mm）而且位置恒定，左右侧肺上叶瘘口位置距离气管隆突距离不同。为了有效覆盖瘘口，并保护下叶支气管开口。右上叶支气管胸膜瘘多数情况下放置气管主支气管倒Y形双分支一体化覆膜内支架（图12-16），左上叶支气管胸膜瘘多数情况下放置小型倒Y形双分支一体化单子弹头覆膜内支架（图12-17），均可直接封堵上叶支气管开口，保护下叶及中叶肺组织。

器械准备、术前准备、倒Y形一体化覆膜内支架置入及小型倒Y形一体化单子弹头覆膜内支架置入、术后处理及并发症防治见Ⅳ型瘘。

**（五）Ⅴ型中叶支气管胸膜瘘**

中叶支气管胸膜瘘仅局限于右侧肺，右侧中间段支气管长度10～20mm，但是中叶支气管开口下缘距离下叶各段支气管开口距离4～8mm。右侧中叶支气管胸膜瘘对右肺下叶影响较大，容易造成下叶肺不张及感染。可以采用L形分支一体化覆膜内支架或小型倒Y形双分支一体化单子弹头覆膜内支架（图12-18）。

器械准备、术前准备、倒Y形双分支一体化覆膜内置支架置入及小型倒Y形双分支一体化单子弹头覆膜内支架置入、术后处理及并发症防治见Ⅲ型瘘，即中间段支气管-胸膜瘘操作。

**（六）Ⅵ型下叶支气管胸膜瘘**

下叶支气管长度约15mm，锚定区域较短，常选用L形一体化覆膜内支架置入及小型倒Y形一体化单子弹头覆膜内支架置入（图12-19）。

器械准备、术前准备、倒Y形一体化覆膜内置支架置入及小型倒Y形一体化单子弹头覆膜内支架置入、术后处理及并发症防治见中间段支气管-胸膜瘘操作。

**（七）Ⅶ型段支气管胸膜瘘**

对于段支气管胸膜瘘、细支气管肺泡胸膜瘘，瘘口较小，部分具有自愈可能。对于经久不愈合的瘘口，可以采用单子弹头全覆膜或部分覆膜内支架进行封堵（图12-20）。

内支架选择，叶支气管以远的段支气管、亚段支气管等，其直径都小于1cm，在毫米水平。目前能够编织生产的最小直径子弹头状内支架只

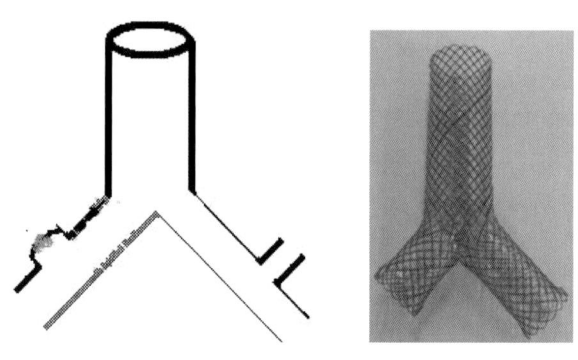

▲ 图 12-16 右上叶支气管胸膜瘘与倒 Y 形双分支一体化覆膜内支架

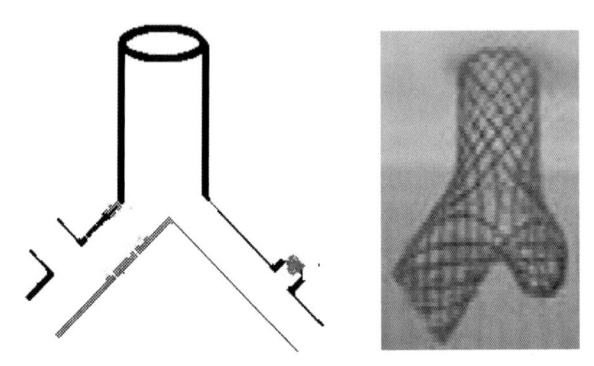

▲ 图 12-17 左上叶支气管胸膜瘘与小型倒 Y 形双分支一体化单子弹头覆膜内支架

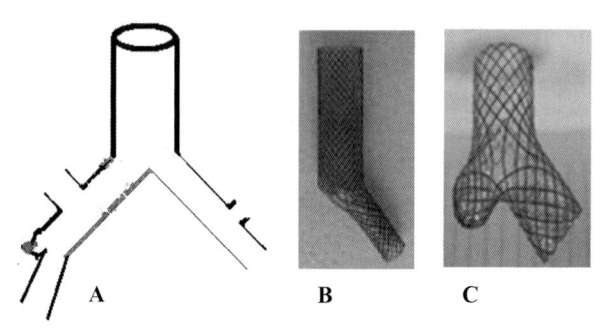

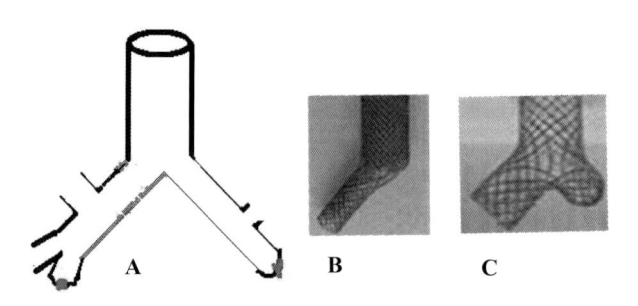

▲ 图 12-18 右中叶支气管胸膜瘘与 L 形分支一体化覆膜内支架及小型倒 Y 形双分支一体化单子弹头覆膜内支架
A. 右中叶支气管胸膜瘘示意，标记处为瘘口位置；B. L 形分支一体化覆膜内支架；C. 小型倒 Y 形双分支一体化单子弹头覆膜内支架

▲ 图 12-19 下叶支气管胸膜瘘示意及 L 形分支一体化覆膜内支架及小型倒 Y 形双分支一体化单子弹头覆膜内支架
A. 双肺叶支气管胸膜瘘示意，标记处为瘘口位置；B. L 形分支一体化覆膜内支架；C. 小型倒 Y 形双分支一体化单子弹头覆膜内支架

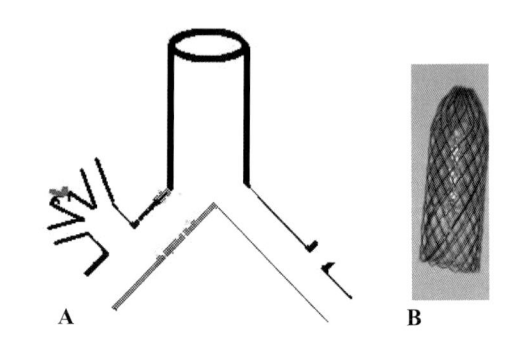

▲ 图 12-20 段支气管胸膜瘘示意及单子弹头部分覆膜盲端内支架
A. 段支气管胸膜瘘示意，标记处为瘘口位置；B. 单子弹头部分覆膜盲端内支架

能达到 6mm，长度 20～30mm，这样直径的子弹头内支架最远只能释放置入在段或者较大直径的亚段支气管内，一般难以达到亚段支气管以远细支气管，即亚段支气管或以远各级支气管、细支气管胸膜瘘，内支架封堵只能在其所属的段支气管进行，也就是说，亚段支气管以远的支气管胸膜瘘，使用子弹头覆膜内支架封堵，封堵后将阻塞一个肺段的通气功能，肺段支气管的封堵阻塞将丧失一个肺段的功能。

(1) 患者体位：见 Ⅰ 型瘘。

(2) 导管造影：超滑导丝与 5F 椎动脉导管相互配合，依次经口腔、咽腔、喉、声门进入气管下段完成气管主气管造影，根据胸部 MSCT 显示的段支气管或亚段支气管瘘的支气管树部位，进一步插管至瘘所属的叶支气管再造影，进一步证实叶支气管长度和直径、亚段或更远段支气管瘘口的部位等情况，并建立子弹头内支架置入操作的路径图。

(3) 建立导丝轨道：子弹头覆膜内支架是一个被硅胶膜覆盖封闭呈盲端的内支架，导丝导管、内支架递送器内芯不能从其内腔穿过。使用捆绑式技术装载内支架，将覆膜的子弹头盲端内支架捆绑在"四内芯捆绑推送一体化多功能递送器"的一侧内芯上（图12-21）。完成气管、支气管和叶支气管造影后，沿导管送入导丝，导管导丝配合经主支气管、叶支气管选择性插入瘘口的远端支气管内，并通过瘘口进入胸膜腔，交换引入加强导丝，建立第一条内支架置入操作的导丝轨道。以鞘管技术引入第二根导丝导管至气管、瘘同侧主支气管至瘘口所在叶支气管的邻近正常叶支气管深部，交换引入第二条加强导丝。分别标记和识别胸膜腔、瘘口支气管内及邻近正常支气管内的两根加强导丝。

(4) 递送和释放子弹头覆膜内支架：沿双加强导丝引入捆绑装载单子弹头覆膜内支架的递送器，透视下左右旋转递送器使支架的两分支与两导丝相互平行无交叉，整体性前推支架递送器，使捆绑子弹头内支架的内芯进入瘘口所在叶支气管，尽可能深地进入段支气管或亚段支气管。透视下维持递送器适当前推力，回抽子弹头覆膜内支架的捆绑线，释放子弹头覆膜内支架于段支气管内。透视下缓慢、边旋转边后撤退出胸膜腔、瘘口内的加强导丝，再后撤递送器，保留正常支气管内的加强导丝。

(5) 复查造影：沿导丝引入 5F 椎动脉导管至病变所属叶支气管内，经导管注入碘水对比剂造影，了解支架位置及膨胀情况以及瘘口是否完全封堵。瘘口封堵完全，结束内支架有关操作（图12-22）。

(6) 吸痰及止血：参见Ⅰ型瘘操作。

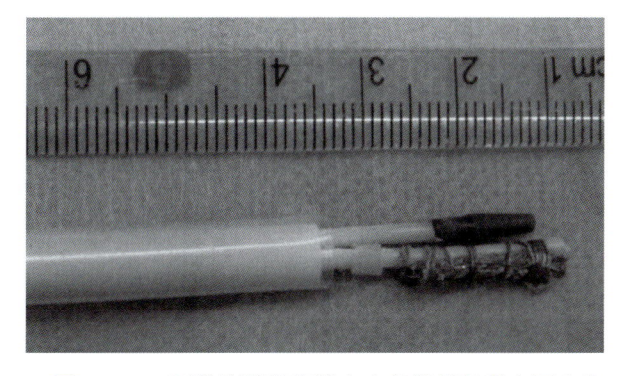

▲ 图 12-21 子弹头覆膜盲端内支架捆绑装载在四内芯捆绑推送一体化多功能递送器

(7) 感染性胸腔引流管置入或调整：参见Ⅰ型瘘。

(8) 并发症防治：若是段支气管瘘，子弹头覆膜内支架置入段支气管精准封堵瘘口，不会有什么并发症发生。若是亚段以远细支气管瘘口，内支架置入段支气管将会影响邻近几个亚段肺叶的通气和排痰功能。

通气障碍引发局限性阻塞性肺不张，一般没有明显症状，不需要处理。

若是阻塞排痰，原有痰液为感染性，可能会出现阻塞性肺炎。在内支架置入前导管到位时，预先进行局部肺段抗生素盐水冲洗，或局部支气管内保留抗生素盐水，以预防阻塞性肺炎发生。

(9) 随访观察：参见Ⅰ型瘘。

## 总结

支气管胸膜瘘常发生在肺叶外科切除、肺段胸腔镜切除或肺部肿瘤消融治疗后，患者本身体质较差，残端愈合不良及感染是诱发支气管胸膜瘘发生的主要因素。近年来，随着交通事故的增多，闭合性气管支气管破裂变得越来越常见，是胸部创伤后早期死亡的主要原因之一。锐器或枪击造成的颈部或胸部损伤也会引起气管支气管胸膜瘘的发生。支气管胸膜瘘可以发生在气管和支气管的任何部位，但一般与体表损伤部位一致。

作为一种微创治疗方法，介入放射学气道支架置入已被广泛应用于治疗气管支气管胸膜瘘。支架能够立竿见影地封堵瘘口，减少胸膜残腔内感染性液体逆流引起健侧肺感染，有利于健肺复张，改善患者呼吸功能。瘘口封堵后阻断痰液等感染源，胸膜残腔闭式引流促进胸膜残腔愈合，在完全愈合后仍然以介入放射学技术回收取出支架，取出置入胸膜腔的引流管。

随着科学技术的进步，也许正在开发的一种置入后不需要取出的生物可降解支架在气管支气管破裂治疗中更具优势，该支架可以在体内被完全吸收和分解，并且可以促进气管破裂的组织愈合。开发人员也希望在不久将来对此进行临床试验。

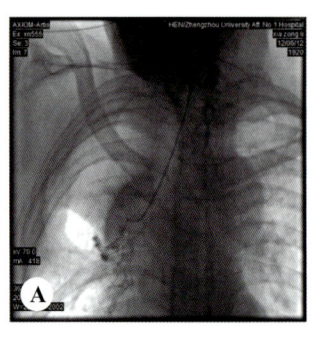

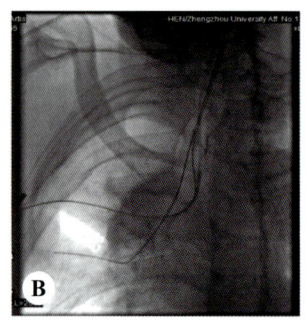

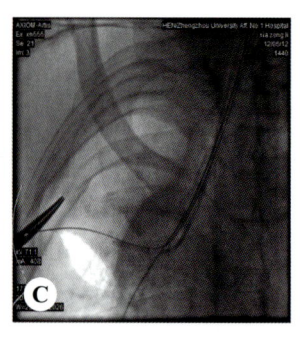

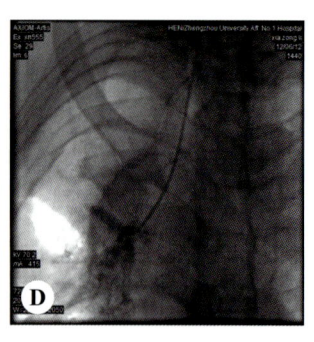

▲ 图 12-22　子弹头覆膜盲端内支架置入左右中叶段支气管封堵瘘口操作过程

A. 右中叶导管插管造影，显示中叶段支气管胸膜腔瘘；B. 建立双加强导丝内支架置入操作轨道；C. 子弹头覆膜盲端内支架推送到达右中叶段支气管内；D. 子弹头覆膜盲端内支架置入后造影，显示瘘口封堵完全

## 参考文献

[1] PETRELLA F, SPAGGIARI L. Bronchopleural fistula treatment: From the archetype of surgery to the future of stem cell therapy [J]. Lung India, 2015, 32(2):100-101.

[2] CARDILLO G, CARBONE L, CARLEO F, et al. The rationale for treatment of postresectional bronchopleural fistula: analysis of 52 patients[J]. Ann Thorac Surg, 2015, 100(1): 251-257.

[3] TSUBAKIMOTO M, MURAYAMA S, IRAHA R, et al. Can peripheral bronchopleural fistula demonstrated on computed tomography be treated conservatively? a retrospective analysis [J]. J Comput Assist Tomogr, 2016, 40(1):86-90.

[4] KLOTZ LV, GESIERICH W, SCHOTT-HILDEBRAND S, et al. Endobronchial closure of bronchopleural fistula using Amplatzer device[J]. J Thorac Dis, 2015,7(8):1478-1482.

[5] VANNUCCI J, SCARNECCHIA E, CAGINI L, et al. Pneumoperitoneum as a valuable option in the treatment of post lower lobectomy bronchopleural fistula[J]. Interact Cardiovasc Thorac Surg, 2015, 21(1):121-123.

[6] AHO J M, DIETZ A B, RADEL D J, et al. Closure of a Recurrent bronchopleural fistula using a matrix seeded with patient-derived mesenchymal stem cells [J]. Stem Cells Transl Med, 2016, 5(10):1375-1379.

[7] ZANOTTI G, MITCHELL J D. Bronchopleural fistula and empyema after anatomic lung resection [J]. Thorac Surg Clin, 2015, 25(4):421-427.

[8] SHI Z, XU Y, WANG Z, et al. One successful primary closure case of bronchopleural fistula after pneumonectomy by a new method [J]. J Thorac Dis, 2017, 9(4): E358-E363.

[9] 李培文, 李宗明, 韩新巍, 等. 覆膜Y型单子弹头气道支架治疗左主支气管胸膜瘘12例[J]. 介入放射学杂志, 2014, 23(11):1000-1004.

[10] 李宗明, 吴刚, 韩新巍, 等. 气道Y型单子弹头一体化自膨式金属支架治疗右主支气管残端瘘17例分析[J]. 介入放射学杂志, 2013, 22(1):46-49.

[11] KLOTZ L V, EBERHARDT R, HERTH F J F, et al. Interventional treatment of tracheopleural and bronchopleural fistulas [J]. Chirurg, 2019, 90(9): 697-703.

[12] BRIBRIESCO A, PATTERSON G A. Management of postpneumonectomy bronchopleural fistula: from thoracoplasty to transsternal closure[J]. Thorac Surg Clin, 2018, 28(3): 323-335.

[13] SAKATA K K, REISENAUER J S, KERN R M, et al. Persistent air leak-review [J]. Respir Med, 2018, 137: 213-218.

[14] PETROV D B, SUBOTIC D, YANKOV G S, et al. Treatment optimization of post-pneumonectomy pleural empyema[J]. Folia Med (Plovdiv), 2019, 61(4): 500-505.

[15] BI Y, ZHU X, YU Z, Wet al. Clinical outcomes of metallic Y-shaped covered stents for bronchopleural fistula around upper carina after lobectomy[J]. BMC Pulm Med, 2019, 19(1): 199.

[16] LI Y, ZHOU X, REN K, et al. Bronchopleural fistula cured by customized airway metallic stent[J]. Chest, 2019, 156(5): 1031.

[17] ANDREETTI C, MENNA C, D'ANDRILLI A, et al. Multimodal treatment for post-pneumonectomy bronchopleural fistula associated with empyema[J]. Ann Thorac Surg, 2018, 106(6): e337-e339.

# 第13章　胸腔胃气管支气管瘘介入放射学内支架治疗

胸腔胃气管支气管瘘又称胸腔胃气道瘘，是食管癌外科广泛切除术后的严重并发症之一。自1933年Ohsawa第1例胃代食管手术成功以来，胃代食管手术以其操作简单、死亡率和并发症低的优点，成为食管切除术后重建消化道的主要术式。手术切除范围一直提倡病变食管两端扩大切除5cm以上，而后进行胸部胃与残留食管吻合，吻合部位位于主动脉弓上下。进入21世纪，食管癌手术切除采用的是食管广泛切除，腹腔的胃上提胸腔直至颈部，进行胃与食管在颈部的吻合重建上消化道。这样广泛切除胸段食管，不但降低手术后肿瘤复发率；而且极大地降低吻合口瘘的严重胸膜腔、纵隔感染风险。胃代食管上提至胸腔有走行于前纵隔胸骨后或后纵隔原食管床区（图13-1）。

胸腔胃气道瘘指食管广泛切除术后胃上提至胸腔内，胸腔胃走行于后纵隔原食管床区，位居气管、气管隆突和主支气管后部，与气管、气管隆突和主支气管紧密相贴，手术后出血、炎症、渗出、纤维化和机化，使胸腔胃与气管、气管隆突和主支气管相互粘连融为一体（图13-2）。若各种原因导致胃壁和气管、气管隆突或主支气管壁损伤破坏，胃腔与气管、气管隆突或主支气管腔相互交通，胃腔内含有大量消化酶的酸性消化液溢入碱性环境的气管支气管和肺泡内，引起剧烈、与进食水无关、如烈火般的烧灼样刺激性呛咳，患者出现强迫性坐立体位，坐立位刺激性呛咳减轻或缓解，平卧位刺激性呛咳加重，单侧肺或双侧肺－肺段性或肺叶性顽固性肺炎、营养衰竭、水电解质紊乱等一系列临床症候群。

早年由于影像学诊断技术落后，尤其胸部螺旋CT未得到普及，胸腔胃气道瘘曾经被认为是食管癌切除后的极罕见并发症，发生率为0.3%～1.9%。由于人们对其了解甚少甚至大多数临床医生不认识本病，往往造成该病被误诊为咽、食管－气管瘘、放射性肺炎等疾病而贻误治

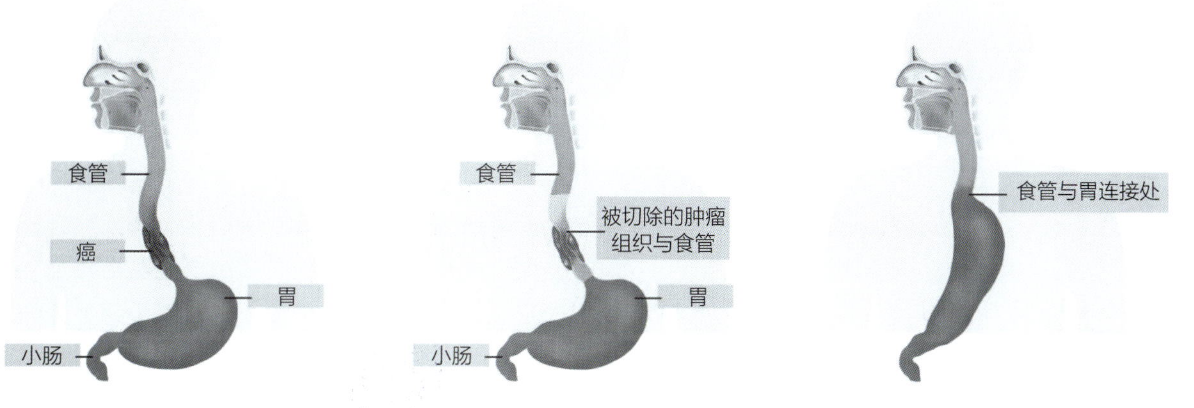

▲ 图13-1　食管癌广泛切除、胸腔胃与食管颈部吻合示意

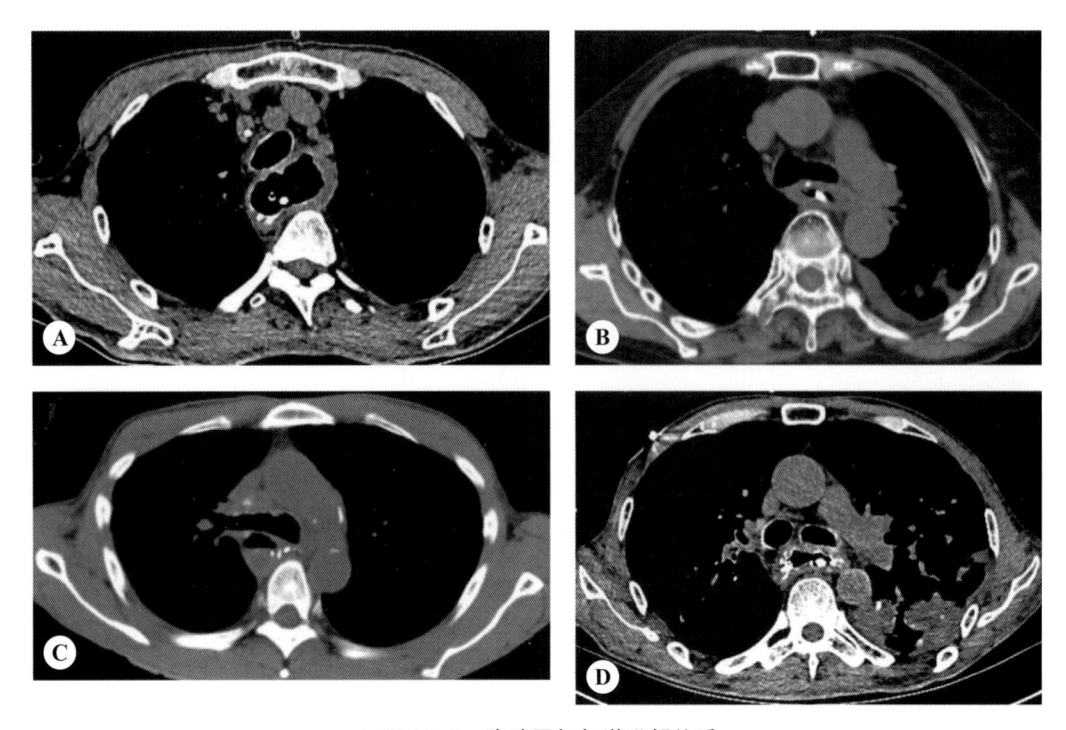

▲ 图 13-2 胸腔胃与气道毗邻关系
A. 胸腔胃与气管毗邻；B. 胸腔胃与气管隆突毗邻；C. 胸腔胃与右主支气管毗邻；D. 胸腔胃与左主支气管毗邻

疗，导致肺部顽固性感染、肺衰竭而死亡。随着食管癌广泛切除手术的开展及手术后立体放射治疗等的实施，胸腔胃气道瘘的发生率越来越高，螺旋 CT 和气管镜等辅助检查手段的普及以及临床医师对该病认识的提高，胸腔胃气道瘘的确诊率也越来越高，本病在临床上并非少见。

胸腔胃气道瘘能引起如烈火般的烧灼样刺激性呛咳、顽固性肺部感染和进食障碍、营养衰竭等，具有极高的病死率，需要进一步提高对本病的认识，树立早诊早治的理念，方能真正取得理想的治疗效果。

## 一、胸腔胃气管支气管瘘的病因

**1. 外科手术损伤** 手术中直接损伤胃壁和（或）气管、气管隆突和主支气管壁，管壁破溃、穿透性坏死，术中分离结扎血管过多导致胃壁和（或）气管主支气管壁缺血坏死、溃破。

**2. 放射治疗损伤** 食管癌外科手术超适应证，手术前肿瘤组织已经侵犯气管、气管隆突或左主支气管，手术后肿瘤组织残留，为控制残留肿瘤常追加放射治疗，特别是实施立体放射（伽马刀、X 刀、适形调强等）治疗后，放射野内胃壁接受了超剂量的放射性损伤，黏膜破溃、胃酸及胃蛋白酶加剧胃壁肌层损伤，破坏胃壁，致使溃疡和穿孔，胃液外溢进而破坏气管支气管壁；或者放射治疗使气管主支气管管壁同时遭受了过量的辐射损伤，以上是形成胸腔胃气道瘘的主要原因。食管癌的治疗剂量和正常食管的放射线耐受剂量为 6000~7000cGy，而胃的耐受剂量仅为食管的一半左右，即 3000~4000cGy，胸腔胃接受过量的射线剂量导致胃壁损伤，继而坏死、穿孔，胃酸和胃蛋白酶的消化性作用和化学性刺激加剧损伤，导致胸腔胃与气管主支气管相通，瘘口周围炎症、瘘口周围组织因辐射损伤缺乏修复能力而难以愈合。

**3. 细菌感染** 手术后食管床区细菌化脓性感染等破坏胃壁，胃液外溢消化、腐蚀气管支气管壁；或手术区感染同时腐蚀气管壁与胃壁，导致胃壁与气管部破坏穿孔。也可源于膈下脓肿的胸腔蔓延，细菌感染蔓延侵袭破坏胸腔的胃壁和（或）气管支气管壁。

**4. 胃溃疡穿孔** 胸腔胃壁发生溃疡、穿孔，消化液外溢继之腐蚀破坏邻近的气管壁，致使胃腔与气道相通，形成胸腔胃气管支气管瘘。

**5. 肿瘤复发** 食管癌手术后局部肿瘤残留生长或局部肿瘤复发，肿瘤直接浸润破坏胃壁和（或）气道壁，肿瘤生长旺盛、营养不足而坏死溃破，形成胸腔胃气管支气管瘘。

**6. 几种假设理论** Bavry 提出胃气体膨胀理论，由于胃膨胀使胃黏膜拉伸变薄，促进胃酸分泌，胃酸过多导致消化性溃疡而使胃壁穿孔，这个理论假设在临床实践中存在异议，因为现在的胃上提胸腔消化道再造，几乎都进行胃缩窄处理，或者将巨大的胃腔收窄变成管状胃，无论内镜或胸部 CT，均难以见到胸腔内的胃腔膨胀现象。还有胃泌素的高释放、迷走神经的损失、胆汁酸的反流和胃排空的延迟，使胃酸和胃蛋白酶对胃黏膜的损伤作用时间延长，形成胃壁溃疡穿孔，进而损伤气管支气管壁，导致气管主支气管胃瘘形成，这种理论也未能得到临床证实。

## 二、胸腔胃气管支气管瘘的发病机制

食管癌进行手术切除肿瘤和广泛切除食管后，胃上提至胸腔走行于后纵隔原食管床区域，胸腔胃前壁与气管、气管隆突和支气管的后壁已经在手术后机化纤维化的融合形成一个不可分割、一体化的共壁，各种原因导致这个共壁损伤、溃破、穿孔，胃腔与气管支气管腔相互沟通，形成胸腔胃气管支气管瘘。

### （一）胸腔胃气管支气管瘘的发病机制

**1. 外放射治疗手术后残存肿瘤** 现代的影像学技术无论胸部 MSCT 或 MRI，都可以精确地显示肿瘤是否浸润周围邻近正常器官与组织结构，如与前方的气管、气管隆突、支气管和左心房界限是否清晰，是否浸润后方的脊柱和左侧后方的降主动脉，食管肿瘤与其之间存在脂肪间隙。食管癌向外、向周围浸润性生长，若与相邻器官和结构之间失去支持脂肪间隙，就意味着肿瘤对邻近组织的浸润，失去完全切除肿瘤的机会。此时不应该首选外科手术切除肿瘤，而应该采取系统抗肿瘤治疗、局部灌注化疗或置入食管携带粒子的内支架治疗，以控制肿瘤生长，降低肿瘤分级，在肿瘤与周围邻近结构的正常脂肪间隙恢复以后，再行手术切除，以求肿瘤彻底切除。

过高分期的食管癌选择不当的手术切除，无法将已经浸润气管、左心房、降主动脉或脊柱的肿瘤组织完全切除，不得不在手术后对这些残余肿瘤追加放射性治疗。残余食管癌放射治疗，必将以食管癌放射治疗的常规总剂量（6000~7000cGy）实施"根治性放疗"，此时食管床区走行的是上提胸腔的胃（其对放射剂量的耐受性仅为食管的一半，为 3000~4000cGy），胃壁与气管支气管壁遭受超大剂量的辐射损伤，发生糜烂、溃疡、穿孔，胃腔与气管支气管腔相互沟通形成瘘。并且由于胃壁接受了超剂量的辐射，这种辐射性损伤形成的瘘和瘘口周围的胃壁组织，几乎失去生长愈合的能力，放射性胸腔胃气管支气管瘘愈合的可能微乎其微。

**2. 肿瘤直接破坏胃壁** 胸腔胃气道瘘的形成与局部肿瘤残留、复发和立体放射治疗等关系密切，手术前肿瘤分期判断不准、预测手术根治性切除错误，残余肿瘤生长或肿瘤复发生长直接侵蚀破坏胃壁，导致胃壁穿孔，胃液的消化作用和局部炎症损伤继续破坏气管壁，胃壁与气管壁都遭受破坏、溃破、穿孔而相互沟通，形成胸腔胃气管支气管瘘。当肿瘤得到控制后瘘口有修复愈合的可能。

**3. 肿瘤直接破坏气管支气管壁** 可能残存的肿瘤生长或肿瘤复发先侵蚀破坏气管支气管壁，或气管支气管和纵隔炎症感染，进而从胃壁外层破坏胃壁致胃壁穿孔，形成胸腔胃气道瘘。

**4. 肿瘤直接破坏胸腔胃与气管支气管的共壁** 残存肿瘤生长或局部肿瘤复发同时侵蚀胃前壁与气管支气管后壁共同构成的共壁，胃腔与气管腔相互沟通形成胸腔胃气道瘘。

### （二）顽固性肺损伤、肺炎的发病机制

**1. 胃液消化腐蚀支气管与肺泡** 胃具有自主性分泌功能，无论进食与否，胃每天均有成百上千毫升的胃液分泌，胃液富含盐酸、胃蛋白酶原、内因子和黏液。盐酸由壁细胞分泌，激活胃蛋白酶原，使蛋白质变性易于水解、刺激胰液及胆汁分泌及杀死进入胃内的细菌。胃蛋白酶原由

主细胞分泌合成，水解食物中的蛋白质。内因子由壁细胞分泌，与维生素 $B_{12}$ 结合防止维生素 $B_{12}$ 被破坏吸收。黏液可以保护胃黏膜，防止盐酸及胃蛋白酶对胃黏膜的化学性损伤。

胃酸和胃蛋白酶原共同的作用是水解和消化食物中的蛋白质，同样对正常胃壁和气管壁内与肺泡的蛋白质等成分也有水解与消化作用。胃黏膜遭受辐射损伤后，胃酸和胃蛋白酶对胃壁的腐蚀和损伤作用，促进了胃壁破坏和瘘的形成。酸性胃液溢入碱性环境的气管支气管和肺泡内，产生复杂的化学性刺激与炎性反应、腐蚀性损伤与炎症反应，腐蚀性损伤破坏支气管的内皮使纤毛运动受损，各种渗出液排出障碍，滞留在支气管和肺泡内。

2. 混合性肺部感染　炎症反应产生大量支气管和肺泡渗出液滞留支气管和肺泡内，是良好的细菌培养基，原有呼吸道的寄生菌、随呼吸进入的外来细菌，在支气管与肺泡内的渗出液内快速繁衍生长，继发的肺部感染、混合性、多重细菌感染进一步加剧肺部损伤。一旦形成大片性、肺段、肺叶性感染性炎症，往往难以控制，顽固性肺炎是胸腔胃气管支气管瘘的主要致死性原因之一。

3. 呼吸与循环功能受损　放射损伤后形成的瘘难以自愈，胃内容物持续不断地进入气管支气管后，胃酸刺激支气管引起支气管痉挛，支气管上皮的急性炎症反应和支气管周围的炎症细胞浸润，进入肺泡的胃酸迅速向周围肺组织扩散，肺泡上皮细胞变性破坏并累及间质组织，导致血管壁通透性增加和肺泡毛细血管壁破坏，形成间质性肺水肿、肺泡性肺水肿，肺水肿使肺组织弹性减弱、顺应性降低、肺容量减少、肺泡Ⅱ型细胞破坏表面活性物质减少，使小气道闭合肺泡萎缩引起肺不张，肺泡通气不足导致低氧血症甚至形成急性呼吸窘迫综合征，血管内液体大量渗出或反射性血管扩张。若有效循环血容量减少35%以上，可发生低血容量性低血压。

4. 呼吸衰竭　胃酸和胃内容物溢入气道引发剧烈的烧灼般刺激性呛咳，不能进食加上大量消耗导致严重营养障碍，反复的胃酸吸入性支气管痉挛、化学性肺炎、腐蚀性肺炎、多重感染性肺炎，肺炎的严重程度与气道内溢入胃液的pH、溢入量、溢入速度以及在肺内的分布情况和继发感染有关。溢入胃酸的pH＜2.5时可严重损伤肺组织，溢入液体量大于50ml即能引起肺损害，液体分布越广泛，损害越严重，最终导致呼吸衰竭死亡。

## 三、胸腔胃气管支气管瘘的临床表现

### （一）症状与体征

1. 刺激性呛咳　胸腔胃气管支气管瘘呼吸时引起胸腔内压变化升高，挤压胸腔内的胃腔促使胃内容物经瘘口溢入气管支气管内，引起强烈的气管支气管刺激；呼吸使气管支气管内压力升高，会有大量气体经瘘进入胃腔，形成胃内进食、容量扩大假象，刺激胃液分泌。酸性胃液溢入碱性环境的气管、气管隆突和支气管及肺泡内，产生剧烈如烈火般烧灼样刺激性呛咳（化学性烧灼伤），呛咳与进食无关，平卧位时胃内液体更便于溢入气道，故而呛咳加重，坐立位或半坐位时胃内液体沉积于胃腔下部不会进入气管支气管而呛咳减轻。一旦刺激性呛咳发作，往往呈阵发性、持续性数分钟方能缓解，这是由于呛咳动作会加剧胸膜腔内压力，对胃腔挤压使更多的胃液溢入气管支气管。这是胸腔胃气管支气管瘘的特异性临床表现，称为"卧位烧灼样刺激性呛咳综合征"，这类烧灼样刺激性呛咳单纯禁食水治疗无效，而抑制胃液分泌和胃腔插管持续负压减压抽出胃液有效。

2. 强迫性端坐位　平卧位或半卧位时胸腔胃内的液体易于溢出进入气管支气管，强酸性胃液强烈的刺激气管支气管内膜，引起剧烈性、如烈火烧灼般、难以忍受的刺激性呛咳；而坐立位时胃内液体沉积于瘘口以下胃腔，减少了胃内液体向气管支气管溢入，避免刺激性呛咳发生或者减轻刺激性呛咳发作。患者惧怕刺激性、如烈火般烧灼样刺激性剧烈的呛咳，被迫保持端坐位，即便休息睡觉状态也是端坐位，十分痛苦。

3. 肺部感染　酸性并含有大量消化酶的胃液溢入碱性环境的气管支气管和肺泡内，产生化学性、消化腐蚀性肺损伤，损伤性炎症反应，气管支气管内膜损伤纤毛运动、失去黏液毯作用、排痰障碍，继发多种细菌感染，导致肺段、肺叶性肺炎；气管和支气管黏膜和肺泡内皮损伤，肺泡间质水肿和大量渗出液形成良好的细菌培养基，口腔、气道、食管和食物中的大量细菌进入气管支气管和肺泡内极易继发多重的肺部感染；腐蚀性肺炎与多重的肺部感染相互作用形成顽固性肺炎乃至肺脓肿。一旦影像学上显示大叶性肺炎样的肺部损伤与感染，几乎难以保守治疗得到痊愈，这类肺部损伤与感染，应该是以预防为主，尽早诊断发现瘘，严格禁食禁水和禁止唾液下咽，使用药物抑制胃液分泌，尽早胃腔插管负压抽吸胃内容物，尽早使用内支架封堵瘘口。

**4. 呼吸困难** 胃酸溢入气管支气管强烈刺激引起支气管严重痉挛呼吸困难，胃酸和消化酶的腐蚀引起大量肺泡内皮细胞损伤、肺泡间质损伤和肺毛细血管损伤等，影响肺通气和换气功能出现低氧血症，继发的肺炎加剧这些损害，呼吸困难进行性加重，如不及时控制胃酸向气道内溢入，将导致呼吸衰竭。

**5. 发热** 因肺部损伤合并肺部感染，常伴有不同程度的发热或者寒战发热，但也可能因患者体质过度虚弱，反应能力极度低下，难出现反应性体温升高，这时往往提示合并重度感染。

**6. 营养衰竭和水电解质紊乱** 长期禁食水、剧烈呛咳大量排痰、呼吸困难、发热等使机体大量消耗。长期不采取有效治疗措施会出现严重的水电解质紊乱、营养不良甚至恶病质。

**（二）影像学检查**

**1. 胸部 X 线** 肺部纹理增多，病情重或病史长者多伴有不同程度的肺段性或大叶性实变，以下肺为重。瘘口位于气管及气管隆突可累及双下肺，位于左主支气管主要累及左下肺，位于右主支气管主要累及右下肺。可伴有不等量的胸水，少量胸水，特别是左侧少量胸水，要与经胸部食管手术的胸膜肥厚相鉴别。

临床上由于呛咳怀疑消化道气道瘘，使用钡剂 X 线上消化道造影，钡剂经瘘口误入气管支气管，剧烈的呛咳动作使钡剂弥散于肺泡内，原有肺部顽固性感染，再有钡剂的长期残留，这形成钡剂沉积性肺炎，肺部炎症与感染往往难以控制（图 13-3）。

**2. 胸部 CT** 胸部 MSCT 检查要求是平卧位，为防止平卧位时大量胃内容物溢入气管支气管，应该先经鼻腔插入胃管，负压抽吸、抽尽胃内液体，以彻底避免平卧位时胃内容物经瘘口溢入气管支气管内，避免出现刺激性呛咳而身体躁动影响检查效果，避免加剧肺部损伤。

胸部 MSCT 直观显示胸腔胃气道瘘的瘘口和瘘管，应成为胸腔胃气道瘘的首选筛选手段，可详细观察肺部的损伤与炎症反应和继发性感染情况，了解瘘与邻近结构的详细解剖关系，测量气管支气管内径并为制订个体化气管内支架提供详

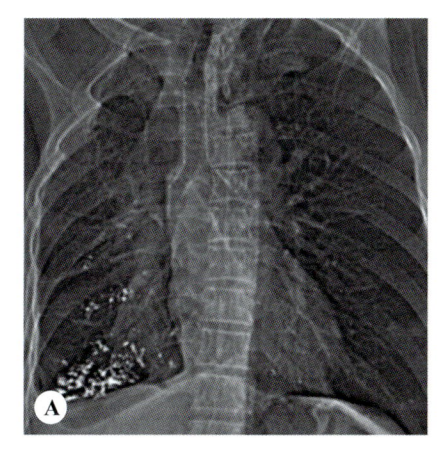

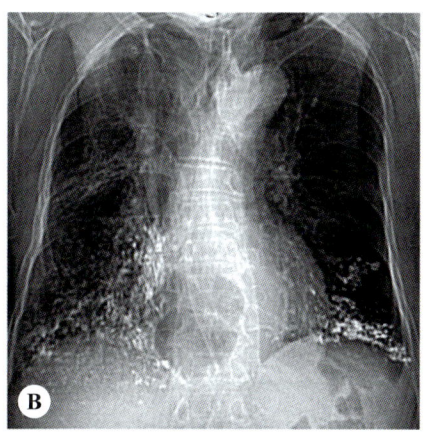

▲ 图 13-3 钡剂沉积性肺炎的胸部 X 线片
A. 胸腔胃右主支气管瘘，右下肺可见高密度钡剂沉积；B. 胸腔胃气管瘘，双下肺可见高密度钡剂沉积

细资料，还可判断手术进行的胸腔胃重建缩窄是否达到管状胃结构。

(1) 肺窗：显示两肺弥漫性肺间质纤维化，显示范围不等楔形或大片状肺段或肺叶型云雾样炎症渗出和继发性感染肺实变，内可见含气支气管征，并可判断有无肺部转移以及其他病变，可合并两侧或单侧胸腔积液，较大的瘘口可在肺窗显示，较小、倾斜或扭曲的瘘口可因部分容积效应被肺窗遮盖掉。

(2) 纵隔窗：直接显示胸腔胃与气管、气管隆突、主支气管或支气管瘘的瘘口与瘘管，更为清晰，既可明确瘘的确切位置，又可显示瘘口大小、窦道走行以及瘘与气管支气管的空间毗邻关系；但过于消瘦的患者因胃壁和气管共壁菲薄，部分容积效应有假阳性征象，一些正常消瘦者，气管下段右侧没有其他软组织包裹，时常会显示为外侧管壁缺失假象。推荐使用特殊的纵隔窗、即脂肪窗判断瘘口与窦道，可避免假阳性（图13-4）。

(3) 脂肪窗：即特殊的纵隔窗，窗宽400～500HU、窗位-100～-50HU处理图像，所显示的纵隔等软组织结构更接近于正常解剖解剖结构，即结构显示和结构径线测量都更为接近人体解剖现状。显示胃与气道之间的瘘口和窦道更为准确，可最大限度地避免假阳性和假阴性征象。测量的气管、气管隆突和主支气管径线也最接近解剖结构，以这个气管支气管的径线选择内支架直径最为精确（图13-5）。

3. 上消化道造影　消化道造影既往是诊断消化道瘘的金标准。随着胸部MSCT的广泛应用，单纯采取消化道造影诊断胸腔胃气管支气管瘘日趋减少，个别微小窦道或潜在窦道CT或内镜显示困难者，仍然需要造影诊断。

切记所有临床上怀疑消化道气道瘘的呛咳患者，进行上消化道造影时不能选择永久停留人体、不被软组织吸收的硫酸钡剂。若硫酸钡造影剂经瘘口进入气管支气管，将随着呛咳弥散进入

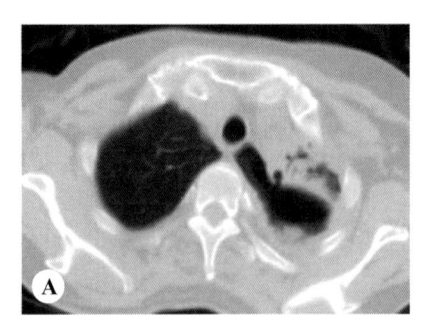

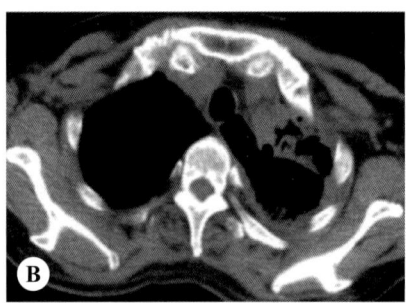

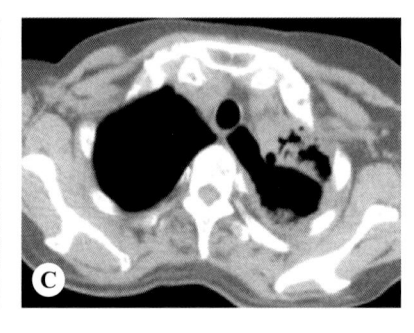

▲ 图13-4　消瘦患者的胸部CT
A.肺窗显示气管结构完整，与胸腔胃不相通；B.纵隔窗显示气管左后侧壁似与胸腔胃相通；C.脂肪窗显示软组织结构更接近于正常解剖结构

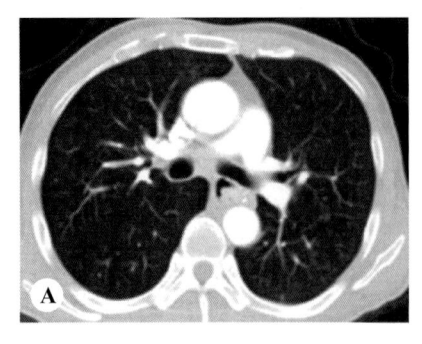

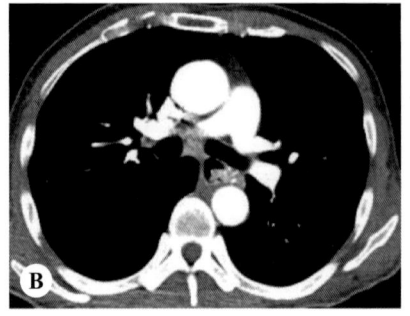

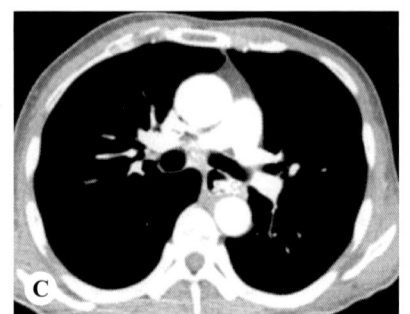

▲ 图13-5　胸腔胃左主支气管瘘的CT
A.瘘口较小，因部分容积效应肺窗没有显示出瘘口；B.因部分容积效应纵隔窗显示瘘口偏大；C.窗宽400～500HU、窗位-100～-50HU的脂肪窗显示胃与左主支气管之间的瘘口更为清晰准确

细支气管和肺泡内，沉积于此无法排出，阻塞细支气管和肺泡，久之发生肺纤维化。若原有支气管和肺泡感染，硫酸钡的沉积将加剧感染或者使感染变成无法控制的顽固性感染，给患者带来致命性危害。应科学选择水溶性、可被人体组织吸收的碘水造影，尽可能胃腔插管、经导管注射对比剂造影、数字化连续采集图像。

上消化道水溶性碘剂造影，口服可显示对比剂顺次通过残留食管、食管胃吻合口进入胸腔胃内，经胃壁瘘口溢出进入气管、气管隆突或主气管，随即被剧烈刺激性呛咳弥散至细支气管和肺泡内，支气管树显影。因对比剂进入气道引起剧烈呛咳，X线片不易捕捉瘘口征象，数字化造影可连续摄影捕捉瞬间征象，动态观察对比剂经残留食管进入胃腔后溢入气道和肺内，能够显示瘘口的具体位置，并能根据对比剂进入气道的位置判断相通的具体部位，以及通过对比剂进入肺内的速度和量间接判断瘘口的大小（图13-6）。

4. **纤维内镜检查** 纤维内镜检查包括纤维胃镜和纤维支气管镜，检查时需要采取平卧位或侧卧位，检查前应该先置入胃管持续负压引流胃减压，尽量抽尽排空胃液，否则易引发患者剧烈呛咳而难以耐受检查。

胸腔胃气管支气管瘘，应该首选什么内镜检查可以明确瘘的诊断，是首选纤维支气管镜还是纤维胃镜，两者均有确诊瘘的价值，没有固定的模式。一般看患者的首诊科室，若是消化科，会首选纤维胃镜检查；若是呼吸内科，会首选纤维支气管内镜检查。因为胸腔胃气管支气管瘘一般都是起源于胃壁损伤溃破，笔者的经验还是首选纤维胃镜检查，可以发现更多的瘘口结构与邻近区域结构信息，必要时进行瘘口区域钳夹活检明确病理学诊断。

(1) 纤维胃镜：内镜依次经口腔、咽腔、食管、吻合口进入胃腔，手术后缩窄的胃腔比较狭小，周围胃壁结构易于清晰显示。可见胃壁溃破形成破口、即瘘口和孔洞，呼吸时瘘口有气泡冒出证实与气道相通，孔洞周围糜烂、炎性水肿、污物覆盖，窦道较大时，可经胃镜看到气道的环状软骨而确诊，但是瘘口气道一侧显示不清（图13-7）。

(2) 纤维支气管镜：经气管和支气管直接观察瘘口，瘘口周围黏膜充血水肿，窦道可见有白苔附着，若为肿瘤侵犯或复发所致，可为污苔，瘘口黏膜凸凹不平、不规则，或经纤维支气管镜可见胃腔黏膜皱襞而明确诊断，可进行瘘口周围活检以明确瘘的病理学诊断（图13-8）。

5. **上消化道造影与胸部多排螺旋计算机断层扫描联合检查** 食管癌术后无论局部胃壁缺血坏死、炎症感染破坏胃壁、肿瘤残留或复发浸润胃壁，还是放射性治疗的后遗反应导致局部胃壁糜烂、溃破、穿透性溃疡，其胃壁破口可能呈裂隙样或潜在裂隙样，其窦道也可能呈缝隙或扭曲的缝隙状，这种裂隙样的胃壁破口会被局部的炎症水肿所遮盖，内镜难以明示；这种裂隙状、不再统一平面扭曲走行的窦道由于CT的部分容积效

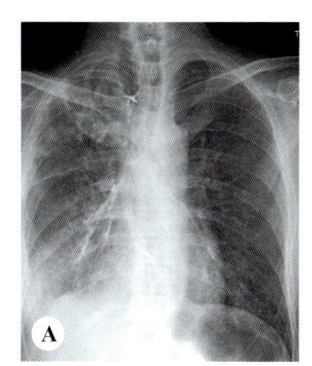

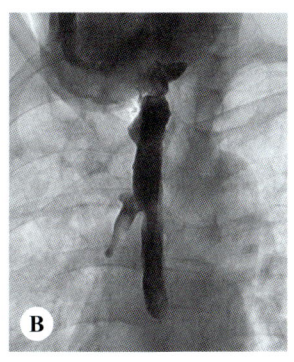

▲ 图 13-6 胸腔胃右主支气管瘘
A. 口服碘水对比剂X线片不易捕捉瘘口征象；B. 数字化造影连续摄影捕捉对比剂进入瘘口的瞬间征象

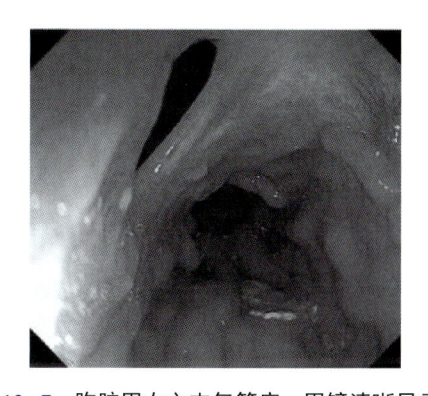

▲ 图 13-7 胸腔胃右主支气管瘘，胃镜清晰显示瘘口

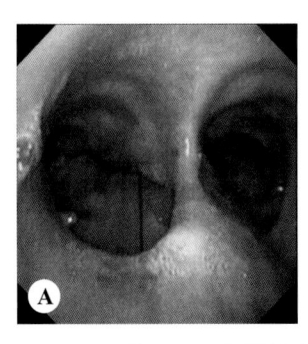

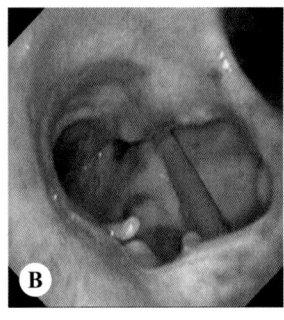

▲ 图 13-8 气管镜示胸腔胃左主支气管瘘
A. 气管隆突区观察可见左主支气管巨大瘘口；B. 左主支气管开口处观察后壁缺失并见胃腔内胃管

应，即使薄层和多方位的 MSCT 成像也不能发现。即便上消化道碘水造影时由于通过裂隙和窦道进入气管支气管的对比剂总量较少，也达不到满意的显影程度。患者有食管癌手术切除病史、有较为典型的刺激性呛咳、呛咳症状持续较长时间得不到缓解，推荐进行上消化道碘水造影与胸部 MSCT 联合检查。检查方法如下：准备高浓度（含碘量 300～320mg/ml）的碘水对比剂原液（不必稀释）带至 CT 检查室，患者进行 CT 检查床前或坐在检查床上，口服 20～30ml 碘水对比剂后，即可平卧接受 CT 扫描。碘水对比剂会有少量进入瘘口，通过窦道乃至于进入气管支气管，并短时间内在局部存留，CT 可以清晰显示这些对比剂，从而证实裂隙样的胸腔胃气管支气管瘘（图 13-9）。

## 四、胸腔胃气管支气管瘘的诊断

结合食管癌手术切除病史、食管癌广泛切除手术后接受放射性治疗病史，出现与进食水无关、平卧位加重而坐立位减轻、如烈火烧灼般的刺激呛咳，这就是"卧位烧灼样刺激性呛咳综合征"的特征性临床表现。排除其他引起呛咳的病因，如误咽、食管狭窄、气管食管瘘、食管吻合口狭窄和（或）瘘口形成等，结合胸部 MSCT 和支气管镜检查，必要时上消化道碘水造影或联合 MSCT 可以明确诊断。

笔者根据多年数百例患者的临床与影像学诊断和介入治疗研究，依据瘘口与气管、气管隆突、主支气管、叶支气管等支气管树相通的具体解剖

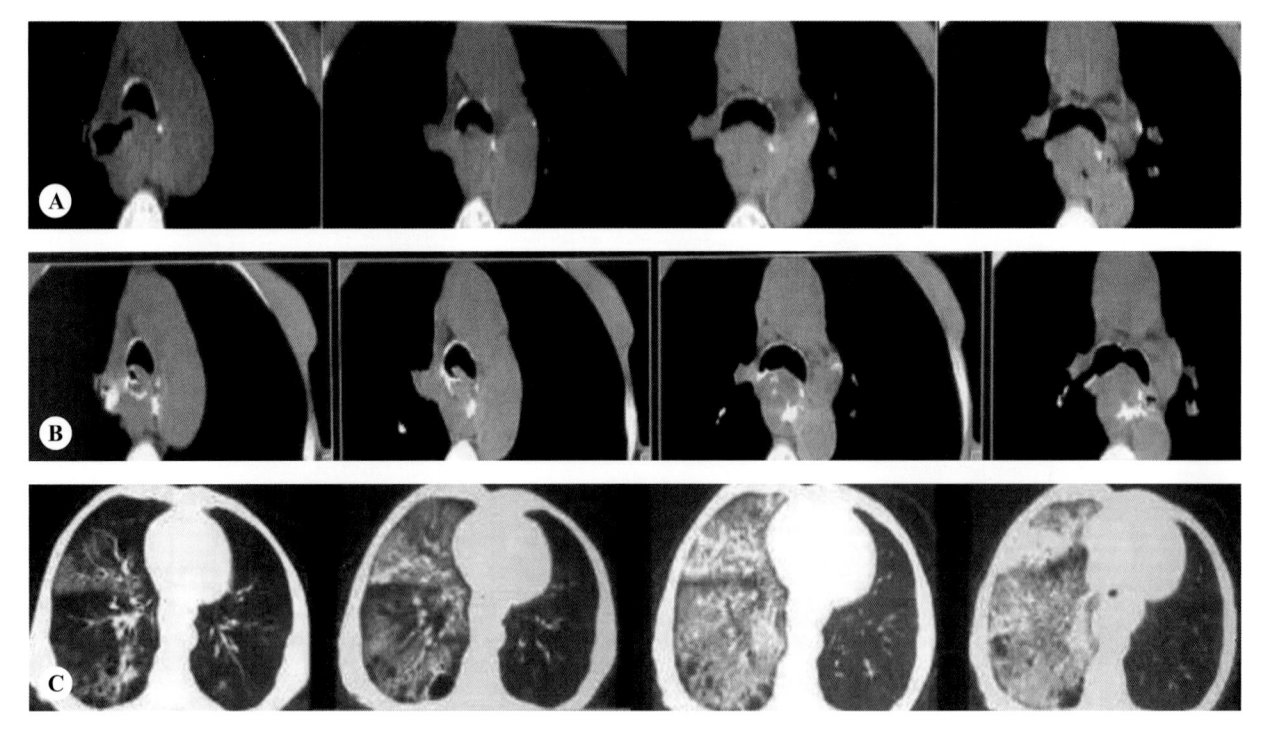

▲ 图 13-9 胸腔胃右主支气管起始部裂隙样瘘，口服碘水造影剂后的胸部 MSCT
A. 胃壁增厚压迫气管与气管隆突，未见明确窦道及瘘口；B. 口服对比剂后 CT 显示不规则的胃腔、扭曲的窦道、右主支气管起始部瘘口及进入气道的高密度对比剂；C. 肺窗显示右主支气管瘘导致右中下肺炎症

部位，与使用的封堵瘘口内支架类型，将胸腔胃气管支气管瘘分为以下 8 个类型（韩新巍分型）。

Ⅰ型：胸腔胃气管瘘（图 13-10），胸腔胃与气管相通，瘘口上缘距离声门、下缘距离气管隆突都大于 20mm。

Ⅱ型：胸腔胃气管隆突瘘（图 13-11），胸腔胃直接与气管隆突区相通，瘘口距离气管隆嵴小于 20mm。

Ⅲ型：胸腔胃右主支气管瘘（图 13-12），胸腔胃与右主支气管相通。

Ⅳ型：胸腔胃左主支气管瘘（图 13-13），胸腔胃与左主支气管相通。

Ⅴ型：胸腔胃右中间支气管瘘（图 13-14），胸腔胃与右中间支气管相通。

Ⅵ型：胸腔胃叶支气管瘘（图 13-15），胸腔胃与叶支气管相通，多半与下叶支气管相互沟通，胸腔胃走行于后纵隔与左下叶毗邻，走行于右侧胸膜腔与右下叶毗邻，胃腔与毗邻的下叶支气管沟通形成瘘。

Ⅶ型：胸腔胃胸膜腔支气管瘘（图 13-16），胸腔胃瘘口突破纵隔和壁胸膜先与胸膜腔相通，再突破脏胸膜与肺泡、细支气管等各级支气管相通。

Ⅷ型：复杂型胸腔胃气道瘘（图 13-17），①胸腔胃和气管支气管之间有两处以上瘘口；②胸腔胃纵隔气道瘘；③Ⅰ～Ⅶ型治疗后复发，需要再次封堵者。

胸腔胃气管支气管瘘的解剖结构部位分型对于指导内支架封堵瘘口治疗具有重要的价值。但是受限于支气管树的解剖学认识，支气管树上迄

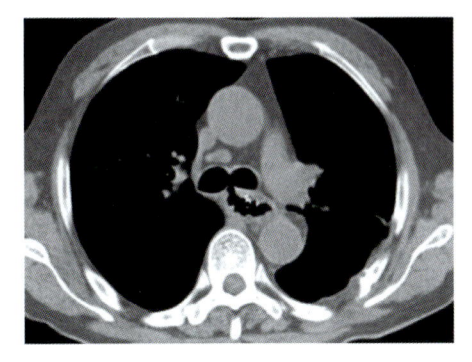

▲ 图 13-11　Ⅱ型：胸腔胃气管隆突瘘
CT 脂肪窗显示气管隆突与胸腔胃右前壁相通

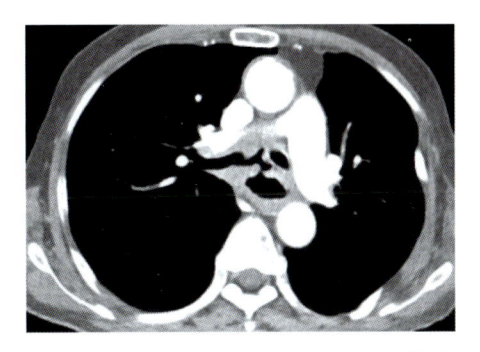

▲ 图 13-12　Ⅲ型：胸腔胃右主支气管瘘
CT 脂肪窗显示右主支气管与胸腔胃右前壁相通

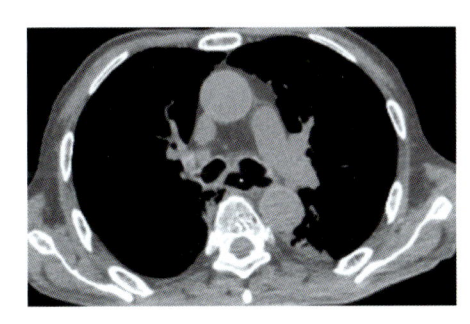

▲ 图 13-13　Ⅳ型：胸腔胃左主支气管瘘
CT 脂肪窗显示左主支气管与胸腔胃前壁相通

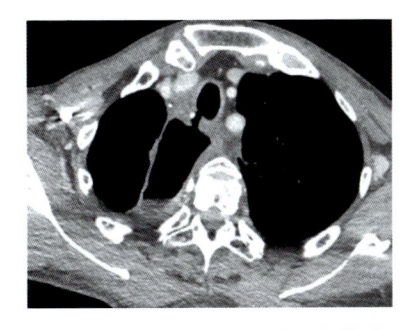

▲ 图 13-10　Ⅰ型：胸腔胃气管瘘
CT 脂肪窗显示气管后壁与胸腔胃左前壁相通

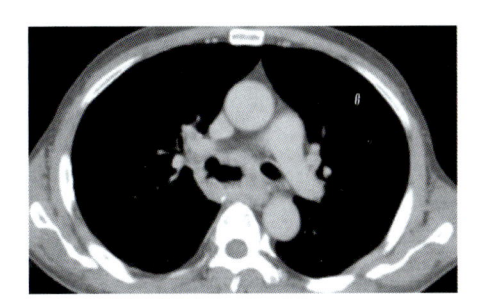

▲ 图 13-14　Ⅴ型：胸腔胃右中间支气管瘘
CT 脂肪窗显示右中间支气管与胸腔胃右前壁相通

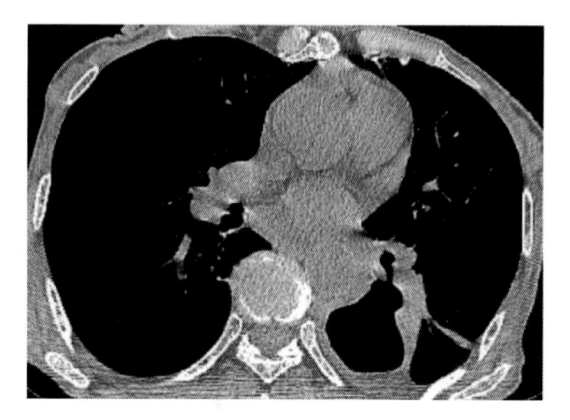

▲ 图 13-15　Ⅵ型：胸腔胃左下叶支气管瘘
CT 脂肪窗显示左下叶支气管与胸腔胃前壁相通

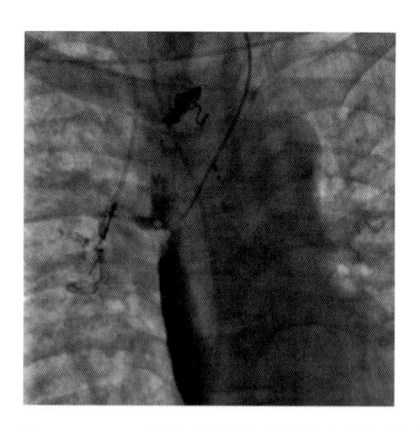

▲ 图 13-16　Ⅶ型：胸腔胃胸膜腔支气管瘘
CT 不容易显示瘘口，确诊有赖于消化道造影，甚至需要插管经导管造影。经导管食管胃腔造影可见小气道显影

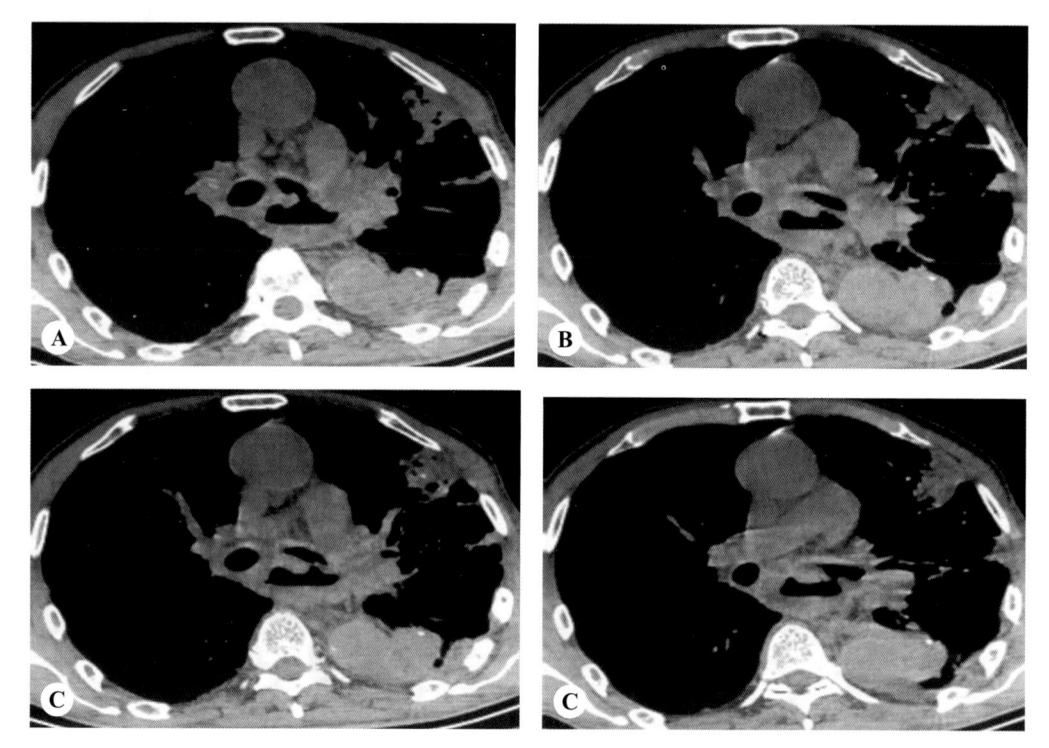

▲ 图 13-17　Ⅷ型：复杂型胸腔胃气道瘘
胸腔胃与左主气管之间有两处瘘口。A. 左主气管近端瘘口；B. 左主气管中段完整；C 和 D. 左主气管远端上下叶分叉处瘘口

今还有几处结构缺乏解剖学家对其进行认识和命名，这就是临床医生、影像科医生和介入放射学医生对发生在支气管树上这几个支气管部位的瘘，乃至于其他病变如狭窄等，尚无法给予准确的命名的原因（图 13-18）。

### 五、胸腔胃气管支气管瘘的治疗

胸腔胃气管支气管瘘导致顽固性肺部感染和营养障碍是患者死亡的主要原因，不断分泌的强酸性胃液，经瘘管持续不断地溢入支气管和肺内，造成支气管和肺泡的持续性腐蚀性、难以恢复的永久性损伤（图 13-19）。

内科保守治疗包括采用禁食水、抑制胃酸分泌、控制肺部感染等被动措施，不能从根本上封堵瘘口，不能彻底阻断胃内容物进入气管支气管，治疗效果极为有限。既不能控制难以忍受的

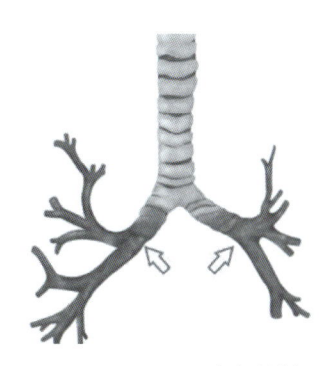

▲ 图 13-18 支气管树
解剖学上对左右上叶支气管开口对应区域尚无准确命名

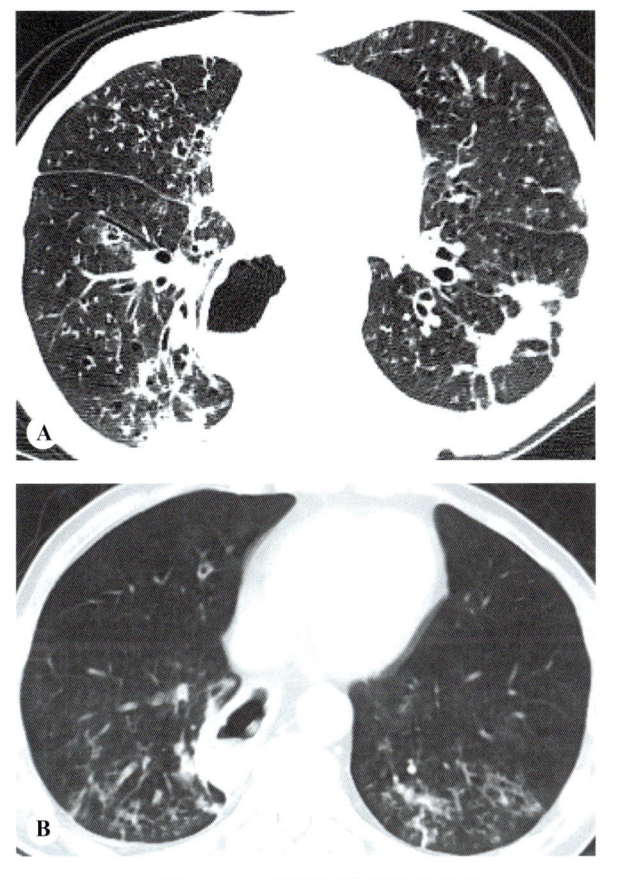

▲ 图 13-19 双肺胃酸腐蚀性肺炎

刺激性呛咳和顽固性肺部感染，也无法维持营养平衡，患者久治不愈，最终因肺部顽固性感染而呼吸衰竭，或因营养消耗、水电解质紊乱而死亡。对于胸腔胃气管支气管瘘，不提倡单纯内科对症治疗。

外科手术修补瘘口总体成功率较低。因患者体质差、瘘周严重感染和炎症反应；放射治疗后的辐射损伤局部组织再生能力差；手术二次创伤等诸多因素，影响治疗效果。近年来，几乎很少有开胸手术修补治疗胸腔胃支气管瘘。

随着介入放射学技术的发展，采取内支架封堵瘘口取得了良好的治疗效果，若手术后胃经缩窄再造成为管状胃，可在管状胃内置入食管覆膜内支架封堵瘘口；若胃未作理想的塑形和缩窄，在巨大或变化巨大的胃腔内无法使用内支架置入，可经气管支气管进行气道覆膜内支架置入封堵瘘口。近些年新型气管支气管内支架开发上市、置入新技术的进步和支架材料与工艺的改进，气管或支气管支架在临床中应用越来越广泛，以气管支气管覆膜支架置入封堵胸腔胃与气道间的瘘口为主的综合治疗，得到临床广泛应用，并取得了理想疗效。

### （一）内科治疗

包括禁食禁水、避免吞咽动作，以控制唾液下咽减少胃内容物；使用药物抑制胃酸分泌，减少胃液分泌量；经鼻腔插入胃管负压抽吸胃肠减压，尽可能抽出胃内的胃酸、下咽的唾液和误入的食物等全部内容物；静脉补液和经鼻腔 - 食管 - 胃腔 - 十二指肠进行空肠营养管留置，以肠内营养支持为主保持足够的能量和液体摄入等（图 13-20）。解建报告 3 例手术后继发胸腔胃气道瘘病例，2 例采取保守治疗，1 例采用外科修补治疗，均获得痊愈，并认为外科手术后无肺部损伤合并症的早期瘘患者，采取保守治疗可以治愈。王峻峰报告 1 例食管癌术后胸腔胃气道瘘应用带膜气管支架治疗后痊愈。但他认为治疗应以保守治疗为首选，一般患者不能耐受再次全身麻醉及较大的手术创伤，如短时间保守治疗无效，应尽早选择置入气道覆膜内支架封堵治疗。以笔者的经验，放射治疗后继发性胸腔胃气管支气管瘘，几乎没有保守治疗自然愈合的可能，外科修补风险高、成功率低，应尽早使用覆膜内支架封堵治疗。

我们认为禁食水、避免吞咽唾液、药物抑制胃酸分泌、胃腔持续减压、空肠置管营养是有效的内科治疗措施。对于缓解刺激性呛咳、减轻肺部损伤和感染、维持正常的营养和水电解质平衡

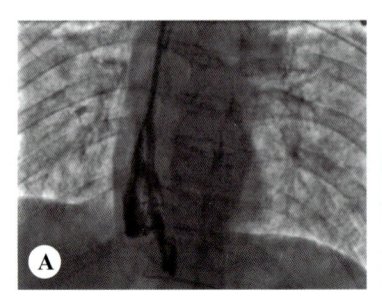

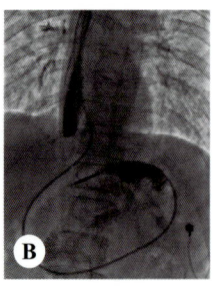

▲ 图 13-20　经鼻置入胃减压管和空肠营养管
A. 胃减压管；B. 空肠营养管

乃至维护生命至关重要，是胸腔胃气管支气管瘘得以诊断，进行内支架封堵治疗前必不可少的治疗措施。

### （二）外科手术治疗

治疗的方式有直接缝合瘘口和应用移植肌肉瓣填塞瘘口。Okuyama报道1例食管切除术后出现胸腔胃气道瘘的病例，通过2次手术移植胸大肌肌瓣成功修补瘘口，瘘愈合并见瘘口区上皮形成，认为外科手术行肌肉瓣移植可以成功修补胸腔胃支气管瘘，适合那些没有合并肺部腐蚀性损伤的早期瘘。但是多数患者由于严重的瘘口周围炎症反应、肺部顽固性感染、营养障碍等根本不能耐受再次开胸外科手术，选择外科手术修补瘘口要慎之又慎。

### （三）介入放射学内支架置入封堵治疗

若食管癌切除术后上提胸腔的胃没有进行塑形、缩窄再造，由于胃腔巨大，尤其胃代食管术后胸腔胃内腔直径变化巨大，难以设计合适规格和型号的胃腔内支架经胃腔封堵瘘口，目前无专门的胃部内支架能够稳妥的置入胃腔内封堵瘘口。但是手术后胸腔胃与气管支气管被纤维化和机化牢固地融合为一体，胃前壁与气管支气管后壁形成一体化的共壁，气管支气管的位置与直径相对恒定，可在气管、气管隆突和支气管的瘘口区域置入覆膜内支架，以内支架覆膜发挥物理学作用封堵瘘口。

近年来新型气管支气管覆膜内支架不断问世，气管支气管内支架置入性器械和新技术的进步，以及支架材料与工艺的改进，气管支气管内支架在临床中应用越来越广泛，微创介入置入内支架的技术操作也越来越简单。胃与气管、气管隆突、主支气管和叶支气管等之间形成的瘘管，依据介入放射学治疗腔道疾病理念，应首选经胃腔以覆膜内支架从胃的一侧封堵瘘口，这样不仅封堵瘘口，还能彻底阻断具有消化作用的胃液继续腐蚀瘘口、窦道周围组织，有利于控制瘘和瘘口的愈合。但若胃的一侧封堵困难，可经气道一侧以覆膜内支架从气道侧封堵瘘口，以阻止胃液继续进入气管支气管和肺泡内。在气道内置入支架不失为一种有效封堵瘘口、阻止胃液进入气道、减轻支气管与肺部损伤的有效治疗方法。下面介绍胸腔胃气管支气管瘘介入放射学气道内支架置入治疗的步骤和方法。

**1. 介入操作步骤与方法**

（1）术前准备：常规术前检查、痰细菌培养与药物敏感试验，以选用敏感抗感染药物，进行心电图、纤维支气管镜检查，同时行胸部MSCT和多平面重建、曲面重建，明确瘘口的位置和大小。明确诊断后，先置入空肠营养管及胃肠减压管，加强肠内营养，减少胃液进入气道，纠正水电解质紊乱，抗感染、化痰、改善心肺功能，提高手术耐受性。

（2）器械准备：开口器、5F椎动脉导管、0.035英寸亲水膜导丝、加硬导丝（260mm）、9F鞘管、全覆膜管状支架（南京微创、韩国博纳、美国波科）、L形、倒Y形全覆膜一体化支架（南京微创等）（图13-21）。

（3）支架选择：根据胸部MSCT特殊的纵隔窗（即脂肪窗）图像测量气管前后径与横径、主支气管和叶支气管前后径，瘘口距离声带、气管隆突、叶支气管开口的距离等相关径线，根据瘘口的位置、上下长径，考虑选择管状、L形或倒Y形覆膜支架，必要时定制个体化的特殊规格类型的气管支气管全覆膜内支架。对于放射治疗后发生的胸腔胃气道瘘，瘘口组织因接受过量的射线辐射，失去组织生长与再生能力，瘘口与周围组织失去再生愈合的能力，辐射损伤的累计损伤甚至使瘘口逐渐扩大延伸。因此，经气管使用覆膜支架封堵瘘口时尽可能选择较长的覆膜支架，以预防瘘口继续扩大的潜在风险，瘘口两端支架

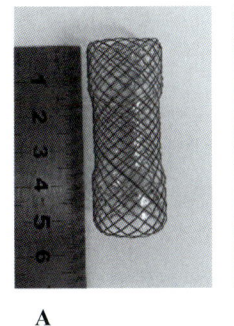

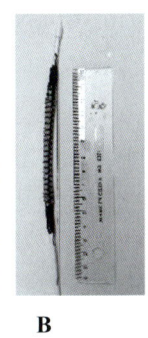

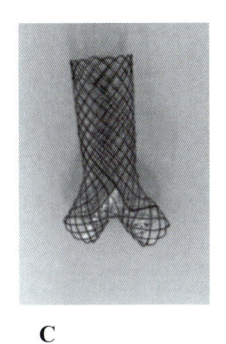

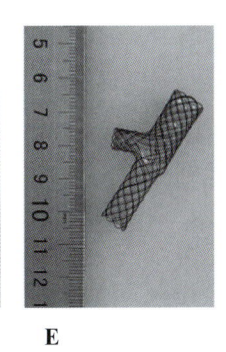

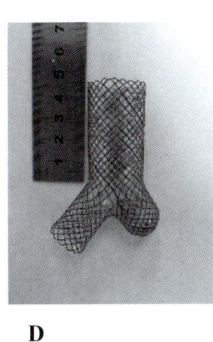

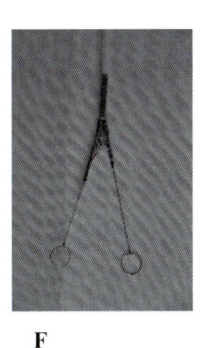

▲ 图 13-21  各种类型气道支架
A. 直管状支架（网状编织）；B. 直管状支架（Ultraflex）；C. Y 形支架；D. Y 形子弹头支架；E. 枝丫状支架；F. Y 形支架输送器

至少各超过正常气管壁 20mm 以上，为保证内支架与气管支气管壁紧密贴合密闭瘘口，支架直径大于瘘口区相应气管支气管管径的 15%～20%。

① 胸腔胃气管瘘：瘘口距离气管隆突大于 20mm，根据支架的选取原则，可以采用管状覆膜支架置入气管封堵瘘口（图 13-22），也可选取倒 Y 形一体化覆膜内支架置入气管和双侧主支气管封堵瘘口（图 13-23）。

② 胸腔胃气管隆突瘘：瘘口距离气管隆突小于 20mm，为使支架超过瘘口近端和远端正常气管壁 20mm 以上，常选取倒 Y 形全覆膜一体化内支架置入气管和双侧主支气管封堵瘘口（图 13-24）。

③ 胸腔胃右主支气管瘘：因为右主支气管的长度较短，为有效封堵右主支气管的瘘口并保护右上叶支气管开口不被覆膜支架遮挡，常需要在气管和双侧主支气管置入一个大的倒 Y 形覆膜一体化内支架，在右主支气管和上叶支气管与中间支气管置入一个小型倒 y 形覆膜内支架，气管主支气管倒 Y 形全覆膜支架和主支气管小型倒 y 形内支架，上叶支气管与中间支气管相互骑跨对接，以增加内支架的稳定性，达到完全封堵右主支气管瘘口（图 13-25）。

④ 胸腔胃左主支气管瘘：因为左侧主支气管走行路径较长，发生在近端和中段的瘘口，可选择 L 形分支覆膜内支架置入气管和左侧主支气管封堵瘘口，也可选择倒 Y 形一体化覆膜内支架置入气管和双侧主支气管封堵瘘口（图 13-26）。

发生在左主支气管远端的瘘口，选择小型倒 y 形（枝丫状）覆膜支架，置入左主支气管、上叶支气管和下叶支气管封堵瘘口。

⑤ 胸腔胃中间支气管瘘：中间支气管近端瘘选择小型倒 y 形（枝丫状）覆膜支架，置入右主支气管、上叶支气管和中间支气管封堵瘘口；中

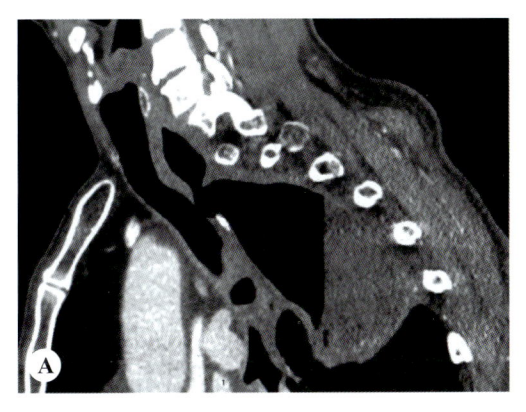

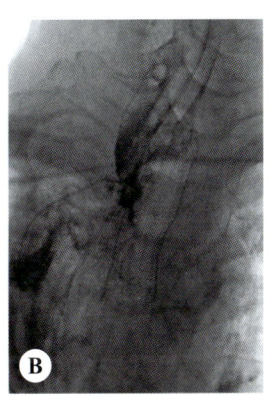

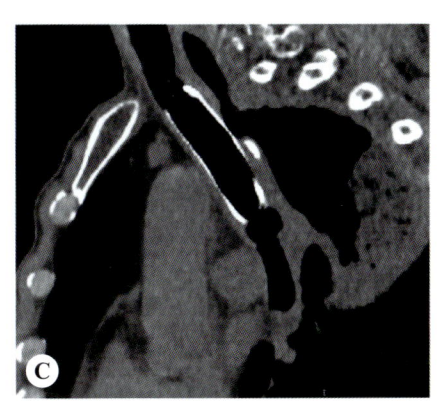

▲ 图 13-22  胸腔胃气管瘘，瘘口下缘距气管隆突大于 20mm，采用直管状支架封堵
A. CT 显示胸腔胃与气管相通；B. DSA 引导下置入直管状支架（Ultraflex）；C. CT 显示气管直管状支架，封堵瘘口完全

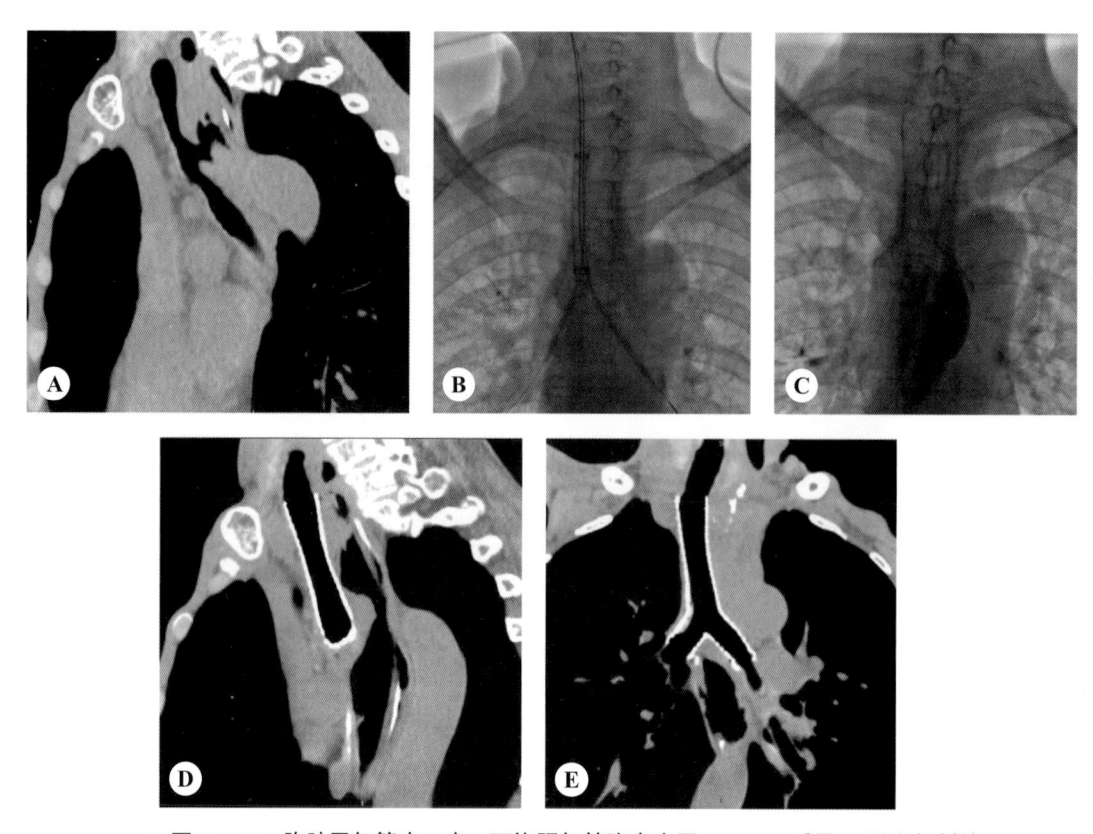

▲ 图 13-23　胸腔胃气管瘘，瘘口下缘距气管隆突小于 20mm，采用 Y 形支架封堵

A. CT 显示胸腔胃与气管相通；B. DSA 引导下引入 Y 形支架；C. Y 形支架完全释放后；D 和 E. CT 显示 Y 形支架位置良好，瘘口封堵完全

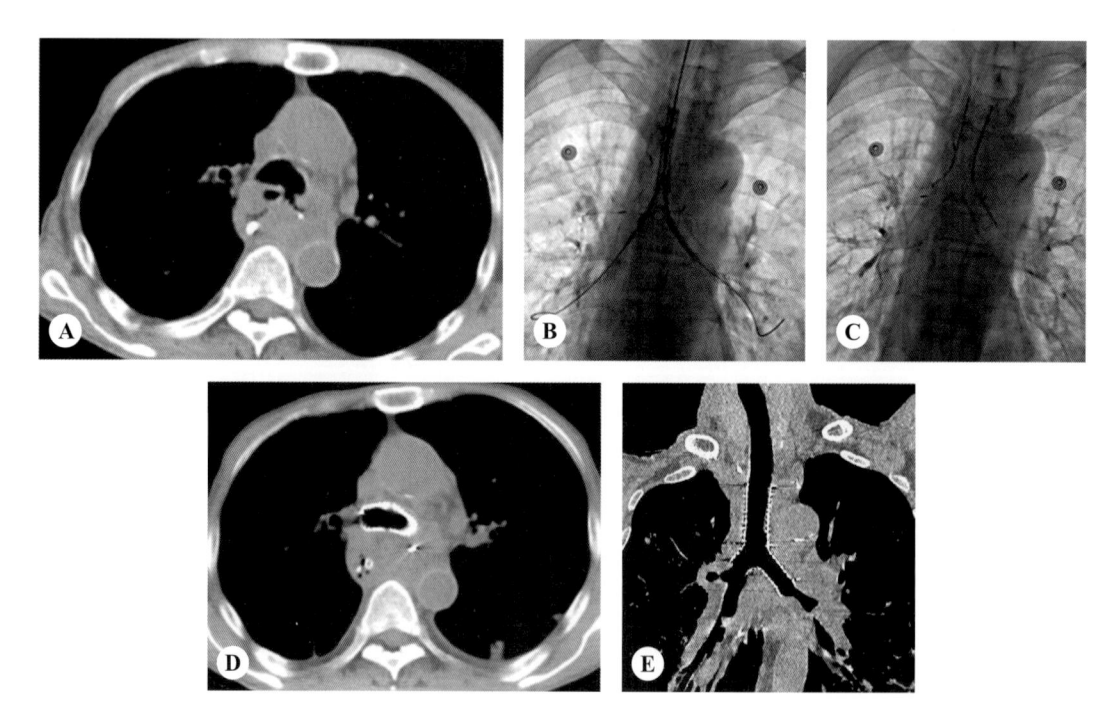

▲ 图 13-24　胸腔胃气管隆突瘘，采用倒 Y 形支架封堵

A. 轴位 CT 显示气管隆突与胸腔胃相通；B. 置入气道倒 Y 形支架；C. 完全释放倒 Y 形支架；D. 轴位 CT 显示瘘口封堵完全；E. 冠状位 CT 显示气道倒 Y 形支架位置良好

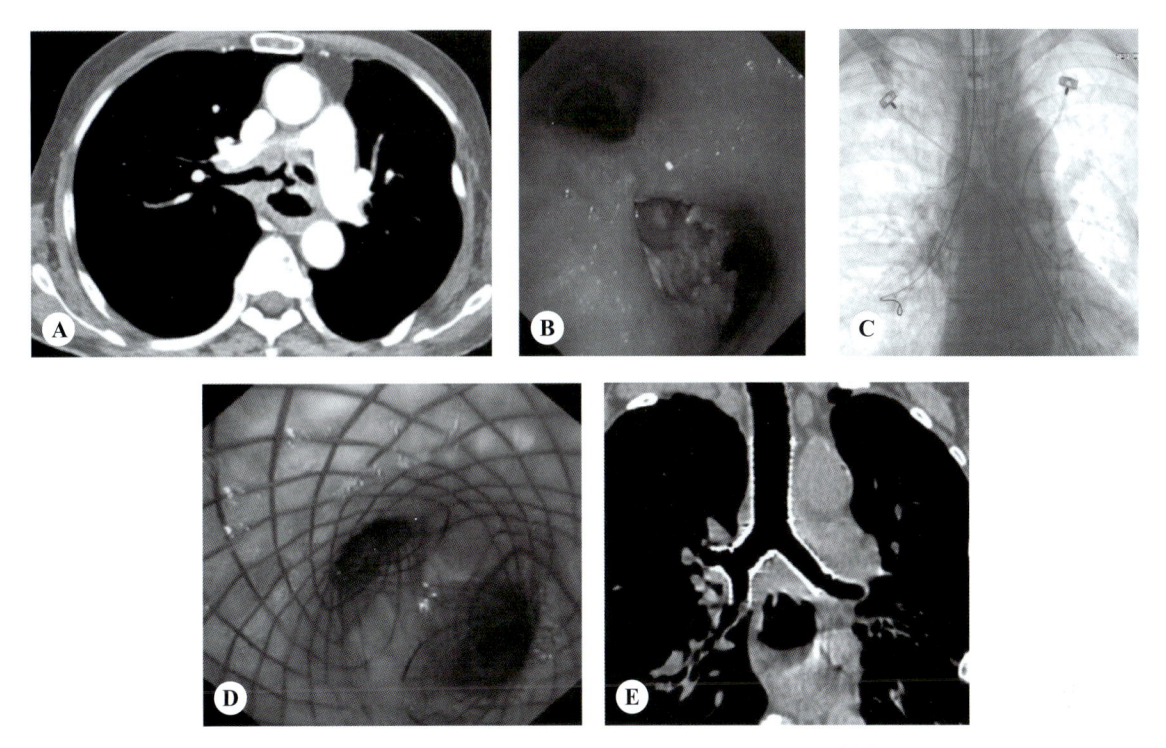

第13章 胸腔胃气管支气管瘘介入放射学内支架治疗

▲ 图 13-25 胸腔胃右主支气管瘘，采取双 Y 形支架封堵
A. 轴位 CT 显示右主气管与胸腔胃相通；B. 气管镜显示右主支气管开口部瘘口；C. 先后置入 2 枚 Y 形支架；D. 气管镜显示支架位置良好，瘘口封堵完全；E. 冠状位 CT 显示双 Y 形支架位置良好

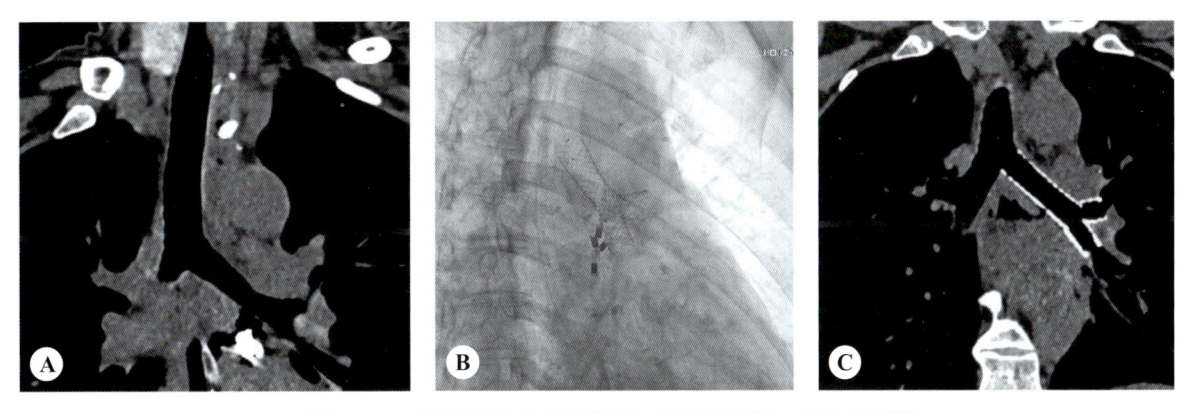

▲ 图 13-26 胸腔胃左主支气管瘘，采取小型倒 Y 形支架封堵
A. 冠状位 CT 显示左主支气管与胸腔胃相通；B. 在左主支气管内置入小型倒 Y 形支架；C. 冠状位 CT 显示支架位置良好，瘘口封堵完全

间支气管远端瘘选择小型倒 y 形（枝丫状）覆膜支架，置入中间支气管、中叶支气管和下叶支气管封堵瘘口（图 13-27）。

⑥胸腔胃叶支气管瘘：以下叶支气管瘘居多，胸腔胃左下叶支气管瘘选择小型倒 y 形子弹头覆膜支架，置入左主支气管、上叶支气管和下叶支气管封堵瘘口。胸腔胃右下叶支气管瘘选择小型倒 y 形（枝丫状）覆膜支架，置入中间支气管、中叶叶支气管和下叶支气管封堵瘘口（图 13-28）。

⑦胸腔胃胸腔细支气管瘘：比较少见的胸腔胃瘘，由于胸腔胃瘘口与气管支气管瘘口没有直接相连，需要分别处理瘘口。气管支气管瘘口按照部位不同放置不同类型的支架封堵瘘口，肺泡与细支气管瘘口尚未开发出来适宜的封堵内支

229

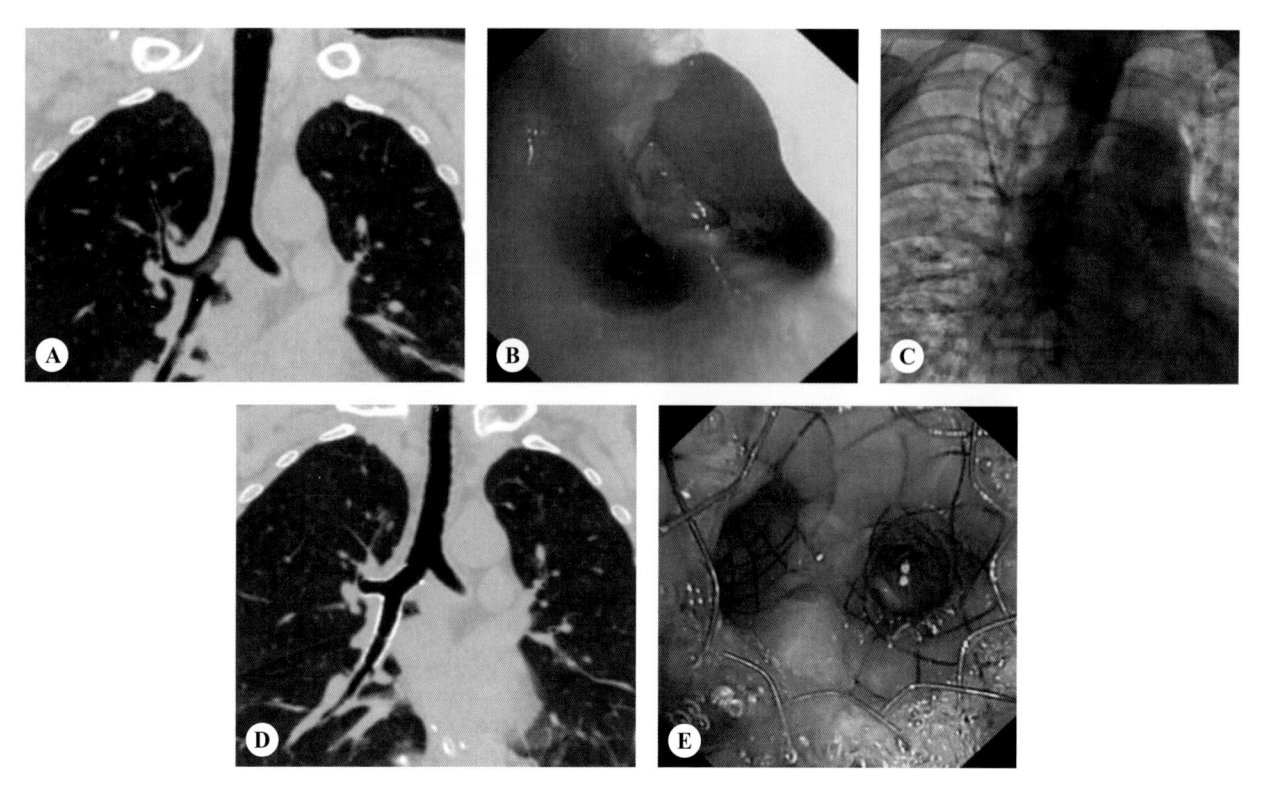

▲ 图 13-27 胸腔胃右中间主支气管瘘，采取小型倒 y 形支架封堵

A. 冠状位 CT 显示右中间支气管与胸腔胃相通；B. 胃镜显示右中间支气管瘘口；C. 置入小型倒 y 形支架；D. 冠状位 CT 显示小型倒 y 形支架位置良好，瘘口封堵完全；E. 气管镜显示支架位置良好，右中间支气管瘘口封堵完全

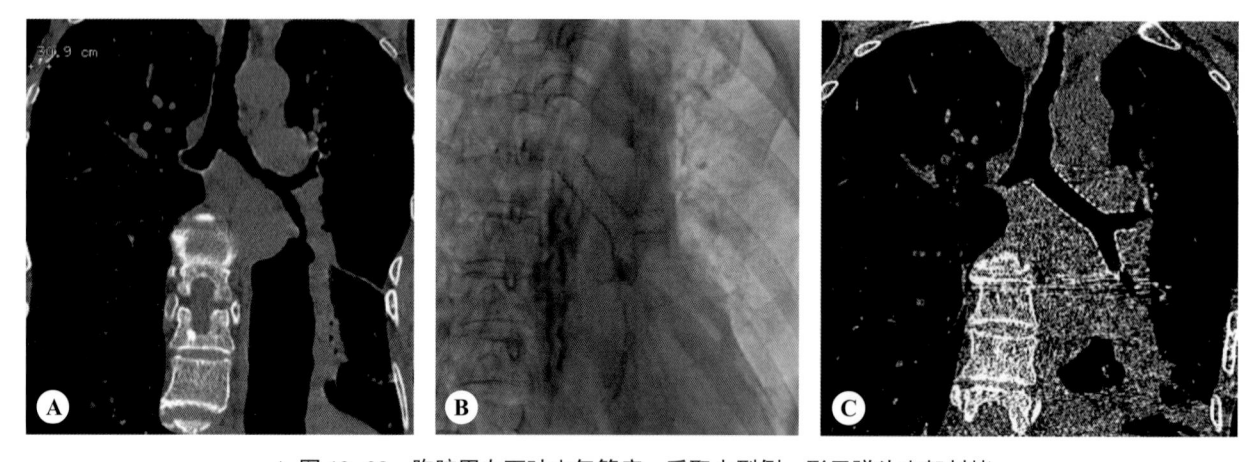

▲ 图 13-28 胸腔胃左下叶支气管瘘，采取小型倒 y 形子弹头支架封堵

A. 冠状位 CT 显示左下叶支气管与胸腔胃相通；B. 在左支气管内置入小型倒 y 形子弹头支架，左下叶支气管完全封堵；C. 冠状位 CT 显示小型倒 y 形子弹头支架位置良好，瘘口封堵完全

架，只能牺牲细支气管所属的段支气管，选择单子弹头覆膜内支架封堵以远的细支气管瘘口，封堵的肺段支气管也使所属肺段阻塞被牺牲掉，如果导管能超选择瘘口窦道内，也可尝试弹簧圈联合医用胶封堵（图 13-29）。

⑧复杂胸腔胃气管支气管瘘：多见于食管癌术后肿瘤残留追加放射治疗的患者，辐射性损伤胃壁破溃具有 2 个或以上的瘘口，或者巨大瘘口波及气管支气管的两处解剖结构。这种复杂瘘口一般都是有单一瘘口逐渐发展而来的。可能一经

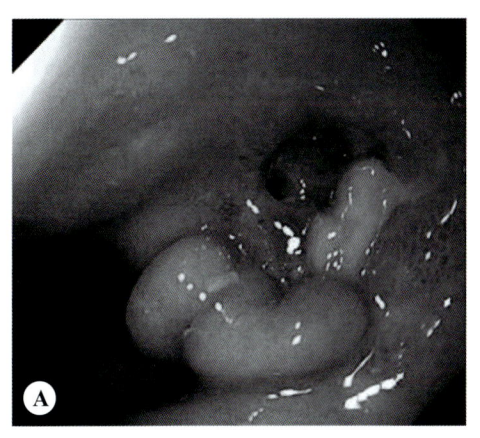

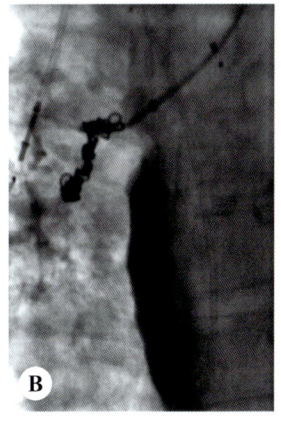

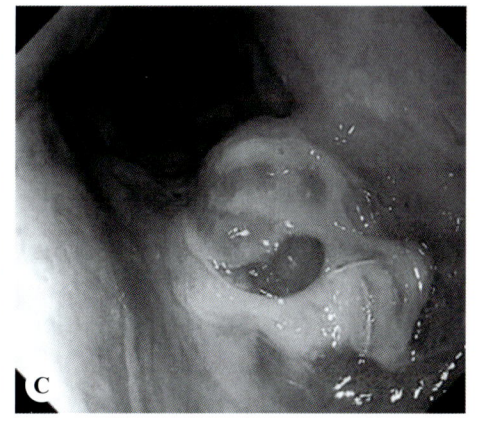

▲ 图 13-29 胸腔胃胸腔细支气管瘘，导管超选择瘘口窦道内，采取弹簧圈联合医用胶封堵
A. 胃镜下可见胃壁上有一较小瘘口；B. 使用弹簧圈联合医用胶封堵；C. 胃镜下可见原瘘口封堵良好

发现就是复杂瘘，也可能是治疗过程中由单一瘘发展演变发展成为复杂瘘。类型多变，如胸腔胃气管下段瘘发展累及气管隆突，胸腔胃气管隆突瘘发展累及左右主支气管，胸腔胃右主支气管瘘发展累及中间支气管等。随着瘘口的发展，波及的气管支气管结构增加，需要叠加置入相应规格的气管支气管覆膜内支架（图13-30）。覆膜气道内支架长期置入后会引起支架两端肉芽组织过度增生，排痰障碍等并发症，必要时可将支架取出，置入先天性心脏病封堵器封堵瘘口（图13-31）。针对胸腔胃纵隔气道瘘，气道内支架封堵后使纵隔两端开放的窦道形成封闭的单侧脓腔，纵隔感染更难控制。

(4) 气管内管状支架释放过程：管状覆膜内支架主要用于封堵胸腔胃气管瘘。患者仰卧位于DSA检查台上，吸氧、心电监护，咽喉部利多卡因喷雾麻醉，置开口器，备负压吸引器以清除气道和口腔分泌物。抬高患者颈肩部，头尽力后仰并偏向右侧。透视下，导丝与导管相互配合经口腔、咽腔、喉腔、气管至气管下段，退出导丝，经导管推注2%利多卡因与碘水的混合液3~5ml，行气管与主支气管造影与局部麻醉黏膜，了解气管瘘口的部位、大小及瘘口距离气管隆突距离。导丝与导管配合越过瘘口进入左或右侧下叶支气管内，造影证实后交换引入加硬导丝，沿导丝送入装载有内支架的递送器至气管隆突处，以瘘口为中心定位支架位置，牢固固定导丝和递送器后手柄，回拉前手柄释放支架前1/3，透视定位支架远端跨越瘘口以远20mm，释放内支架中1/3，再次定位内支架跨越覆盖瘘口。完全释放支架，保留导丝缓慢退出支架递送器。引入导管气管造影明确瘘口封堵及左右主支气管通畅情况，最后经导丝引入吸痰管抽吸气管支气管内残留对比剂及滞留的痰液。

术中密切观察患者有无呼吸困难以及血氧饱和度变化，及时抽吸口腔分泌物。

(5) 气管主支气管倒Y形支架释放过程：倒Y形内支架主要用于封堵气管主支气管、主支气管叶支气管、主支气管中间支气管等交叉口区域的胸腔胃气管支气管瘘。患者仰卧位于DSA检查台上，吸氧、心电监护，咽喉部利多卡因喷雾麻醉，置开口器，备负压吸引器以清除气道和口腔分泌物。抬高患者颈肩部，头尽力后仰并偏向右侧。透视下，导丝与导管相互配合经口腔、咽腔、喉腔、气管至气管隆突区，退出导丝，经导管推注2%利多卡因与碘水的混合液3~5ml行气管主支气管造影，了解气管下段瘘口、气管隆突瘘口、主支气管瘘口的准确部位、大小，以及与主支气管分支、上叶支气管开口的空间位置关系。导丝与导管配合越过瘘口进入右下叶支气管内，造影证实后交换入加强导丝，退出导管，置入9F鞘管至气管隆突上方，退出内芯，引入新导管导丝，配合经鞘管进入左下叶支气管，交换入加强导丝，分别标记保留两根加强导丝退出鞘管。

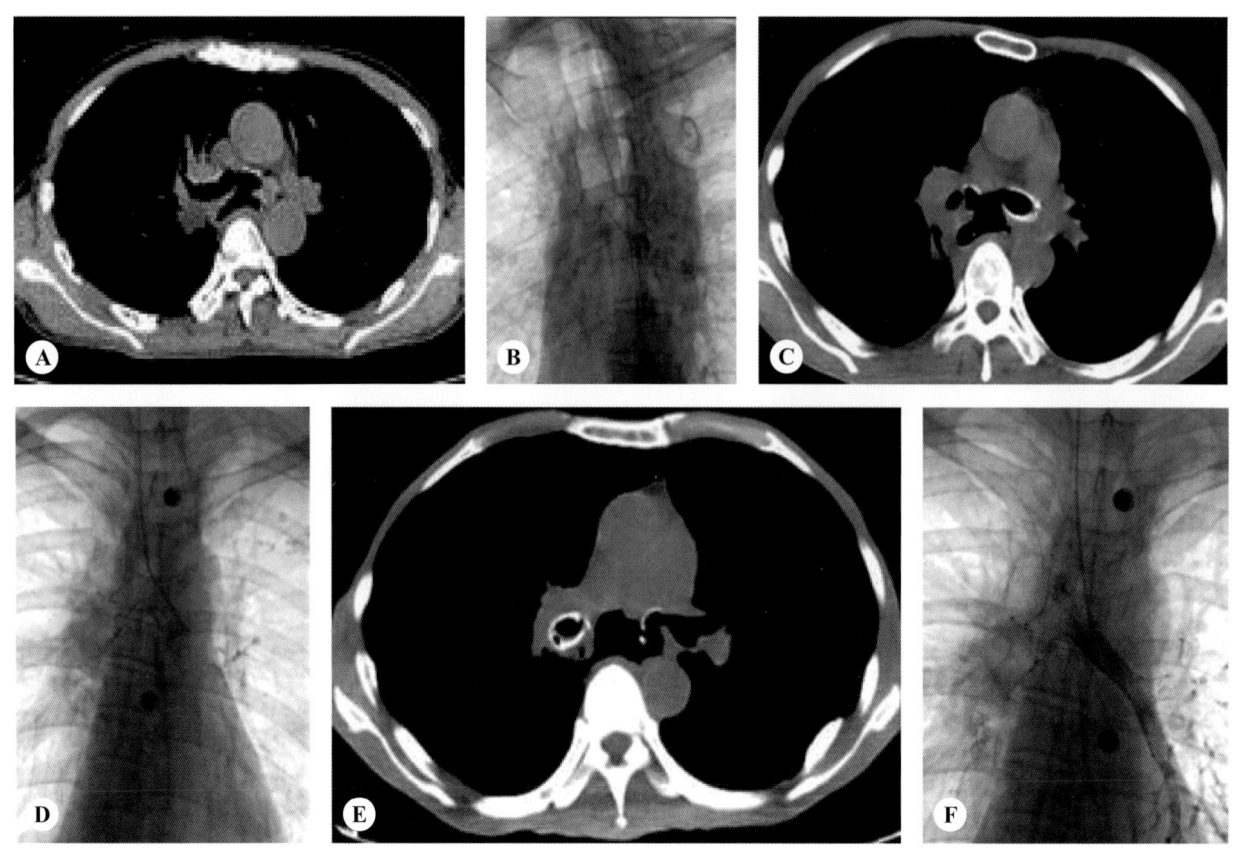

▲ 图 13-30　胸腔胃气管隆突瘘逐渐发展至右主支气管、左主支气管，先后置入 3 枚倒一体化覆膜内支架
A. 胸部 CT 纵隔窗显示胸腔胃气管隆突瘘；B. DSA 显示气管与双侧主支气管置入倒 Y 形一体化覆膜内支架；C. 胸部 CT 纵隔窗显示瘘口扩大累及右侧主支气管；D. DSA 显示右主支气管、上叶支气管和中间支气管置入小型倒 y 形内支架，小型倒 y 形内支架主体部与倒 Y 形内支架的右主支气管部相互叠加一起；E. 胸部 CT 纵隔窗显示瘘口扩大累及左侧主支气管；F. DSA 图显示左主支气管、上叶支气管和下叶支气管又置入一枚小型倒 y 形内支架，小型倒 y 形内支架的主体部在左主支气管与倒 Y 形内支架的左主支气管部相互叠加一起

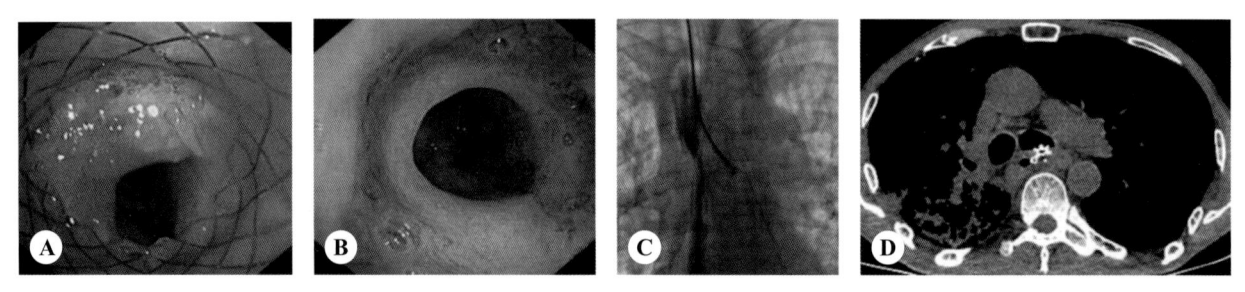

▲ 图 13-31　气道内支架引起肉芽组织过度增生和排痰障碍，导致肺部反复感染，将内支架取出，置入室间隔封堵器封堵瘘口
A. 气管镜显示倒 Y 形内支架左支远端肉芽组织过度增生；B. 气管镜显示内支架内黏附大量痰液；C. 取出气道倒 Y 形内支架，置入室间隔封堵伞；D. CT 显示封堵伞位置良好，瘘口完全封堵

　　经左右两侧加强导丝分别引入装载支架左右分支部的递送器内芯，递送器侧臂导管连接高压氧气管。沿双加强导丝送入一体化双分支内支架及递送器至气管隆突处，调整支架方位，使左右支架分支部与左右主支气管居于同侧，倒 Y 形内支架两侧的黄金标记点分别位于左右两侧缘。牢

固固定加强导丝和递送器后手柄，回拉前手柄完全释放支架的双侧分支部。固定递送器前后手柄相对位置，沿加强导丝将两个分支部分别引入左右主支气管内，当支架分叉部靠近气管隆突时，固定递送器，先后分别牵拉左右侧支架捆绑丝线完全释放支架两分支部。固定递送器后手柄、回拉前手柄释放气管部，缓慢退出支架递送器及导丝。

术中密切观察患者有无呼吸困难以及血氧饱和度变化，术后经导管复查气道造影，了解瘘口封堵及气道通畅情况，最后经导丝引入吸痰器抽吸气管支气管内残留的对比剂及潴留的大量痰液。

(6) 先天性心脏病封堵伞置入过程：对于瘘口规整、直径小于10mm，可尝试先天性心脏病封堵伞（房间隔和室间隔封堵伞）置入治疗，瘘口处管壁厚度小于5mm选择房间隔封堵伞，5~10mm选择室间隔封堵伞。

患者仰卧位于DSA检查台上，吸氧、心电监护，咽喉部利多卡因喷雾麻醉，置开口器，备负压吸引器以清除气道和口腔分泌物。头偏向右侧。透视下，导丝与导管相互配合经口腔、咽腔、喉腔、气管至气管下段，退出导丝，经导管推注2%利多卡因与碘水的混合液3~5ml行气管与主支气管造影，局部麻醉黏膜。导丝与导管配合通过瘘口进入胃腔内，造影证实后交换引入加硬导丝，沿导丝送入输送鞘至胃腔内，推出内芯及导丝，经鞘造影证实远端在胃腔内，经鞘引入封堵伞装载系统，后退鞘管释放出前盘，锁死释放系统后退鞘管使前盘紧贴胃壁侧，然后继续后退鞘管释放后盘，经鞘管造影证实封堵伞位置准确后逆时针旋转解除递送钢缆，退出递送器。

术中密切观察患者有无呼吸困难以及血氧饱和度变化，及时抽吸口腔分泌物。

**2. 介入术后处理**　术后雾化吸入（生理盐水10ml+利多卡因5ml+糜蛋白酶8000U+阿米卡星0.2g），稀释痰液促使排出，减轻支架异物刺激反应。依据细菌培养结果选用敏感抗生素控制肺部感染。继续经空肠营养管加强肠内营养，逐渐增加经口进食量，若无呛咳等不适，可拔除空肠营养管，完全恢复经口进食，提高患者生活质量。

**3. 肺部腐蚀性损伤与顽固性感染处理**　胸腔胃气管支气管瘘的最大、最严重危害就是胃液内的强酸成分溢入支气管导致的继发性支气管和肺泡化学性腐蚀性损伤，由此损伤支气管内皮细胞和肺泡上皮，引发强烈的炎症反应、大量渗出和支气管与肺泡水肿，为细菌形成良好的培养基，经胃溢入气管支气管的内容物中含有细菌，气管支气管内也有寄生菌，这些细菌在肺泡和支气管的炎性渗出物内大量繁殖生长，形成混合性感染。细菌感染加剧液体渗出，导致支气管和肺泡损伤进行性加重，肺段感染、大叶性肺炎、肺间质纤维化、呼吸窘迫综合征，危及生命。

(1) 早期诊断，预防为要，食管癌术后患者，只要出现刺激性呛咳就要高度怀疑消化道-气道瘘，尽早进行胸部MSCT检查和（或）纤维内镜检查明确诊断，采取一切有效措施阻断瘘引起的一系列继发性损害。

(2) 一经诊断，抽空胃液，一旦可疑或者诊断胸腔胃气管支气管瘘，即刻经鼻腔插入胃管，负压抽吸胃液，尽力抽尽胃内容物，防止胃液进入支气管引起难以忍受的如烈火烧灼般的刺激性呛咳，防止胃液溢出造成难以恢复的支气管和肺泡腐蚀性损害，从而有效预防支气管肺泡损伤继发肺部感染。

(3) 一经诊断，禁食禁水、禁止吞咽，阻断任何经口咽下进入胸腔胃的食物、唾液和其内夹带的细菌，阻断这些物质经瘘口溢入支气管内，减轻异物经瘘口溢入支气管的刺激性呛咳。

(4) 一旦出现肺部感染，要尽快封堵瘘口阻断胃液和感染源，定期进行纤维支气管镜肺部灌洗，清除潴留的胃酸、痰液、脓液，应用敏感抗生素。

## 六、展望

随着食管癌手术的开展和手术后立体放射等综合治疗的广泛应用，人们对胸腔胃气管支气管瘘认识逐渐深入，对其的诊断水平提高，临床病例会越来越多，气管支气管支架的应用也会越来越多。但目前仍存在诸多亟待解决的难题，如何进一步提高对本病的认识，怎样早期诊断本病，以什么方法有效治疗肺部的化学性损伤和合并的多重肺部感染。气管支气管内支架作为一种异物置入后的远期疗效及安全性方面，也存在许多问题没有得到解决。

理想的气管支气管内支架应该是容易置入和取出，既有足够的扩张能力，又有良好的顺应性，不引起气管支气管黏膜的损害，有多种不同的型号适用于各种气管支气管瘘口的封堵治疗，支架置入后牢固维持原位而不滑脱移位，不刺激气管支气管黏膜，不加重感染和促进肉芽组织过度形成，不阻塞气管支气管树分支，不抑制纤毛运动及对分泌物的清除功能。

开发研制膨胀力和柔韧度适中、疗效更好、不良反应更少的新型气管支气管支架是今后研究的方向，正在研制和临床试用的有药物涂层内支架、静电纺织可携带药物内支架、电气分解内支架、放射性内支架及生物可降解支架等，以期在不久的将来能够应用于临床。

临床医师尤其是介入放射医生应不断总结治疗经验，完善治疗技术，规范介入治疗操作，使支架置入成为更加安全有效的治疗技术，让更多的胸腔胃气管支气管瘘患者从中获益。

## 参考文献

[1] LI Y D, LI M H, HAN X W, et al. Gastrotracheal and gastrobronchial fistulas: management with covered expandable metallic stents [J]. J Vasc Interv Radiol, 2006,17(10): 1649-1656.

[2] 吴刚, 赵明, 韩新巍. 胸腔胃 - 气管 ( 支气管 ) 瘘的诊断与治疗进展 [J]. 世界华人消化杂志, 2007, 15(24): 2572-2578.

[3] YASUDA T, SUGIMURA K, YAMASAKI M, et al. Ten cases of gastro-tracheobronchial fistula: a serious complication after esophagectomy and reconstruction using posterior mediastinal gastric tube[J]. Dis Esophagus, 2012,25(8): 687-693.

[4] 吴雪梅, 柯明耀, 罗炳清, 等. 气道覆膜支架治疗胸腔胃 - 气道瘘 48 例临床分析 [J]. 国际呼吸杂志, 2014, 34(20): 1554-1557.

[5] WANG F, YU H, ZHU M H, et al. Gastrotracheal fistula: treatment with a covered self-expanding Y-shaped metallic stent [J]. World J Gastroenterol, 2015, 21(3): 1032-1035.

[6] SHI H, WANG W P, GAO Q, et al. Single-stage surgical repair of airway gastric fistula after esophagectomy[J]. J Cardiothorac Surg, 2014,9: 30.

[7] CARONIA F P, FIORELLI A, SANTINI M, et al. A new technique to repair huge tracheo-gastric fistula following esophagectomy[J]. Ann Transl Med, 2016, 4(20): 403.

[8] WANG C, YANG X, ZHAO J, et al. Postesophagectomy airway-gastric fistula successfully treated with subcutaneous fascia flap, tracheal reconstruction, and gastric fistula drainage: A case report and literature review [J]. J Cancer Res Ther, 2016,12(Supplement): C225-C227.

[9] YANG G, ZHOU Y A, BAI G Z, et al. Effect of cauterizing esophageal mucosa in "double-patch" treatment for acquired benign tracheoesophageal fistula/bronchogastric stump fistula [J]. J Surg Res, 2017,209: 1-7.

[10] LI T F, DUAN X H, HAN X W, et al. Application of combined-type Y-shaped covered metallic stents for the treatment of gastrotracheal fistulas and gastrobronchial fistulas[J]. J Thorac Cardiovasc Surg, 2016,152(2): 557-563.

[11] HAN X, LI L, ZHAO Y, et al. Individualized airway-covered stent implantation therapy for thoracogastric airway fistula after esophagectomy[J]. Surg Endosc, 2017,31(4): 1713-1718.

[12] KE M Y, HUANG R, LIN L C, et al. Efficacy of the dumon stent in the treatment of airway gastric fistula: a case series involving 16 patients[J]. Chin Med J (Engl), 2017,130(17): 2119-2120.

[13] H W, M T, N Z, et al. Single application of airway stents in thoracogastric-airway fistula: results and prognostic factors for its healing[J]. Therapeutic advances in respiratory disease, 2019,13: 1753466619871523.

[14] TURCOTTE S, CAYER I L, LAPORTE J L, et al. Benign gastrobronchial fistula with adenocarcinoma of the right mainstem bronchus[J]. J Thorac Cardiovasc Surg, 2010,139(3): e37-e39.

[15] LI Z M, LU H B, REN K W, et al. Thoracic stomach-right main bronchus fistula treated with dual Y-shaped covered airway stents[J]. Clin Radiol, 2017, 72(6): e511-517.

# 第 14 章 胆道支气管瘘介入放射学内支架治疗

胆道支气管瘘（bronchobiliary fistula，BBF）是胆道和支气管之间形成的异常沟通，在咳出的支气管分泌物痰液中含有胆汁，可引起咳嗽、呼吸窘迫、寒战、高热、黄疸等症状。

胆管与支气管分别来自两个脏器——肝和肺，肝脏和肺脏又分别位居人体两个体腔——腹膜腔和胸膜腔，两个体腔有横置在其间的肥厚膈肌相隔（图 14-1）。胆道支气管瘘必须突破 2 个脏器——肝脏与肺脏，从腹膜腔到胸膜腔，还要打通中间的膈肌才能相互沟通形成窦道。胆道内腔的压力比较恒定，而支气管内的压力随吸气和呼气变化较大，有负压到正压的周期性变化，负压会通过窦道把胆汁吸入支气管，苦涩而呈金黄色的胆汁与痰液混合咳出体外，痰液中出现胆汁特殊的颜色和味道，临床要高度怀疑胆道支气管瘘。

## 一、胆道支气管瘘的病因

胆道支气管瘘的病因有多种，可能为肝脏病变破坏肝脏、胆道与膈肌，最后浸润胸膜破坏肺泡；或是膈下病变浸润肝脏、胆道与膈肌，进而破坏胸膜与肺泡；也可能为肺底部病变浸润肺泡与胸膜，进而破坏膈肌、肝脏直达胆道。常见病因如下。

1. 先天性发育因素，局部膈肌、肺底胸膜和肝脏组织发育缺如，相互贯通，这种先天性发育缺失十分罕见。

2. 肝脏感染性疾病形成肝脓肿（如棘球绦虫，阿米巴，化脓性），不仅破坏肝脏与胆道，还穿破膈肌和肺底胸膜、穿破肺泡组织。

3. 胆道梗阻并继发顽固性感染，破坏胆道形成胆汁肿，胆汁肿感染进一步破坏肝脏、膈肌和肺底胸膜，直至达到肺泡和支气管。

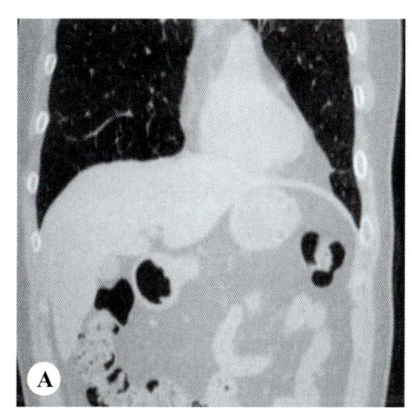

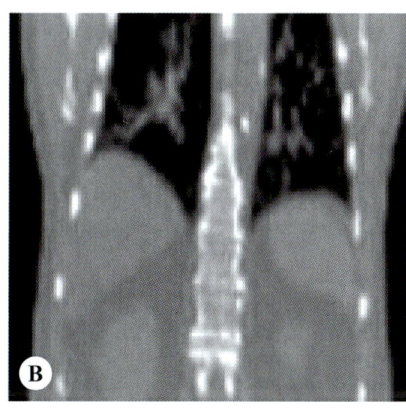

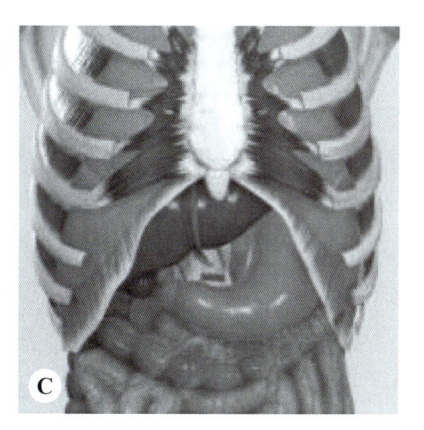

▲ 图 14-1 人体胸膜腔和腹膜腔 CT 与解剖示意
A. 冠状位肺窗显示肺下部、膈肌与上腹部的肝脏；B. 冠状位特殊纵隔窗显示肺下部、膈肌与上腹部的肝脏与脾脏；C. 解剖结构显示横置在胸腔与腹腔之间、隔离肝脏与肺脏的膈肌

4.外伤（冲击伤或穿通伤），将膈肌临近组织结构如肺底胸膜和肺泡、肝脏和胆道全部贯穿形成异常交通。

5.医源性瘘如肝叶切除术、肝脏穿刺消融治疗（射频、微波、氩氦刀等）、肝顶巨大肿瘤栓塞治疗后继发性坏死和感染、胆管狭窄穿刺扩张成形、肝顶病变放射治疗等。Peacock 于 1850 年首先报道 1 例肝包虫病手术切除肿瘤，并发胆道支气管瘘。胆道支气管瘘发病率很低，但治疗棘手。

## 二、胆道支气管瘘的发病机制

除了先天性发育、局部组织结构缺失原因外，胆道支气管瘘的发病机制包括炎症反应、增生和粘连，还同时具有破坏、溃破与穿孔这一对修复与破坏的矛盾性病理过程。

炎症反应、增生和粘连的人体修复性反应过程，促使肺底脏胸膜与壁胸膜粘连融合，局部的潜在胸膜腔消失；增生和粘连的修复性反应也使肝脏的脏腹膜与壁腹膜粘连融合，局部的潜在腹膜腔消失；粘连也使膈肌上的胸膜和膈肌下的腹膜融合成一体，这一系列的炎症反应、增生与粘连，促使 3 个彼此分离的解剖结构消除其间 2 个潜在的腔隙结构。局部胸膜、膈肌和腹膜融为一体，局部的胸膜腔和腹膜腔粘连闭合消失，这是胆道穿破跨越 3 种解剖结构和 2 个体腔与支气管相互贯通、形成窦道的必备条件。

感染破坏、肿瘤浸润、物理学损伤（消融治疗的高温烧伤与冷冻损伤等）的溃破与穿孔等破坏性病理学过程，促使胆道破裂、穿破肝脏，肝脏破裂、穿破脏腹膜和壁腹膜，腹膜破裂、穿破肥厚的膈肌，膈肌破裂、穿破壁胸膜和脏胸膜，胸膜破裂、穿破肺泡组织直至与支气管沟通。损伤、溃破与穿孔，是胆道疾病依次穿破局部胆道、肝脏、腹膜、膈肌、胸膜和肺泡与支气管相互沟通的"利刃"；也是肝顶病变向下穿破胆道、向上依次穿破局部腹膜、膈肌、胸膜和肺泡与支气管沟通的"炸弹"；还是膈下病变向下穿破肝脏包膜、肝脏打通胆道，向上穿破壁腹膜、膈肌、胸膜和肺泡，打通支气管的"枪炮"。

(1) 如胆道梗阻合并感染，梗阻原因可能是瘢痕（外伤、手术、内照射等引起）、炎症、异物、肿瘤、转移瘤等，其导致胆汁淤积，继发胆道感染形成胆汁肿，胆汁肿感染逐渐侵蚀破坏肝脏和膈肌，破坏胸膜和肺泡，导致胆道支气管瘘的发生。或者反复感染小胆管破坏形成胆汁肿，胆汁肿进一步发展破坏邻近肝脏，向上浸润破坏膈肌进而浸润破坏肺底胸膜和局部肺泡，导致胆道与支气管相互沟通，最终形成窦道支气管瘘。

(2) 肝包虫病、肝脓肿等浸润，破坏肝脏顶部组织结构与胆道，进行手术切除或穿刺抽吸硬化治疗，又进一步累及膈肌和肺底胸膜，局部炎症感染穿透肺泡和支气管，形成胆道支气管瘘。

(3) 各种原因导致的肺下叶及胸膜疾病，肺下叶和膈肌发生浸润粘连，脓肿直接侵蚀进入肺泡壁组织和细支气管，也破坏膈肌和肝脏，达到胆道导致窦道形成。如患者无肺下叶膈肌粘连，脓肿可逐渐侵蚀进入胸膜腔，导致胆道胸膜腔瘘。胆道支气管瘘好发于右侧膈肌的后内侧区域，即肝右叶顶部。

(4) 位居肝脏顶部的癌肿，进行介入栓塞治疗、消融治疗或栓塞联合消融治疗，栓塞和（或）消融范围过大，累及肝脏顶部、膈肌和胸膜，炎症反应和持续性损伤进而破坏胆道和支气管，形成胆道支气管瘘。

## 三、胆道支气管瘘的病理

位居肝脏内的胆道和肺脏内的支气管被正常的膈肌生理学阻隔，任何原因导致的肝内肝脏顶部病变、膈下病变、膈肌病变及下肺病变都会侵犯该生理学阻隔，造成胆道和支气管的沟通。病变侵蚀胸膜、膈肌、支气管和胆管壁，破坏支气管与胆管壁，支气管壁和胆管壁穿孔，胆汁外溢直达支气管，形成胆道支气管瘘。

胆汁呈碱性，支气管的内环境也属于碱性，胆汁进入碱性环境的支气管内，对支气管产生的物理化学性刺激性并不大，只是苦涩的胆汁混合在痰液中咳出时，具有特殊的苦涩味道。这不像强酸物质胃液进入支气管产生剧烈的化学性刺激和腐蚀性损伤那么严重。

## 四、胆道支气管瘘的临床表现

1. **症状与体征** 胆道支气管瘘主要有发热、胸痛、咳出金黄色的胆汁样痰，痰液味道苦涩。暴发性、急性胆道支气管瘘发生时，大量胆汁涌入支气管内患者可发生急性呼吸窘迫综合征；慢性胆道支气管瘘，患者可反复咳嗽咳痰，咳金黄色苦涩味痰液或脓性痰液，间歇性发热伴全身乏力，体重减轻等症状。脓腔引流不畅时可阻塞胆道，并发阻塞性黄疸，若继发胆道感染，出现寒战、高热等感染症状。

2. **实验室检查** 炎症与感染指标如白细胞计数、中性粒细胞比例及C反应蛋白（C reactive protein，CRP）均升高，贫血和低蛋白血症是慢性胆道支气管瘘的常见表现。胆道梗阻时直接胆红素和总胆红素水平明显升高。痰液微生物分析显示存在如下常见细菌：大肠杆菌、克雷伯菌属、铜绿假单胞菌、肠球菌属和阴沟肠杆菌等。

3. **影像学检查** 可以选用的检查方法有胸部X线片、CT和MRI。胆道闪烁显像、磁共振胆胰管成像（magnetic resonance cholangiopancreatography，MRCP）、经皮肝穿刺胆道成像（percutaneous transhepatic cholangiography，PTC）、经内镜逆行胆胰管成像（endoscopic retrograde cholangiopancreatography，ERCP）和瘘管直接插管造影，也可进行支气管插管造影。文献多认为支气管镜检查和支气管造影不够灵敏，而PTC、ERCP和瘘管造影被认为是最敏感、最直观的显影方法。

4. **纤维支气管镜** 进入气管可以明示哪一侧（右侧居多）主支气管有金黄色胆汁样物质溢出，继续追踪中下叶支气管、下叶支气管可见到颜色更浓的黄色胆汁样物质溢出，按压上腹部或让患者做深呼吸和瓦尔萨尔瓦屏气动作，可见金黄色痰液从支气管内涌出，胆道支气管瘘得以诊断。由于大多数胆道支气管瘘都是远端细支气管瘘，纤维内镜难以达到深部直视瘘口。

## 五、胆道支气管瘘的诊断

对于出现寒战、高热、持续性咳痰、痰液中混有金黄色并味道苦涩的胆汁等相关症状者，首先要可疑胆道支气管瘘的可能，以进行胸腹联合MSCT检查或MRCP明确诊断，并对病变定性及病变严重程度进行评估，还要排除其他引起咳嗽、发热、呼吸困难等症状的疾病干扰，以避免误诊。①患者有咳胆汁样痰、发热、黄疸、胸闷等临床症状；②患者有导致该疾病的相关疾病和疾病治疗史，排除慢性阻塞性肺疾病、支气管扩张、肺脓肿、肺囊肿合并感染、支气管胸膜瘘等；③影像学检查（CT、MRCP、PTC等）提示右侧肺底、膈肌、肝脏顶部等邻近结构模糊不清、失去正常形态、失去连续性，胆道与支气管相沟通（图14-2）。

## 六、胆道支气管瘘的介入放射学治疗

胆道支气管瘘会导致严重的肺损害甚至坏死性肺炎，影响患者的生活质量，危及生命。因此一旦确诊，应尽快治疗。但迄今为止有关本病的治疗标准还没有达成共识。

有学者尝试外科手术治疗；1967年Ferguson和Burford报道1例使用不可吸收缝合线成功修补膈肌的病例，并初步总结了外科手术的基本步骤。Anton等报道了1例使用大网膜成功修补膈肌的病例。不过患者因原发病、原发病治疗和并发感染等长期疾病史，通常一般身体状况慢性消耗都较差，多数难以耐受外科手术，担心全身麻醉后胆汁反流加剧肺损伤，也是医师拒绝外科手术的重要原因之一。

1. **介入治疗技术** 自20世纪80年代胆道支气管瘘的介入治疗始见于文献报道。

(1) 胆道或脓肿引流术：胆道阻塞患者可行经皮经肝穿刺胆道引流术，必要时行胆道引流或内支架置入术。也可十二指肠镜逆行胆道引流术，ERCP途径可行乳头括约肌切开术并内支架置入术或鼻胆管引流治疗。脓肿依据部位不同可行膈下脓肿经皮穿刺置管引流术，肝脏脓肿，应行经皮经肝穿刺留置导管持续负压引流术。这些治疗的目标是尽量减少胆道系统内的压力，防止胆汁及脓液进入瘘管，促进瘘自行愈合。

Yilmaz等报道11例肝包虫囊肿手术后并发胆道支气管瘘，均行ERCP经鼻胆管进行持续性

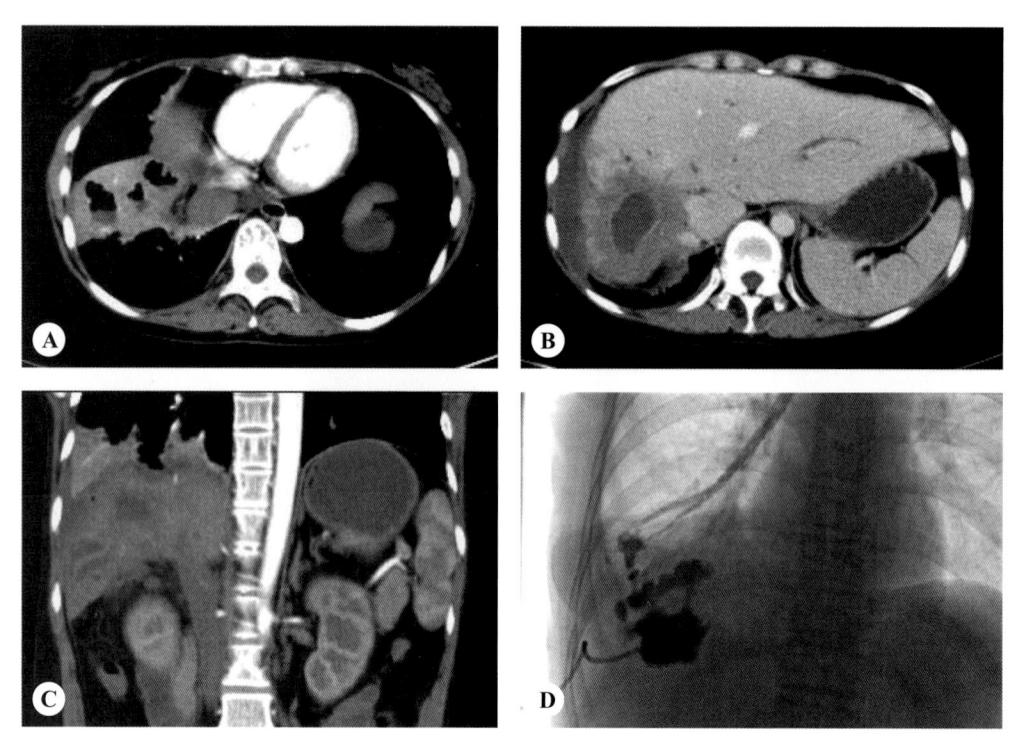

▲ 图 14-2 肝脏胆汁肿并发胆道支气管瘘的胸腹部 CT 与导管胆汁肿造影

患者，女，40岁，因"胆管癌并阻塞性黄疸"行经皮肝穿胆汁引流术，术后并发胆道支气管瘘。A. CT 示肝顶、膈肌下见混杂低密度影，内见气体影及液性低密度影，增强扫描未见强化；B. CT 示肝右叶类圆形囊性低密度影、环形轻度强化，周围可见环形稍低密度影；C. CT 示右侧膈肌连续性中断，肝内低密度影与右侧胸腔相沟通，肝内胆管扩张；D. 经引流管造影显示右肝内脓腔对比剂浓聚，见窦道经膈肌与右侧远端支气管末端沟通

引流术，最终瘘管自然愈合闭合。Yoon 等报道了 1 例通过 PTCD 治愈射频消融术后并发胆道支气管瘘的病例。Richter、Kim 等分别报告 1 例 ERCP 下、支气管镜下使用氰丙烯酸丁酯成功闭塞瘘的病例。也有使用奥曲肽治疗胆道支气管瘘的报道，奥曲肽是一种生长抑素类似物，能够减少胆汁分泌量，从而降低胆道压力而促进瘘的愈合。

(2) 支气管覆膜内支架封堵术：直接封堵支气管瘘口是治疗胆道支气管瘘的有效选择之一。李强等使用镍钛合金覆膜支架，在支气管镜及 X 线的联合引导下，成功封堵了 2 例瘘。Kostas 等使用硅酮支架也成功封堵了 2 例瘘。

2. 适应证

(1) 所有失去外科手术机会或难以耐受外科二次手术创伤者。

(2) 不愿意接受外科手术治疗者。

(3) 合并胆道阻塞接受穿刺胆道引流治疗，单纯引流治疗效果不佳者，可考虑 DSA 下支气管内子弹头覆膜支架置入封堵瘘治疗。

(4) 膈下或肝脏脓肿单纯引流治疗效果不佳者，配合支气管覆膜内支架封堵瘘治疗。

没有绝对禁忌证，对以下几种情况需谨慎对待。

① 支气管存在广泛的瘘口或瘘口细小不易封堵者。

② 体质极度虚弱，不能耐受介入放射学支气管内支架置入操作者。

③ 肺功能储备差者，子弹头内支架封堵瘘口会损害一部分肺组织，影响正常肺功能。

3. 介入前准备

(1) 术前准备：术前进行血常规、肝功能、血凝、传染病四项、心电图、支气管镜、胸部及上腹部 CT 联合检查。既要证实胆道支气管瘘的部位与细致结构，还要全面了解引起瘘的原发病及病变性质与范围，在控制原发病及其并发症的基础上，封堵胆道支气管瘘的支气管一侧瘘口。

若具有胆汁肿，进行充分的经皮胆道引流甚至负压抽吸引流，尽可能将胆道和胆汁肿内的感染性胆汁抽吸干净，以避免支气管封堵内支架操作过程中过多的胆汁漏入支气管，引起不必要的支气管和肺部刺激性反应。

若是肝脓肿或膈下脓肿，进行充分的经皮穿刺留置导管负压引流，尽可能彻底抽吸脓腔内的脓性分泌物，以避免支气管内支架封堵操作过程中脓性分泌物进入支气管和肺部，加剧肺部损伤。也避免支气管介入操作过程中，经胆汁肿造影定位支气管瘘口时，向胆汁肿内注射对比剂时大量脓液混合进入支气管加剧肺部感染。

(2) 器械准备：5F椎动脉导管；亲水膜导丝0.035英寸×150cm、Aplamtz导丝或0.035英寸的亲水膜加硬导丝；根据患者CT影像定制覆膜或部分覆膜子弹头内支架；开口器；14F长鞘管；气管插管。

### 4. 介入操作

(1) 患者仰卧于DSA检查台上，吸氧、心电监护、备负压吸引器以便清除气道和口腔分泌物。上腹部消毒铺巾，用于胆道造影。颈肩部抬高，头尽力后仰并偏向右侧，置开口器。

(2) 经胆道（胆汁肿、脓肿等）引流管行胆道造影，进一步证实瘘口存在，并充分显示瘘口所在支气管所属叶支气管的准确位置。

(3) 支气管造影，透视下，导丝导管相互配合依次经口腔、咽腔插管至气管部，退出导丝，经导管推注2%利多卡因与碘对比剂的混合液3～5ml行气道造影，了解下叶支气管以及段或亚段支气管和瘘口的位置，建立介入操作路径图。

(4) 建立加强导丝操作轨道，子弹头覆膜内支架使用四内芯捆绑与推送一体化多功能内支架递送器置入。导丝与导管配合进入病变叶支气管内，交换加硬导丝进入病变支气管、瘘口、直达胆道内，并固定作为子弹头覆膜内支架置入的引导导丝；同法在胆管导丝的配合下在瘘口所在叶支气管邻近正常叶支气管引入第二条加强导丝，建立2条加强导丝介入操作轨道，作为递送器的辅助引导操作轨道。

(5) 置入内支架，沿导丝送入适当长度和直径的子弹头覆膜支架及其递送器至瘘口所属段支气管，再次经胆道（胆汁肿、脓肿）引流管造影确认支气管侧瘘口位置无误后，准确定位后牵拉内支架捆绑线释放支架，然后退出支架递送器及导丝。复查胆道或脓肿造影了解瘘口的内支架封堵情况（图14-3）。

**5. 气管镜下内支架置入** 也有呼吸科支架使用全身麻醉下，通过硬质气管镜置入硅酮支架封堵瘘口的成功经验（图14-4）。

### 6. 术后处理

(1) 支气管瘘封堵后积极内科治疗，使用化痰药物及雾化吸入，行胆汁肿或脓肿引流物及痰液细菌培养，选用敏感抗生素，脓腔局部积极抗感染治疗。

(2) 引流管持续性负压彻底引流，加速脓肿愈合。

(3) 密切观察患者病情变化，定期复查，及时调整治疗方案，以促使脓肿愈合、窦道愈合。

### 7. 并发症防治

(1) 内支架移位：内支架移位和内支架与气管壁组织间压力下降、支架选择不当有关，一旦怀疑内支架移位，应调整内支架位置或内支架取出后更换新的支架。

(2) 出血：表现为咯血或引流管引出血性液体。大多数患者出血量均较少，术中损伤破口旁纵隔内血管可导致大出血，应引起术者高度重视，手术室应常规备有心肺复苏仪、气管插管及简易人工呼吸机，以减少各种致命性并发症的发生。

(3) 咳嗽、咳痰：可给予止咳化痰或加强雾化吸入等治疗。

(4) 胸痛：一般无须特殊处理。术中、术后胸痛与支架置入等介入治疗有关，一般疼痛较轻微，随时间逐渐减轻和消失，无须特殊处理，疼痛明显者可对症处理。

(5) 发热：与胆汁肿、肝脓肿和肺部感染有关，若体温较高，超过38.5℃，可给予抗感染及对症治疗。

**8. 复查与随访** 密切观察患者的发热、胸痛

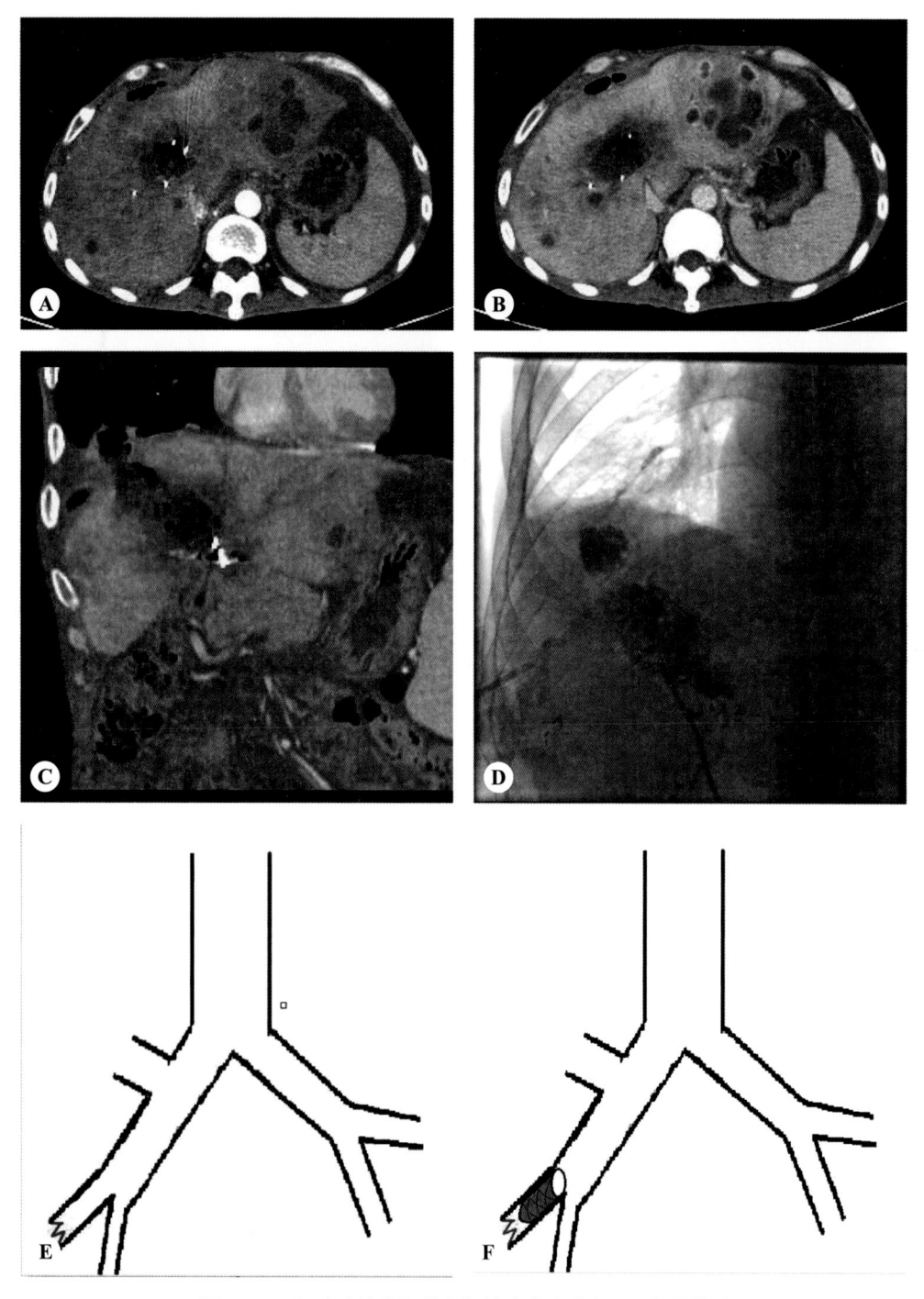

▲ 图 14-3 肝脓肿继发胆道支气管瘘胸腹联合 CT 与导管造影

患者，男，51 岁，胆管癌行胆肠吻合术，术后 1 个月反复发热，CT 示肝脏低密度占位，环形不规则强化。先后予 $^{125}$I 粒子植入、CT 引导射频消融术等治疗。消融后 1 个月，突发寒战、高热（体温高达 42℃），诊断为"肝脓肿"，行引流管置入引流，症状减轻，但持续有脓性引流物引出，无法拔除引流管。患者出现咳嗽，咳胆汁样金黄色痰，味苦，间断发热、寒战、皮肤巩膜黄染；CT 检查考虑为肝脓肿侵犯膈肌和胆道，与支气管沟通。A. 轴位 CT 动脉期增强显示肝右叶不规则低密度影，肝左叶多发囊状低密度影，壁厚，动脉期壁轻度强化。B. 轴位 CT 静脉期增强显示肝脓肿囊壁明显强化。C. 冠状位 CT 静脉期增强显示肝脓肿囊壁强化，肝右叶不规则低密度影与右肺下叶支气管相交通，膈肌连续性中断；肝右叶可见多发金属高密度影，为 $^{125}$I 粒子。D. DSA 下经引流管肝脓肿造影显示肝脓肿与胆道和下叶支气管相沟通，肝脓肿进展成为胆汁瘤。E. 内支架置入示意，DSA 造影可明确支气管瘘口。F. 内支架置入示意，可 DSA 引导下置入子弹头覆膜内支架封堵支气管一侧瘘口

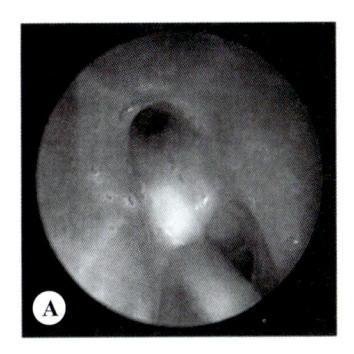

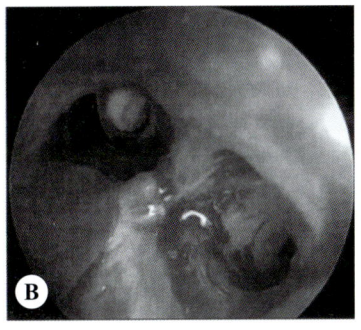

▲ 图 14-4 经硬质气管镜硅酮支架置入

患者，女，62 岁，结肠癌肝转移治疗后并发胆道支气管瘘。A. 硅酮支架置入术前内镜；B. 硅酮支架置入术后内镜

和咳胆汁色痰症状是否消失。定期复查胸腹部联合 MSCT 扫描并气道重建，必要时纤维支气管镜检查，观察瘘口封堵是否完全，有无支架移位和支气管并发症。

## 七、胆道支气管瘘的预后

胆道支气管瘘临床罕见，治疗困难，临床缺乏大宗病例临床诊疗经验和统计数据分析。患者多因延误诊断、未能及时进行有效治疗，反复发作的脓毒血症及肝脏损伤功能衰竭而死亡。文献显示，对于瘘口较小、一般情况良好的患者，经过积极的治疗胆道支气管瘘能够愈合。子弹头支架置入能明显改善患者的生活质量，减少胆道支气管瘘继发性损伤和危害。提高对本病的认识，快速诊断、尽早有效治疗封堵瘘口，对改善的预后至关重要。

## 参考文献

[1] KOSTOPANAGIOTOU K, GEORGE RS, KEFALOYANNIS E, et al. Novel technique in managing bronchobiliary fistula in adults: Endobronchial embolization using silicone spigots in 2 cases[J]. Annals of thoracic medicine, 2015, 10(1) :67-68.

[2] 李强, 姚小鹏, 顾红军, 等. 镍钛合金支气管封堵器在支气管瘘封堵中的应用 [J]. 第二军医大学学报, 2004, 25(7): 743-745.

[3] 李磊, 韩新巍, 李臻. 肝胆汁肿-支气管瘘介入诊疗一例并文献复习 [J]. 中华介入放射学电子杂志, 2015, 3(4):229-231.

[4] 王继涛, 朱震宇, 张绍庚, 等. 近 25 年我国胆管支气管瘘文献分析：附 213 例报告 [J]. 中国普通外科杂志, 2014, 23(2): 147-152.

[5] LAZAROU V, MORIS D, PAPALAMPROS A, et al. Bronchobiliary fistula after hepatectomy: a case report and review of the literature[J].Mol Clin Oncol, 2019, 11 (6):602-606.

[6] JHA P, JOSHI B D, JHA B K, et al. Hepatic artery pseudoaneurysm, bronchobiliary fistula in a patient with liver trauma[J]. BMC Surg, 2018, 18 (1):97.

[7] 陈霞, 严玉群, 邓文华, 等. 生物胶封堵治疗儿童先天性气管胆管瘘 1 例并文献复习 [J]. 中华实用儿科临床杂志, 2018, 33(11):839-841.

[8] 张志刚, 刘新民. 胆管支气管瘘的治疗：6 例报告并文献回顾 [J]. 中国微创外科杂志, 2016, 16(1):42-46.

# 第 15 章　困难性气管插管的介入放射学插管治疗

困难性气管插管包括麻醉医生经口腔或经鼻气管插管困难或失败，也包括耳鼻喉科医生不能进行环甲膜穿刺插管或颈部气管切开插管。

气管插管是临床麻醉、急诊抢救和重症治疗的重要技术之一，是成功进行有效呼吸道管理的前提和重要保证。气管插管是麻醉医生必须掌握的基本功，多数情况下，接受常规训练的麻醉医师均能顺利实施和完成气管插管。但在临床实际工作中，仍有部分患者由于各种原因导致声门暴露欠佳，严重中央气道狭窄，出现气管插管困难或失败，影响临床急救工作的顺利开展，威胁患者的生命安全。

根据 2003 年 ASA 关于困难气道的指南中界定标准，即高年资麻醉医师利用 Mccoyy 杠杆型喉镜，在助手帮助下，尝试 2 次仍不能完成气管插管即定义为困难气管插管者。更换上级麻醉医师方能完成气管插管者，更换 Glidescope 可视喉镜才能完成插管者，均视为困难气管插管。

据报道，在麻醉事故死亡病例中，约 30% 与困难气道插管失败有关。因此，对困难气道必须保持清醒的认识和高度的重视。手术前尽可能早期识别，充分准备，选择操作者最熟悉和最安全的方法处理，最大限度地避免和减少困难或意外困难气管插管的发生。

文献报道，手术患者困难气道插管的发生率可达 1.0%～5.0%，危重症患者困难性气管插管的发生率为 8.0%～13.0%。困难气道插管问题一直是临床麻醉和危急重症急救中的一个非常棘手的难题，气管插管成功与否关系到患者的后续治疗和预后，如处理不当，轻者麻醉失败、手术延期和气道损伤等，重者可致心脏骤停、大脑缺氧损害甚至死亡。国内外学者对气管插管设备进行了不断的改进和研究。目前用于困难气道的工具包括特殊喉镜、光棒、喉罩、特殊气管导管及引导管芯等，但依然存在着一定的缺陷和不足，困难气道插管依然时有发生。

介入放射学气管插管是在 DSA 引导下导管、导丝配合通过狭窄段气道，以交换引导技术迅速完成气管插管，具有定位准确、插管成功率高、操作时间短、损伤小、并发症少等优点，为困难气道提供了一种全新的气管插管方法。

本章节就困难气管插管的病因、诊断以及介入插管处理方式进行介绍。

## 一、困难性气管插管的病因

通常情况下，口腔和气管之间存在 3 条解剖轴线，分别为口轴线、咽轴线和喉轴线。当 3 条轴线重合或接近重合时，可在喉镜明视声门下完成气管插管。任何原因导致直接喉镜不能进入口腔内、口咽部的 3 条轴线无法重合，以及插管操作途径上的阻挡和变异均可导致声门的暴露和气管插管困难，有关气管插管困难的各种情况，应当进行颈胸联合 MSCT 检查了解气道情况，必要时纤维支气管镜等检查，以尽早发现，防患于未然（表 15-1）。

## 二、困难性气管插管的发病机制

困难气道插管常见病因有口腔、鼻腔、咽腔、喉腔和气管扭曲变形，水肿、占位、狭窄、破裂等，多是解剖异常、外伤、烧伤、肿瘤等引

表 15-1 困难气管插管的常见原因

| 原　因 | 机　制 | 病　种 |
| --- | --- | --- |
| 头后仰受限 | 各轴线不能重叠 | 颈椎关节强直、颌胸瘢痕挛缩 |
| 张口受限 | 各轴线不能重叠 | 颞颌关节强直、口周瘢痕 |
| 小颌畸形 | 舌相对过大、喉头靠上 | Pierrerobin 综合征、小颌畸形 |
| 上呼吸道肿物、良恶性中央气道重度狭窄 | 呼吸道口径变小，气管、气管隆突、主支气管重度狭窄 | 口腔、咽喉肿瘤、瘢痕增生、肿瘤浸润 |
| 其他 |  | 唇腭裂、肥胖、巨舌症 |

起的。

**1. 上气道解剖学异常** 这是指鼻腔、口腔和咽喉腔异常，包括鼻腔阻塞（鼻中隔偏曲、鼻甲肥大、鼻息肉及鼻部肿瘤）、Ⅱ度以上扁桃体肥大、软腭松弛、悬雍垂过长和过粗、咽腔狭窄、咽部肿瘤、咽腔黏膜肥厚、舌体肥大、舌根后坠、下颌后缩及小颌畸形等，致使喉镜不能明示喉部结构，气管插管无法通过声门裂。

**2. 颈椎外伤** 颈椎外伤患者为避免发生继发性脊髓损伤，采用颈托固定或手法轴位固定的方法进行制动，这给麻醉医生气管插管带来了挑战。对于颈椎制动患者，如用传统的直接喉镜进行气管插管时，有加重颈髓损伤的危险，且颈托或手法固定颈椎增加了声门暴露的难度。而纤维支气管镜插管对技术要求高，易受口咽分泌物影响，插管难度大，以往的研究表明，纤维支气管镜引导气管插管可产生比直接喉镜更剧烈的流体力学变化。无法进行喉镜或纤维支气管镜引导时，以盲探插管、逆行插管等方法成功率低、损伤大，非经验丰富的麻醉医生难以在临床成功应用。

**3. 舌体肥大声门显露困难** 舌体肥大，又名巨舌症（macroglossia），具体的口腔表现为过大的舌体超越了正常牙列位置，或者休息位时达到牙槽嵴边缘；根据 Myer 分类Ⅲ舌体超越伸展的范围可分为 4 类：①舌体边缘平齐下颌牙槽嵴外缘；②舌体覆盖下颌牙槽嵴，体积大于等于口腔体积的 1/2；③舌体占据口腔 1/2 以上；④舌体体积超过 2/3 口腔或突出口外。舌体肥大发生原因有先天性、炎症、创伤、组织变形和肿瘤损伤等多种因素。舌体肥大导致上气道口径变小，咽喉部通道变小甚至堵塞，使喉镜或纤维支气管镜可视困难，无法进入声门。在咽腔狭窄、会厌短小紧靠咽后壁者，可视喉镜不能显露或部分显露声门，其镜片前端宽大的方形镜头仍可阻碍气管导管插入声门内。

**4. 呼吸道烧伤** 吸入性损伤是指烟雾或化学物质对呼吸道所致的化学性、热力性损伤。吸入性损伤是烧伤的主要死因之一，其病死率一般在 40%~60%，重度吸入性损伤的死亡率可高达 90%。吸入性损伤后，由于口鼻黏膜，咽喉及气管、支气管内纤毛功能受损，呼吸道内分泌物增多，自行排痰困难，同时引起喉头水肿导致气管插管困难。

**5. 肿瘤原因** 肿瘤的占位效应，肿块的压迫使口腔、咽喉空间狭小，可视喉镜无法观察到声门，因盲插可能造成出血、喉头水肿等严重并发症阻塞上呼吸道。

### 三、困难性气管插管的病理生理

气管插管主要应用于气道重度狭窄性呼吸困难或者肺组织气体交换障碍的呼吸衰竭。气道重度狭窄主要是指中央气道如气管、气管隆突和双侧主支气管狭窄，而呼吸衰竭的病因众多，包括各种肺纤维化和慢阻肺，还有急性肺水肿、大叶性肺炎等，其病理生理学变化虽有较大的差异，但其结果都是低氧血症，主要有两大类，大气道通气障碍和肺组织气体交换与氧合障碍。

急性低氧性呼吸衰竭是指各种病因引起的肺泡气体交换障碍或通气/血流比例(V/Q)失衡所致的严重低氧血症，是重症患者常见的一组危及生命的疾病。气管插管辅助机械通气正压呼吸，是抢救这类危重患者经常使用的治疗策略，甚至是唯一有效的抢救措施。急性呼吸衰竭是急诊和呼吸内科常见的危急重症，是指某种突发致病因素导致严重的肺通气或换气功能损害，使患者短时间内出现缺氧、二氧化碳潴留，并引起一系列代谢紊乱及病理生理功能改变的临床综合征。需要紧急处理，恢复通气，及时纠正低氧血症，延误治疗将带来不可逆转的大脑损伤和心肺功能损伤，导致终身残疾或危及生命。

## 四、困难性气管插管的临床表现

**1. 症状** 典型表现为进行性加重的呼吸困难，气道狭窄程度轻者表现为劳力性呼吸困难，气道狭窄程度重者多表现为静息性呼吸困难。严重时出现急性缺氧窒息及神志模糊、意识丧失甚至心脏骤停。

**2. 体征** 典型表现为三凹征、发绀、强迫性端坐呼吸，可闻及局限性哮鸣音、吸气性高调哮鸣音和肺气肿体征。

**3. 动脉血气分析** 血氧分压（blood partial pressure of oxygen，$PaO_2$）< 60mmHg 提示呼吸衰竭，$PaO_2$ < 20mmHg 患者往往昏迷，有生命危险。血二氧化碳分压（partial pressure of carbon dioxide in artery，$PaCO_2$）> 45mmHg，表示通气不足，$CO_2$ 潴留，导致呼吸性酸中毒。

**4. 胸部 X 线片** 普通胸部 X 线片对气管狭窄及呼吸衰竭的诊断价值有限，少数可以显示气管低密度气体影狭窄。也可通过阻塞性肺炎、肺不张等间接征象判断狭窄的部位及程度。

**5. 颈胸部联合多排螺旋计算机断层扫描** 是最重要、最常用的检查方法，可以清楚地显示咽喉、气管、气管隆突、主支气管等大气道通气障碍和插管困难的原因，明确有无气管狭窄以及狭窄的程度与范围，并且可以判断远端气道的通畅情况（图 15-1）。

## 五、困难性气管插管的诊断

有创机械通气和建立人工通气通道是救治急性呼吸衰竭的重要措施，紧急气管插管是一种首选的操作技术，在最短时间内完成插管操作可保持危重患者呼吸道通畅，提供可靠、稳定、高效的通气支持，纠正低氧血症，缓解呼吸肌疲劳，为危重患者的抢救争取时间及条件。确诊需要通过综合分析患者临床症状，包括体格检查、影像学检查等。

### （一）严重呼吸困难和呼吸衰竭的判断

**1. 临床症状** 呼吸衰竭患者在临床上常常表现呼吸困难，可观察到患者氧饱和度下降，给予解痉、平喘、吸氧等对症治疗均无效。

**2. 体格检查** 根据病变部位、大小和生长方式的不同，可表现为吸气性、呼气性或两者均存在的呼吸困难，严重者大汗淋漓、伴有濒死感。听诊可听到局限性哮鸣音、吸气性高调哮鸣音或局部肺不张的体征，严重的患者可出现发绀和吸

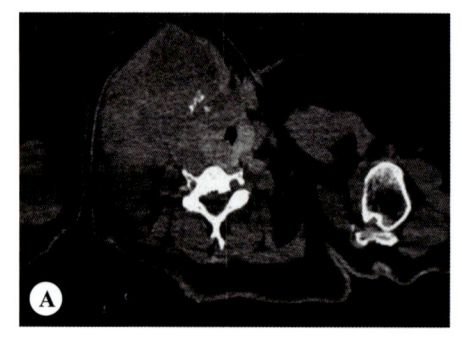

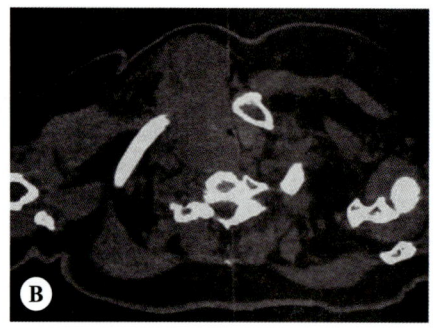

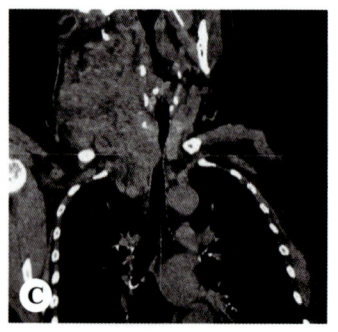

▲ 图 15-1 甲状腺巨大肿瘤压迫颈部，气管重度狭窄扭曲的 CT
A. 轴位 CT 显示甲状腺右叶巨大肿块推压颈段气管；B. 轴位 CT 显示甲状腺右叶肿块在胸廓入口区挤压气管致重度狭窄；C. 冠状位 CT 显示甲状腺右叶巨大肿块推压颈段与上胸段气管致狭窄扭曲

气性三凹征，不能平卧、强迫性端坐呼吸。多导生理监护仪显示血氧饱和度低下，为70%～90%，高流量吸氧不能缓解。

3. 动脉血气分析 $PaO_2 < 60mmHg$ 提示呼吸功能不全，$PaO_2 < 40mmHg$ 将出现萎靡不振、嗜睡、意识模糊，$PaO_2 < 20mmHg$ 患者往往昏迷，时刻危及生命。$PaCO_2 > 45mmHg$，表示通气不足、$CO_2$ 潴留，导致呼吸性酸中毒。

（二）气道通气功能障碍和插管困难的判断

影像学在诊断气道狭窄诊断中发挥着重要的作用。MSCT 的广泛普及和低廉价格，临床已经很少再选择普通胸部 X 线片和气管、支气管断层扫描用于气管狭窄等疾病的诊断。

1. 胸部 MSCT 是气道通气功能障碍的首选检查技术，对气道狭窄、破裂或瘘都可以做出直观诊断，研究显示其诊断敏感度和准确率都接近100%。MSCT 具有多平面、同质化重建和多参数重建三维立体图像的优势，不仅显示的整个呼吸道的影像接近或等同于实际解剖结构，而且无论炎性渗出、阻塞气肿或是间质纤维化都一览无遗，已被广泛应用于临床。通过其数据构建的虚拟气管、支气管图像，可以作为评价病变程度、了解病变形态以及病变侵及范围、与周围血管关系的依据，尤其是在判断远端气管通畅程度和病变范围中起着重要作用（图15-2）。

对于颜面部和鼻腔、口腔明显异常，如外伤变形、巨大肿瘤、大出血等患者，MSCT 要将头颈+胸部作为一个检查单元完成一体化扫描；若颜面和鼻部口腔正常者，完成包含咽腔、喉腔、气管和支气管树的颈胸一体化扫描。全面判断经气管插管路途全程：经口腔或经鼻腔至气管隆突和主支气管的大气道有无严重扭曲变形、重度狭窄、腔内充盈缺损、管壁破裂等病变。根据病变做出气管困难插管的解决预案，对气道通路的严重扭曲变形和重度狭窄，选择介入放射学的导管导丝交换技术插管是明智和可行的选择。

2. MRI 在头、颈、胸各种疾病诊断尤其软组织疾病的病变显示独居优势，任意平面重组图像更是富有特色。主要用于评价喉部、气管近端、纵隔和肺门肿瘤，易于分辨血管和软组织肿物；可以判断从口腔、鼻腔到气管、主支气管等狭窄的类型和程度，在判断支气管外压性狭窄方面具有较高的准确性，例如可能压迫气管的血管或血管瘤，而且在指导介入治疗方法的选择方面有重要作用。

## 六、困难性气管插管的鉴别诊断

恶性气道狭窄患者病情危重，易造成窒息，因此需早期明确诊断，查明病因并进行严重程度评估。对于可疑气道狭窄的患者，需与引起气短、喘息的其他疾病相鉴别。

1. 支气管哮喘 反复性、季节性发作喘息、气急、胸闷或咳嗽，与所接触变应原、冷空气、物理、化学性刺激、病毒性上呼吸道感染、运动有关。发作时在双肺可闻及散在或弥漫性、以呼气相为主的哮鸣音，呼气相延长。上述症状可经治疗缓解或自行缓解。而恶性气道狭窄呈进行性

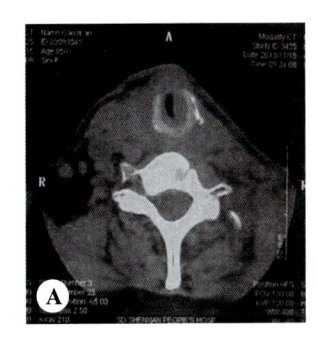

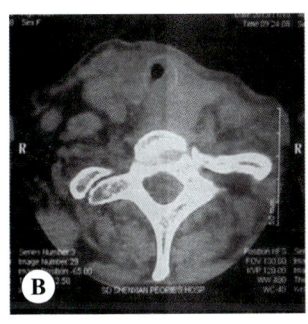

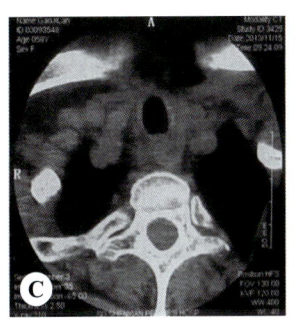

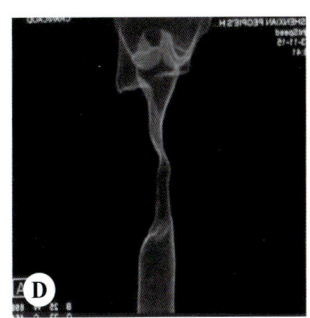

▲ 图15-2 声门下腔和气管上段狭窄的 CT
A. 轴位 CT 显示声门肥厚；B. 轴位 CT 显示声门下腔受压狭窄；C. 轴位 CT 显示胸部气管正常；D. 最低密度三维成像显示声门下腔和气管入口区扭曲变形狭窄

加重的持续性呼吸困难，严重者可伴有濒死感。听诊可闻及气道狭窄区局限性哮鸣音、吸气性高调哮鸣音或局部肺不张的体征，严重的患者可出现发绀和三凹征。颈胸部MSCT检查可以清晰显示大气道管腔的严重狭窄，易于鉴别诊断。

2. **心力衰竭**　心功能不全均有长期的各类心脏疾病史，左心衰竭引起的肺淤血可导致不同程度呼吸困难，严重时呈端坐呼吸，右心衰竭引起的体循环淤血导致的颈静脉怒张、肝大、水肿，是诊断心力衰竭的重要依据。而大气道狭窄的呼吸困难是近期出现，多半有恶性肿瘤病史，呈进行性加重、吸氧和使用药物难以缓解的呼吸困难，胸部CT可以很清晰地看到气道管腔的狭窄。

3. **肺动脉栓塞**　突发性呼吸困难及气促，伴发胸痛、咯血、咳嗽、心悸等，重者可出现突发晕厥，伴或不伴有下肢水肿，胸部增强CT或肺动脉CTA可以看到肺动脉内低密度影。而恶性气道狭窄是渐进性、进行性加重的呼吸困难，胸部CT上可以明确显示气道管腔的狭窄。

## 七、困难气管插管的介入放射学插管术

### （一）适应证与禁忌证

1. **适应证**　需要气管插管者，若麻醉科评估插管困难或者尝试插管失败，耳鼻喉科切开困难，均可以介入放射学技术进行气管插管。

(1) 中至重度的呼吸困难，表现为呼吸急促（慢性阻塞性肺病患者的呼吸频率 > 24次/min，充血性心力衰竭患者的呼吸频率 > 30次/min）；动用辅助呼吸肌或胸腹矛盾运动。

(2) 血气异常，pH < 7.35、$PaCO_2$ > 45mmHg（1mmHg=0.133kPa），或氧合指数 < 200mmHg（氧合指数：动脉血氧分压/吸入氧浓度）。

(3) 进行性加重的重度呼吸困难，难以平卧、强迫性端坐位呼吸、高流量吸氧不能缓解的呼吸困难。

(4) 气管严重狭窄累及颈部下段和胸段气管，既不能经口腔或鼻腔插管，也不能颈部气管切开跨越狭窄段。

(5) 因感染或出血倾向环甲膜穿刺困难者。

2. **禁忌证**　没有绝对的禁忌证，患者严重气道狭窄引起呼吸困难、低氧血症，即便意识模糊、昏睡不醒、大小便失禁，只要患者有一线救治希望，就要100%的努力进行介入放射学气管插管，解除气道狭窄，恢复正常通气，挽救生命。

### （二）介入前准备

1. **实验室检查**　查血常规、肝肾功能、电解质、血凝实验、传染病四项等，痰细菌培养与药物敏感试验以选用敏感抗感染药物，以及心电图检查，必要时行心脏超声检查。

2. **影像学检查**　颈胸部MSCT检查，充分利用多层面重组术、曲面重组术等后处理功能，明确气道狭窄部位、长度以及程度，明确困难气管插管的病因。

3. **胃肠道准备**　术前8h禁食水，防止气管插管过程中患者呕吐导致误吸，加重呼吸困难，甚至导致窒息，急救者可忽略。

4. **术前用药**　提前10～30min，使用镇静药地西泮10mg肌内注射减少患者紧张情绪（若患者昏睡、意识不清者，禁忌应用），山莨菪碱10mg肌内注射减轻平滑肌痉挛和腺体分泌，严重气管和气管隆突区狭窄、患者无法平卧位呼吸者，静脉推注糖皮质激素甲泼尼龙琥珀酸钠30～60mg，以消除狭窄区水肿，提高患者的耐受性，便于平卧位配合介入操作。

5. **介入操作器械**　开口器、5F椎动脉导管、0.035英寸亲水膜导丝（180cm）、0.035英寸加硬导丝（260cm）、吸痰管、14F长鞘管套装、气管插管、球囊等。

### （三）介入操作

1. **患者体位**　患者放松身体，去除上身金属物质，仰卧于DSA检查台上，去除枕头，颈肩部略抬高，头尽力后仰并偏向右侧20°～30°。全身覆盖一大手术单，固定经鼻吸氧管高流量吸氧，连接多导心电监护监测心肺功能，咽喉部利多卡因喷雾麻醉（紧急情况也可不做麻醉），置开口器，备负压吸引器以随时经鼻腔、口腔清除气道和消化道分泌物，以免影响呼吸通气功能。

C臂左侧倾斜20°～30°（配合头右侧偏斜

20°～30°，相当于身体左前斜45°左右），调整DSA的图像有效视野，包括口咽、气管、双侧主支气管。

2. 经导管造影　透视下，经口腔开口器，亲水膜导丝与导管相互配合，沿气体透亮影依次通过口腔、口咽、喉咽、喉前庭、声门、声门下腔至气管到达气管下段气管隆突附近，固定并保留导管退出导丝，经导管快速推注利多卡因与碘对比剂的混合液3ml完成气管主支气管造影，了解中央气道狭窄区。

3. 引入加强导丝　完成造影后，经导管引入亲水膜导丝，导丝与导管配合进入左或右侧主支气管内，退出导丝保留导管，经导管注射碘对比剂1ml造影证实导管位于主支气管位置无误后，交换引入加硬导丝至主支气管深部，保证加硬导丝远端在X线的有效视野监测之内。

4. 引入气管插管系统　将气管插管套在14F鞘管上组成介入放射学气管插管套件备用，此组装的气管插管套件依次沿加强导丝引入14F鞘管（鞘管内的扩张器由细渐粗的头端具备扩张通过细小腔道功能），逐级扩张狭窄腔道，沿鞘管引入气管插管通过狭窄或扭曲的气道（图15-3）。

沿加硬导丝送入气管插管及14F鞘管组合套装，透视监测下保证加强导丝在主支气管内位置固定不变，前推鞘管依次经过口腔、咽腔、喉腔至气管隆突上方，固定导丝和14F鞘管，沿14F鞘管前推气管插管通过气道狭窄区直达气管中下段；若主支气管狭窄，鞘管通过主支气管狭窄区，沿鞘管将气管插管推送越过主支气管狭窄段（图15-4和图15-5）。气管插管到位后，撤出14F鞘管和加强导丝，气管插管连接呼吸机或高压氧气管。透视下调整气管导管头端的位置，一般位于气管隆突上20mm左右。

5. 充分吸痰　多数患者气道狭窄下方有大量痰液潴留，待气管插管成功插入后，沿加硬导丝引入吸痰管分别至左右主支气管深部，彻底抽吸左右侧支气管内残留造影剂及痰液，嘱患者重复咳嗽动作，并辅助拍打胸背部助力痰液排出，吸痰至肺部啰音消失、血氧饱和度达到或接近100%。

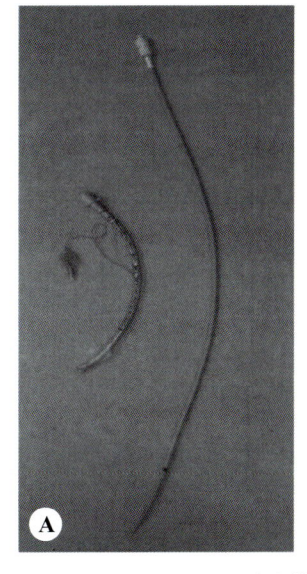

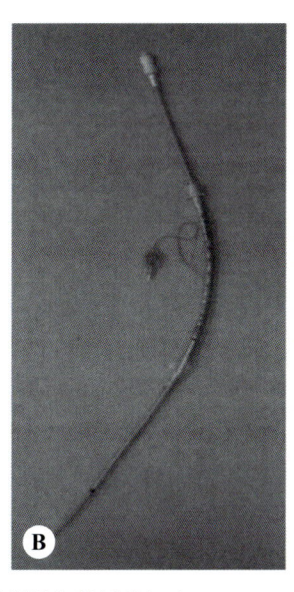

▲ 图15-3　介入放射学气管插管组套
A. 单独的气管插管和14F长鞘管；B. 气管插管与14F鞘管组合套装，气管插管套在14F鞘管上

## （四）介入后处理

1. 合理湿化　困难性气管插管后，气道内分泌物依然较多，痰液为Ⅱ～Ⅲ度黏痰，采用加温湿化器来湿化呼吸机管路，调节加热盘温度，使最终进入患者气道的气体温度在36℃左右。配合雾化吸入，患者痰液黏稠度在Ⅰ～Ⅱ度易于抽吸排出。

2. 按需吸痰　患者每1～3小时翻身拍背，按需吸痰，防止鼻饲后吸痰造成腹压增高，引起反流导致的误吸，吸痰前预充氧，调节负压300mmHg。先吸净口鼻腔的分泌物，更换吸痰管，按照浅层吸痰法，进入气道后，带负压旋转向上提拉，同时观察患者面色有无发绀，每次吸痰不超过15s。吸痰结束，给予1min的纯氧吸入。

3. 咳痰、祛痰　多翻身改变体位，帮助拍打胸背部，彻底排出肺内感染性痰液。给予祛痰剂、痰液稀释剂等，以利于痰液咳出。

4. 抗感染　依据细菌培养结果选用敏感抗感染药物控制肺部感染，必要时定期进行纤维支气管镜灌洗，清除气道内痰液、脓液。

5. 原发病治疗　积极治疗引起呼吸衰竭的原发病，争取早日拔管，实现自主呼吸等。

247

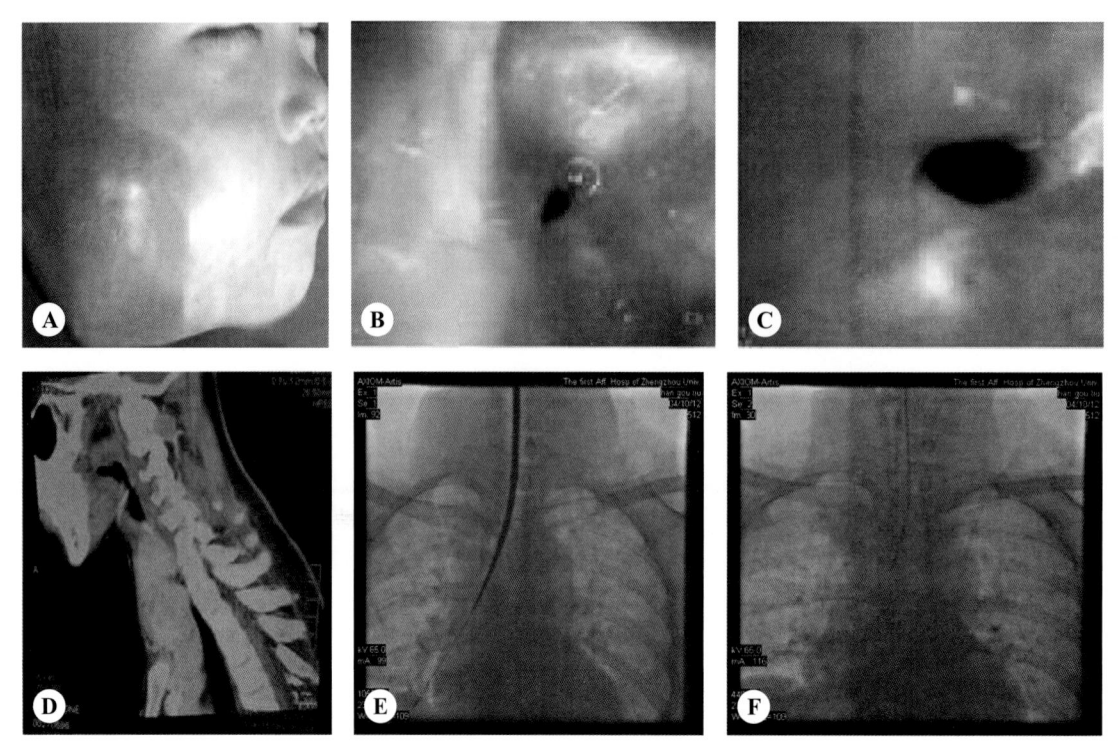

▲ 图 15-4 口底蜂窝织炎导致咽喉和气管入口区严重狭窄的内镜与介入气管插管

A. 儿童蜂窝织炎照片，显示面颊部红肿；B. 喉镜显示喉咽部重度狭窄如裂隙状；C. 喉镜显示气管入口部狭窄；D. 颈部矢状位 CT 显示喉咽部严重狭窄近于闭塞；E. 介入放射学导丝引导推入 14F 鞘管；F. 沿鞘管成功完成气管插管

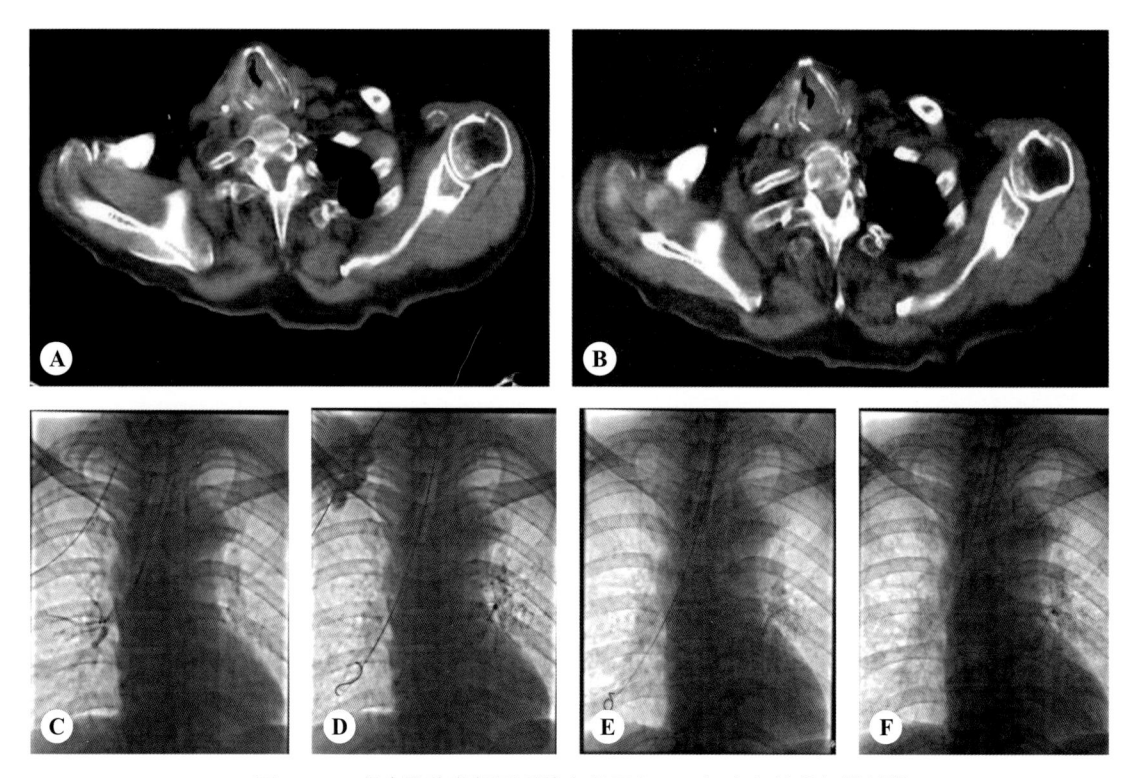

▲ 图 15-5 喉癌导致喉部严重狭窄的颈部 CT 与介入技术气管插管

A 和 B. 轴位 CT 显示双侧声带增厚，局部软组织肿物和喉腔狭窄；C. 介入技术引入导管至右主支气管；D. 介入技术引入加强导丝至右下叶支气管；E. 沿导丝引入气管插管组套；F. 介入技术成功完成气管下段插管

### （五）并发症的防治

气管插管是治疗严重气道狭窄的急救手段，可以快速而有效地缓解呼吸困难，也为临床上困难气道插管提供了一种全新的气管插管方法；但是也存在一些术中及术后的并发症，术中轻柔操作，术后精心护理，可以最大限度地降低或者避免并发症的发生。

**1. 鼻黏膜损伤和出血** 这是经鼻插管时最常见的并发症，少量的鼻黏膜出血无须特殊处理；出血量大时局部滴注1mg肾上腺素与10ml生理盐水稀释液5ml，必要时再重复滴注，严重的鼻出血可给呼吸道的管理造成较大的麻烦，且临床处理较为困难。因此，预防和减少鼻出血在经鼻腔插管操作时尤为重要。预防措施包括：①操作前仔细观察鼻腔的通畅情况和鼻中隔位置，选择鼻腔较大空间一侧插管；②操作前用缩血管药处理鼻腔黏膜；③选用大小合适、质地柔软的气管导管；④在鼻腔黏膜和气管导管表面涂抹润滑剂；⑤严禁使用暴力推送鼻气管插管；⑥拔管前再次用缩血管药处理鼻腔黏膜。在鼻气管插管拔除后，用浸泡过缩血管药棉球或纱条压迫止血。

**2. 咽部损伤** 鼻插管时可引起鼻咽黏膜的损伤、穿孔以及假通道的形成，主要是反复插管或通过咽后壁时使用暴力所致。临床操作时，应避免气管导管反复进退鼻腔，特别是经过咽后壁出现阻力时，不能强行通过，一定要在加强导丝、鞘管组套的密切配合下，轻柔操作插入气管插管。

**3. 声带和气道损伤** 气管插管操作和使用不当时，往往发生声带和气管的损伤，其中以左侧声带的损伤最为常见。造成的原因包括气管插管偏粗，气管插管操作过于粗暴，声带松弛欠佳，反复多次操作以及尖锐的插管管芯探出气管导管的前端。声带和气管损伤在拔管后经保守治疗均可迅速恢复。

**4. 气管插管位置不佳** 气管插管时最常见的位置不当是误入一侧主支气管内，一般为右主支气管。困难插管时，操作者由于担心导管脱出，在推送导管时往往偏深，出现一侧主支气管插管，由于小儿的气管较短，发生率更高。因此，在完成气管插管后，必须在DSA下确认气管插管的深度。

**5. 误吸** 当饱胃患者进行气管插管时，应特别注意胃内容物的反流与误吸。预防的方法包括：①清醒局部喷雾麻醉下插管；②采取头高足低位操作。

### （六）复查与随访

气管插管后应尽早进行原发病治疗。

## 八、困难性气管插管的预后

疗效判断：气道通畅、呼吸困难消失；可以经插管正常通气供氧。

# 参考文献

[1] 中华医学会呼吸病学分会呼吸生理与重症监护学组. 无创正压通气临床应用专家共识[J]. 中华结核和呼吸杂志, 2009, 32(2):86-98.

[2] 崔广, 宋应亮, 李德华, 等. 舌体肥大患者牙列缺失的修复设计[J]. 中国美容医学, 2008, 17(4):562-564.

[3] 何权瀛. 阻塞性睡眠呼吸暂停的主要危险因素及其发病机制[J]. 中华全科医师杂志, 2019, 18(6):610-612.

[4] 王春玲. 阻塞性睡眠呼吸暂停综合征与困难气道的研究[D]. 济南：山东大学, 2012.

[5] 范昊哲, 陈琨, 童洪杰. 改良逆行气管插管技术在困难气道中的应用[J]. 中国中西医结合急救杂志, 2019, 26(3):300-302.

[6] 崔晶, 姚兰, 刘鲲鹏. 面颈部巨大纤维瘤患儿X射线辅助困难气管插管术1例[J]. 中华麻醉学杂志, 2019, 9(12):1531-1532.

[7] 徐亚杰, 王晓亮, 张勇, 等. 七氟醚联合纤维支气管镜表面麻醉在困难气道插管中的应用[J]. 临床麻醉学杂志, 2019, 35(12):1166-1169.

[8] 陈念平, 周海燕, 张源, 等. DISCOPO内镜与McCoy喉镜在困难气道清醒气管插管中的应用比较[J]. 中国内镜杂志, 2019, 25(5):11-15.

[9] 瞿慧, 嵇晓阳, 杨芸斌, 等. 可视喉镜联合纤维支气管镜在声门显露困难患者双腔支气管插管中的应用[J]. 临床麻醉学杂志, 2017, 33(1):26-28.

[10] 邱郁薇, 吴镜湘, 徐美英. 麻醉诱导期双腔支气管导管插管困难及处理策略：11017例胸科手术患者的回顾性研究

[J]. 国际麻醉学与复苏杂志, 2020, 41(2):148-151.
[11] 邓晓明. 困难气管插管的处理[J]. 继续医学教育, 2006, 20(15):58-68.
[12] 安宁, 陈敏, 刘萍, 等.HC可视喉镜, GlideScope视频喉镜和Macintosh直接喉镜在颈椎制动患者气管插管中的比较[J]. 华中科技大学学报: 医学版, 2013, 42(4):405-408.
[13] 邱小松, 吕兰欣, 薛婷, 等. 急性低氧性呼吸衰竭患者气管插管后低血压风险的多因素分析与预后研究[J]. 中国急救医学, 2020, 40(2):97-101.
[14] SAWYER T, FOGLIA E E, ADES A, et al. Incidence, impact and indicators of difficult intubations in the neonatal intensive care unit: a report from the National Emergency Airway Registry for Neonates[J].Arch Dis Child Fetal Neonatal Ed, 2019, 104(5):F461-F466.
[15] LIU D X, YE Y, ZHU Y H, et al. Intubation of non-difficult airways using video laryngoscope versus direct laryngoscope: a randomized, parallel-group study[J]. BMC Anesthesiol, 2019, 19(1):75.
[16] LANGENSTEIN H, CUNITZ G. Die schwierige Intubation beimErwachsenen [Difficult intubation in adults] [J]. Anaesthesist, 1996, 45(4):372-383.
[17] PATEL K, MASTENBROOK J, PFEIFER A, et al. Successful intubation of a difficult airway using a yankauer suction catheter[J]. J Emerg Med, 2019, 57(3):383-386.
[18] POLLARD R, WAGNER M, GRICHNIK K, et al. Prevalence of difficult intubation and failed intubation in a diverse obstetric community-based population[J]. Curr Med Res Opin, 2017, 33(12):2167-2171.
[19] SAMSOON G L, YOUNG J R. Difficult tracheal intubation: a retrospective study[J]. Anaesthesia, 1987, 42(5):487-490.
[20] XU Z, MA W, HESTER D L, et al. Anticipated and unanticipated difficult airway management[J]. Curr Opin Anaesthesiol, 2018, 31(1):96-103.
[21] POLLARD R, WAGNER M, GRICHNIK K, et al. Prevalence of difficult intubation and failed intubation in a diverse obstetric community-based population[J]. Curr Med Res Opin, 2017, 33(12):2167-2171.

# 第16章　内镜困难的气管主支气管狭窄介入放射学活检与内支架置入治疗

气管主支气管肿瘤、中上纵隔肿瘤或转移瘤、食管癌侵犯气管支气管、气管支气管内膜结核、胸部外伤以及紧急气管切开后多个气管软骨塌陷并发瘢痕性狭窄等各种良恶性病变，均可引起气管主支气管严重狭窄。严重的中央大气道（气管、气管隆突、主支气管）狭窄出现重度呼吸困难，如端坐呼吸、濒死感，是呼吸系统的危急重症之一，病情凶险，可导致窒息死亡。重度中央大气道管腔狭窄首要治疗方法是解除狭窄恢复通气和正常呼吸功能，挽救患者生命，但是若没有取得组织病理标本就无法明确病变性质，更无法进行科学有效的后续治疗，影响患者远期疗效。

目前，人体生理腔道疾病，无论呼吸系统气管支气管或消化系统食管胃肠道，都是采取纤维内镜直视下检查，发现病变在内镜直视下经器械孔引入活检钳进行钳夹组织活检。对于轻中度气管主支气管狭窄性病变，气管主支气管直径大于纤维支气管镜外径的腔内型病变，支气管镜可以到达病变处，镜下视野清晰，能够观测病变全程，了解具体狭窄的部位、程度和病变范围。经内镜器械孔送入活检钳直视下钳夹活检取材准确，可明确病理学性质，为进一步治疗方案的制订提供依据，也可进行纤维支气管镜下局部肿瘤消融治疗。

对于气管主支气管病变区域直径小于纤维支气管内镜的管腔内病变或气管主支气管外病变，利用现代的螺旋CT图像、建立磁导航路径，引入中间导管延伸活检钳的操作距离，或者引入专门的穿刺针，也可完成钳夹或穿刺活检。

对于重度气管主支气管狭窄，目标部位气管主支气管直径小于支气管镜口径的腔内型病变，不具备磁导航设备与技术时，纤维支气管镜不能通过狭窄段，无法观察病变全貌和了解狭窄的范围，特别是富血供的气道内占位病变，纤维支气管镜下活检容易出血，出血后因纤维支气管镜无法到达出血部位进行局部止血，不易止血而加重呼吸困难，甚至因出血阻塞气管或主支气管而窒息死亡。因此，严重气管主支气管狭窄纤维支气管镜下无法完成活检或活检风险很大，内镜医生不愿意冒险操作，患者家属更不愿以接受冒险检查。

气管主支气管内支架置入后虽然解除了气道狭窄，但支架金属丝或覆膜内支架覆盖病变组织，再行纤维支气管镜下钳夹活检取材困难，活检只能在内支架置入前实施。

而对于重度气管主支气管狭窄患者，通过胸部MSCT扫描可以全面了解狭窄段位置、狭窄程度与范围以及邻近结构情况。采用介入放射学的导管导丝交换技术，可以通过任何狭窄区域，在X线透视实时监测下，以导丝导管配合通过狭窄段气管主支气管至狭窄病变以远，沿导丝引入血管鞘至狭窄病变节段内，以导丝引导血管鞘的方向，以血管鞘代替纤维支气管镜的器械孔，经血管鞘引进活检钳，对气管主支气管狭窄区在影像监测下进行钳夹组织活检。透视实时监测下定位准确，技术成功率高，能够安全、有效、迅速地取得病理组织块。鞘管还具备一定输送氧气作用，将鞘管的侧臂连接上高压氧气管，一般8～9F的鞘管内腔达到近3mm，经鞘管内腔可向狭窄段以远气管主支气管输送足够的氧气，一定程度上缓解气管狭窄的通气障碍，保证活检过程顺利进行。

病理取材完成后即刻置入气管主支气管覆膜内支架，镍钛记忆合金丝编织型自膨胀式内支架的密集金属丝和覆膜对病变组织发挥一定的压力，若肿瘤组织坏死破溃或者钳夹活检后病变组织渗血，能够起到压迫止血的作用。而且内支架置入使气管主支气管通畅后，即便有较大的出血，血液也容易咯出，不会因大出血造成气管主支气管阻塞、患者缺氧窒息死亡。

本章节主要针对内镜困难的重度气管主支气管狭窄的病因、诊断、介入放射学钳夹活检及内支架置入治疗进行介绍。

## 一、气管主支气管严重狭窄的病因

### （一）良性狭窄的病因

详见第 8 章。气管支气管良性狭窄是多种原因所引起的腔内肉芽组织过度增生、纤维组织形成、瘢痕挛缩性或软骨塌陷性狭窄，严重时可导致呼吸衰竭而对生命构成威胁。病因较为复杂多样，气管支气管结核、气管插管和气管切开、支气管吻合、胸部创伤、支架置入、吸入性高温气体或化学物质损伤等多种因素，均可导致各类良性狭窄。

### （二）恶性狭窄的病因

详见第 9 章。气管支气管恶性狭窄的常见病因为气管支气管原发性恶性肿瘤和转移性恶性肿瘤。原发性气道肿瘤依次为鳞状细胞癌、腺样囊性癌、类癌、黏液表皮样癌及腺癌。转移性肿瘤取决于纵隔淋巴结收纳淋巴回流的区域（包含人体颈部至会阴部），所以纵隔淋巴结转移癌可来自从头颈到盆腔的几乎全身各处脏器原发癌，最多见是支气管肺癌发生肺门和纵隔淋巴结转移，累及近端主支气管、气管隆突和（或）气管，或食管癌、纵隔淋巴瘤、甲状腺癌、胸腺癌等肿瘤累及气管或压迫气管。最易转移至气管主支气管周围淋巴结的肿瘤包括上呼吸道肿瘤、消化道肿瘤、乳腺癌、肾细胞癌、转移性黑色素瘤以及淋巴瘤等（图 16-1）。

关于气管支气管恶性狭窄的病因构成，国外已有多篇文献报道。其中肿瘤局部浸润占 73.96%，主要是肺癌、纵隔肿瘤、甲状腺癌、食管癌和间皮瘤；转移性恶性肿瘤占 26.04%，主要为肾癌、甲状腺癌、肉瘤、乳腺癌及其他。有文献报道，纵隔转移性恶性肿瘤的常见病因是肾癌和乳腺癌。与国外报道不同，我国首位病因是肺癌，第二位病因为食管癌，且所占比例较大，与我国食管癌高发有关，这提示在临床工作中，对于肺癌、食管癌患者，应当常规进行胸部 CT 检查明确气管主支气管情况，以尽早发现，及时处理。

## 二、气管主支气管严重狭窄的发病机制

### （一）良性狭窄的发病机制

发病机制主要包括气管主支气管的慢性炎症、机械压迫、遗传等造成腔道深层结构受损，从而触发一系列以成纤维细胞活化增生为主的纤

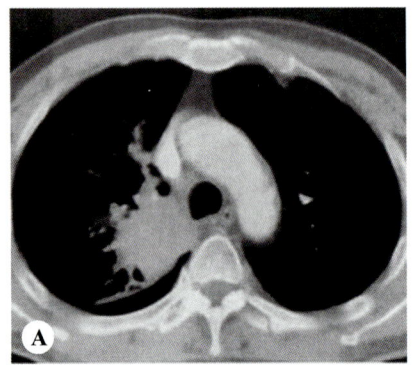

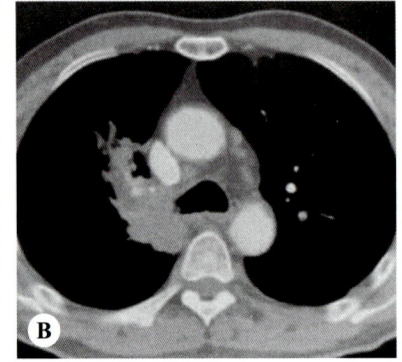

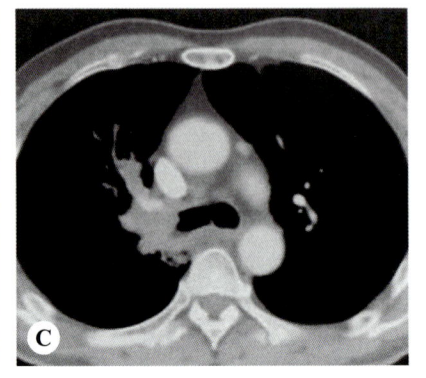

▲ 图 16-1 肾透明细胞癌纵隔淋巴结转移，压迫右上叶支气管致狭窄闭塞的 MSCT

维性修复反应，由于异常活化的成纤维细胞，失去凋亡信号的控制作用，其能不断分泌胶原蛋白纤维等细胞外基质，从而导致增生性瘢痕。

气管主支气管损伤后的过度修复及失控，最终导致腔道纤维化和功能障碍，其中胃食管反流性疾病、感染、机械性与化学性外伤、物理压迫、缺血、外科损伤及腔道病变的消融治疗等因素，可导致、延长和恶化上述过程。气道瘢痕狭窄的形成是组织损伤修复后畸形及纤维化愈合的形式之一，这种形式在皮肤的损伤修复中也普遍存在，并且两者的形成过程极为相似。皮肤瘢痕的本质是以细胞外基质过度表达、排列紊乱及成纤维细胞功能活跃为特征的异常愈合形式。

### (二) 恶性狭窄的发病机制

致病原因根据肿瘤位置分为气管主支气管腔外肿瘤、壁间肿瘤和腔内肿瘤，不同位置的肿瘤导致狭窄的机制不同。

1. 气管主支气管腔外肿瘤：多见于食管癌、胸腺瘤、纵隔转移性肿瘤，主要是肿瘤外在压迫，导致环状软骨失去支撑力，引起患者管腔狭窄通气障碍，导致呼吸困难。

2. 气管主支气管壁间肿瘤：主要是破坏管道壁，导致管壁失去支撑力，或肿瘤直接向腔内浸润生长阻塞管腔导致呼吸通路狭窄，引起患者呼吸困难。

3. 气管主支气管腔内肿瘤：主要通过占位效应，物理性阻塞呼吸通路导致呼吸困难或者合并肺源性心脏病，进一步加重患者呼吸困难症状。

## 三、气管主支气管严重狭窄的病理生理

1. **黏膜的黏液纤毛运载系统功能破坏** 气管支气管的组织结构相似，管壁由黏膜、黏膜下层和外膜组成。黏膜上皮几乎均为假复层纤毛柱状上皮细胞，顶端有纤毛。其间有散在杯状细胞，后者与黏膜下层的黏液腺分泌黏液，从而形成黏液毯，通过纤毛运动将捕获的颗粒推送喉咽部，通过下咽或咳嗽排出呼吸道外。黏液中含有酸性和中性多糖、白蛋白和球蛋白，伴有特殊的抗体、溶酶体、转移因子等，具有非特异性免疫功能，可抵抗吸入的病原体，并具有防水效应，减少呼吸道水分的蒸发与丢失；同时，也在吸入的刺激物和黏液细胞间构成物理屏障。

在各种病理情况下，黏液腺过度分泌或者分泌的黏液成分异常，导致纤毛不能有效摆动，黏液不易排出，并可形成黏液栓，阻塞小支气管。加之黏液覆盖在入侵的细菌表面，阻碍抗体的防御作用，致使呼吸道引流不畅，易引发肺部感染。若医学干预如气管造口术或气管插管后，由于黏液分泌不足，气管过分干燥，可致黏液毯干枯，也会阻碍纤毛的有效功能。

随着气管支气管狭窄阻塞程度的加重，使支气管呈部分阻塞或完全阻塞。阻塞后引起远端肺组织发生肺炎、肺不张、支气管扩张、阻塞性肺炎和阻塞性肺气肿等。患者临床表现为发热、咯血、发绀、呼吸困难甚至呼吸衰竭。

2. **呼吸道阻力增加** 慢性中心气道轻中度狭窄及不全阻塞时，患者发病常较隐匿，因为在正常呼吸气体流速下，往往无明显气道阻塞症状。随着狭窄病变进展，气道阻塞达到一个启动点，即由量变到质变时，呼吸道阻力可明显增加，并与气道半径的4次方成反比。临床上患者既有明显的呼吸系统症状，如呼吸困难，以吸气性呼吸困难为主，有时随体位或某种状态而改变；又有咳嗽及特殊的哮鸣音，后者在呼气及吸气相均可存在，并在梗阻部位听诊最为明显。

由于正常气道的伸缩性较好、储备能力大，病变使气管阻塞或狭窄达到正常管腔的1/3～1/2时，患者才出现症状。正常气管前后径约18mm，左右径约23mm。一般气管内径狭窄至10mm时，患者还无明显症状；直至8mm时，往往出现活动后呼吸困难，但动脉血氧分压仍可维持在正常；直径至5mm时，患者在平静状态下即有呼吸困难，并出现局限性的假性哮鸣音、吸气性呼吸困难及三凹征。慢性气管狭窄发病常缓慢，一旦患者在平静状态下发生高碳酸血症和呼吸困难，提示已有致命性的中心大气道狭窄与阻塞存在。

3. **气管主支气管梗阻部位、程度及可变性** 根据呼吸周期胸腔内压力变化及气道阻塞处阻力的改变，可分为可变性气道阻塞及固定性气

道阻塞。可变性气道阻塞可分为胸腔内和胸腔外气道阻塞。

(1) 固定性气道阻塞：气道狭窄或阻塞接近胸廓入口处，常见于气管狭窄、双侧声带麻痹、甲状腺肿瘤等。受累的气管不因跨壁压而影响其口径大小，吸气和呼气相气流均受限。进行最大呼气和吸气流速-容量曲线环（F-V）测定时，主要判断指标为曲线环的形态和50%肺活量(vital capacity，VC)时用力呼气流速（FEF）及吸气流速（FIF）之比（FEF50%VC/FIF50%VC）。正常F-V呼气流量随肺容积而改变，从肺总量开始呼气很快到达流量峰值；当继续呼气达到肺容量时，此段呼气流速与用力无关。

(2) 可变性胸腔外气道阻塞：常见于单侧声带麻痹等。用力吸气时，气管内压力明显低于大气压，使跨壁压力大大增加，气流明显受阻；用力呼气时，因病变部分尚能有活动余地，梗阻稍轻时，气流受阻程度较吸气期轻。因此，用力吸气流速明显减低，吸气环呈平台状，但呼气环流速无异常，FEF50%VC/FIF50%VC比值大于1.0。

(3) 可变性胸腔内道阻塞：用力吸气时，胸膜腔内压下降，胸腔内的中心气道外压力下降幅度小于气管内压力，负跨壁压使气道张开；用力呼气时，胸膜腔内压明显升高，超过了气管内压，使可变的狭窄病变更为狭窄，气流受阻更为明显，故用力呼气流速明显降低，呼气环呈平台状，吸气环流速无异常，FEF50%VC/FIF50%VC ≤ 2.0。

## 四、气管主支气管严重狭窄的临床表现

### （一）症状与体征

1. **症状** 持续性进行性加重的呼吸困难，表现为胸闷、气短，逐渐从劳力性呼吸困难，进展为静息性呼吸困难；从正常生活到不能活动，到难以休息平卧；最后端坐呼吸，大汗淋漓，濒死感吸氧不能缓解。严重者有重度缺氧意识丧失、急性缺氧窒息死亡的风险。

2. **体征** 中央大气道狭窄典型表现为吸气性呼吸困难的三凹征和缺氧的全身性发绀，可闻及局限性哮鸣音、吸气性高调哮鸣音等。

### （二）实验室检查

1. **动脉血气分析** $PaO_2$ < 60mmHg提示呼吸功能衰竭，$PaO_2$ < 20mmHg患者往往昏迷，有生命危险。$PaCO_2$ > 45mmHg，表示通气不足，$CO_2$潴留，导致呼吸性酸中毒。

2. **肺功能** 流速容量曲线可作为区分胸腔内、外中心气道固定或可变性狭窄的依据之一，有助于肺脏基础状况的评价以及介入手术治疗安全性的判断，同时也是决定术中气道管理措施的重要因素之一。

### （三）影像学检查

1. **多排螺旋计算机断层扫描** 是最重要也是最常用的检查方法，颈胸部联合CT可以清楚地显示咽喉与气管主支气管等大气道狭窄部位和程度，增强可以准确区分纵隔肿大淋巴结，判断支气管阻塞远端肺组织或肺不张的结构是否遭受破坏。

2. **胸部X线片** 普通胸部X线片对气管狭窄及呼吸衰竭的诊断价值有限，少数患者可以显示气管低密度气体影狭窄。有时也可通过阻塞性肺炎、肺不张等间接征象，判断主支气管或叶支气管狭窄的部位及程度。

3. **纤维支气管镜** 对于轻中度气管主支气管狭窄可以直接观察腔道病变，腔道狭窄的长度和程度，并且可进行活检定性诊断。对于重度气管主支气管狭窄呼吸困难严重者或者纤维支气管镜无法通过者不适用。

## 五、气管主支气管严重狭窄的诊断

重度气管主支气管狭窄诊断，详见第8章、第9章。

1. **病史资料** 进行性加重的持续性呼吸困难，药物无法缓解的呼吸困难。

2. **体格检查** 表现为吸气性或双期性呼吸困难，严重者强迫性端坐位呼吸，出现发绀和三凹征，伴有高流量吸氧都无法缓解的濒死感。

3. **影像学检查** 影像学是确诊气管主支气管狭窄的关键技术。颈胸部涵盖咽、喉、气管、支气管的多层螺旋CT容积扫描和三维重建图像，通过数据构建的虚拟气管支气管图像，可以准确评价狭窄病变程度，了解狭窄病变形态以及病变

侵及范围与周围解剖结构关系，尤其是在判断远端气管通畅程度和病变范围中起着重要作用。MRI 也是容积扫描、任意断面成像，并且具备强大的软组织分辨率，用于评价喉部、气管近端、纵隔和肺门肿瘤，易于分辨血管和软组织肿物；可以判断支气管狭窄的类型和程度，在判断支气管外压性狭窄方面具有较高的准确性，例如可能压迫气管的血管或动脉瘤，在指导介入治疗方法的选择方面有着重要作用。

## 六、气管主支气管严重狭窄的鉴别诊断

进行性加重的持续性呼吸困难，都有比较长的病史，在各级医疗单位反复进行的胸部CT，气管支气管狭窄多数都已诊断明确，无须过多的鉴别诊断。在进行介入治疗前考虑到以下疾病，做个排除诊断即可。

1. **支气管哮喘** 除了典型的发病史外，胸部CT检查可以清晰地看到肺气肿和排除气管主支气管狭窄。

2. **心力衰竭** 心力衰竭具有典型的症状和体征，左心衰竭引起的肺淤血可导致不同程度的呼吸困难，患者呈端坐呼吸和咳泡沫样血色痰，右心衰竭引起的体循环淤血，可导致颈静脉怒张、肝大、水肿。胸部CT可以显示间质肺水肿、肺泡渗出，但气管主支气管无狭窄。

3. **肺动脉栓塞与慢性肺动脉高压** 不明原因的突发性呼吸困难及胸痛，是急性肺动脉栓塞的常见症状，重者可出现突发晕厥，伴或不伴有下肢水肿，胸部增强CT可以看到肺动脉内低密度影。肺栓塞后未能完全消除血栓，肺动脉内血栓机化纤维化，继发性肺动脉狭窄、肺动脉高压，也可表现为进行性加重的呼吸困难，胸部增强CT和肺动脉CTA可以显示肺动脉主干或多发肺动脉分支局限性狭窄，而无气管支气管狭窄。

## 七、气管主支气管严重狭窄的介入放射学活检及内支架置入

### （一）适应证与禁忌证

1. **适应证** 严重的中央大气道如气管、气管隆突和主支气管狭窄，重度呼吸困难影响正常生活，危及患者生命，要尽早解除管腔狭窄；对于纤维内镜困难的重度气管主支气管狭窄患者，内支架置入是解除管腔狭窄最有效的方法；只有解除了气管狭窄，患者恢复正常通气，缓解呼吸困难症状，消除阻塞性肺炎和肺不张，患者才有机会进一步诊疗原发病。科学有效治疗原发病是维持长期疗效的保证，治疗原发病就必须有准确的病理学、免疫组化和基因突变等诊断结果。对于纤维内镜检查困难的重度气管主支气管狭窄患者，可以在支架置入前通过介入放射学的导管导丝交换技术，以导丝引入鞘管、以鞘管引入活检钳、DSA影像导向下进行气管主支气管腔内狭窄区域钳夹活检，明确病理学诊断（图16-2）。

2. **禁忌证** 解除气管主支气管致命性严重狭窄，没有绝对禁忌证。只要有一线生机，即便患者缺氧昏迷、大小便失禁，也要尽力进行抢救性的气道内插管或内支架置入，恢复患者肺部通气。在内支架置入前顺手完成狭窄病变的钳夹活检术。

### （二）介入前准备

1. **实验室检查** 详见第7章。
2. **影像学检查** 详见第7章。
3. **胃肠道准备** 详见第7章。
4. **术前用药** 详见第7章。
5. **介入操作器械** 开口器、5F椎动脉导管、0.035英寸亲水膜导丝（180cm）、0.035英寸加硬导丝（260cm）、气道全覆膜支架(如南京微创、韩国太雄等)、支架取出钩、吸痰管、8～10F血管鞘、内镜活检钳、标本瓶、载玻片，气管插管等。
6. **内支架选择** 见第8章、第9章相关内容。

### （三）介入操作

按以上方案选择合适形状和型号的气管主支气管支架，建立内支架置入操作加强导丝轨道后，进行中央大气道如气管狭窄、气管隆突区狭窄，主支气管狭窄区域病变的钳夹活检，活检后完成内支架置入操作。

1. **气管重度狭窄钳夹活检与内支架置入**
(1) 患者体位、经导管气管支气管造影建立

操作路径图、建立加强导丝操作轨道等详见第 7 章、第 8 章内容。

(2) 引入鞘管高压输氧，沿加硬导丝引入 9～12F 的长鞘管，使鞘管头端跨越狭窄段气管，拔出鞘管内芯，高压氧气管连接鞘管侧臂，经鞘管向狭窄以远气道高压输送氧气，9～12F 的鞘管内径达 3～4mm，足够维持介入操作过程中肺部供氧，避免各种介入器械插入操作加剧气管阻塞，加剧氧合障碍。

(3) 经鞘管钳夹活检，经鞘管内腔送入纤维内镜活检钳，影像监测下当活检钳前推出鞘管后，于气管狭窄区段的不同方向、不同部位夹取组织标本 3～6 块，一定验证夹取的组织、外观呈鱼肉样白色组织块，将组织块分装于标本瓶中固定送检。

若有条件，也可经鞘管引入活检毛刷，刷取脱落细胞，进行细胞学诊断或进行快速现场细胞学评价（ROSE 技术）。

(4) 引入支架递送系统、推送释放内支架、经导管气管支气管造影复查、充分吸痰等操作详见第 7 章、第 8 章内容（图 16-2 至图 16-5）。

**2. 气管隆突区（复合型）狭窄钳夹活检与内支架置入**

(1) 患者体位、经导管气管支气管造影建立操作路径图、建立加强导丝操作轨道等详见第 7 章、第 8 章内容。

(2) 引入鞘管高压输氧，沿加硬导丝引入 9～12F 的长鞘管，使鞘管头端通过气管隆突区狭窄段，进入正常主支气管内，拔出鞘管内芯，高压氧气管连接鞘管侧臂，经鞘管向主支气管高压输送氧气，只要一侧肺能够获得足够的氧气供应，就可以维持介入操作过程中肺部供养和基本正常的氧合作用，避免各种介入器械插入操作加剧气管阻塞。

(3) 经鞘管钳夹活检，经鞘管内腔送入纤维内镜活检钳，影像监测下当活检钳前推出鞘管后，于主支气管至气管隆突狭窄区段的不同方向、不同部位夹取组织标本 3～6 块，验证夹取的组织外观呈鱼肉样白色组织块而非深黑色血块，将组织块分装于标本瓶中固定送检。

若有条件，也可经鞘管引入活检毛刷，刷取脱落细胞，进行快速现场细胞学评价（ROSE

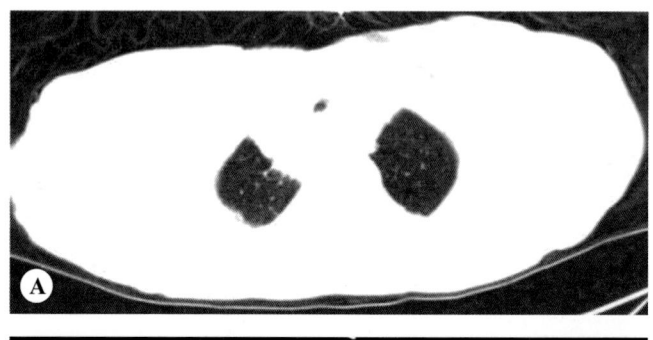

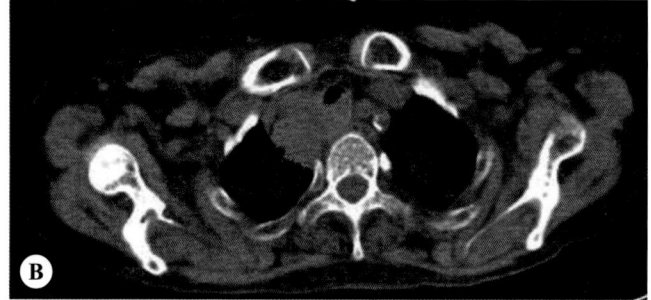

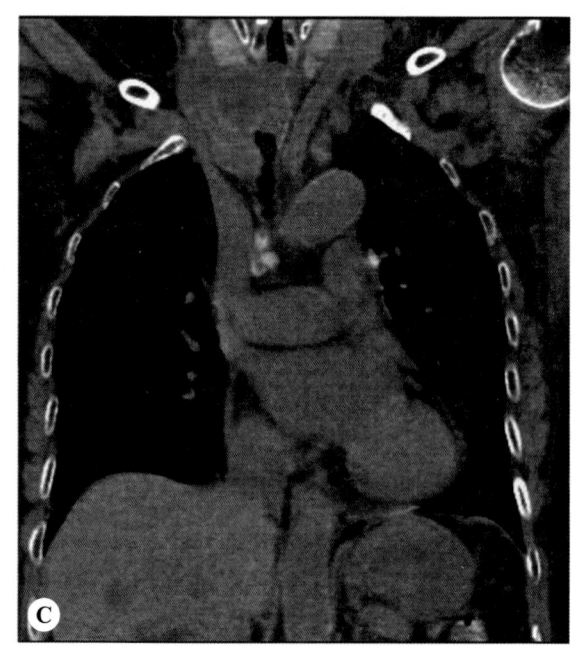

▲ 图 16-2　气管及纵隔占位的胸部 CT
A. 轴位肺窗显示气管上段受压致重度狭窄；B. 轴位纵隔窗显示右上纵隔占位环绕压迫、侵犯气管；C. 冠状位纵隔窗显示胸廓入口区占位压迫浸润气管

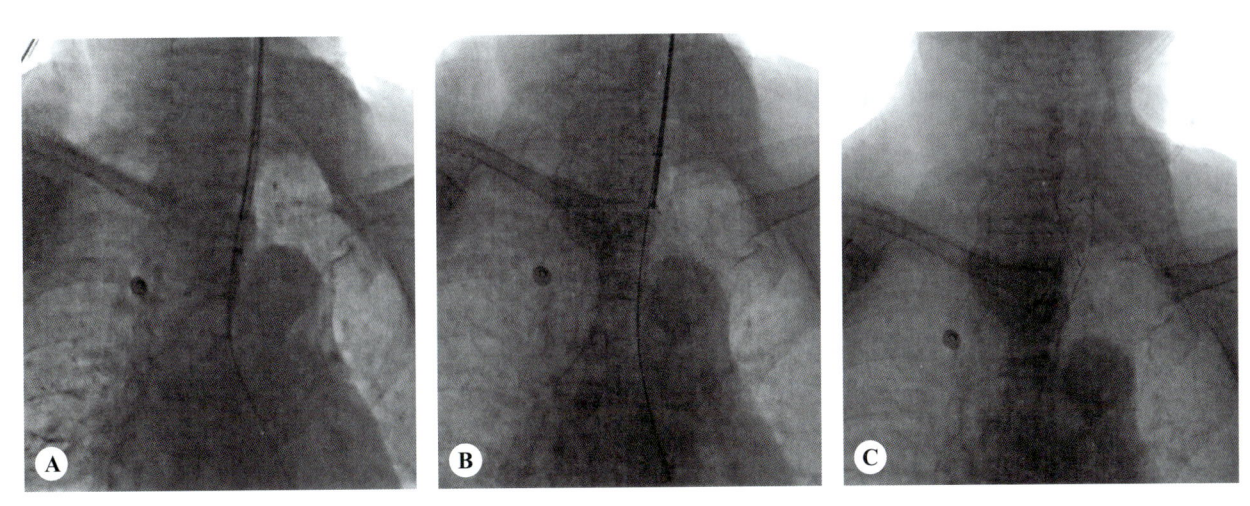

▲ 图 16-3　气管钳夹活检及气管内支架置入操作过程

A. 经导丝向气管内引入鞘管通过狭窄段；B. 经鞘管引入活检钳，调整鞘管头端位置于狭窄区，张开活检钳钳夹活检；C. 向气管狭窄段置入直管状覆膜内支架

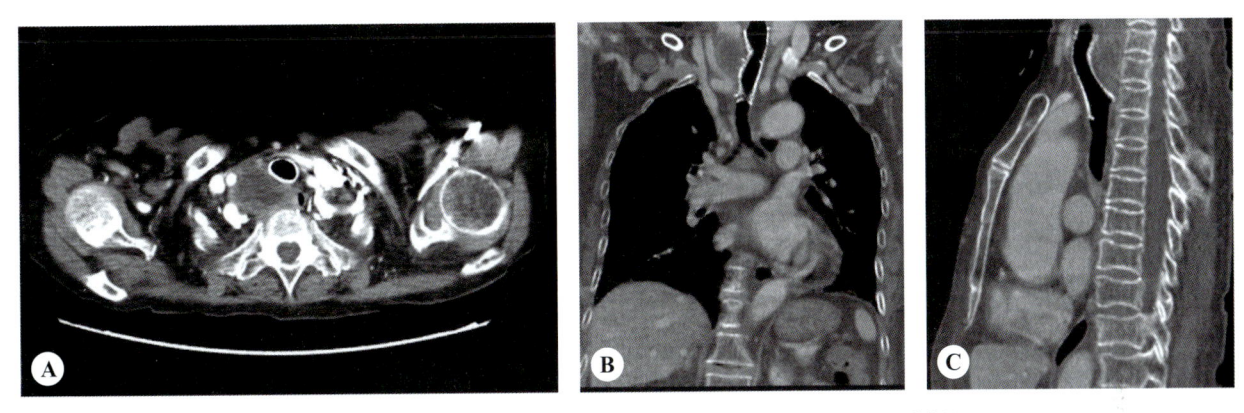

▲ 图 16-4　气管内支架置入后的胸部 CT（与图 16-3 同一病例）

A. 轴位 CT 显示内支架完全膨胀；B. 冠状位 CT 显示纵隔占位最大直径处内支架膨胀不全；C. 矢状位 CT 显示占位对气管内支架的弧形推压

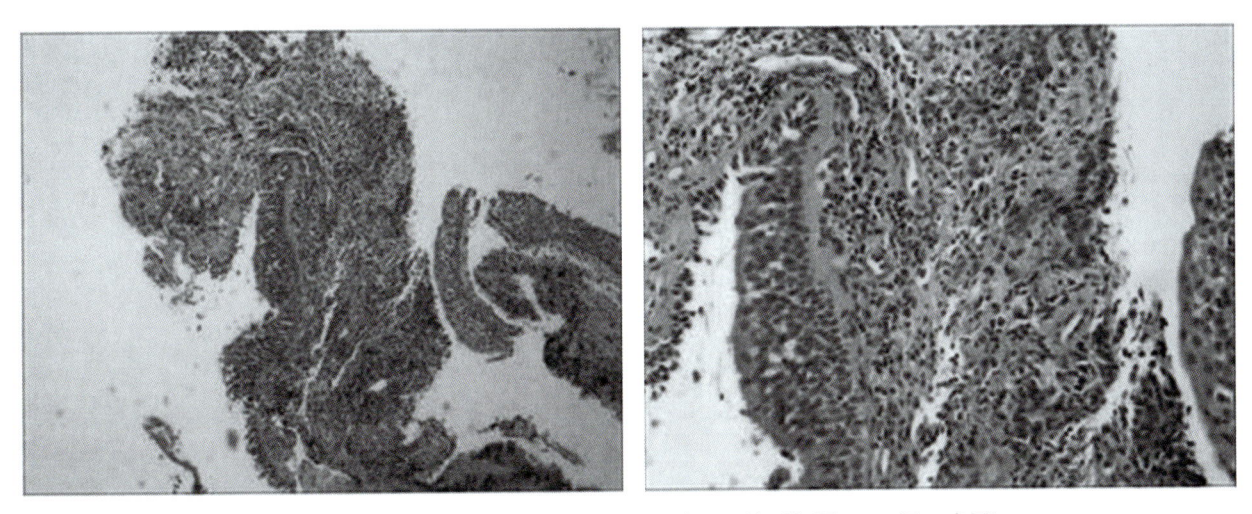

▲ 图 16-5　鳞状细胞癌不同放大比例的病理切片（与图 16-3 同一病例）

技术）。

(4) 引入支架递送系统、推送释放内支架、经导管气管支气管造影复查、充分吸痰等操作详见第 7 章、第 8 章内容（图 16-6 至图 16-9）。

**3. 左主支气管重度狭窄钳夹活检与内支架置入**

(1) 患者体位、经导管气管支气管造影建立操作路径图、建立加强导丝操作轨道等详见第 7 章、第 8 章内容。

(2) 引入鞘管高压输氧，沿加硬导丝引入 9～12F 的长鞘管，使鞘管头端通过气管隆突和左侧主支气管内狭窄段，进入正常的左主支气管内，拔出鞘管内芯，高压氧气管连接鞘管侧臂，

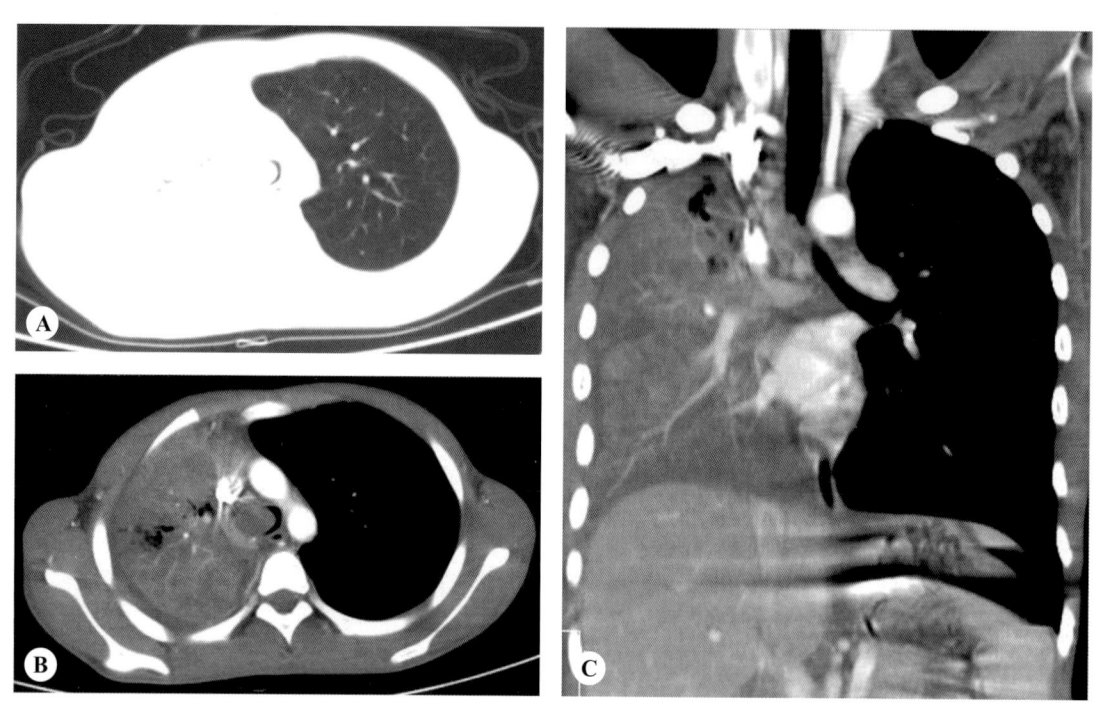

▲ 图 16-6　气管隆突区与右主支气管占位的胸部 CT
A. 轴位肺窗显示气管下段腔内占位与右肺不张；B. 轴位纵隔窗显示气管下段充盈缺损与右肺不张；C. 冠状位纵隔窗显示右肺不张、右主支气管内占位向气管隆突区浸润

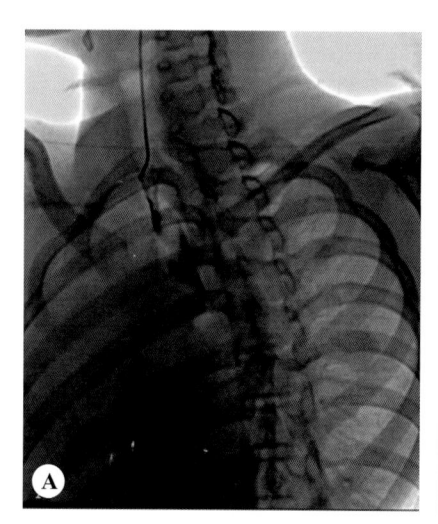

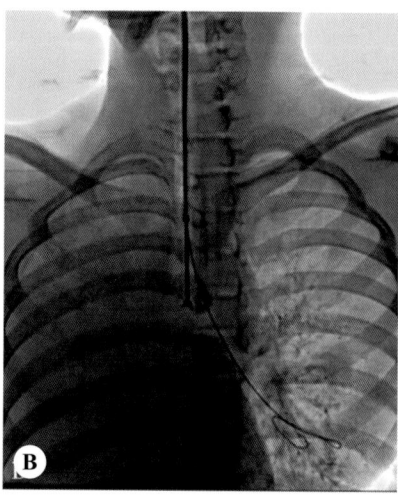

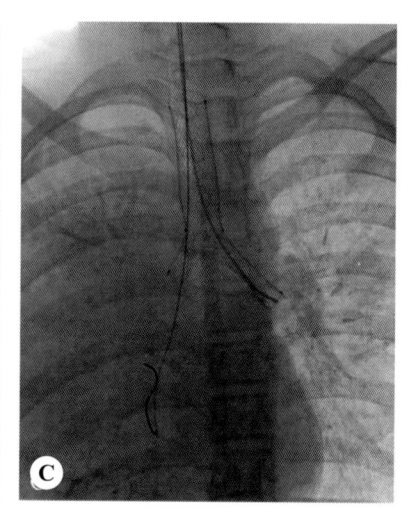

▲ 图 16-7　气管隆突区钳夹活检及倒 Y 形内支架置入操作过程（与图 16-6 同一病例）
A. 经导管气管造影显示气管隆突区严重狭窄；B. 沿加强导丝和鞘管行气管隆突区活检；C. 气管与双侧主支气管倒 Y 形内支架置入

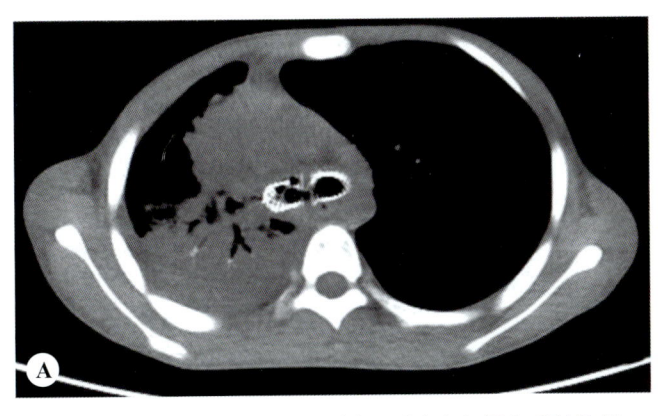

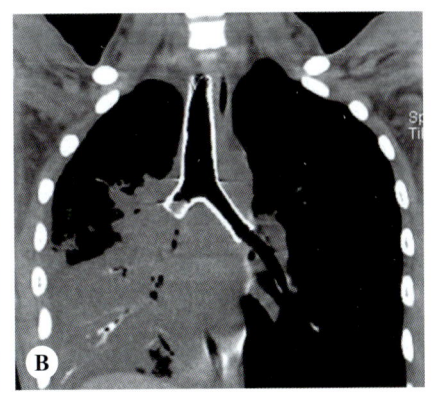

▲ 图 16-8 倒 Y 形内支架置入后的胸部 CT（与图 16-6 同一病例）
A. 轴位纵隔窗显示主支气管双分支内支架膨胀良好；B. 冠状位纵隔窗显示倒 Y 形内支架完全膨胀，右下肺组织损伤严重未能恢复

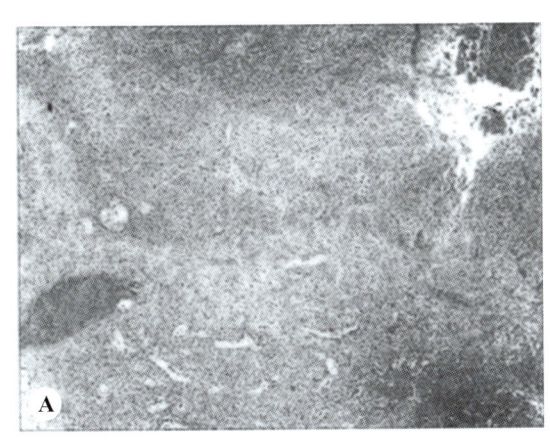

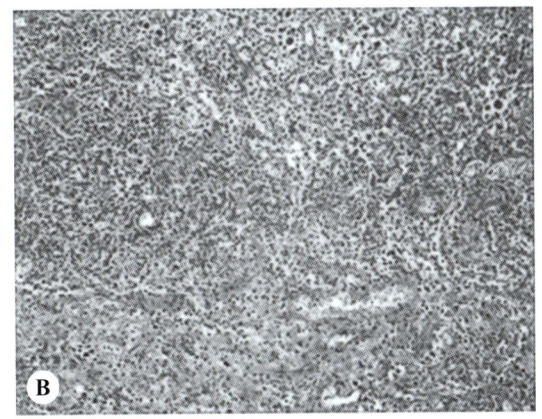

▲ 图 16-9 淋巴瘤不同比例的病理切片（与图 16-6 同一病例）

经鞘管向左侧主支气管狭窄以远高压输送氧气，9～12F 的鞘管内径 3～4mm，足够维持左侧肺部供养，一侧肺部充足的氧气供应和氧合作用，可以满足全身氧气需要，避免各种介入器械插入操作加剧左侧主支气管阻塞。

(3) 经鞘管钳夹活检，影像监测下前推活检钳出鞘管后，于左主支气管狭窄区段的不同方向、不同部位夹取组织标本 3～6 块，外观组织块呈鱼肉样白色，将组织块分装于标本瓶中固定送检。

若有条件，也可经鞘管引入活检毛刷，刷取脱落细胞，进行细胞学诊断或进行快速现场细胞学评价（ROSE 技术）。

(4) 引入 L 形分支支架（防滑脱支架）递送系统、推送释放内支架、经导管气管支气管造影复查、充分吸痰等操作详见第 7 章、第 8 章内容（图 16-10 至图 16-13）。

（四）介入活检与内支架置入后处理

雾化吸入、咳痰祛痰、抗感染、止血、肺不张膨胀后水肿等对症处理，详见第 7 章、第 8 章内容。

（五）并发症防治

窒息、大出血、肉芽组织增生再狭窄、气道管腔内分泌物阻塞、支架膨胀不全、支架移位、支架断裂、气胸、气道穿孔和纵隔气肿、胸痛、咽痛、声嘶等并发症防治，详见第 7 章、第 8 章内容。

（六）原发病治疗

1. 良性病变　最多见是支气管内膜结核，一旦病理学证实还是生物学发现阳性细菌证实，按

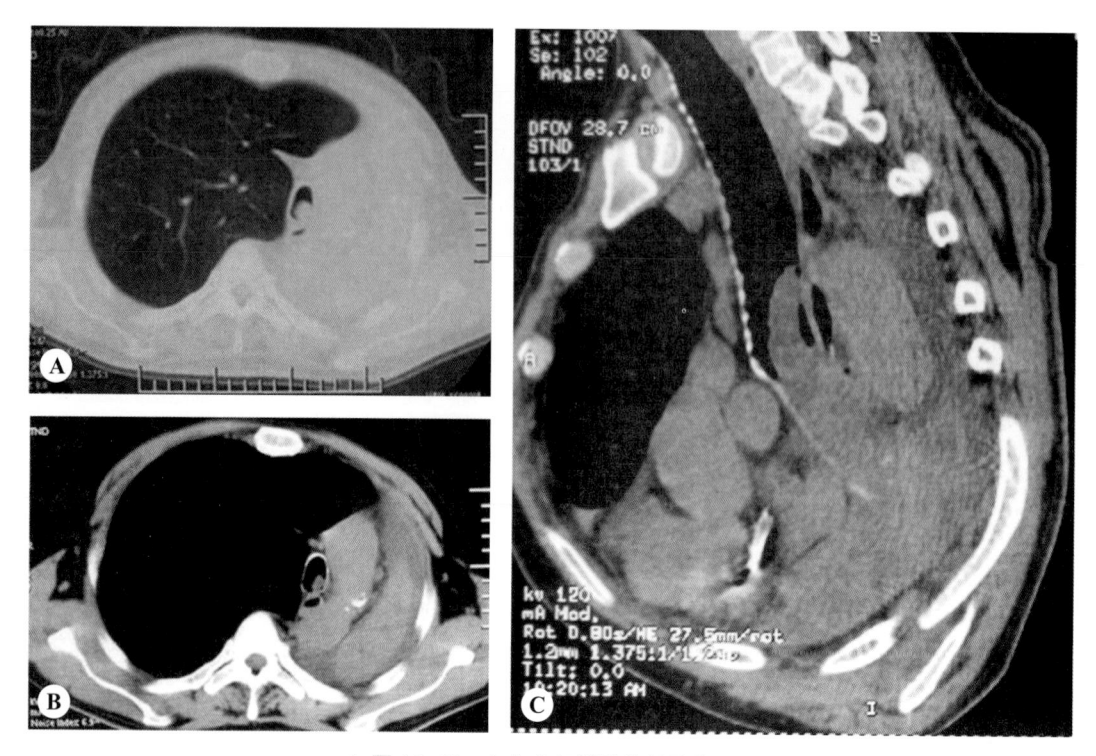

▲ 图 16-10 左主支气管肿块的胸部 CT
A. 轴位肺窗显示左肺不张和气管下段腔内占位；B. 轴位纵隔窗显示左肺不张和气管下段腔内占位；C. 曲面成像纵隔窗显示左主支气管内肿瘤向气管内侵犯生长

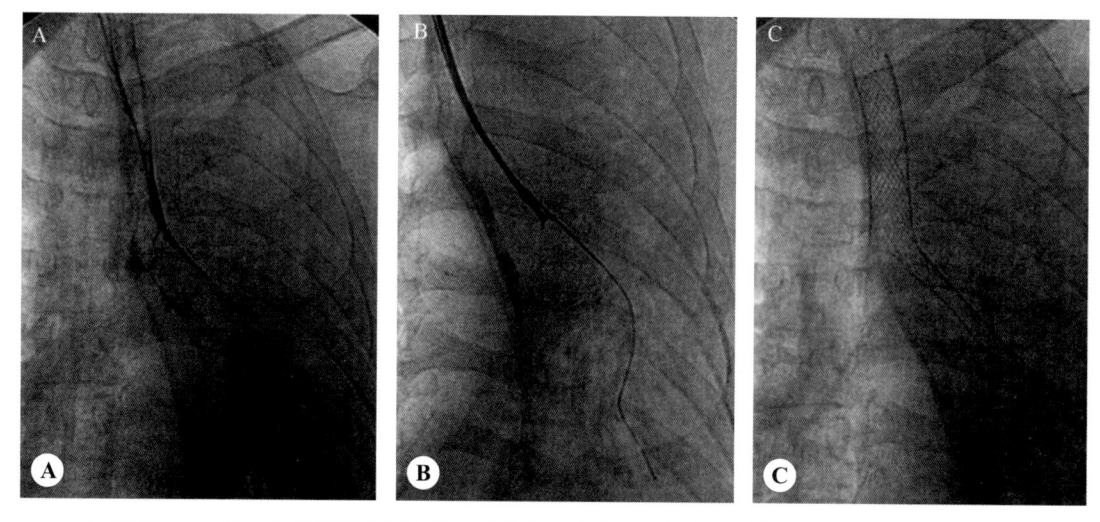

▲ 图 16-11 左主支气管钳夹活检及 L 形分支一体化内支架置入过程（与图 16-11 同一病例）
A. 经导管左侧主支气管造影显示左主支气管充盈缺损、左肺不张；B. 沿导丝和鞘管行左主支气管钳夹活检；C. 气管与左主支气管 L 形分支一体化内支架置入

照疗程规范性抗结核治疗。

2. 恶性病变　按照病变部位分为管腔外肿瘤、管壁肿瘤和腔内肿瘤。

管腔外肿瘤：原发性的有甲状腺癌、胸腺癌和淋巴肉瘤等，甲状腺癌可进行介入动脉栓塞术、消融术，胸腺癌根据细胞类型不同治疗方法也不相同。上皮细胞型癌进行灌注栓塞或配合消融治疗；淋巴细胞型进行全身化疗或局部放射治

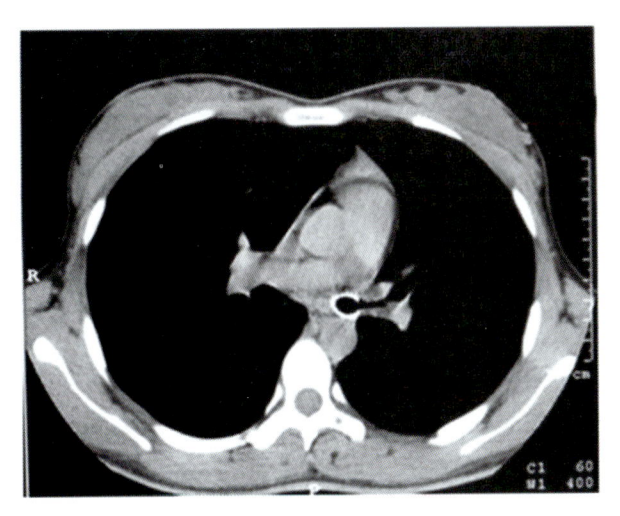

▲ 图 16-12 L 形内支架置入后的胸部 CT（与图 16-6 同一病例）
支架完全膨胀，左肺膨胀恢复正常

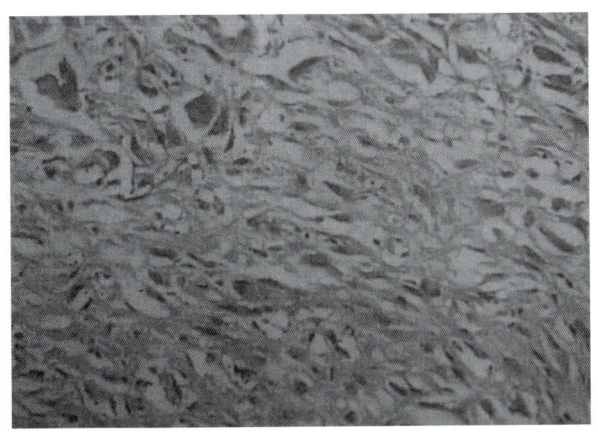

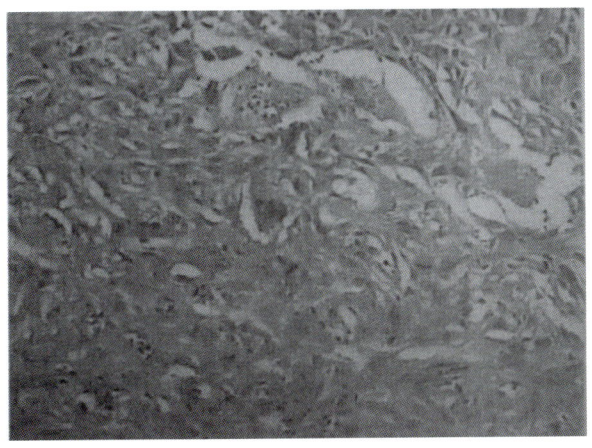

▲ 图 16-13 左支气管网织细胞肉瘤的病理切片（与图 16-6 同一病例）

疗。淋巴肉瘤也是全身化疗为主，必要时配合放射治疗。

继发性肿瘤有食管癌、肺癌、胃癌等，食管癌进行动脉灌注化疗与栓塞处理原发灶，配合食管粒子内支架置入治疗，对纵隔或合并腹腔、腹膜后淋巴结转移者，穿刺粒子植入控制转移灶。

肺癌分两类，周围型肺癌合并纵隔淋巴结转移，对肺癌原发灶进行支气管动脉灌注和栓塞治疗，配合穿刺消融或粒子植入；对纵隔淋巴结转移灶，支气管动脉灌注化疗与栓塞也能够发挥一定疗效，需要配合穿刺消融或粒子植入治疗。中心性肺癌可使用携带粒子内支架解除狭窄，同时发挥肿瘤的局部治疗作用，再配合局部支气管动脉灌注化疗和栓塞，必要时同步或分期进行穿刺消融治疗。

胃癌包括贲门癌、胃体癌和胃窦癌，常发生腹腔和腹膜后淋巴结转移，也比较常见纵隔淋巴结转移压迫中央大气道。对原发灶可进行动脉局部灌注化疗与栓塞，对淋巴结转移可进行粒子植入控制病灶，达到控住肿瘤、减轻痛苦、延长生命的目的。

（七）复查与随访

结合临床症状、影像学表现及活检病理结果明确诊断后，可以根据气管支气管狭窄的良恶性及原发病制订进一步的治疗方案。

气管支气管恶性狭窄支架置入后如果患者身体状况允许，应尽早进行原发肿瘤的治疗，并且于支架置入后 1 周、2 周、4 周、2 个月、3 个月、6 个月、9 个月和 1 年时嘱患者入院复查，行颈胸部 CT 和纤维支气管镜检查，了解患者症状恢复情况，了解原发肿瘤控制情况，了解气道支架位置及膨胀情况，了解痰液处理和肺部感染情况，了解气道黏膜肉芽组织增生及气道再狭窄情况。

良性气道狭窄支架置入后 1 周、2 周、4 周、2 个月时嘱患者入院复查，行颈胸部 CT 和纤维支气管镜检查，了解患者症状恢复情况，了解支架位置及膨胀情况，了解痰液处理和肺部感染情况，了解管腔黏膜肉芽组织增生及腔道再狭窄情况。必要时行球囊扩张或内镜下肉芽组织消融治疗（推荐冷消融）。

由于良性狭窄患者生存期较长，而内支架长期留置并发症较多，严重影响患者远期生活质量，所以建议良性狭窄患者置入临时性内支架，待狭窄瘢痕组织改建塑形完成后再取出支架。本中心动物实验发现气道支架置入后肉芽组织增生最重的时间是支架置入后 2 个月，3 个月时已基本稳定，所以建议至少置入 3~6 个月以后取出支架；临床经验展示瘢痕组织的改建塑形周期在 6~9 个月，推荐气管支气管良性顽固性瘢痕性狭窄，内支架置入后 6~9 个月才能取出。

支架的取出技术参照第 6 章。

支架取出后 1 个月、2 个月、3 个月、6 个月和 1 年时入院复查，行颈胸部 CT 和纤维支气管镜检查，了解患者症状恢复情况、有无出现腔道再狭窄。必要时行球囊扩张或支架再置入。

## 八、气管主支气管严重狭窄的预后

所有患者气管支气管钳夹活检术后进行密切随访 1~3 个月，观察有无咯血和咯血量，有无呼吸困难等。气管支气管重度狭窄的近期疗效取决于内支架的成功置入，而长期疗效取决于原发疾病的有效治疗，如结核性良性狭窄的长期疗效在于抗结核治疗，原发性肺癌、食管癌、甲状腺癌、胸腺癌和恶性淋巴瘤在于肿瘤的控制，淋巴结转移性肿瘤在于原发性肿瘤和淋巴结的同步有效控制。余同第 8 章、第 9 章内容。

## 参考文献

[1] 任克伟, 吴刚, 韩新巍, 等. 气道重度狭窄: 介入放射学钳夹活检技术探讨 [J]. 临床放射学杂志, 2012, 31(6):872-875.

[2] 韩新巍. 气道病变内支架置入治疗研究进展 [J]. 山东医药, 2009, 49(40):114-115.

[3] 陈斌, 郭述良. 良性气道瘢痕狭窄治疗现状及研究进展 [J]. 临床肺科杂志, 2017, 22(1):165-167, 170.

[4] 陈清亮, 李宗明, 韩新巍, 等. 良性气道狭窄的自膨式金属支架置入疗效探讨 [J]. 中国实用医刊, 2013, 40(18):19-21.

[5] 韩新巍, 吴刚, 马骥, 等. 气道倒 Y 型一体化自膨胀式金属内支架的递送技术研究和初步临床应用 [J]. 介入放射学杂志, 2007, 16(2):92-94.

[6] 蒋荣芳, 徐明鹏, 李莉华, 等. 良性气道狭窄治疗现状及研究进展 [J]. 吉林医学, 2018, 39(5): 967-970.

[7] 金发光, 李时悦, 王洪武. 恶性中心气道狭窄经支气管镜介入诊疗专家共识 [J/CD]. 中华肺部疾病杂志 (电子版), 2017, 10(6):647-654.

[8] 李庆庆, 赵莹. 经支气管镜活检孔道注水法观察直径小于支气管镜口径的支气管腔内病变的可行性 [J]. 现代肿瘤医学, 2021, 29(20):3590-3593.

[9] 李宗明, 刘耿, 张全会, 等. 可降解镁合金气管支架在兔气管狭窄模型中初步应用 [J]. 介入放射学杂志, 2018, 27(4):353-356.

[10] 王慧霞, 吴洁, 贾艳红, 等. 经支气管镜活检致大出血 2 例报告 [J]. 军医进修学院学报, 2011, 32(2):165, 183.

[11] 王勇, 朱海东, 郭金和. 支架植入治疗恶性气道狭窄的研究进展 [J]. 介入放射学杂志, 2015, 24(2):172-176.

[12] 温志华, 凌应冰, 陈斌, 等. 支气管结核纤支镜活检后止血方法比较 [J]. 南方医科大学学报, 2010, 30(8):2014-2015.

[13] 吴刚, 马骥, 韩新巍, 等. 倒 Y 型金属气道支架置入治疗晚期恶性肿瘤隆突部狭窄 [J]. 中华结核和呼吸杂志, 2008, 31(10):771-773.

[14] 余丽丽, 贾晋伟, 肖洋, 等. 良性气道狭窄病因分析 [J]. 临床肺科杂志, 2019, 24(8):1394-1398.

[15] CONFORTI S, DURKOVIC S, RINALDO A, et al. Self-expanding y stent for the treatment of malignant tracheobronchial stenosis. Retrospective study[J]. Arch Bronconeumol, 2016, 52(11): e5-e7.

[16] GIOVACCHINI C X, KESSLER E R, MERRICK C M, et al. Clinical and radiographic predictors of successful therapeutic bronchoscopy for the relief of malignant central airway obstruction[J]. BMC Pulm Med, 2019, 19(1): 219.

[17] GUIBERT N, DIDIER A, MORENO B, et al. Treatment of complex airway stenoses using patient-specific 3D-engineered stents: a proof-of-concept study[J]. Thorax, 2019, 74(8): 810-813.

[18] IWANO S, IMAIZUMI K, OKADA T, et al. Virtual bronchoscopy-guided transbronchial biopsy for aiding the diagnosis of peripheral lung cancer[J]. Eur J Radiol, 2011, 79(1): 155-159.

[19] LI Z M, WU G, HAN X W, et al. Radiology-guided forceps biopsy and airway stenting in severe airway stenosis[J]. Diagn Interv Radiol, 2014, 20(4): 349-352.

[20] WAHIDI M M, ROCHA A T, HOLLINGSWORTH J W, et al. Contraindications and safety of transbronchial lung biopsy via flexible bronchoscopy. A survey of pulmonologists and review of the literature[J]. Respiration, 2005, 72(3): 285-295.

# 相 关 图 书 推 荐

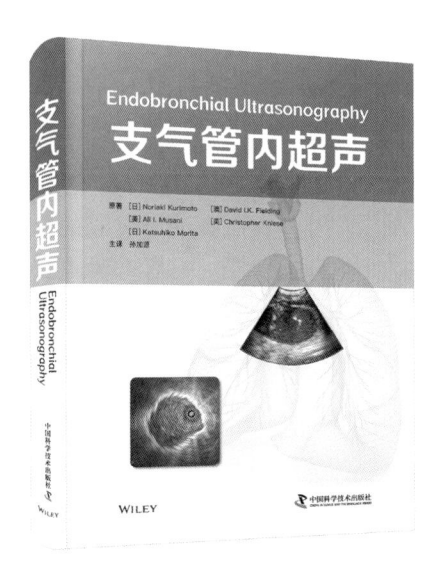

原著　[日] Noriaki Kurimoto
　　　[澳] David I.K. Fielding
　　　[美] Ali I. Musani
　　　[美] Christopher Kniese
　　　[日] Katsuhiko Morita
主译　孙加源
定价　158.00 元

本书引进自世界知名的 Wiley 出版社，由支气管内超声（EBUS）技术的先驱之一 Noriaki Kurimoto 教授领衔编著，涵盖了凸阵和径向 EBUS 的操作技巧及进展、胸内淋巴结和支气管相关解剖基础知识、EBUS 诊断胸内淋巴结和肺外周病变的操作方法、肺外周病变的 EBUS 特征定性分析、EBUS 在中央型病变中的应用等多方面的知识。同时，书中还配有大量典型病例操作视频，便于读者学习掌握 EBUS 技术。本书图文并茂，理论及实践并举，注重可操作性，具有较高的理论和临床价值，适合呼吸科医生、胸外科医生、内镜检查医生及医学生参考阅读。

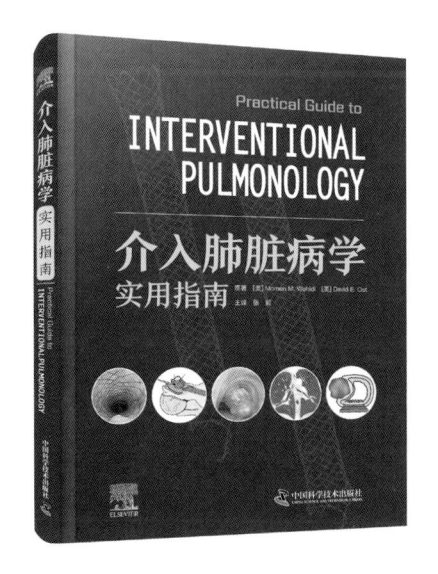

原著　[美] Momen M. Wahidi
　　　[美] David E. Ost
主译　张　毅
定价　168.00 元

本书引进自 Elsevier 出版社，是一部肺脏病介入治疗的简明实用指南。本书从如何开始肺脏病介入治疗实践、患者选择和治疗前决策，到实用方法及替代疗法（如手术或放射），为读者呈现了一站式的讲解与指导，几乎涵盖了所有最新的肺脏病介入治疗程序，包括高级诊断研究、支气管内超声（EBUS）、导航支气管镜检查、硬性支气管镜检查、使用气道消融治疗、肿瘤减容、冷冻治疗和插入气道支架，并通过分步操作图、解剖展示、影像学研究为读者提供了卓越的阅读体验。本书内容系统、阐释简明、配图丰富，可作为了解肺脏病相关介入治疗技术的操作细节、适应证、禁忌证、并发症处理的必备资料，适合广大肺病科、呼吸科及胸外科医师阅读参考。

# 相 关 图 书 推 荐

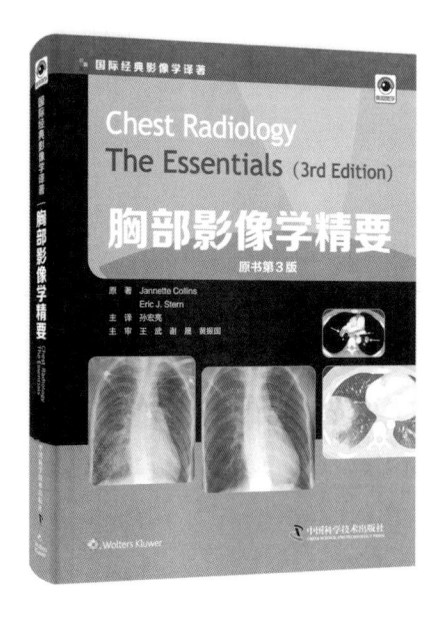

原著　Jannette Collins
　　　Eric J. Stern
主译　孙宏亮
定价　248.00 元

　　本书是引进自 Wolters Kluwer 出版社的一部高质量医学影像学著作。全书共分 19 章，全面讲解了胸部常见与罕见疾病的影像学诊断与鉴别诊断，包括间质性肺疾病、肺泡性肺疾病、纵隔肿块、肺结节、肺不张、胸部创伤、上肺疾病、感染和免疫性疾病、外周性肺病等。采用大量临床典型病例图片，辅以文字说明，易学易懂。每章末尾还附有该章节重要知识点的自测题，利于读者巩固记忆本章知识点。本书实为胸部疾病影像诊断的精华，但内容又足够详细，既可以用于住院医师或影像执业医师的快速学习，也可以用来指导胸部影像教学，适用于实习医师、呼吸科医师、胸外科医师、重症监护医师、家庭医生等阅读参考。

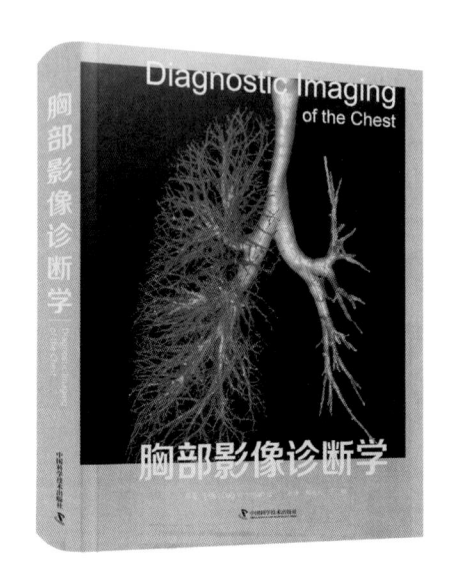

原著　[德] Dag Wormanns
主译　郭佑民　于　楠
定价　218.00 元

　　本书引进自 Thieme 出版社，基于欧洲放射学会（European Society of Radiology）胸部影像课程编写，基本涵盖了放射科医生在胸部影像方面所遇到的所有日常临床实践问题。书中涉及内容广泛，几乎包含所有与胸部结构有关的病变，如肺、气管、胸膜、纵隔、胸壁、膈肌、肺动脉与静脉病变，以及心脏病变、职业性肺病、先天性胸部畸形、肺结节、空洞病变等内容，同时涵盖多种成像模式，如胸部 X 线、透视、超声、CT、MRI 检查及图像后处理等，不仅系统介绍了胸部影像学诊断基础、胸部疾病特殊表现及鉴别诊断，还对胸部影像学的规范性术语进行了归纳总结。本书既可作为放射科医师日常工作中的案头工具书，又可供其他专业医师及医学生在全面学习胸部影像诊断知识时参考。